Informatik aktuell

Herausgeber: W. Brauer
im Auftrag der Gesellschaft für Informatik (GI)

Informatik aktuell

Herausgeber: W. Brauer

im Auftrag der Gesellschaft für Informatik (GI)

Springer-Verlag Berlin Heidelberg GmbH

Heinz Handels Alexander Horsch
Thomas Lehmann Hans-Peter Meinzer (Hrsg.)

Bildverarbeitung für die Medizin 2001

Algorithmen - Systeme - Anwendungen

Proceedings des Workshops
vom 4.-6. März 2001 in Lübeck

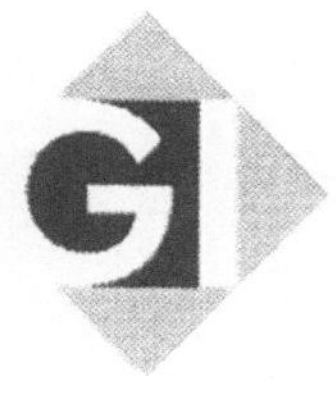

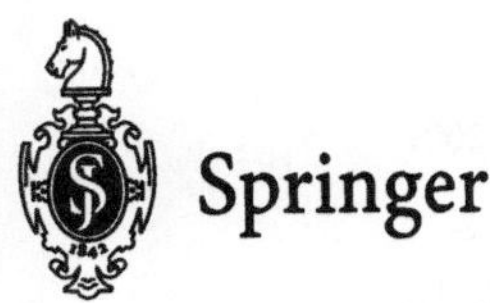

Herausgeber

Heinz Handels
Institut für Medizinische Informatik
Medizinische Universität zu Lübeck
Ratzeburger Allee 160
23538 Lübeck

Thomas Lehmann
Institut für Medizinische Informatik
Universitätsklinikum der
RWTH Aachen
52057 Aachen

Alexander Horsch
Institut für Medizinische Statistik
und Epidemiologie
Technische Universität München
Klinikum rechts der Isar
Ismaninger Str. 22
81657 München

Hans-Peter Meinzer
Abteilung für Medizinische und
Biologische Informatik / H0100
Deutsches Krebsforschungszentrum
69120 Heidelberg

Die Deutsche Bibliothek - CIP-Einheitsaufnahme

Bildverarbeitung für die Medizin 2001 : Algorithmen - Systeme - Anwendungen ; proceedings des Workshops vom 4. - 6. März 2001 in Lübeck / Hrsg.: Heinz Handels .... - Berlin ; Heidelberg ; New York ; Barcelona ; Hongkong ; London ; Mailand ; Paris ; Singapur ; Tokio : Springer, 2001
(Informatik aktuell)
ISBN 978-3-540-41690-6 ISBN 978-3-642-56714-8 (eBook)
DOI 10.1007/978-3-642-56714-8

CR Subject Classification (2001): I4, I5, J3, H3.1, I2.10, I3.3, I3.5, I3.7, I3.8, I6.3

ISSN 1431-472-X
ISBN 978-3-540-41690-6

Ursprünglich erschienen bei Springer-Verlag Berlin Heidelberg New York 2001
Satz: Reproduktionsfertige Vorlage vom Autor/Herausgeber

Gedruckt auf säurefreiem Papier SPIN: 10779651 33/3142-543210

Veranstalter

DAGM	Deutsche Arbeitsgemeinschaft für Mustererkennung
DGBMT	Fachgruppe Medizinische Informatik der Deutschen Gesellschaft für Biomedizinische Technik
GI	Gesellschaft für Informatik
GMDS	Gesellschaft für Medizinische Informatik, Biometrie und Epidemiologie
IEEE	Joint Chapter Engineering in Medicine and Biology, German Section
BVMI	Berufsverband Medizinischer Informatiker e.V.
IMI	Institut für Medizinische Informatik der Medizinischen Universität zu Lübeck

Tagungsvorsitz

Prof. Dr.-Ing. Dr. med. habil. S. J. Pöppl
Institut für Medizinische Informatik
Medizinische Universität zu Lübeck

Tagungsleitung und -organisation

Priv.-Doz. Dr. rer. nat. habil. Heinz Handels
Institut für Medizinische Informatik
Medizinische Universität zu Lübeck

Programmkomitee

Prof. Dr. T. Aach, Medizinische Universität zu Lübeck
Prof. Dr. H. Dickhaus, Fachhochschule Heilbronn
Prof. Dr. B. Fischer, Medizinische Universität zu Lübeck
Priv.-Doz. Dr. H. Handels, Medizinische Universität zu Lübeck
Prof. Dr. K.H. Höhne, Universitäts-Krankenhaus Eppendorf
Priv.-Doz. Dr. Dr. A. Horsch, Technische Universität München
Dr. T.M. Lehmann, Universitätsklinikum der RWTH Aachen
Prof. Dr. H.-P. Meinzer, Deutsches Krebsforschungszentrum Heidelberg
Prof. Dr. H. Müller, Universität Dortmund
Prof. Dr. H. Niemann, Universität Erlangen-Nürnberg
Prof. Dr. H.-O. Peitgen, Universität Bremen
Prof. Dr. Dr. S.J. Pöppl, Medizinische Universität zu Lübeck
Prof. Dr. K. Rohr, International University Bruchsal
Prof. Dr. D. Saupe, Universität Leipzig
Prof. Dr. T. Tolxdorff, Universitätsklinikum Benjamin-Franklin der FU Berlin
Prof. Dr. H. Witte, Universität Jena

Organisationsteam

Dipl.-Inform. J. Ehrhardt, Medizinische Universität zu Lübeck
Dipl.-Inform. Med. Ch. Gieß, Deutsches Krebsforschungszentrum Heidelberg
Dipl.-Inform. T. Günther, Medizinische Universität zu Lübeck
Priv.-Doz. Dr. H. Handels, Medizinische Universität zu Lübeck (Leitung)
Priv.-Doz. Dr. Dr. A. Horsch, Technische Universität München
Dr. T.M. Lehmann, Universitätsklinikum der RWTH Aachen
Prof. Dr. H.-P. Meinzer, Deutsches Krebsforschungszentrum Heidelberg
Dipl.-Inform. U. Poth, Technische Universität München
Dipl.-Inform. Med. M. Thorn, Deutsches Krebsforschungszentrum Heidelberg
K. Zynda, Medizinische Universität zu Lübeck

Preisträger des BVM-Workshops 2000
München, 12.–14. März 2000

Die BVM-Preise zeichnen besonders hervorragende Arbeiten aus, die auf dem BVM-Workshop 2000 präsentiert wurden. Die Preise sind durch die freundliche Unterstützung der Firma Philips mit jeweils DM 500,- dotiert.

Der Preis für den besten wissenschaftlichen Beitrag wurde verliehen an:

von Klinski S, Tolxdorff T

Modellbasierte Segmentierung mittels Snake und Mutual Information

Der Preis für den besten Vortrag wurde verliehen an:

Wolsiffer K, Kalender W

Computerbasierte dreidimensionale Planung von Knieendoprothesen: Eine Machbarkeitsstudie

Der Preis für das beste Poster wurde verliehen an:

Ringler R, Hopfer W, Forster C

3D-Fusion von physiologischen Bild- und anatomischen Volumendatensätzen: Anwendung in der f-MRI Bildanalyse

Vorwort

Bildgebende Verfahren spielen eine zentrale Rolle in der modernen Medizin. Seit der Entdeckung der Röntgenstrahlen vor einhundert Jahren hat eine rasante Entwicklung stattgefunden: Erste nuklearmedizinische Bildgebung und Ultraschall in den 50er Jahren, Echtzeitultraschall in den 60er Jahren, Computertomographie in den 70er Jahren, Digitale Radiographie, Doppler-Ultraschall, Magnetresonanztomographie, Positronenemissionstomographie und Videoendoskopie in den 80er Jahren und schließlich funktionelle 3D-Bildgebung in den 90er Jahren. Diese Entwicklung wurde begleitet von einem stetig wachsenden Anteil digitaler Bilddaten und einer ebenfalls steigenden Zahl digitaler Verarbeitungsmethoden. Solche Methoden helfen bereits heute bei der klinischen Auswertung der Bilder für diagnostische und therapeutische Maßnahmen. In neuerer Zeit gewinnen hier insbesondere Verfahren für die 3D-Operationsplanung und computergestützte Chirurgie zunehmend an Bedeutung. Die Entwicklung neuer Verfahren und die Verbesserung existierender Ansätze sind eine große interdisziplinäre Herausforderung, bei der Wissenschaftler, Hersteller und Anwender aus Medizin, Informatik, Technik, Natur- und Ingenieurwissenschaften eng zusammenarbeiten müssen, um entscheidende Fortschritte zu erzielen.

In den letzten Jahren konnte sich der Workshop Bildverarbeitung für die Medizin durch erfolgreiche Veranstaltungen in Freiburg, Aachen, Heidelberg und München als ein interdisziplinäres Forum für die Präsentation und Diskussion von Methoden, Systemen und Anwendungen im Bereich der Medizinischen Bildverarbeitung etablieren. In diesem Jahr wird der Workshop vom Institut für Medizinische Informatik an der Medizinischen Universität zu Lübeck ausgerichtet. Im Vorfeld der Vorbereitungen des Workshops wurde ein verteiltes Organisationsteam gegründet, in das die Organisatoren vergangener BVM-Workshops ihre Erfahrungen einbringen. Grundidee des verteilten Organisationskonzeptes ist es, dass einzelne Teilaufgaben in den nächsten Jahren stets von derselben Gruppe durchgeführt werden. Diese Aufgabenteilung bildet nicht nur eine starke Entlastung des lokalen Tagungsausrichters, sondern wird auch insgesamt zu einer Effizienzsteigerung führen. Eine weitere Neuerung bildet die Einführung des BVM-Komitees, das als Sprachrohr der Community dient und insbesondere die Bestimmung der weiteren Ausführungsorte für BVM-Workshops regelt.

Erstmals wurde eine web-basierte Einreichung und Begutachtung der Tagungsbeiträge vorgenommen. Anhand anonymisierter Bewertungen wurden 78 Beiträge ausgewählt, die als Vorträge, Poster oder Systemdemonstrationen auf dem Workshop vorgestellt werden. Die Qualität der eingereichten Arbeiten war insgesamt sehr hoch. Die besten Arbeiten werden auch in diesem Jahr mit BVM-Preisen ausgezeichnet. Am Tag vor dem wissenschaftlichen Programm werden zwei Tutorials abgehalten. Das eine Tutorial richtet sich vor allem an Mediziner und bietet eine Einführung in grundlegende Techniken der Medizinischen Bildverarbeitung. Im zweiten Tutorial, das sich an Medizinische Bildverarbeiter wendet, werden Methoden der interaktiven Volumenvisualisierung und ihre Anwendung in der virtuellen Operationsplanung vermittelt.

Die Herausgeber dieses Tagungsbandes möchten allen herzlich danken, die zum Gelingen des Workshops beigetragen haben: Den Autoren für die rechtzeitige und formgerechte Einsendung ihrer qualitativ hochwertigen Arbeiten, dem Programmkomitee für die gründliche Begutachtung, den Referenten der Tutorials, den Mitgliedern des BVM-Organisationsteams sowie den Mitarbeitern des Instituts für Medizinische Informatik der Medizinischen Universität zu Lübeck für ihr Engagement bei der Organisation und Durchführung des Workshops.

Unser besonderer Dank gilt Herrn Prof. Dr. Dr. S.J. Pöppl für die Möglichkeit der Ausrichtung des Workshops in Lübeck sowie die Übernahme des Tagungsvorsitzes. Wir danken der Tagungssekretärin Frau Kerstin Zynda (MU Lübeck) sowie den lokalen Organisatoren Herrn Dipl.-Inform. Timm Günther (MU Lübeck) und Herrn Dipl.-Inform. Jan Ehrhardt (MU Lübeck) für ihr Engagement während der gesamten Vorbereitung und Durchführung des Workshops. Herrn Timm Günther gilt insbesondere unser Dank für die Implementierung der webbasierten Software zur Einreichung und Begutachtung der Beiträge sowie für die Pflege der Web-Repräsentation des BVM-Workshops 2001. Herrn Dipl.-Inform. Med. Christoph Gieß und Herrn Dipl.-Inform. Med. Matthias Thorn (DKFZ Heidelberg) danken wir für die Erstellung der web-basierten Anmeldungssoftware sowie für die Pflege der BVM-Adressenliste und des Email-Verteilers. Herrn Daniel Helmke (RWTH Aachen) danken wir für die Unterstützung bei der Erstellung dieses Proceedingsbandes. Frau Dr. Andrea Bernklau (TU München) sei für die Unterstützung bei der Durchführung von Werbemaßnahmen zur Ankündigung des Workshops gedankt. Herrn Dipl.-Inform. Ulrich Poth (TU München) danken wir für die Hilfe bei der Anwerbung von Industrieausstellern.

Für die finanzielle Unterstützung bedanken wir uns bei den Fachgesellschaften und der Industrie, insbesondere beim Hauptsponsor Sun Microsystems. Darüber hinaus danken wir der Firma Philips für die Stiftung der Preisgelder sowie dem Addison Wesley Verlag, dem Carl Hanser Verlag und dem Teubner Verlag für die Stiftung von Buchpreisen. Dem Springer-Verlag, der nun schon den vierten Proceedingsband zu den BVM-Workshops herausbringt, wollen wir für die gute Kooperation ebenfalls unseren Dank aussprechen. Schließlich möchten wir noch auf die Homepage ***http://bvm-workshop.org*** hinweisen, von der aus alle Informationen zu diesem und künftigen BVM-Workshops abrufbar sind.

Wir wünschen allen Teilnehmerinnen und Teilnehmern einen interessanten Workshop mit lebhaften Diskussionen und einen angenehmen Aufenthalt in der Hansestadt Lübeck, die mit ihrer historischen Altstadt abends zum gemütlichen Beisammensein einlädt.

Lübeck, im Januar 2001

Heinz Handels
Alexander Horsch
Thomas M. Lehmann
Hans-Peter Meinzer

Inhaltsverzeichnis

Die Buchstaben am linken Seitenrand bezeichnen die Vortrags-, Poster- und Software-Sessions auf dem Workshop. Die Ziffern geben die jeweilige Nummer der Session an.

Eingeladener Vortrag

Computergestützte Operationsplanung

Atlanten und anatomische Modelle

Computerunterstützte Chirurgie

Visualisierung und 3D-Interaktion

Registrierung

Segmentierung

Bildanalyse

Bilderkennung

Freie Themen

Eingeladener Vortrag

High Performance Computing in Image Guided Therapy
Computer Assisted Three-Dimensional Planning and Real-Time Navigation for Neurosurgical Procedures

Ron Kikinis, Ion-Florin Talos*, Simon K. Warfield, Arya Nabavi*, David G. Walker*, Ferencz Jolesz, Peter McL. Black*

Department of Radiology, Brigham and Women's Hospital,
*Department of Neurosurgery, Brigham and Women's Hospital,
Harvard Medical School, Boston, MA
Email: kikinis@bwh.harvard.edu

Abstract. We routinely use three-dimensional (3D) reconstruction MRI techniques to understand the anatomic complexity of operative brain lesions and improve preoperative surgical planning. Additionally, we incorporate functional (f-MRI) and metabolic data (PET, SPECT) into the surgical planning, on a case to case basis, using a co-registration algorithm based on maximization of the inherent mutual information contained in the different data sets (MMI) [44]. Surgical planning is performed using MRI based 3D renderings of surgically critical structures such as eloquent cortex, gray matter nuclei, white matter tracts and blood vessels. Simulations using interactive manipulation of 3D data provide an efficient and comprehensive way to appreciate the anatomic relationships of the lesion with respect to the eloquent brain areas and vessels. They provide otherwise inaccessible information, essential for the safe and possibly complete surgical removal of brain lesions. In a second, still experimental step, we propose the use of the 3D reconstruction during surgery, in conjunction with our operative open configuration MR scanner (Signa SP) and real time navigation system, thus facilitating the real-time visualization and quantitative assessment of the intraoperative changes, with the final goal of further reducing the invasiveness, increasing the radicality and safety of the procedure and improving the patient's outcome.

1 Introduction

The ultimate goal of the neurosurgeon is to achieve a maximal and precise removal of a brain lesion without damaging normal and functionally eloquent brain tissue or important blood vessels, thus preserving the neurological function. This can be, in many instances, difficult to achieve, since the visual appearance of the lesion, especially that of benign brain tumors (low-grade gliomas) often doesn't differ much from that of normal brain. Another difficulty is represented by the inability to see under the surface of the brain as it is being dissected during the surgical procedure.

In the early days of Neurosurgery, the diagnosis and localization of a brain lesion relied exclusively upon the thorough clinical examination of the patient and interpretation of his symptoms and signs. With the advent of the X-ray examinations, additional indirect preoperative data could be taken into account for surgical planning (displacement of the vessels on the angiogram, displacement of the ventricles on the ventriculogram). The direct visualization of intracranial processes has only been possible since the development of the computed tomography (CT) and later of the magnetic resonance tomography. (MRI). Unlike the Digital Substraction Angiography (DSA), the MR-angiography allows the visualization of the intracranial vessels by non-invasive means, adding an important plus of preoperative information. Further developments, like the functional MRI (f-MRI) add to the localization of the sensory-motor and speech cortex. The positron emission tomography (PET) and the single photon emission computed tomography (SPECT) are able to supplement the global picture with metabolic data, allowing the differentiation of zones of active tumor growth from zones of radionecrosis in treated recurrent lesions, which by means of CT or MRI would be virtually impossible to achieve. [30, 36]

With the increasing number of imaging modalities, each highlighting one or more particular aspects of the brain morphology and function, the need for integrating the different facets into a global picture has arisen. This has been made possible by the introduction of high performance computers in the medical field and the development of image segmentation and registration algorithms.

Parallel to the development of the imaging techniques, several revolutionary developments have been made in the field of the operative neurosurgical technique. The operation microscope, adding optimal magnification and illumination to the operation field, has led to a drastic reduction in craniotomy size and made possible the access to deep seated brain lesions [33]. The development of the stereotactic frames added a precise targeting of intracranial lesions, however, they obstruct the surgical access for open tumor resections and cannot compensate for brain shift. The first inconvenience could be overcome by introducing the frameless stereotactical devices [10, 20, 21, 38, 39]. The major drawback of both frame- and frameless stereotactic devices is the use of preoperative data. With progress of the surgical procedure (tumor resection, opening of the subarachnoid or ventricular system with CSF loss, brain swelling, hemorrhage etc.), the morphology of the brain changes ("brain shift"), progressively rendering the preoperative images more and more inaccurate [32] (see Figure 5). The solution we developed was the construction of an open configuration operative magnet (SignaSP), which allows the surgery and imaging to be performed at the same place, making possible frequent image updates without the need of moving the patient and integrating a "near real-time" navigation system (Figure 4) [4, 11, 17].

2 Surgical Planning – breaking the „3D-Barrier“

Although visual interpretation of plain MR images is usually sufficient for the diagnosis, in order to plan and execute neurosurgical procedures, the physician has to mentally assemble the 2D images into a spatial representation of the relevant structures and their anatomical relationships. Additionally, the surgical planning requires viewing from different perspectives and estimates of the three-dimensional

extent of the lesions. In some instances, the physician has to mentally align different scan modalities (e.g. MRI and SPECT) in order to choose the appropriate target point for a biopsy. Given the complexity of the intracranial anatomy, this mental task may be time consuming, difficult or, at times, impossible to accomplish.
Ideally, computer assisted surgical planning should achieve the following goals:

- data collection with optimal spatial and contrast resolution
- by means of manual, semiautomated and automated segmentation, proper identifcation of the lesion and the relevant anatomical structures
- co-registration of different scan modalities
- accurate 3D models, from the segmented data, witch can be manipulated at interactive speeds (zooming, rotation, translation, selective visualization and transparency change of the different structures)
- capacity of measuring distances between and volumes of the different structures

2.1 Image Acquisition

For surgical planning at our institution, the patient undergoes a standard image acquisition protocol using a 1.5 T MRI scanner (Signa, GE Medical Systems, Milwaukee, WI). The protocol consists of a 3D-SPGR (spoiled gradient echo, 124 slices, 1.5 mm slice thickness) as volumetric acquisition, T1 weighted images with and without contrast, T2-weighted images and, in some cases, proton density weighted images covering the whole brain. Additionally, a phase contrast MR-angiography is performed. The data are transferred from the MR scanner through a fast (100 Mbps) network connection to the processing workstations (Sun Microsystems, Mountain View, CA).

Low-grade gliomas (astrocytomas, oligodendrogliomas, mixed gliomas) appear hypointense on T1-weighted and hyperintense on T2-weighted images. They usually don't show contrast uptake [14] (Figure 1). Intraoperatively, there are only slight differences between the visual appearance of the lesion and that of the surrounding normal brain tissue, making complete resection by means of conventional surgical techniques extremely difficult [4, 28]. On the other hand, these are benign lesions, affecting young patients, having the potential of becoming malignant [9, 27, 28, 29]. If completely removed, they could show long remission intervals or even be cured. Several studies indicate a significant time difference to recurrence and progression between low-grade gliomas after gross total removal and partial resection [2,3, 27, 28, 29, 371].

High-grade gliomas (anaplastic astrocytomas, glioblastomas) show a more rapid, anarchic growth. As a correlate, they display diverse and inhomogenous imaging characteristics on MR and, because they disrupt the blood-brain-barrier, they show contrast enhancement [14].

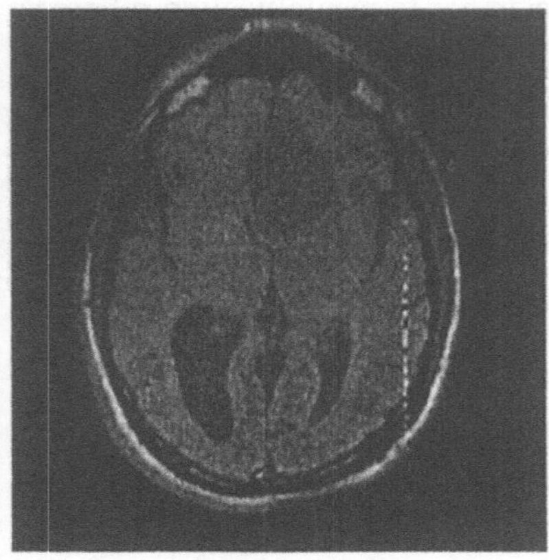

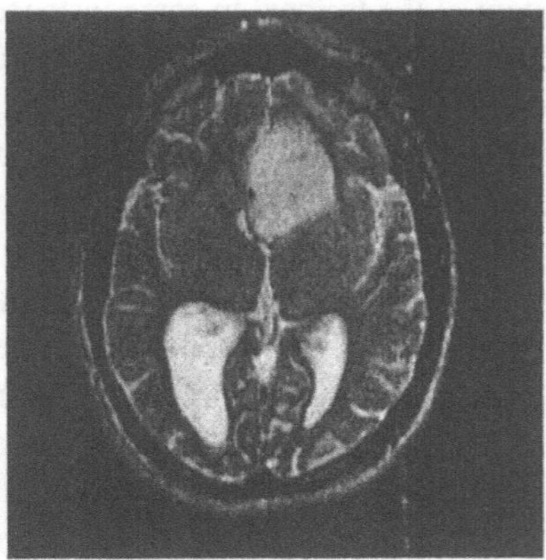

Figure 1: Extensive left frontal low-grade glioma. Left: T1-weighted image, showing a hypointense frontal tumor mass. Right: T2-weighted image at the same level. The lesion shows up as hyperintense.

2.2 Image Processing – Identifying the Key Information

In our laboratory, the data is segmented with a variety of manual, semiautomated or automated approaches. [11, 19, 40, 41, 42]

In order to reduce the noise level, the image data is filtered prior to segmentation. We have clinical applications involving segmentation of MR images which routinely uses anisotropic diffusion for enhancing the gray level image prior to segmentation [13]. By smoothing along structures and not across, the noise level can be reduced without severely blurring the image. For this purpose, we use a parallel implementation of the anisotropic diffusion algorithm.

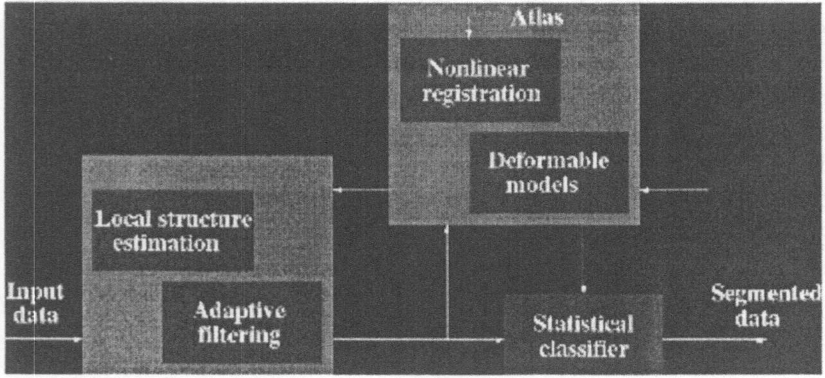

Figure 2: Segmentation paradigm

One of the software tools being used in our laboratory is the "3D-Slicer". It has been developed at the Surgical Planning Lab in collaboration with the Artificial Intelligence Laboratory of The Massachusetts Institute of Technology [11].

The modular designed software was developed on top of the OpenGL graphics Library, using the Visualization Toolkit (Vtk) for processing and the Tcl/Tk scripting language for the user's interface.

The 3D-Slicer offers a unique capability of integrating multimodal medical images (MRI, f-MRI, CT, SPECT, PET) into a single software environment. The multiple different data sets are aligned using a multimodal registration method based on the maximization of the inherent mutual information contained by the images originating from the same patient [44]. After the data are loaded, they are post-processed using various tools like thresholding, erosion, dilation, island removal, free hand drawing. From the labeled data, 3D models can be generated, based on the marching cubes algorithm.

A standard preoperative model consists of skin, brain, ventricles and vessels. Models of the pre- and postcentral gyrus, speech cortex and deep brain structures can be easily added, as the necessity dictates (Figure 3).

The 3D renderings represent an enrichment of the information provided by the 2D MR slices alone. They don't change the diagnosis, but can contribute substantially to surgical planning by providing additional information regarding:

- the optimal craniotomy and coticotomy sites
- proximity of the lesion to the sensory and motor tracts and deep brain structures (basal ganglia)
- spatial relationship of the lesion to vascular structures
- position of cranial nerves
- possibility of simulation of different surgical approaches

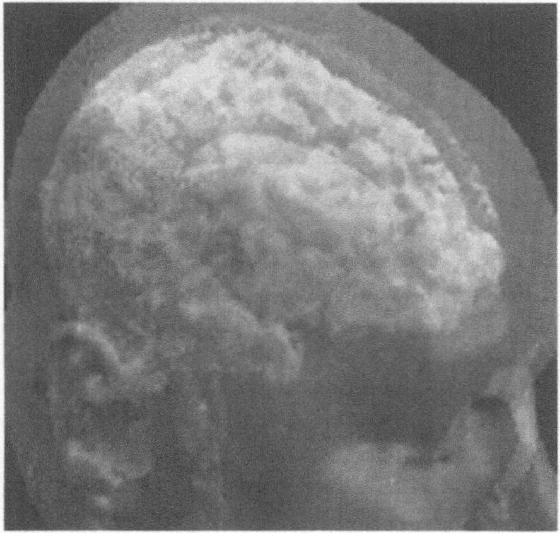

Figure 3: Standard preoperative 3D model (green - tumor; red - vessels; violet - ventricles)

3 Intraoperative Navigation

The capabilities of the 3D-Slicer are not limited to the surgical planning. Since 1999, the software has been integrated with the surgical open configuration 0.5 T MR-scanner at Brigham and Women's Hospital (SignaSP, GE Medical Systems, Milwaukee, WI). Developed by General Electrics Medical Systems in cooperation with the BWH team, SignaSP combines several key components: vertically open bore which allows two surgeons to access the patient, sensors for interactive localization of the surgical instruments, intra-operative displays, computer workstations [4, 11, 17]. Unlike other intraoperative navigation systems, our system allows image updates as needed without having to move the patient in and out the bore, combining the surgery and imaging in the same place. Without the updates, the image data would quickly loose the accuracy with progressing surgery because the brain changes it's shape due to tumor resection, swelling, hemorrhage and CSF lacking after opening the subarachnoid space or the ventricular system ("brain shift") [32]. The tracking of the surgical instrument is performed by three high-resolution cameras mounted in the bore above the surgical field. Attached to the instrument is a star-shaped handle, having light-emitting diodes mounted on each arm. The cameras localize the LED's on the handle and transmit the information to a computer workstation linked on one end to the scanner and on the other end to the SPL network, on which the 3D-Slicer software runs. The instrument's position is updated with a fre-

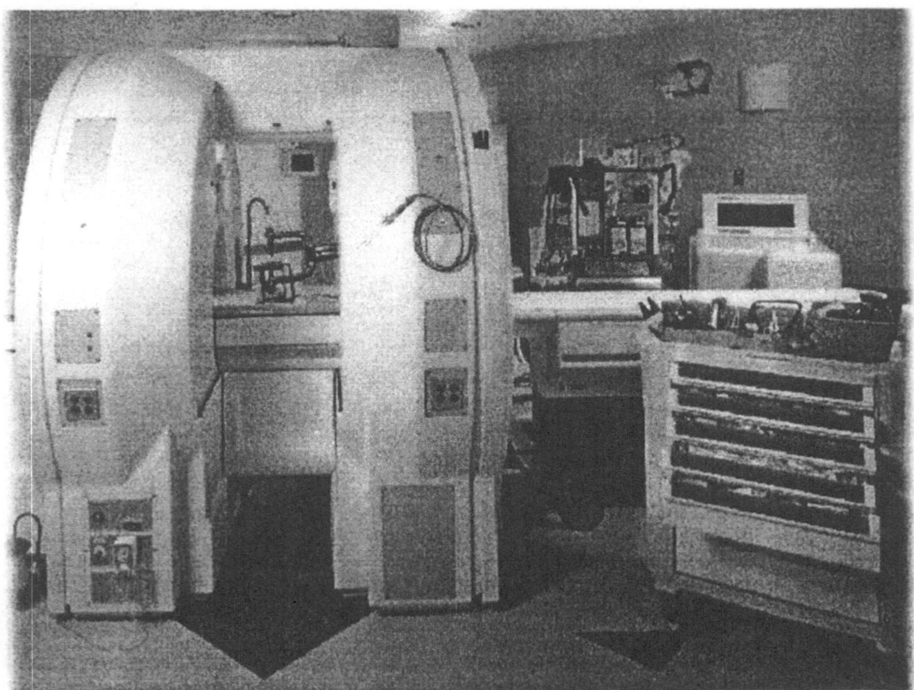

Figure 4: The operative open configuration 0.5 T MR scanner (SignaSP)

quency of 10 Hz. To avoid loss of information on interpolation of thick slices, 3D-SPGR (spoiled gradient recall) images are acquired and loaded into the 3D-Slicer. This allows reformatting of the image data in user-defined planes without significant loss of information. Using the star-shaped handle, the surgeon can browse through the updated volumetric images in a similar way a computer user would use a mouse, simulate different approaches and safely reach the target, with a minimal risk of compromising functional important brain structures or blood vessels (see Figure 6).

Based upon the updated volumetric images, a quantitative assessment of the surgical progress can be easily accomplished, by segmenting the apparent residual tumor and measuring it's volume, using the volume measuring capability of the 3D-Slicer software. (Figure 7)

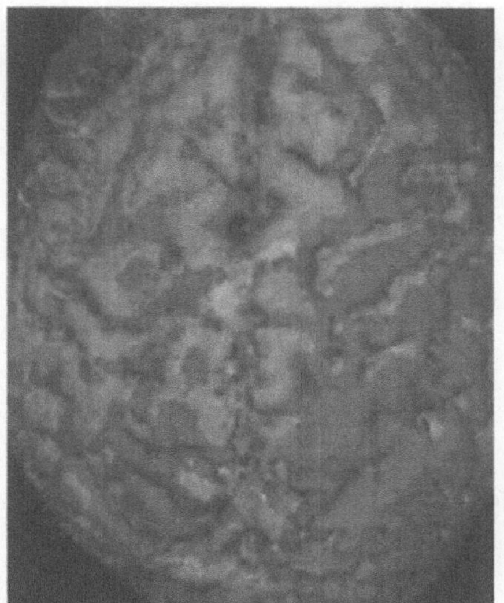

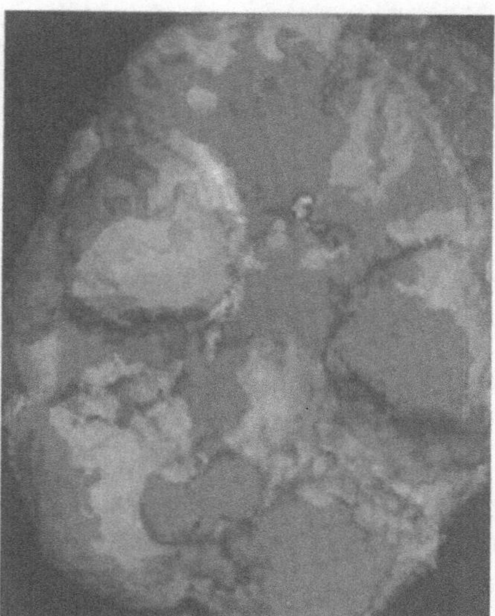

Figure 5: Illustration of brain shift. A 3D model of the brain was rendered starting from the initial 3D-SPGR, obtained before opening of the dura (transparent). A second 3D brain model of the same patient was rendered from an intraoperative SPGR, after opening of the dura and partial tumor resection (blue). The two models were rigidly registered using the MMI algorithm. Note the considerable amount of brain shift which occurred with the progression of surgery, even on the contralateral side.

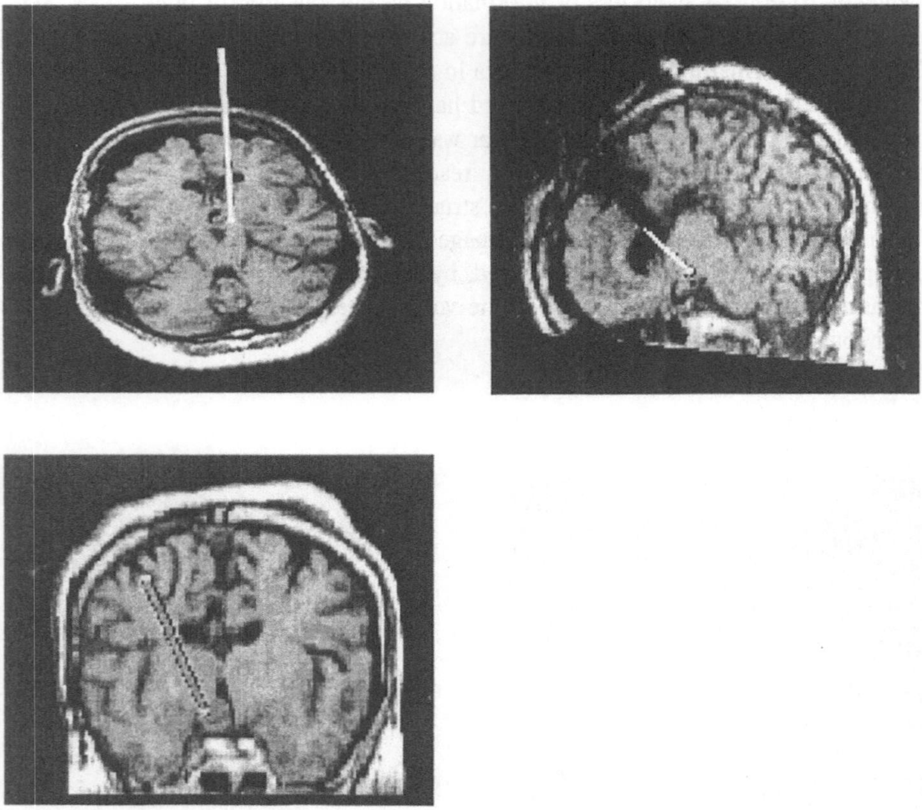

Figure 6: Example of real-time intraoperative navigation. The virtual instrument points at a small, anterior right hypothalamic lesion (hamartoma)

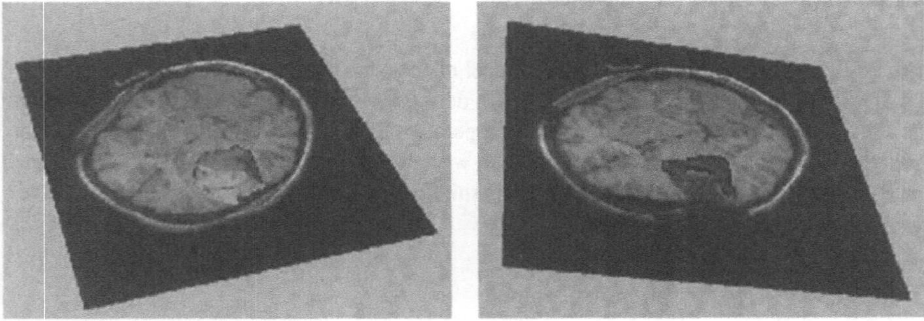

Figure 7: left – preoperative model of a left temporal low-grade glioma (volume=48.2 ml); right- model of the residual tumor (volume=10.4 ml)

4 3D-Navigation – A Glimpse in the Future

The final goal of the computer assisted surgical planning is to incorporate this techniques into the intraoperative navigation.

In order to be practicable, the intraoperative image data post-processing must comply with the time constraints imposed by the ongoing surgery and capture the shape changes due to brain shift.

We have developed a novel segmentation algorithm for the purpose of real-time intraoperative image segmentation [40, 41,42]. This method takes advantage of the existing preoperative MR acquisition and segmentation to generate a patient specific tem-

plate for the segmentation of the intraoperative data. Out of the preoperative data, a statistical model of the distribution of MR intensities of each relevant tissue class is built. The statistical model is encoded implicitly by interactively selecting groups of prototypical voxels, representative for each tissue class. The preoperative data is then segmented with the k-NN classification [23, 41]. The resulting model is used to moderate the classification of the intraoperative data. Details on this method have been extensively described in [42]. On our hardware (20 CPU Ultra HPC server, Sun Microsystems, Mountain View, CA), we can achieve a average rate of 2.9 slices per second. This rate is sufficiently high to exceed the rate at which MR slices can be acquired for surgical intervention.

Segmentation of intraoperative data helps to establish explicitly the regions of tissue that correspond in the preoperative and intraoperative data. It is then straightforward to apply our non-rigid registration algorithm for biomechanical simulation of the intraoperative "brain shift". In a first step, an active surface algorithm is used to establish the correspondences between the surfaces of the pre- and intraoperative brain data. In a second step, the volumetric brain deformation implied by the surface changes is computed using a biomechanical model of the brain. The key concept is to apply forces to the volumetric model that will produce the same displacement field at the surfaces as was obtained with the active surface algorithm. Further details on this topic can be found in [8, 43]. The tests we have undertaken on a Sun Microsystems Ultra HPC 6000 machine with 20 250MHz CPUs indicate that we are able to assemble and solve a system of equations 2.5 times larger then necessary to obtain excellent results in a clinically compatible time frame. Our concept is not to require perfect accuracy from the elastic matching scheme, since it can form a part of a pipeline of cooperative image analysis modules in which feedback mechanisms are incorporated.

5 Conclusion

From the neurosurgeon's perspective, high performance computing is a key enabling technology which, beyond the use as a research tool, provides the means for the integration of different imaging modalities, segmentation, registration, simulation and intraoperative navigation.. It facilitates an accurate surgical planning and makes possible the precise intraoperative location of the lesion and definition of its spatial relationship to the key anatomical structures to be preserved. This is a work in progress. The segmentation and registration algorithms have to be further refined. We strongly believe that the implementation of HPC will contribute in an important way in improving the outcome of the surgically manageable brain lesions.

Acknowledgement

This investigation was supported by NIH P41 RR13218, NIH P01 CA67165 and NIH R01 RR11747.

References

1. Barrnett GH: The role of image-guided technology in the surgical planning and resection of gliomas. J Neurooncol, 42:3, 247-258, 1999
2. Berger MS, Deligani AV, Dobbins J et al: The effect of extent of resection on recurrence in patients with low-grade cerebral hemisphere gliomas. Cancer 74:1784-1791
3. Berger MS, rostowilly RC: Low-grade gliomas: functional mapping, resection strategies, extent of resection and outcome. J Neurooncol 34 :85-101, 1997
4. Black PM, Moriarty T, Alexander E III et al: Development and implementation of intraoperative magnetic resonance imaging and its neurosurgical applications. Neurosurgery 41:831-845, 199
5. Cline HE, Dumoulin CL, Hart HR Jr, Lorensen WE, Ludtke S: 3D reconstruction of the brain from magnetic resonance images using a connectivity algorithm. Magn Reson Imag 5:345-352, 1987
6. Cline HE, Lorensen WE, Kikinis R, Jolesz F: Three-dimensional segmentation of MR images of the head using probability and connectivity. J Comp Assist Tomogr 14:1037-1045, 1990
7. Cline HE, Lorensen WE, Ludtke S, Crawford CR, Teeter, BC: Two algorithms for the three-dimensional construction of tomograms. Med Phys 15:320-327, 1988
8. Ferrant M, Warfield SK, Guttmann CRG, Mulkern R, Jolesz F, Kikinis R: 3D image matching using a finite element based elastic deformation model. SPL technical report
9. Firsching R, Tieben R, Schröder R et al: Long-term prognosis of low-grade astrocytoma. Zentralbl Neurochir 55:10-15, 1994
10. Galloway RL: Frameless stereotactic systems. In Gildenberg PL, Tasher RR: Textbook of Stereotactic and Functional Neurosurgery, McGraw-Hill, New York, 1998, pp. 178-182
11. Gering D, Nabavi A, Kikinis R, Grimson W, Hata N, Everett P, Jolesz F, Wells W: An integrated visualization system for surgical planning and guidance using image fusion and interventional imaging. MICCAI 99: Proceedings of the Second International Conference on Medical Image Computing and Computer-Assisted Intervention, pp. 809-819, Springer Verlag, 1999
12. Gerig G, Kuoni W, Kikinis R, Kuebler O: Medical imaging and computer vision: An integrated approach for diagnosis and planning. Proceedings of the 11th DAGM Symposium, In Fachberichte Informatik, Vol. 219. Berlin, Springer Verlag, 1989, pp. 425-433
13. Gerig et al: Nonlinear anisotropic filtering of MRI data. In IEEE Transactions on Medical Imaging 2(11):221-232, 1992

14. Holt RM, Maravilla KR: Supra-tentorial gliomas: imaging. In Wilkins RH and Rengacharry SS (eds) Neurosurgery, McGraw-Hill, New York, 1996, pp. 753-774
15. Hu X, Tan KH, Levin DN, Pelizzari CA, Chen A: A volume-rendering technique for integrated three-dimensional display of MR and PET data. In Hoehne KH, Fuchs, H, Pizer SM (eds): 3D Imaging in Medicine: Algorithms, Systems, Applications, Berlin, Springer Verlag, 1990, pp. 379-397
16. Janny P, Cure H, Mohr M et al: Low-grade supratentorial astrocytomas. Management and prognostic factors. Cancer 73:1937-1945, 1994
17. Jolesz F: Image-guided procedures and the operating room of the future. Radiology 204:601-612, 1992
18. Jolesz FA, Kikinis R, Cline HE, Lorensen WE: The use of computerized image processing for neurosurgical planning, In Black PM, Shoene WC, Lampson LA (eds): Astrocytomas: Diagnosis, Treatment and Biology. Boston, Blackwell Scientific Publications, 1993, pp. 50-56
19. Kaus MR, Warfield Sk: Automated segmentation of MRI of brain tumors. SPL technical report
20. Kelly, PJ: Computer-assisted stereotaxis: new approaches for the management of intracranial intra-axial tumor. Neurology 36:535-541, 1986
21. Kelly, PJ: CT/MRI–based computer-assisted volumetric stereotactic resection of intracranial lesions. In Schmiedek HH and Sweet WH (eds): Operative Neurosurgical Techniques, WB Saunders, Philadelphia, 1995, pp. 619-635
22. Kikinis R, Altobelli D, Jolesz FA: The use of computerized image processing for the planning and simulation of craniofacial surgery, in Zinreich SJ (ed): Lippincott's Reviews: Radiology: Head and Neck Imaging. Philadelphia, JB Lippincott Company, 1992, 1(2):210-226
23. Kikinis R, Warfield S, Westin KF: High performance computing (HPC) in medical image analysis (MIA) at the Surgical Planning Laboratory (SPL). Proceedings of the 3rd High Performance Computing Asia Conference and Exhibition, September b22-25, Singapore, 1998
24. Kikinis R, Jolesz FA, Cline HE, Lorensen WE, Gerig G, Altobelli D, Metcalf D, Black PM: The use of computerized imaging and image processing for neurosurgical planning. Proceedings of the American Society of Neuroradiology 29th Annual Meeting, p. 29, 1991
25. Kikinis R, Jolesz FA, Gerig G, Sandor T, Cline HE, Lorensen WE, Halle M, Benton SA: 3D morphometric and morphologic information derived from clinical MR images. In Hoehne KH, Fuchs H, Pizer SM (eds): 3D Imaging in Medicine: Algorithms, Systems, Applications, Berlin, Springer Verlag, 1990, pp. 441-454
26. Kikinis R, Shenton ME, Gerig G, Martin J, Anderson M, Metcalf D, Guttmann CRG, McCarley RW, Lorensen WE, Cline H, Jolesz FA: Routine quantitative analysis of brain and cerebrospinal fluid spaces with MR imaging. JMRI 2:619:629, 1992
27. Laws E Jr: Neurosurgical management of low-grade astrocytoma of the cerebral hemisphere, J Neurosurg 63:819, 1985 (Letter)
28. Laws E Jr., Taylor WF, Clifton MB et al: Neurosurgical management of low-grade astrocytoma of the cerebral hemispheres. J Neurosurg 61:665-673, 1984
29. Laws E Jr., Bergstrack EJ et al: The neurosurgical management of low-grade astrocytoma. Clin Neurosurg 33:575-588, 1986
30. Levin DU, Hu X, Tan KK, Galhotra S, Pelizzari CA, Chen GTY, Beck RN, Chen CT, Cooper MD, Mullan JF, Hekmatpanah J, Spire JP: The brain: Integrated three-dimensional display of MR and PET images. Radiology 172:783-789, 1989

31. Maciunas RH: (Frameless stereotactic) interactive image-guided neurosurgery. In Wilkins RH and Rengacharry SS (eds) Neurosurgery, McGraw-Hill, New York, 1996, pp. 4107-4118
32. Nabavi A, Black P, Kikinis R, Jolesz F: Brain shift in Neurosurgery. Neurosurgery, in press
28. Nikas DC, Bello L, Zamani AA, Black PM: Neurosurgical considerations in supratentorial low-grade gliomas: experience with 175 patients. Neurosurg Focus 4(4): Article 4, 1998
33. Payner TD, Tew JM, Steiger HJ: Instrumentation for microneurosurgery. In Wilkins RH and Rengacharry SS (eds) Neurosurgery, McGraw-Hill, New York, 1996, pp. 531-534
34. Piepmeier J, Christofer S, Spencer D et al: Variations in the natural history and survival of patients with supratentorial low-grade astrocytoma. Neurourgery 38:872-879, 1996
35. Piepmeier JM: Observation of the current treatment of low-grade astrocytic tumors of the cerebral hemispheres. J Neurosurg 67:177-181, 1987
36. Pietzrzyk U, Herholz K, Schuster A, von Stockhausen HM, Lucht H, Heiss WD: Clinical applications of registration and fusion of multimodality brain images from PET, SPECT, CT and MRI. Eur J Radiol, 31, 174-182, 1996
37. Reicehental E, Feldman Z, Cohen ML et al: Hemispheric supratentorial low-grade astrocytoma. Neurochirurgia 35:18-22, 1992
38. Roberts DW, Strohbehn JW, Hatch JF, Murray W, Kettenberger H: A frameless stereotactic integration of computerized tomographic imaging and the operating microscope. J Neurosurg 65:545-549, 1986
39. Tasher RR: Stereotactic surgery: principles and techniques. In Wilkins RH and Rengacharry SS (eds) Neurosurgery, McGraw-Hill, New York, 1996, pp.40694089
40. Warfield S, Robatino A, Dengler J, Jolesz F, Kikinis R : Nonlinear registration and template driven segmentation . In Brain Warping. Ed. Arthur W. Toga, Progressive Publishing Alternatives, 1998, pp. 67-84
41. Warfield SK, Kaus M, Jolesz FA, Kikinis R: Adaptive template moderated spatially varying statistical classification. In MICCAI 98: First International Conference on Medical Image Computing and Computer-Assisted Intervention, pp. 231-238, Springer Verlag, October 11-13, 1998
42. Warfield SK: Real-time image segmentation for image-guided surgery. In SC98
43. Warfield SK, Ferrant M, Gallez X, Nabavi A, Jolesz FA, Kikinis R: Real-time biomechanical simulation of volumetric brain deformation for image guided Neurosurgery. In MICCAI 2000
44. Wells WM, Viola P, Atsumi H, Nakajama S, Kikinis R: Multi-modal volume registration by maximization of mutual information. Medical Image Analysis, 1(1):35-51

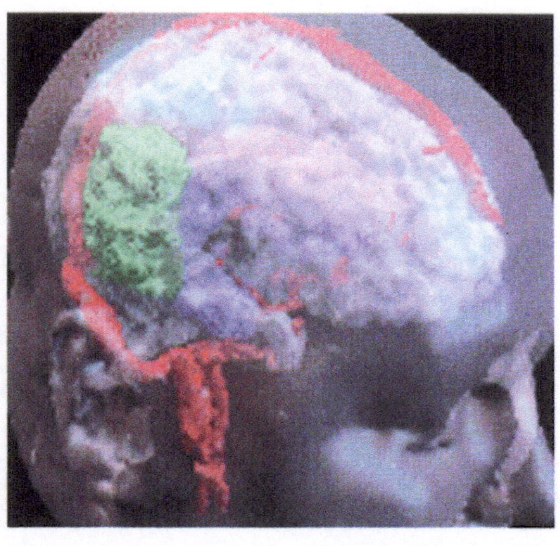

Fig.3

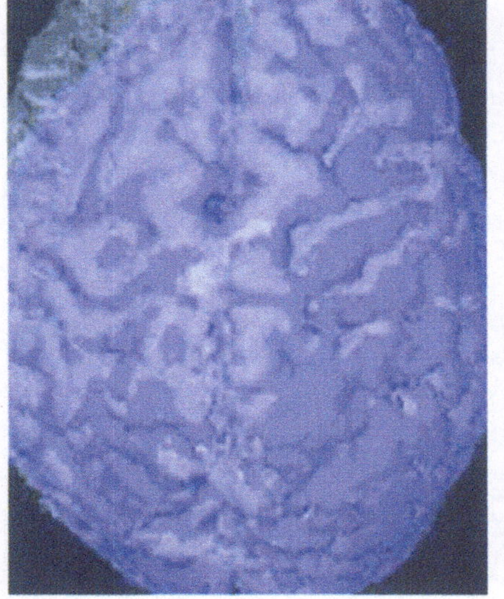

Fig.5

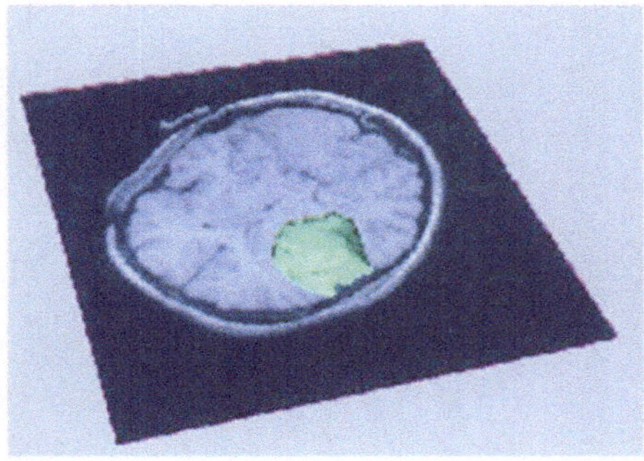

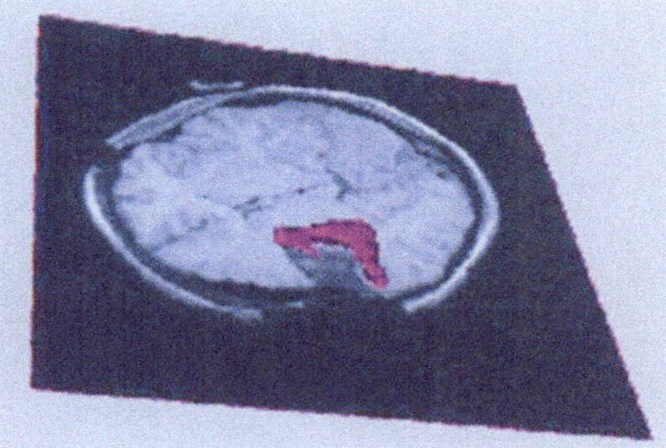

Fig.7

Computergestützte Operationsplanung

Interaktive und automatische Vermessung von 3d-Visualisierungen für die Planung chirurgischer Eingriffe

Bernhard Preim[1], Henry Sonnet[2], Wolf Spindler[1], Karl J. Oldhafer[3] und Heinz-Otto Peitgen[1]

[1]MeVis – Centrum für Medizinische Diagnosesystem und Visualisierung, Universitätsallee 29, 28359 Bremen, Email: {preim, spindler, peitgen}@mevis.de
[2]Otto-von-Guericke-Universität Magdeburg, Institut für Simulation und Graphik, Universitätsplatz 2, 39106 Magdeburg, Email: sonnet@mail.cs.uni-magdeburg.de
[3]Universitätsklinikum Essen, Klinik für Allgemein- und Transplantationschirurgie Hufelandstr. 55, 45122 Essen, Email: karl.oldhafer@uni-essen.de

Zusammenfassung. Wir präsentieren Methoden zur Vermessung in 3d-Visualisierungen von medizinischen Volumendaten, die der Planung von Operationen, speziell der Resektion von Weichteiltumoren, dienen. Im Vordergrund steht die Vermessung von Distanzen, z.B. zwischen Risikostrukturen und krankhaften Veränderungen. Darüber hinaus werden wichtige Vermessungsaufgaben identifiziert, die einer weitestgehenden Automatisierung bedürfen. Darauf aufbauend wird beschrieben, wie minimale Abstände und die Objektausdehnung automatisch bestimmt werden. Die vorgestellten Interaktionstechniken setzen voraus, dass die relevanten Strukturen zuvor segmentiert wurden.

1 Einleitung

In der medizinischen Diagnose und Therapieplanung sind quantitative Aussagen über pathologische Strukturen und die Relation zwischen pathologischen und anatomischen Strukturen wesentlich. Beispiele dafür sind die Ausdehnung von Tumoren, die Abstände zwischen zu therapierenden pathologischen Strukturen und Risikostrukturen, die geschont werden sollen.

Mit Methoden der Bildverarbeitung werden Strukturen segmentiert und analysiert. Im Ergebnis können 3d-Modelle patientenindividueller Strukturen interaktiv erkundet werden. Derartige 3d-Visualisierungen sind z.B. für Chirurgen hilfreich, um Operationen zu planen. In diesem Beitrag wird beschrieben, wie 3d-Visualisierungen segmentierter Daten und Bemaßungen integriert werden. Die Integration der Bemaßungen in 3d-Visualisierungen ist dadurch motiviert, dass für viele Fragestellungen, wie die nach dem minimalen Abstand zwischen zwei 3d-Objekten, Messungen in axialen 2d-Schichten – so wie sie in radiologischen Workstations möglich sind – sehr ungenau sind. Die Auswahl der hier beschriebenen Messwerkzeuge ist durch Anwendungen bei der Operationsplanung geprägt: dabei sind die Ausdehnung von Objekten, Abstände und Winkel (bei orthopädischen Operationen) essenziell. Da die manuelle Vermessung einen gewissen Interaktionsaufwand erfordert und zu Fehlern führen kann, wird auch erläutert, wie häufig benötigte Maße automatisch bestimmt werden.

2 Anforderungen an Werkzeuge zur Vermessung in 3d-Visualisierungen

Wie eine Bemaßung wahrgenommen wird, hängt von einer Reihe von Präsentationsvariablen ab. Dazu zählen der Font (Fontgröße, -farbe), Linien (Linienstile, -breite), die z.B. Abstände repräsentieren, und Pfeilspitzen. Die Wahl von Präsentationsvariablen wird durch folgende Anforderungen bestimmt:

Eindeutige Zuordnung von Bemaßungen zu Objekten. Bemaßungen beziehen sich auf Objekte oder Regionen. Die Zuordnung von Bemaßungen zu Objekten und Regionen muss klar erkennbar sein. Dies hat z.B. Konsequenzen für die Farbwahl.

Eindeutige Zuordnung von Maßzahlen zu Maßlinien. Ein Maß besteht häufig aus Linien und einer Maßzahl. Diese können in unmittelbarer Nachbarschaft dargestellt sein, aber auch relativ weit voneinander positioniert werden. Dabei muss eine eindeutige Zuordnung gewährleistet werden. Die Maßzahlen dürfen nicht rotiert werden – sie müssen sichtbar (vor den bemaßten Objekten) und erkennbar bleiben.

Individualisierbarkeit. Auch wenn Standardwerte für die Präsentationsvariablen einer Bemaßung sorgfältig gewählt werden, ist es – aufgrund der großen Variabilität zu vermessender Strukturen –wichtig, dass Bemaßungen individuell einstellbar sind.

3 Methoden

Grundlage für die Bemaßung sind segmentierte Objekte, die bei der Analyse medizinischer Volumendaten entstanden sind. Es wird vorausgesetzt, dass die segmentierten Objekte in eine Oberflächenrepräsentation umgewandelt sind.

3.1 Interaktive Abstandsmessung

Eine Messlinie dient zur Abstandsmessung und besteht – analog zu entsprechenden Werkzeugen in 2d – aus einer Linie mit zwei Pfeilspitzen. Die Pfeilspitzen werden durch Kegel dargestellt und die Linie durch einen dünnen Zylinder. Durch die räumliche Ausdehnung dieses Messwerkzeugs wird die perspektivische Verzerrung erkennbar. Bei der Platzierung der Maßzahl wird ein Kompromiss gewählt, bei dem der Platzbedarf der Linie relativ gering ist und die Maßzahl sich auch bei kurzen Linien nicht mit den Pfeilspitzen überschneidet (Abb. 1).

3.2 Bestimmung und Visualisierung der Objektausdehnung

Eine wichtige Quantifizierung betrifft die Bestimmung der Objektausdehnung (bei der OP-Planung vor allem von Tumoren). Dazu wird eine Hauptachsentransformation des Objektes genutzt, bei der ein lokales rechtwinkliges Koordinatensystem entsteht, dessen Achsen sich im Objektschwerpunkt schneiden. Die längste dieser drei Achsen repräsentiert die größte Objektausdehnung [5]. Die Objektausdehnung wird durch drei orthogonale Abstandsmesslinien (einschließlich der Maßzahl) visualisiert. Das derart vermessene Objekt wird semitransparent dargestellt, um die – durch das Objekt verlaufenden – Linien sichtbar zu machen. Abb. 2 veranschaulicht das Prinzip; eine Anwendung bei der Vermessung eines Tumors ist in Abb. 3 dargestellt.

Abb. 1: Abstandslinien und ihre Schattenprojektionen. Die Platzierung des Maßes hängt vom verfügbaren Platz ab. Die maximale Genauigkeit des Maßes ergibt sich aus der Voxelgröße des zugrunde liegenden Datensatzes.

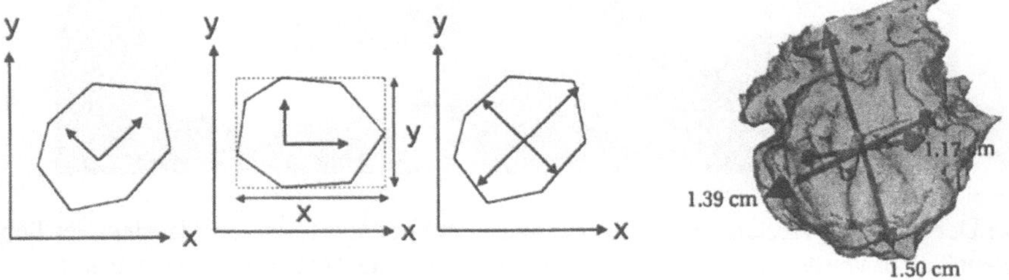

Abb. 2: Prinzip der Bestimmung der Objektausdehnung in 2d. Die normierten Eigenvektoren der Kovarianzmatrix (links) definieren eine Rotation. Nach der Rotation der Eigenvektoren in achsenparallele Koordinaten (Mitte) wird die Ausdehnung bestimmt und angezeigt (rechts).

Abb. 3: Visualisierung der Ausdehnung eines Tumors mit drei automatisch bestimmten Distanzlinien.

3.3 Bestimmung und Visualisierung minimaler Abstände

Unter den vielen Möglichkeiten, Abstände zu vermessen, sind minimale Abstände zwischen Objekten von besonderem Interesse. Der minimale Abstand zwischen zwei als Oberflächen repräsentierten Objekten kann in guter Näherung durch die Betrachtung aller Eckpunkte ermittelt werden. Die naive Methode, Distanzen zwischen allen Eckpunkten zu berechnen, ist bei der typischen Größe der Eckpunktmengen medizinisch relevanter Objekte aber zu aufwändig. Daher wurde ein Algorithmus entwickelt, der auf der Beobachtung aufbaut, dass der minimale Abstand zwischen zwei Objekten kleiner ist als der Abstand zwischen den Schwerpunkten dieser Objekte. Daher werden zunächst die Schwerpunkte der Objekte A und B bestimmt (als M_A und M_B bezeichnet) und für alle Eckpunkte aus A bestimmt, ob sie von M_B aus hinter M_A liegen. Falls das der Fall ist, kommen diese Punkte nicht in Frage für die Bestimmung des minimalen Abstandes. Analog werden Eckpunkte von Objekt B daraufhin analysiert, ob ihre Entfernung zu M_A größer ist als die Entfernung von M_B zu M_A. Die resultierenden Mengen von Eckpunkten werden solange rekursiv unterteilt, bis die Zahl ihrer Eckpunkte unter einem Schwellwert liegt. Dann werden die Abstände aller

Eckpunkte berechnet und davon das Minimum gebildet. Als Beispiel ist in Abb. 4 der minimale Abstand zwischen einer Risikostruktur und einem Tumor dargestellt. Dadurch wird beurteilbar, mit welchem Rand ein Tumor höchstens reseziert werden kann, ohne die Risikostruktur zu beschädigen. Bei der Berechnung des minimalen Abstandes zwischen Tumor und einem Gefäßsystem ist es vorteilhaft, wenn das Gefäßsystem entsprechend seiner Verzweigung in mehrere Objekte unterteilt ist.

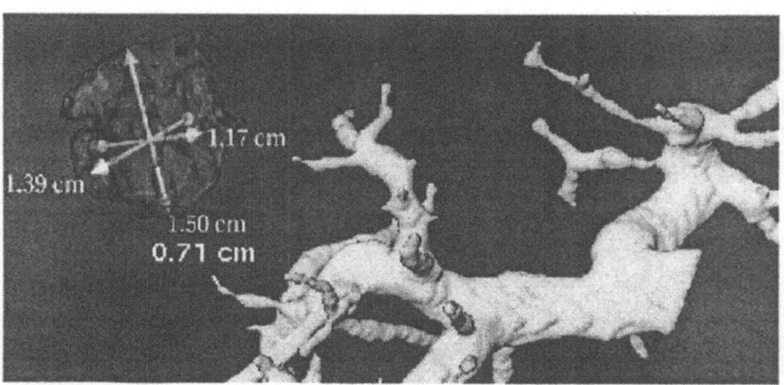

Abb. 4: Der minimale Abstand (0.71 cm) zwischen dem portalvenösen Gefäßsystem der Leber und einem Tumor wurde automatisch bestimmt und durch eine Abstandslinie visualisiert.

4 Verwandte Arbeiten

Während in CAD-Werkzeugen Methoden zur 3d-Vermessung verbreitet sind, wird in der medizinischen Visualisierung bisher fast ausschließlich in 2d-Schichten vermessen. Möglichkeiten zur Vermessung in 3d sind in [2] beschrieben. Dabei werden Manipulatoren von OPENINVENTOR so erweitert, dass das zur Ausdehnung des Manipulators korrespondierende Maß eingeblendet wird. Bei der Vermessung von Abständen wird neben der Länge auch die maximal erreichbare Genauigkeit angegeben, die sich aus der Auflösung der originalen Daten ergibt. Darüber hinaus gibt es spezielle Anwendungen in der computergestützten orthopädischen Chirurgie. Häufig wird dort der Einsatz eines Implantates anhand einer 3d-Visualisierung geplant [1]. Die Genauigkeitsanforderungen sind dabei sehr hoch, so dass quantitative Angaben unerlässlich sind. Ein Beispiel dafür ist die Planung von Hüftendoprothesen [6].

5 Ergebnisse

Die Werkzeuge zur Vermessung sind aus Graphikprimitiven aus der Graphikbibliothek OPENINVENTOR zusammengesetzt und werden durch speziell kombinierte Dragger aus OPENINVENTOR manipuliert. Die Werkzeuge werden automatisch benannt und können selektiv ein- und ausgeblendet werden.

Die Werkzeuge sind in eine Applikation integriert. Diese enthält zwei OPENINVENTOR-Viewer, in denen synchronisierte Ansichten der zu vermessenden 3d-Szene (segmentierte Objekte zur OP-Planung) integriert sind. Die Integration quantitativer

Maße – insbesondere Abstände und Ausdehnungen – verbessert die OP-Planung und macht Risiken besser beurteilbar. Die Werkzeuge wurden anhand klinischer CT-Datensätze getestet, die zur präoperativen Planung von Leberoperationen erstellt wurden. Die Segmentierung erfolgte mit der bei MEVIS entwickelten Software HEPAVISION [4].

6 Diskussion

Bei der interaktiven Vermessung besteht die Herausforderung darin, für den Benutzer erkennbar zu machen, wo sich ein Messpunkt befindet in Relation zu der zu vermessenden Struktur. Die Nutzung von zwei Ansichten (oder eine Schattenprojektion auf eine Grundfläche) erleichtern die Vermessung erheblich.

Diskussionswürdig ist die Genauigkeit der Maße. Diese hängt entscheidend von der zuvor erfolgten Segmentierung ab, die bei einer schwierigen Objektabgrenzung mit hoher Unsicherheit behaftet sein kann. Insofern kann die Vermessung eine nicht vorhandene Genauigkeit vortäuschen. Die vorgestellten Werkzeuge sind informell getestet und dementsprechend verfeinert worden. Die Integration der Vermessungswerkzeuge in den SURGERYPLANNER, eine umfassende Applikation zur Operationsplanung [3], ist geplant. Diese Integration ist Voraussetzung für einen systematischen Test der Nützlichkeit bestimmter Maße für die OP-Planung.

Danksagung. Wir bedanken uns bei unseren Kollegen A. Schenk und Dr. D. Selle für ihre wichtigen Vorarbeiten im Bereich der Segmentierung. Bei der DFG bedanken wir uns für die Förderung des Projektes unter der Nummer Pe 199/9-1.

7 Literatur

1. Handels H, Ehrhardt J, Peters P, Plötz W und Pöppl J: „Computergestützte Planung von Hüftoperationen in virtuellen Körpern", *Bildverarbeitung für die Medizin* (Heidelberg, 4.-5. März), Springer Verlag, Reihe Informatik aktuell, S. 177-181, 1999
2. Hastreiter P: *Registrierung und Visualisierung medizinischer Bilddaten unterschiedlicher Modalitäten*, Dissertation, Friedrich Alexander Universität Erlangen-Nürnberg, Arbeitsberichte des Institutes für Mathematische Maschinen und Datenverarbeitung (Informatik), Band 32 (8), September 1999
3. Preim B, Selle D, Spindler W., Peitgen HO und Oldhafer KJ: „Interaction Techniques and Vessel Analysis for Preoperative Planning in Liver Surgery", Proc. of Medical Imaging and Computer-Assisted Intervention, MICCAI 2000 (Pittsburgh, USA, 11.-14. Oktober 2000), Springer-Verlag, LNCS, Band 1935, S. 608-617, 2000
4. Schenk A, Breitenborn J, Selle D et al.: „IlabMed-Workstation – Eine Entwicklungsumgebung für radiologische Anwendungen", Bildverarbeitung für die Medizin (Heidelberg, 4.-5. März), Springer Verlag, Reihe Informatik aktuell, S. 238-242, 1999
5. Sonka M, Hlavec V und Boyle R: Image Processing, Analysis, and Machine Vision, Brooks-Cole, 2. Auflage, 1999
6. Wolfsiffer K und Kalender W: „Computerbasierte dreidimensionale Planung von Knieendoprothesen – eine Machbarkeitsstudie", Bildverarbeitung für die Medizin (München, 12.-14. März), Springer Verlag, Reihe Informatik aktuell, S. 254-258, 2000

Modellgestützte Gefäßbaumklassifikation
Am Beispiel der Segmenteinteilung der Leber

Udo Jendrysiak und Daniel Rinck*

ConVis Medizinische DV GmbH & Co KG, Anna-Stenner-Str. 66, 55129 Mainz
Email: jendrysiak@convis.de
*Klinik und Poliklinik für Radiologie, Langenbeckstr. 1, 55101 Mainz

Zusammenfassung: In der Medizin wird die Leber zur Orientierung in 8 Segmente eingeteilt, die von der Gefäßstruktur abhängen. Hier gibt es mehrere unterschiedliche Grundtypen und Varianten. Aufbauend auf klassischen Segmentierungsverfahren haben wir einen Ansatz implementiert, der den Gefäßverlauf verfolgt und ihn in Beziehung zu vorhandenem Wissen über die zu erwartende Gefäßstruktur und Ausrichtung setzt. Der Kern des Ansatzes ist die Prüfung von Richtungsvektoren von Teilen des Gefäßbaumes und eine iterative Zuordnung zu Lebersegmenten. Das Programm wurde in enger Zusammenarbeit mit Radiologen und Chirurgen entwickelt und getestet.

1 Einleitung

In der Radiologie der Unikliniken in Mainz werden jede Woche 25 Patienten vor dem Hintergrund einer Lebererkrankung untersucht. Die Behandlung besteht häufig in einer Operation, z.B. einer Teilresektion bei Leberkrebs. Hierfür benötigt die Medizin Unterstützung zur Volumetrie und Orientierung.

Die Segmenteinteilung der Leber nach der Nomenklatur des französischen Chirurgen Couinaud hat sich im klinischen Alltag durchgesetzt. Hiernach wird die Leber in 8 Segmente unterteilt, deren Grenzen durch die rechte, mittlere und linke Lebervene sowie durch den rechten und linken Hauptstamm der Pfortader markiert sind. Inzwischen gibt es immer öfter Hinweise darauf, daß die echten Segmentgrenzen nicht mit den Ebenen der Lebervenen und der Pfortader übereinstimmen [1]. Eine Forderung an die Bildverarbeitung in der Medizin ist es nun, sowohl dem Radiologen als auch dem Chirurgen ein Werkzeug an die Hand zu geben, das ihn in seiner Diagnose bzw. Operationsplanung sinnvoll unterstützt. Von mindestens zwei deutschen Arbeitsgruppen wurde gezeigt, daß eine Einteilung der Leber in Segmente durch computergestützte Methoden möglich ist [3],[4]. Wir stellen hier einen Ansatz vor, der die obigen Methoden um die Nutzung von medizinischen Wissens erweitert. Dazu wird ein Modell der Pfortader vorgestellt, das die Lage und Ausbreitungsrichtung der Gefäßäste bei einer Einteilung der Segmente berücksichtigt. Die Implementierung erfolgte auf Basis eines kommerziellen radiologischen Bildbetrachtungsprogramms.

2 Material und Methodik

Es wurden 39 Datensätze typisiert (biphasische Spiral-CT der Leber, Kontrastmittel i.v., Matrix: 512x512, 2mm Rekonstruktionsintervall, Schichtabstand 5mm).

2.1 Modellbildung

Die Leber ist von drei Gefäßsystemen (venös, arteriell, Gallengänge) durchzogen. Für die Bildgebung wird die portalvenöse Phase der Kontrastmitteldurchflutung genutzt. Chirurgen und Radiologen orientieren sich an der Einteilung der Leber in acht Segmente nach Couinaud, die die Ebenen der Lebervenen als Segmentgrenzflächen benutzt. Diese Einteilung sollte beibehalten, aber entsprechend der anatomischen Varianten korrigiert werden. Außerdem sollten die Lebervenen nicht als Grenzen, sondern Strukturen im Inneren der einzelnen Segmente aufgefaßt werden.
Die Pfortader verzweigt relativ früh innerhalb der Leber, um 3 Hauptgebiete zu erreichen: den linken Leberlappen, Segmente 1 bis 4, den rechten, vorderen Leberteil Segmente 5 und 8, Truncus anterior (TA) und den rechten, hinteren Teil der Leber Segmente 6 und 7, Truncus posterior (TP).

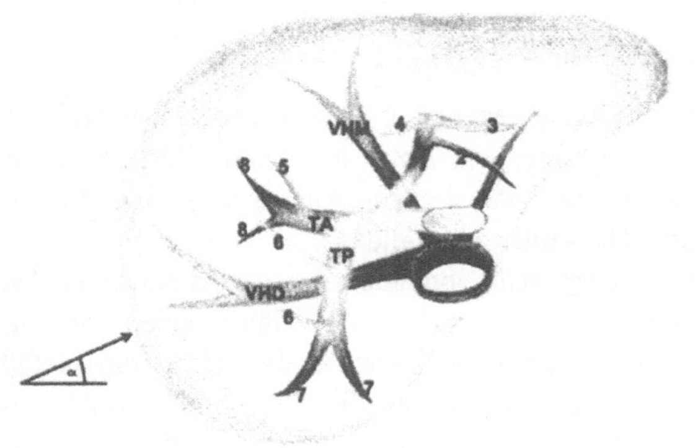

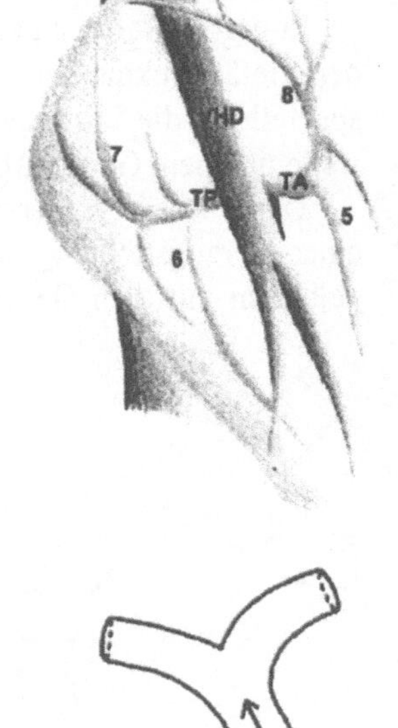

Abb. 1 Ansicht der Leber von kaudal und rechts lateral [1]

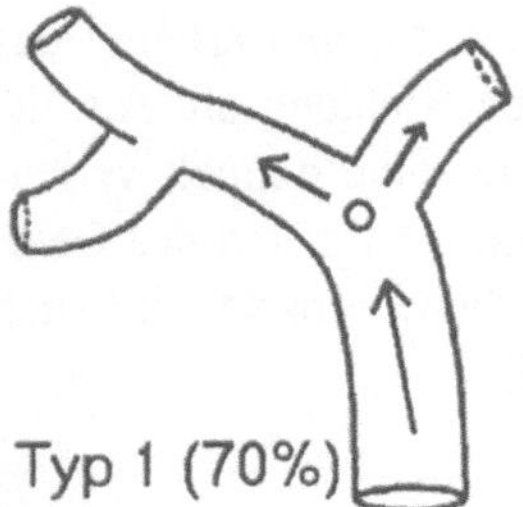

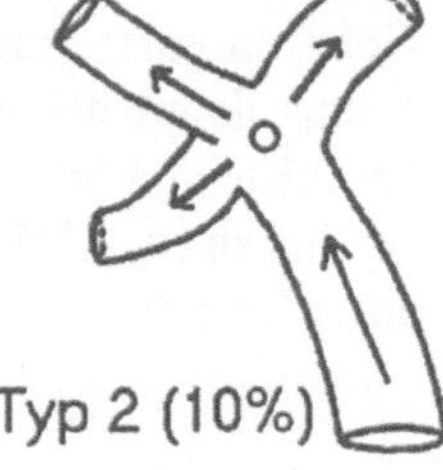

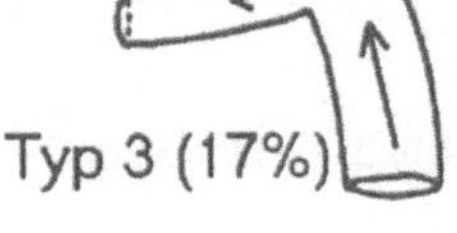

Abb. 2: Die drei häufigsten Verzweigungstypen aus 60 Datensätzen [1].

Ein praxistaugliches Modell muß die in [1] genannten Varianten der ersten Aufzweigung berücksichtigen. Wünschenswert ist auch die Berücksichtigung von Anomalien wie z.B. nach einer Teilresektion.

2.2 Methodik

Die Verarbeitung folgt grundsätzlich älteren Ansätzen wie in [3] und [4] angegeben.

- Segmentierung der Leber und evtl. von Tumoren mit Textursegmentierung ähnlich wie bereits in [5] beschrieben.
- Segmentierung und anschließende Vektorisierung der Pfortader als Folge von Stützpunkten und Verzweigungspunkten
- Klassifikation der Vektorrepräsentation:
  - Auffinden der Hauptäste, Erkennen des Verzweigungstyps.
  - Hauptversorgungsäste weiter analysieren und Äste den Segmenten zuordnen
- Volumen-Segmenteinteilung (Nearest Neighbour)

2.3 Gefäßtracing und Vektorisierung

Die Daten werden zunächst gefiltert. Anschließend wird eine grauwertbasierte Segmentierung der Pfortader mit einem einfachen Bereichswachstumsverfahren unter manueller Kontrolle durchgeführt.

In der Literatur sind mehrere Verfahren angegeben um aus einer sich verzweigenden Gefäßstruktur eine Baumstruktur zu erzeugen. Eines der ersten Verfahren, das speziell für die Pfortader entwickelt wurde, analysiert die Ausbreitung einer Voxelwelle in einem Gefäß [2]. Einen guten Überblick gibt Selle [6].

Unser Ansatz traversiert das Gefäß ausgehend von einem Startpunkt stückweise in einer Vorzugsrichtung und analysiert an den Stützstellen die Schnittflächen von Kugelhüllen mit dem Gefäß. Es werden so viele Kugelhüllen analysiert bis das Gefäß sicher umschlossen ist. Der Algorithmus wählt automatisch diejenige Kugelhülle aus, die möglichst früh den lokalen Verzweigungstyp (Verlauf, Verzweigung) beschreibt. Auf den Schnittflächen werden die neuen Startpunkte mit einer Distanztransformation bestimmt. An diesen Punkten wird der Algorithmus dann erneut gestartet und arbeitet das Gefäß in einer vorgegebenen Richtung ab. Als Ergebnis liefert der Algorithmus eine doppelt verkettete Liste von Stützstellen, die im Inneren des Gefäßes liegen (vgl. [7]). Ein ähnlicher Ansatz wird auch an anderer Stelle verfolgt [8].

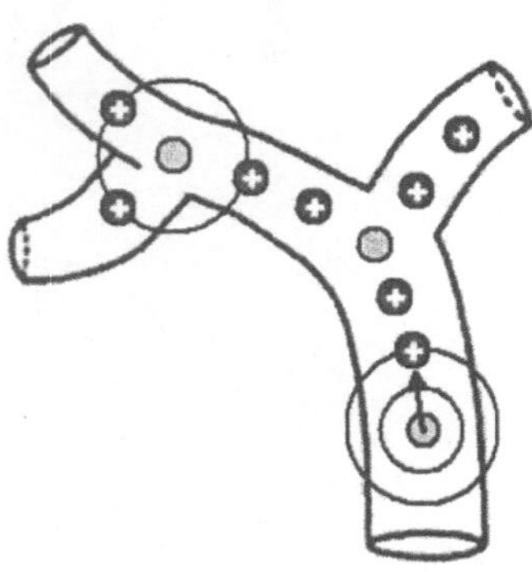

Abb. 3: Gefäßtracing

2.4 Analyse und Klassifikation

Die ermittelten Stützstellen können als eine Menge von Differenzvektoren interpretiert werden, die sich bezüglich der Ausbreitungsrichtung analysieren läßt. In einem ersten Schritt müssen die drei Hauptstämme (L, TA, TP) bestimmt werden.

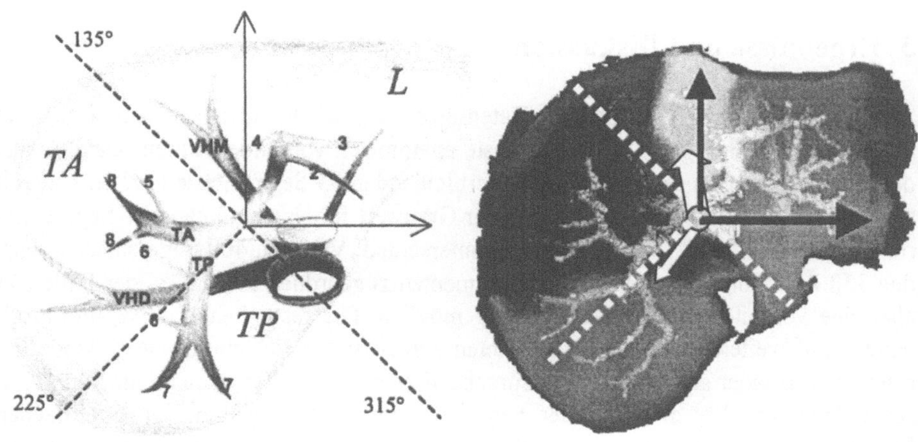

Abb. 4: Projektion des Gefäßsystems auf eine Ebene parallel zur Schichtorientierung.

Zuerst wird geprüft ob es sich um eine Bi- oder um eine Trifurkation handelt. Hierzu werden die Summenvektoren, d.h. die Summe aller ab einer Stützstelle nachfolgenden Differenzvektoren bis hin zu den Blättern berechnet. Im Falle einer Trifurkation werden die Summenvektoren der nachfolgenden Äste bestimmt. Die Winkel der ermittelten Summenvektoren mit der positiven X-Achse werden berechnet und sortiert. Der Reihe nach können in diesem einfachen Fall die drei Äste den Hauptstämmen L, TA und TP zugewiesen werden. In Abb. 3 ist rechts ein realer Fall angegeben. Hier zeigt ein sehr großer Summenvektor in das L-Gebiet und ein etwas kleinerer in das TP-Gebiet. Insgesamt werden von unserem Algorithmus im Falle einer Bifurkation drei Varianten unterschieden:

Der 1. Ast zieht nach L, der 2. Ast nach TA (und TP) → Typ 1
Der 1. Ast zieht nach TA (und L) , der 2. Ast nach TP → Typ 3
Der 1. Ast zieht nach L (und evtl. RA), der 2. Ast nach TP (und evtl. RA)

Nur in den ersten beiden Varianten ist es möglich, einen Ast (1. Variante – L, 2. Variante TP) direkt zuzuordnen. In allen anderen Fällen muß der entsprechende Unterbaum genauer analysiert werden. Dazu werden an der nächsten Aufzweigung erneut Summenvektoren gebildet und hinsichtlich ihrer Richtung analysiert. Wenn die Hauptstämme ermittelt wurden, können die Äste mit einem iterativen Verfahren den Couinaud-Segmenten zugeordnet werden. Es werden in den einzelnen Hauptstämmen

nur noch die Äste gesucht, die dort auch nach Couinaud vermutet werden. Dabei wird jeder Ast einzeln hinsichtlich seiner Richtung und seines Abgangswinkels vom Hauptstamm bewertet.
In einem letzten Schritt wird nun für jeden Voxel der segmentierten Leber geprüft welchem Segmentast er am nächsten liegt.

3 Ergebnisse und Diskussion

Aus der Studie in [1] wurden 39 Datensätze ausgewählt, in denen nach Kontrolle durch einen Radiologen 409 Segmentäste anatomisch vorhanden waren. Davon wurden 316 automatisch segmentiert. Die verbleibenden 93 Segmentäste mußten manuell als Vektorpfad editiert werden, da sich ihr Grauwert für eine automatische Segmentierung nicht signifikant vom Hintergrund unterschied. Von den 409 Segmentästen wurden 358 Äste korrekt den jeweiligen Segmenten zugeordnet. In 87,53% der Fälle war also eine vollautomatische Entscheidung möglich. Die restlichen 12,47% sind größtenteils auf weitere anatomische Varianten zurückzuführen. Eine genauere Modellierung der Pfortader scheint erfolgversprechend zu sein. Die Berücksichtigung anatomischen Wissens über die Lage der Segmente ermöglicht gegenüber einer einfachen Suche nach acht Segmenten eine Berücksichtigung von anatomischen Besonderheiten.
Die Implementierung erfolgte auf der Basis des ConVis 3D SDK. Die Entwicklung des Rekonstruktions- und Planungsteiles wurde mit Mitteln der Stiftung Rheinland Pfalz für Innovation in den Jahren 1998 bis 2000 gefördert.

4 Literatur

1. O. Rieker et.al.: Segmentanatomie der Leber in der Computertomographie: Lokalisieren wir die Läsionen richtig?, Fortschr Röntgenstr 2000; 172: 147 -152
2. Zahlten, C., Jürgens, H., Peitgen, H.O.: Reconstruction of branching blood vessels from CT-data. Visualization in Scientific Computing, Springer Verlag, Wien, 41-52, 1995
3. C.J.G. Evertsz et.al.: Segmenteinteilung des Leberparenchyms, 4. Freiburger Workshop Digitale Bildverarbeitung in der Medizin 1996
4. M.R. Göpfert et.al.: Lena – Ein System zur virtuellen Operationsplanung in der Leberchirurgie, 5. Freiburger Workshop Digitale Bildverarbeitung in der Medizin 1997
5. U. Jendrysiak et. al.: Strukturspezifische Segmentierung mit NeurOPS für die Computergestützte Operationsplanung. 5. Freiburger Workshop Digitale Bildverarbeitung in der Medizin 1997. 63-68
6. D. Selle: Analyse von Gefäßstrukturen in medizinischen Schichtdatensätzen für die computergestützte Operationsplanung. Dissertation, Univ. Bremen 1999
7. D. Rinck, U. Jendrysiak: Ermittlung der Verlaufsinformationen von Gefäßen in Volumendaten. H. Evers, G. Glombitza, T. Lehmann, H.-P. Meinzer (Hrsg.): Bildverarbeitung für die Medizin 1999, Springer, 107-111
8. Haris, K. et al.: Model-Based Morphological Segmentation and Labeling of Coronary Angiograms. IEEE Trans. On Medical Imaging, Vol. 18, No. 10, October 1999, 1003-1015.

Automatische Navigationspfadbestimmung für die virtuelle Koloskopie

M. Siebert, K.-H. Englmeier, G.-F. Rust*

GSF - Forschungszentrum für Umwelt und Gesundheit,
Institut für Medizinische Informatik und Systemforschung,
Ingolstädter Landstr. 1, 85758 Neuherberg
*Institut für Klinische Radiologie, Klinikum Großhadern,
Marchioninistr. 15, 81366 München

Zusammenfassung. Die hier vorgestellte Methode erlaubt die automatische Bestimmung eines Navigationspfades für die virtuelle Koloskopie. Die Navigationspfade lassen sich sowohl für eine virtuelle Inspektion des Darmes, als auch zur Berechnung des Höhenprofils der Darmwand einsetzen. Die Analyse der Höhenprofile erleichtert das Auffinden von Darmpolypen. Als Datenmaterial werden Mehrzeilen Spiral CT Aufnahmen des Abdomen verwendet. Für die Segmentierung des Kolons wird ein Volumenwachstumsverfahren eingesetzt, die Berechnung der zur Zentrallinie gehörenden Volumenelemente erfolgt mittels Euklidischer und geodätischer Distanztransformationen.

1 Medizinischer Hintergrund

Enddarmkrebs (Krebs des Dickdarms oder des Rektums) stellt die zweithäufigste krebsbedingte Todesursache in den Industriestaaten dar [1, 2]. Dabei entstehen Kolonkarzinome überwiegend aus Polypen mit einem Durchmesser von mehr als 10 mm. Da sich Symptome erst in einer späten Phase der Krankheit entwickeln, lässt sich nur durch frühzeitige Entdeckung und Entfernung der Polypen das Risiko, an Enddarmkrebs zu sterben, verringern [3, 4]. Reihenuntersuchungen gewisser Risikogruppen, z.B. Menschen ab einem bestimmten Alter, erscheinen in diesem Zusammenhang sinnvoll. Dabei interessieren Polypen mit einem Durchmesser von mehr als 5 mm [5]. Darmspiegelungen mit einem flexiblen Endoskop liefern Erkennungsraten von nur etwa 80%, weil das Zökum nicht in allen Fällen erreicht wird [3, 6, 7], oder Polypen hinter oder an Darmfalten nicht immer sichtbar sind [3].

In den letzten Jahren hat die virtuelle Koloskopie als neues Verfahren zur Untersuchung des Kolons stetig mehr Bedeutung erlangt. Grundlage bildet Bildmaterial der Elektronenstrahl- und Mehrzeilendetektor-Tomographie.

Vorraussetzung für eine sinnvolle virtuelle Koloskopie sind leicht zu bedienende Navigationstechniken, die dem Anwender einerseits genügend interaktive Eingriffsmöglichkeiten lassen, ihn aber anderseits beim Navigieren durch den Darm unterstützen. Voraussetzung hierfür ist ein entsprechender Navigationspfad, der mit der hier vorgestellten Methode vollautomatisch bestimmt werden kann.

2 Material und Methoden

Zur Untersuchung des Dickdarmes stand ein *Somatom Plus 4, Volume Zoom* (Siemens) zur Verfügung. Dank Mehrzeilentechnik lassen sich mit diesem Gerät hoch aufgelöste CT-Untersuchungen auch großer Organabschnitte bei guter Bildqualität durchführen. Für das hier vorgestellte Verfahren wurden Schichtbildsequenzen mit 512 x 512 Bildpunkten verwendet (Pixelgröße 0,625 mm, Schichtabstand 1,25 mm, bis zu 590 Schichtbilder).

Der Patient wurde wie zu einer konventionellen Koloskopie vorbereitet. Hierzu wurde am Tag vor der Untersuchung ein Abführmittel mit bis zu 4 l Flüssigkeit verabreicht und zur Säuberung des Darms mindestens 6 h vor der Untersuchung noch 4 l Macrogol. Zur Distension des Darmes wurde dem Patienten schließlich über eine rektale Sonde 1-3 l Luft insuffliert [8]. Diese Reinigung und Luftfüllung des Kolons stellen einen hohen Kontrast zwischen Darmwand und umliegendem Gewebe sicher [1]. Daher kann das Darmlumen mit einem automatischen Volumenwachstumsverfahren segmentiert werden. Dazu wird ein Saatvoxel interaktiv im Rektum platziert und das Darmlumen bis zum Zökum segmentiert.

Grundlage für die vollautomatische Berechnung des Navigationspfades sind neben dem segmentierten Datenvolumen zwei Abstandsvolumen, die im Anschluss an die Segmentation bestimmt werden. Das erste ist ein Volumen, das Entfernungswerte speichert. Der Wert eines Voxels gibt an, wie weit dieses Volumenelement von der nächstgelegenen Objektwand entfernt ist. Diese Abstandsverteilung wird mit einer effizienten Implementierung der dreidimensionalen Euklidischen Distanztransformation (EDT) berechnet [9]. Das zweite Volumen speichert Entfernungswerte zum Saatvoxel. Diese Entfernungswerte (Iso-Flächen) werden durch eine iterative Anwendung einer modifizierten geodätischen Distanztransformation auf das segmentierte Datenvolumen erzeugt. Dabei entsteht eine Reihe aneinander liegender Subvolumen, wobei jedem Subvolumen ein eigenes Startvoxel zugeordnet wird. Dabei ist die Position der Startvoxel sowie die Größe der entsprechenden Subvolumen abhängig von den Abstandswerten des ersten Abstandsvolumens, welches zuvor mit der Euklidischen Distanztransformation berechnet wurde.

Die Berechnung des Navigationspfades erfolgt mit diesen beiden Abstandsvolumen. Als Ausgangspunkt des Pfads dient das Volumenelement mit dem größten Abstandswert zum Saatvoxel. Dieses Voxel liegt üblicherweise im Blinddarm. In der 26er Nachbarschaft dieses Voxels wird das Volumenelement mit dem größten Abstand zur Darmwand gesucht, das einen kleineren Abstand zum Saatvoxel hat. Die Suche wird mit dem neuen Volumenelement fortgesetzt. Nach Terminierung der Suchschleife ergibt sich eine zusammenhängende Folge von benachbarten Volumenelementen, die sich vom Blinddarm bis ins Rektum erstreckt und dabei einen möglichst großen Abstand von der Darmwand wahrt. Anschließend wird die berechnete Linie geglättet (Abb. 1).

Die Software-Realisierung erfolgte mit der Entwicklungsumgebung IDL 5.3, mit der auch eine grafische Benutzeroberfläche erzeugt wurde.

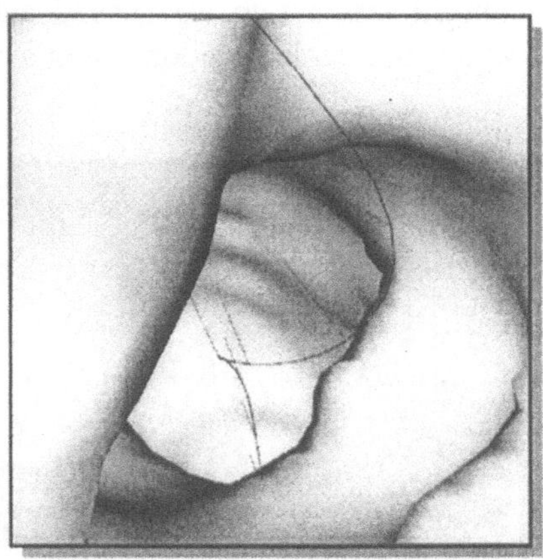

Abb. 1. Automatisch berechnete Zentrallinie durch den Darm

3 Ergebnisse

Mit dem automatisch berechneten Navigationspfad lässt sich leicht ein vollautomatischer Flug durch den Darm realisieren. Die Navigation innerhalb eines Darmes erfordert keine Richtungssteuerung durch den Anwender. Aus diesem Grund wird eine vollautomatische Positionsführung bei interaktiver Steuerung der Blickrichtung gewählt. Auf gängigen PC-Systemen lassen sich durch vorherige Berechnung der Einzelbilder zufriedenstellende Visualisierungsergebnisse erreichen. Für eine zuverlässige Polypendetektion ist es ratsam, eine Navigation durch das Darmlumen in beiden Richtungen vorzunehmen, um auch zwischen oder hinter Darmfalten liegende Polypen zu erkennen.

Um das Auffinden von Tumoren oder Polypen zu erleichtern, wird der berechnete Navigationspfad für eine Darmwandprojektion eingesetzt. Zuerst wird die Segmentierung des Darms durch eine Dilatation ausgedehnt. Vom derart vergrößerten Darm wird danach die ursprüngliche Segmentierung binär subtrahiert, so dass nur ein äußerer Rand um den Darm erhalten bleibt. In bestimmten Abständen entlang des Navigationspfades werden Ebenen bestimmt, die auf dem Navigationspfad senkrecht stehen und den Darmrand schneiden. Von jedem Schnittvoxel, das Teil der Darmwand ist, wird der euklidische Abstand zum Zentralpunkt und der Winkelbereich in der entsprechenden Ebene bestimmt. Alle im Winkelbereich liegende Punkte des Schnittbildes werden mit dem berechneten Abstandswert belegt. Jede Schnittebene erzeugt also eine Reihe von Werten, die jedem Winkelintervall einen Abstandswert zuordnet. Zu einer Höhendarstellung des Darmwandprofils gelangt man, indem man auf der Abszisse die Position auf dem Navigationspfad und auf der Ordinate das Winkelintervall um den Navigationspfad aufträgt. Die Höhe eines Punktes repräsentiert den Abstand zum nächsten Punkt der Darmwand (Abb. 2).

Polypen stellen, anders als Darmfalten, nur eine lokale Erhebung der Darmwand dar. Diese Erhebungen erzeugen im Höhenprofil abrupte Höhenänderungen. Diese

Diskontinuitäten im Höhenprofil lassen sich weitgehend automatisch detektieren. Mit einer anschließenden automatischen Navigation lassen sich die gefundenen verdächtige Stellen überprüfen.

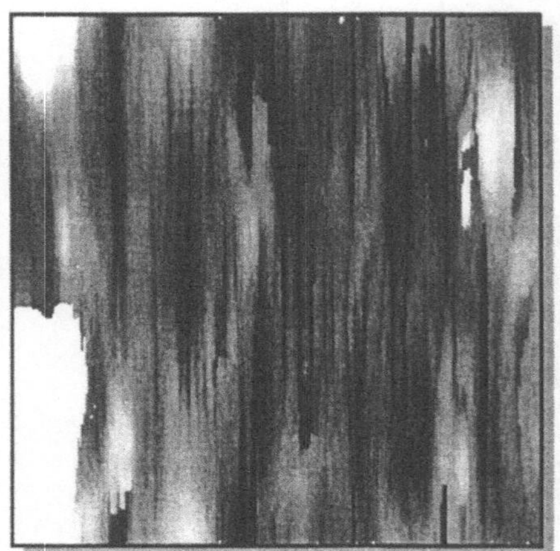
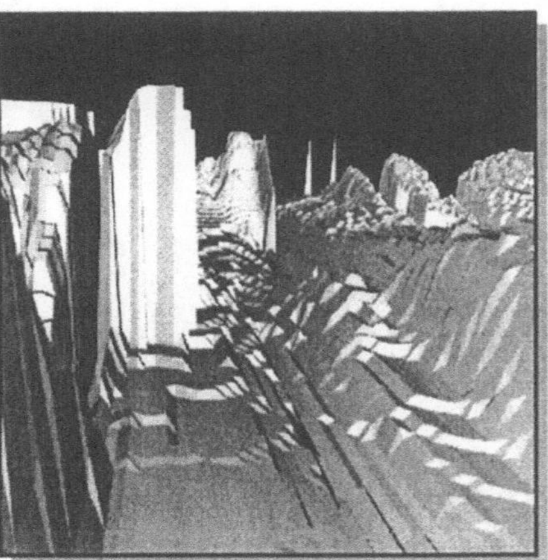

Abb. 2. Berechnetes Darmwandprofil als Grauwert- (Mitte) und Höhendarstellung (rechts)

4 Schluss

Die automatische Berechnung eines Navigationspfades, der einerseits für eine automatische Navigation, anderseits zur Bestimmung der Darmwandprojektion verwendet werden kann, unterstützt die virtuelle Koloskopie beim Auffinden von verdächtigen Strukturen an der Darmwand, bei denen es sich möglicherweise um Polypen oder Tumore handeln kann.

In weiteren Untersuchungen soll noch gezeigt werden, mit welcher Sensitivität und Spezifität von Polypen verursachte Diskontinuitäten detektiert werden können.

5 Literatur

1. Hara AK, Johnson D, Reed JE, Ehman RL und Ilstrup DM: Colorectal polyp detection with CT colography: Two- versus three-dimensional techniques. Radiology, 200: 49-54, 1996.
2. Hara AK, Johnson D, Reed JE, Ahlquist DA, Nielson H, Ehman RL, McCollough CH und Ilstrup DM: Detection of colorectal polyps by computed tomographic colography: Feasibility of a novel technique. Gastroenterology, 110: 284-290, 1996.
3. Fenlon HM und Ferrucci JT: Virtual colonoscopy. American Journal of Roentgenology, 169: 453-458, August 1997.
4. Kay CL und Evangelou HA: A review of the technical and clinical aspects of virtual endoscopy. Endoscopy, 28: 768-775, 1996.
5. Hong L, Muraki S, Kaufman A, Bartz D und He T: Virtual voyage: Interactive navigation in the human colon. In: Computer Graphics (SIGGRAPH '97 Proceedings), 27-34, August 1997.

6. Hunt GW, Hemler PF und Vining DJ: Automated virtual colonoscopy. In: Kim Y (Herausgeber): Medical Imaging 1997: Image Display, Proceedings of SPIE, 535-541, Februar 1997.
7. Kay PA, Robb RA, Myers RP und King BF: Creation and validation of patient specific anatomical models for prostate surgery planning using virtual reality. In: Höhne KH und Kikinis R (Herausgeber): Visualization in Biomedical Computing, Lecture Notes in Computer Science, 547-558. Springer Verlag, September 1996.
8. Rust GF, Eisele O, Hoffmann JN, Kopp R, Fürst H und Reiser M: Virtuelle Koloskopie mit der Mehrschichtcomputertomographie. Der Radiologe, 40:274-282, 2000.
9. Stammberger T: Untersuchung von invarianten Repräsentationen zur Bestimmung von Transformationen in medizinischen Bilddaten. Diplomarbeit, Technische Universität München, 1996.

Computergestützte Segmentierung des frakturierten Acetabulums in CT-Aufnahmen mit Hilfe aktiver Konturen zur Klassifikation und Operationsplanung in der Unfallchirurgie

Jan Putzer, Michael Teistler, Jochen Dormeier, Lars Mieth*, Tim Pohlemann*

Institut für Medizinische Informatik
Technische Universität Braunschweig, 38100 Braunschweig
* Klinik für Unfallchirurgie
Medizinische Hochschule Hannover, 30625 Hannover
Email: afc@ifmi.org

Zusammenfassung. Für Diagnose und Operationsplanung in der Unfallchirurgie ist die computergestützte Segmentierung von zentraler Bedeutung. Hier wird die Anwendung eines auf aktiven Konturen basierenden Algorithmus zur Segmentierung des frakturierten Acetabulums in CT-Aufnahmen beschrieben. Der Algorithmus ergänzt eine Software, die im Rahmen eines Projekts zur CT-basierten Klassifikation von Acetabulumfrakturen entwickelt worden ist. Die Segmentierung erfolgt primär schichtbildbasiert und unterstützt die vom Chirurgen durchgeführte Bearbeitung einzelner CT-Bilder.

1 Einleitung

Beim Einsatz computerunterstützter Verfahren in der Unfallchirurgie für Klassifikationszwecke und Operationsplanung stellt die Segmentierung von Knochengewebe in Computertomographie-Aufnahmen eine zentrale Aufgabe dar. Eine automatische Segmentierung gestaltet sich insbesondere bei Frakturen als problematisch. Im Rahmen eines Projekts zur CT-basierten Klassifikation von Acetabulumfrakturen wurde eine Software entwickelt, die dem Chirurgen eine interaktive Beurteilung des nach Unfällen frakturierten Acetabulums ermöglicht [1,2]. Die Bearbeitung einzelner Schichtbilder seitens des Chirurgen wird maßgeblich dadurch erleichtert, daß die Segmentierung einzelner Fragmente mittels eines im folgenden vorgestellten Algorithmus unterstützt wird. Die bisher auf konventionellen Röntgenbildern basierende Klassifikation [3] kann somit durch ein Verfahren ersetzt werden, das trotz vorliegender Datenfülle zeitsparend arbeitet und aufgrund der Nutzung der präziseren räumlichen Informationen der CT-Aufnahmen zuverlässigere Aussagen zuläßt.

2 Methode

Der implementierte Algorithmus basiert auf der Verwendung aktiver Konturen. Der dafür gewählte Ansatz für die Segmentierung von zweidimensionalen Bildern mit

Hilfe geschlossener Konturen wird in [4] beschrieben. Eine vom Anwender vorgegebene Initialkontur wird dabei in einem iterativen Prozeß verändert, bis eine im Sinne einer zu minimierenden Zielfunktion optimale Zielkontur gefunden worden ist. Der Algorithmus arbeitet unabhängig von der Konturrepräsentation und ermöglicht einfache Erweiterungen der Zielfunktion.

Betrachtet man die durch Konturen festgelegten Gebiete in einem Bild, so kann für jedes Gebiet die Verteilung der Grauwerte bestimmt werden. Die Zielfunktion bewertet, wie gut diese Verteilungen einem vorgegebenen Verteilungstyp entsprechen. Kann in einem Iterationsschritt keine Verbesserung der Kontur gefunden werden, so wird die Auflösung der Kontur erhöht. Mit der höher aufgelösten Kontur wird wiederum versucht, die Zielfunktion zu minimieren. Die Anzahl der Schritte, in denen die Auflösung erhöht wird, ist dabei beschränkt. Auf die beschriebene Weise findet der Algorithmus ein lokales Minimum der Zielfunktion.

Für die Segmentierung von CT-Schichtbilddaten wird der oben beschriebene Algorithmus wie folgt angewendet. Die Bilddaten werden zunächst einer nichtlinearen Filterung unterzogen: Im ersten Schritt wird durch ein (verallgemeinertes) Schwellwertverfahren der Bildbereich gefiltert, auf dem Knochengewebe zu erkennen ist. Ein verallgemeinerter Schwellwert kann durch eine Fuzzymenge dargestellt werden [5], die das Konzept „Knochengewebe" darstellt. Je nachdem, wie gut der einem CT-Bildpunkt zugeordnete Hounsfield-Wert dieses Konzept erfüllt, wird diesem Bildpunkt ein Wert von 0 bis 255 zugeordnet.

Das gefilterte Bild wird nun einer Fouriertransformation unterzogen. In einem festgelegten Band werden alle Frequenzen mit heuristisch ermittelten Faktoren multipliziert [6]. Schließlich wird eine Rücktransformation in den Ortsbereich durchgeführt. Das auf diese Weise gefilterte Bild kann nun mit dem oben beschriebenen Verfahren segmentiert werden. Konturen werden wie in [4] vorgeschlagen durch zweidimensionale, orientierte Polygonzüge repräsentiert. Die Veränderung der Kontur in einem Iterationsschritt wird durch das zufällige Verschieben der einzelnen Konturpunkte innerhalb ihrer 5x5-Nachbarschaft erreicht. Die Zielfunktion bewertet die Übereinstimmung der Grauwertverteilungen im Inneren und Äußeren der Kontur mit einer Rayleigh-Exponentialverteilung [4]. Neben der Grauwertverteilung berücksichtigt die Zielfunktion weiterhin ein Glattheitskriterium für die gegebene Kontur. Das Glattheitskriterium in der Zielfunktion verhindert eckige Fragmente [4]. Die Beschreibung von scharfkantigen Knochenfragmenten ist trotz dieses Kriteriums durch Konturen mit einer ausreichend hohen Auflösung möglich.

Die Segmentierung eines kompletten CT-Volumens wird durch die sequentielle Segmentierung der einzelnen Schichtbilder erreicht. Für das erste Bild des relevanten Datenbereiches wird eine Initialkontur durch den Anwender definiert. Der Algorithmus segmentiert auf der Grundlage dieser Initialkontur das erste Bild und verwendet die berechnete Segmentierung als Initialisierung für das folgende Bild. Dieses Verfahren der Konturpropagierung nutzt den Umstand aus, daß sich benachbarte Schichtaufnahmen i.d.R. nicht zu stark unterscheiden. Da der Algorithmus immer mit dem Segmentierungsergebnis der vorangegangenen Schicht initialisiert wird, konvergiert das Verfahren in den Folgeschichten sehr schnell. Bei der Propagierung einer Kontur durch einen Datensatz existieren allerdings folgende Probleme:

1. In einer neuen Schicht ist ein Fragmentstück wesentlich größer als in der vorhergehenden Schicht, so daß die Kontur durch das Fragment verläuft.
2. In einer neuen Schicht ist ein Fragmentstück wesentlich kleiner als in der vorhergehenden Schicht. Dadurch zieht sich die Kontur an diesen Stellen zusammen, es entstehen Schlaufen.
3. Ein zusammenhängendes Knochenfragment teilt sich im Lauf der Schichtsequenz in mehrere Fragmente auf.

Für die Lösung des erstgenannten Problems werden zwei Möglichkeiten verwendet. Einerseits können zusätzliche Iterationen durchgeführt werden. In schwierigen Fällen ist es jedoch sinnvoller, eine Neuinitialisierung für die betroffene Schicht durchzuführen. Das zweite Problem ist darauf zurückzuführen, daß die Auflösung der Kontur bei der Propagierung monoton steigt, und kann dadurch gelöst werden, daß die Auflösung einer propagierten Kontur zunächst herabgesetzt wird. Im dritten Fall muß eine Neuinitialisierung bezüglich der verschiedenen Segmente durchgeführt werden.

3 Resultate

Der in C++ implementierte Algorithmus wurde auf einem Standard-PC mit 350 MHz Pentium Prozessor und 128 MB Arbeitsspeicher getestet. Generell hängt die Konvergenzgeschwindigkeit des Verfahrens von der Fragmentgröße und der gewünschten Konturauflösung ab. Als guter Wert für die Auflösung der Kontur hat sich ein Maximalabstand von vier Pixeln zwischen zwei benachbarten Kontureckpunkten erwiesen. Die Konturen von größeren Fragmenten, wie sie z.B. im Bereich des unfragmentierten Acetabulums zu finden sind, bestehen aus 40 bis 50 Eckpunkten. Je nach Güte der Initialkontur wird für die Segmentierung derartiger Fragmente eine Zeit von ein bis drei Sekunden benötigt. Kleine Fragmente werden in geringeren Zeiten segmentiert.

Diese Zeitangaben schließen die für die Vorverarbeitung (schnelle Fouriertransformation und Rücktransformation) benötigte Zeit nicht mit ein, die allerdings ohne Anwenderinteraktion durchgeführt werden kann. Der Zeitaufwand dafür liegt bei der hier beschriebenen Konfiguration bei ca. 25 Sekunden pro Schicht.

Im ersten Schritt wurde die Anwendung des Verfahrens auf einzelne Schichten untersucht. Von besonderem Interesse bei der Segmentierung von Einzelbildern ist das Verhalten des Verfahrens in Abhängigkeit von der Initialkontur. Es wurden Initialkonturen mit vier bis zehn Stützstellen verwendet. Die diesen Initialisierungen entsprechenden Segmentierungsergebnisse entsprechen den intuitiven Segmentierungen des Betrachters (Abb. 1).

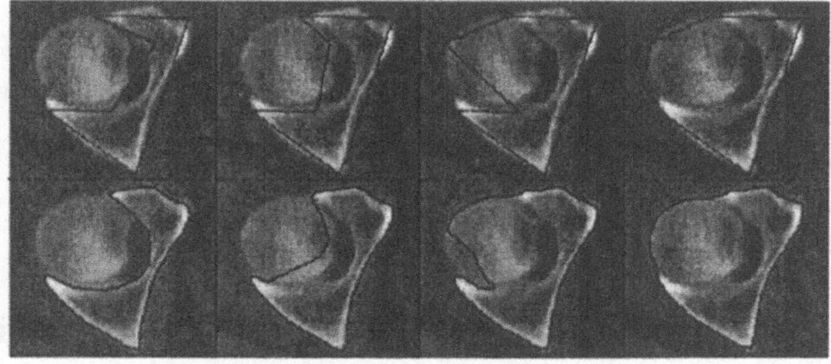

Abb. 1 Segmentierungen in Abhängigkeit von der Initialkontur. Oben jeweils Initialkontur, unten Ergebnis. Das Ausgangsbild ist stets dasselbe.

Interessant ist hier auch die Auswirkung von Störungen durch Osteosynthesematerial bei postoperativen Bildern. Hier zeigt sich, daß der Algorithmus robust arbeitet und eine korrekte Segmentierung berechnet, solange die Kontur nicht im Bereich des Störungszentrums liegt. Im allgemeinen genügt eine grobe Initialisierung, um das gewünschte Fragment segmentieren zu lassen.

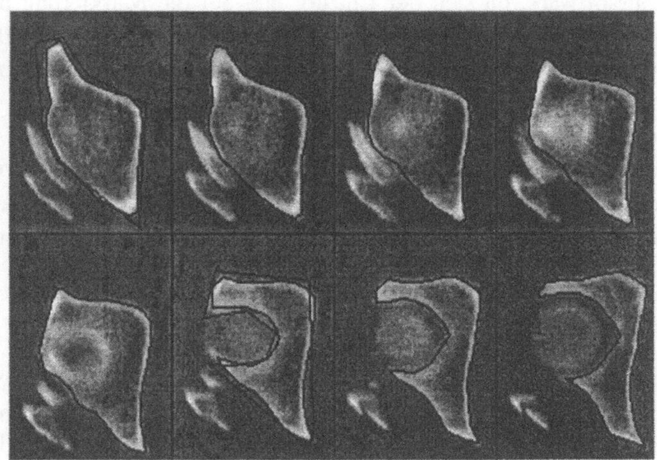

Abb. 2 Propagierung einer Kontur im Bereich des Acetabulums (von links nach rechts). Im sechsten Bild ist eine Neuinitialisierung der Kontur erforderlich, da dort der Femurkopf als weiteres Knochenfragment erkennbar wird.

Die im vorangegangenen Abschnitt genannten Probleme bei der Konturpropagierung erfordern eine Kontrolle der Segmentierungsergebnisse durch den Anwender in jeder Datenschicht. Für den Test des Verfahrens standen sieben CT Datensätze (0,6125 – 0,7031 mm/Pixel und 2mm Schichtabstand) zur Verfügung, drei davon postoperativ. Die Anzahl der Schichten, auf denen das Acetabulum abgebildet war, lag zwischen 19 und 23. Bei der Segmentierung der Fragmente mit Hilfe der Konturpropagierung zeigte sich, daß eine Neuinitialisierung im besten Fall im Abstand von 12 Bildern, im schlechtesten Fall in direkt aufeinanderfolgenden Schichten durchgeführt werden mußte. Im Mittel wurde für die gegebenen Datensätze eine Neuinitialisierung im Abstand von ca. 3,5 Schichten benötigt. Eine Teilsequenz einer Konturpropagierung ist in Abb. 2 zu sehen. Im ersten Bild der Folge ist die Initialkontur mit eingezeichnet, im sechsten Bild war eine Neuinitialisierung erforderlich.

4 Diskussion

Das in der Implementierung verwendete Konturmodell ist ein zweidimensionales Polygonmodell. Der wesentliche Vorteil dieses Ansatzes im Gegensatz zu einem dreidimensionalen Oberflächenmodell ist die einfachere Realisierung der Anwenderinteraktion. Die Propagierung zweidimensionaler Konturen bietet eine sehr gute Möglichkeit, die Qualität einer Segmentierung direkt zu beurteilen, da sich die Visualisierung und die Eingabemöglichkeit für den Anwender wesentlich einfacher gestaltet. Zudem bietet diese Methode den Vorteil, direkt auf den – für die Chirurgen gewohnten - CT Schichtbildern arbeiten zu können.

Im Zusammenhang mit dem in der Einleitung beschrieben Projekt [1] ergibt sich im wesentlichen der Vorteil der besseren Effizienz bei der Arbeit mit der Klassifikationssoftware, da sich der Chirurg nun auf die Markierung pathologischer Bereiche in den CT-Schichtbildern konzentrieren kann. Der manuellen genau zu erfolgenden Segmentierung in jeder Schicht steht die lediglich grob zu erfolgende Segmentierung in jeder dritten bis vierten Schicht gegenüber.

Zur weiteren Verbesserung könnten typische Fragmentstücke oder Knochen als Vorlage in einer Datenbank gespeichert werden und mit geeignetem a-priori Wissen in Datensätzen positioniert werden (deformable templates), so daß auch die Initialisierung einer aktiven Kontur zumindest teilweise automatisiert werden könnte.

5 Literatur

1. Teistler M, Dormeier J, Krosche M, Braune C, Pohlemann T, Pretschner DP: A Software Tool Supporting CT-based Classification of Acetabular Fractures. Computer Assisted Radiology and Surgery, Excerpta Medica International Congress Series, 1214: 257-261, 2000.
2. Dormeier J, Teistler M, Krosche M, Mieth L, Pohlemann T, Pretschner DP: Introducing Computed Tomography for Classification of Acetabular Fractures (abstract). Scientific Program RSNA, Supplement to Radiology Vol. 217 (P): 691, 2000.
3. Judet R, Judet J, Letournel E: Fractures of the acetabulum: Classification and surgical approaches. J Bone Joint Surg Am, 46(A): 1615-1646, 1964.
4. Chesnaud C, Réfrégier P, Boulet V: Statistical Region Snake-Based Segmentation Adapted to Different Physical Noise Models. IEEE Trans. On Pattern Analysis and Machine Intelligence, 21(11): 1145-1157, 1999.
5. Klawonn F, Höppner F, Kruse R: Fuzzy Clusteranalyse – Verfahren für die Bilderkennung, Klassifikation und Datenanalyse, Vieweg, 1997.
6. Chesnaud C, Pagé V, Réfrégier P: Improvement in robustness of the statistically independent region snake-based segmentation method of target-shape tracking. Optics Letters, Vol. 23(7): 488-490, 1998.

Projektorbasierte Erweiterte Realität in der Chirurgie

Harald Hoppe, Sascha Däuber, Jörg Raczkowsky, Heinz Wörn und José Luis Moctezuma*

Institut für Prozeßrechentechnik, Automation und Robotik
Universität Karlsruhe, Kaiserstraße 12, 76128 Karlsruhe
*Stryker Leibinger GmbH & Co KG, Bötzinger Straße 41, 79111 Freiburg
Email: hoppe@ira.uka.de.de

Zusammenfassung. Die Planung komplexer chirurgischer Eingriffe mit hohen Genauigkeitsanforderungen wird zunehmend mit Operationsplanungssystemen durchgeführt. Im vorliegenden Beitrag wird ein System vorgestellt, welches die präoperativ festgelegten Planungsdaten mit einem handelsüblichen Videoprojektor direkt auf dem Patienten sichtbar macht. Dabei kann sowohl auf Markerschrauben zur Registrierung als auch auf das feste Einspannen des Patienten verzichtet werden, wobei dessen Bewegungen über aufgeklebte Marker nachverfolgt werden. Die Genauigkeit der Projektion beträgt derzeit ± 1 mm ohne und ± 3 mm mit Nachverfolgung der Patientenlage, während der Operationsplan momentan mit 0.5 Hz nachgeführt werden kann. Das System ermöglicht die Visualisierung von Planungsdaten bei geringster Beeinträchtigung des Chirurgen sowie des gewöhnlichen Operationsablaufes.

1 Motivation

Neurochirurgische Eingriffe sowie Operationen im cranio-maxillo-facialen Bereich stellen hohe Anforderungen an die intraoperativ zu erzielende Genauigkeit, um einen möglichst patientenschonenden Eingriff zu gewährleisten. Detaillierte Planungen dieser meist komplexen chirurgischen Eingriffe werden in zunehmendem Maße am Computer unter Zuhilfenahme entsprechender Planungssysteme und geeignet aufbereiteter Daten aus bildgebenden Verfahren (CT, MRT, PET etc.) durchgeführt [1,2]. Neben der Möglichkeit, verschiedene Operationsalternativen zu simulieren und zu optimieren, wird auf diese Weise eine exakte Operationsplanung ermöglicht.

Der entscheidende Schritt von der Planung zur intraoperativen Umsetzung bleibt jedoch die sinnvolle Bereitstellung der präoperativ gewonnenen Daten, ohne die erzielte Genauigkeit wieder ganz oder teilweise einzubüßen. Während die Verwendung von Navigationssystemen die Möglichkeit eröffnet, chirurgische Geräte mit den entsprechenden Planungsdaten am Monitor zu überlagern [3], ist es dennoch nicht wünschenswert, die Operation unter ständigem Sichtwechsel vom Patienten zum Monitor und zurück durchzuführen. Aus diesem Grunde werden Möglichkeiten untersucht, die Planungsdaten unmittelbar im Operationsfeld sichtbar zu machen - in jenen Regionen also, auf die sie sich beziehen. Verschiedenste Methoden zur Reali-

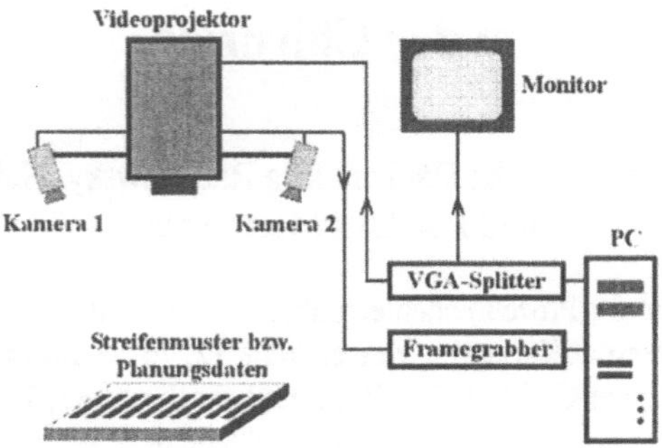

Abb. 1 Schematischer Aufbau des Visualisierungssystems

sierung dieses Vorhabens werden derzeit erprobt [4,5]. Großer Beliebtheit erfreuen sich dabei Head-mounted Displays bzw. See-through Glasses oder Retina Scanning Displays, die am Kopf des Chirurgen befestigt sind und die virtuelle Szene der realen überlagern. Allerdings zeigen diese Methoden noch deutliche Probleme hinsichtlich Genauigkeit, Auflösung, Bildfrequenz und Sterilität und führen beim Träger häufig zu Übelkeit [6].

Im Rahmen des Forschungsprojektes "Projektorbasierte Erweiterte Realität in der Chirurgie" am Institut für Prozeßrechentechnik, Automation und Robotik (IPR) der Universität Karlsruhe wurde ein alternatives System entwickelt, das gegenüber brillenbasierten Systemen deutliche Vorteile aufweist.

2 Beschreibung des Systems

Das System zur Visualisierung der präoperativ gewonnenen Planungsdaten besteht aus einem handelsüblichen Videoprojektor, zwei CCD-Kameras und einem dem derzeitigen Standard entsprechenden PC mit Framegrabber- und Dualgrafikkarte zur Ansteuerung des Projektors und der Kameras (Abb. 1). Die Verwendung eines Videoprojektors ermöglicht die Projektion von Planungsdaten (Bohrlöcher, Schnittlinien, Osteotomielinien, Gefahrenregionen etc.) sowie zusätzlichen Informationen (Ziffern, Entfernungen, etc.) in beliebigen Farben und wird, wie nachfolgend erläutert, auch zur Registrierung des Patienten benutzt.

2.1 Registrierung der Patientenlage

Der entscheidende Schritt zur Übertragung des im Planungssystem definierten Operationsplanes in das Patientenkoordinatensystem besteht im Auffinden der entsprechenden Transformation, bestehend aus Translation und Rotation. Zur Registrierung der Patientenlage im Patientenkoordinatensystem wird eine Sequenz von Streifenmustern ("kodiertes Licht") auf den Patienten projiziert und diese Bildfolge von den beiden CCD-Kameras aufgenommen. Im Rechner werden die so gewonnenen Bilder unter Beachtung der sich ausbildenden Moiré-Muster ausgewertet und liefern eine Punktwolke der Oberfläche des Patienten [7]. Nach Aufbereitung der Punktwolke

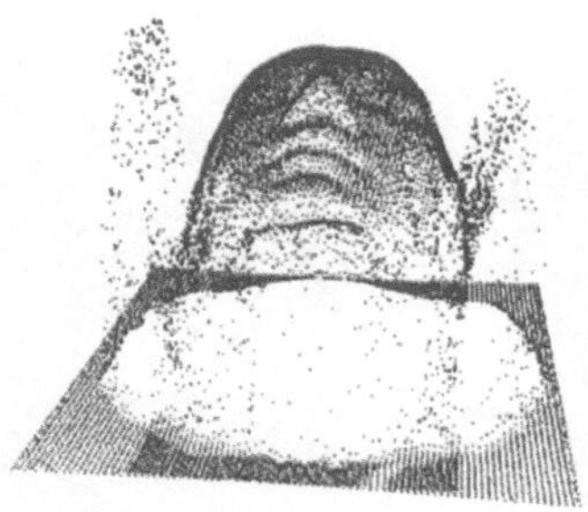
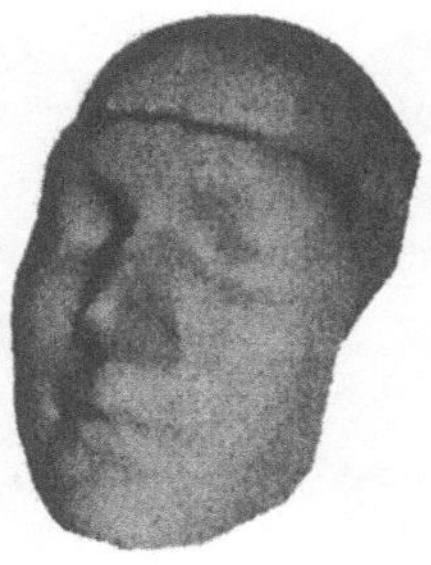

Abb. 2 Punktwolke vor und nach Aufbereitung

(Eliminierung von Ausreißern und irrelevanten Gebieten, Abb. 2) kann diese auf die aus den bildgebenden Verfahren gewonnene Oberfläche gematcht werden.

2.2 Der Matching-Prozeß

Matching-Algorithmen bedienen sich in der Regel einer Bewertungsfunktion, die jeder Transformation einen skalaren Parameter zuordnet, der ein Maß für die erzielte Übereinstimmung ist. Dabei gilt es, das globale Optimum der entsprechenden Bewertungsfunktion zu finden, wobei vom Benutzer oft die Festlegung einer initialen Lage gefordert wird, um das Auffinden eines lediglich lokalen Optimums zu vermeiden. Im Rahmen der Entwicklung des hier vorgestellten Systems wurde ein Matching-Algorithmus entwickelt, der ohne Benutzerinteraktion auskommt und der menschlichen Vorgehensweise zur Lösung des gestellten Problems nachempfunden ist. Dabei ist entscheidend, daß ein Mensch keineswegs den sechsdimensionalen Raum aus Rotationen und Translationen absuchen wird, um eine optimale Übereinstimmung zweier Oberflächen zu finden, sondern eine der beiden Oberflächen so lange auf der anderen verschiebt, bis diese optimal paßt. Der Suchraum ist bei dieser Vorgehensweise nur dreidimensional (verschieben und rotieren auf einer zweidimensionalen Oberfläche). Der entwickelte Algorithmus nutzt die von tomographischen Verfahren ohnehin vorgegebene Voxeldiskretisierung aus, um ein auf der gescannten Punktwolke vollautomatisch bestimmtes gleichseitiges Dreieck in jede mögliche Lage auf der rekonstruierten Patientenoberfläche (Oberflächenvoxel) zu verschieben. Als Gütefunktion wird die Summe der Abstände der Scanpunkte von der Oberfläche verwendet, wobei hierfür präoperativ ein „Distanztomogramm" berechnet wurde, welches jedem Voxel dessen Abstand zur Oberfläche zuordnet. Die auf diese Weise realisierte Bestimmung der initialen Lage der Punktwolke ist in aller Regel so gut, daß die daran anschließende Feinabstimmung die Lage der Punktwolke nur noch im Submillimeterbereich verschiebt (Abb. 3). Für die Feinabstimmung wird dabei der von Besl [8] vorgeschlagene „Iterative Closest Point Algorithmus" verwendet.

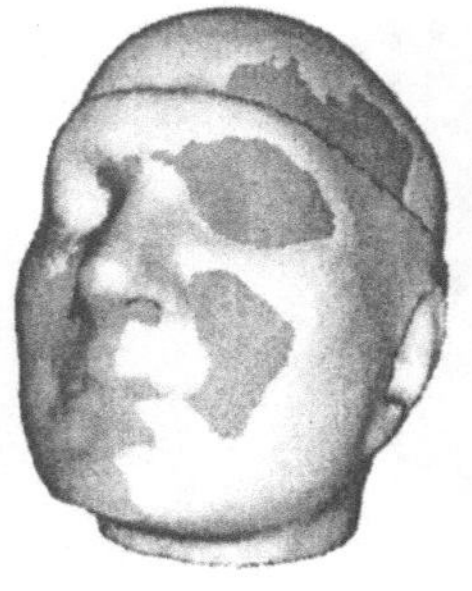
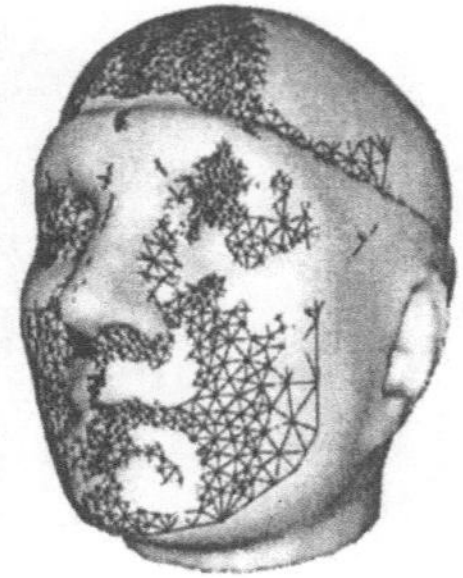
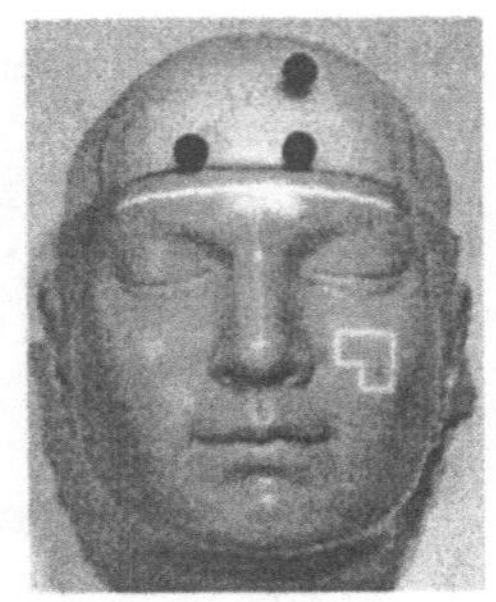

Abb. 3 Rekonstruierte Patientenoberfläche aus einem CT mit überlagerter Punktwolke nach Bestimmung der initialen Lage (links) und nach Feinabstimmung (mitte) / Patientenkopf mit befestigten Markern und Operationsplanungssymbolen (rechts)

2.3 Nachverfolgung der Patientenlage

Um auf das feste Einspannen des Patienten verzichten zu können, wird dieser unter Zuhilfenahme am Kopf befestigter passiver Marker (siehe Abb. 3 rechts) nachverfolgt. Deren Lage wird kontinuierlich unter Auswertung der beiden Kamerabilder (Houghtransformation) stereoskopisch bestimmt und zur initialen Lage des Patienten im Moment des Scanvorgangs in Beziehung gesetzt. Die dabei gefundene Transformation T_{lok} wird nun mit der initialen Transformation T_{ini} zur globalen Transformation $T_{glo} = T_{lok}\ T_{ini}$ vereint und ermöglicht das kontinuierliche Übertragen der Planungsdaten in das Patientenkoordinatensystem.

3 Ergebnisse und Ausblick

Das beschriebene System zeichnet sich gegenüber alternativer Technologien (Head-mounted Displays, See-through Glasses, etc.) besonders dadurch aus, daß sowohl auf das Anbringen künstlicher Landmarken im Knochen (Schrauben) vor der CT- bzw. MRT-Aufnahme, sowie auf das feste Einspannen des Patienten während der Operation verzichtet werden kann. Außerdem sind die Kosten für das hier vorgestellte System (Videoprojektor, zwei CCD-Kameras, Rechner) extrem niedrig - insbesondere fallen keine Kosten für aufwendige Navigationssysteme an. Während der Videoprojektor sowohl zur Registrierung des Patienten, als auch zur Projektion der Planungsdaten dient, sind auch die beiden CCD-Kameras zur Registrierung und Nachverfolgung des Patienten doppelt im Einsatz. Weiterhin wird der Chirurg in keinster Weise in seinem gewohnten Vorgehen behindert – weder durch am Kopf zu tragende Geräte, noch durch ständigen Sichtwechsel vom Operationsfeld zum Monitor und zurück.

Unerwähnt geblieben ist bisher der Vorteil, daß alle an der Operation beteiligten Ärzte den Operationsplan in gleicher Weise sehen können und keine größere Anzahl von Head-mounted Displays vorhanden sein muß (deren Lage in Echtzeit bestimmt werden müßte). Außerdem ist es durchaus möglich, den auf einem fahrbaren Fuß montierten Projektor auch während der Operation zur Verbesserung der Darstellung bzw. zur Vermeidung von Abschattungen zu verschieben, da die Lageänderung des Projektors äquivalent zu einer Lageänderung des Patienten ist.

Der derzeitig verwendete Videoprojektor hat eine Auflösung von 800 x 600 Bildpunkten und wurde mit einer entsprechenden Linse so eingestellt, daß das Bild in einer Entfernung von 120 cm vom Patienten eine Größe von ca. 20 cm x 27 cm abdeckt (Abb. 3 rechts). Die Auflösung im Bereich des Operationsfeldes liegt demnach bei ca. 1/3 mm und ist den Auflösungen von Head-mounted Displays derzeit weit überlegen. Die Genauigkeit der Projektion des Operationsplanes liegt initial (unmittelbar nach dem Scanvorgang) momentan bei ± 1 mm, wobei dies unter der Annahme gilt, daß die Oberfläche des Patienten aus CT bzw. MRT exakt bestimmt wurde. Berücksichtigt man die Ungenauigkeit der Segmentierung, muß zusätzlich eine Unsicherheit von einer Voxellänge addiert werden. Mit Nachverfolgung der Patientenlage sind momentan noch Fehler von ± 3 mm möglich, wobei dies zum einen auf die Verwendung von Kameras mit geringer Auflösung (744 x 568), zum anderen auf die Verwendung der minimalen Zahl von drei Markern zurückzuführen ist.

Ziel der nächsten Entwicklungsphase ist die Verbesserung der Genauigkeit auf ± 0.5 mm bei einer Nachführfrequenz von 3 Hz oder schneller. Nach Aussagen von Chirurgen entsprechen diese Werte den momentanen klinischen Anforderungen. Weiterhin soll untersucht werden, ob die Verwendung eines Laserprojektors, der ebenfalls sowohl zur Registrierung, als auch zur Visualisierung der Planungsdaten verwendet werden kann, entscheidende Vorteile gegenüber Videoprojektoren zeigt.

4 Literatur

1. J. Münchenberg, H. Wörn, J. Brief, C. Kübler, S. Hassfeld, J. Mühling: A Pattern Catalogue of Surgical Interventions for Computer-Supported Operation Planning, Medicine Meets Virtual Reality (MMVR). J.D. Westwood et al. (Eds.), pp. 227-229, 2000.
2. S. Haßfeld, J. Brief, R. Krempien, J. Raczkowsky, J. Münchenberg, H. Giess, H. Meinzer, U. Mende, H. Wörn, J. Mühling: Computerunterstützte Mund-, Kiefer- und Gesichtschirurgie. Radiologe 2000, Springer-Verlag, 40:218-226, 2000.
3. P. Cinquin, E. Bainville: Computer Assisted Medical Interventions. IEEE Engineering in Medicine and Biology, May/June 1995, pp. 254-263, 1995.
4. S. Tang, C. Kwoh, M. Teo, N. W. Sing, K. Ling: Augmented Reality Systems for Medical Applications. IEEE Engineering in Medicine and Biology (May/June 1998), pp. 49-58, 1998.
5. R. Kikinis et al.: An Automatic Registration Method for Frameless Stereotaxy, Image Guided Surgery, and Enhanced Reality Visualization. IEEE Transactions on Medical Imaging, vol. 15, no. 2, pp. 129-140, 1996.
6. M. Levy, J. Chen, K. Moffitt, Z. Corber, J. McComb: Steroscopic head-mounted display incorporated into microsurgical procedures: technical note. Neurosurgery 43:392-395.
7. H. Gärtner: Quantitative 3D-Vermessung mit codierter Beleuchtung. Institut für Technische Optik, Universität Stuttgart, 1998.
8. P. J. Besl, N. D. McKay: A Method for Registration of 3-D Shapes. IEEE Transactions on PAMI, vol. 14, no. 2, pp. 239-256, 1992.

Ein dreidimensionales Sondennavigationssystem für die extrakranielle Brachytherapie in der Strahlentherapie

D. Richter, G. Straßmann*, M. Harm

Fachhochschule Wiesbaden, FB Informatik, Kurt-Schumacher-Ring 18, 65197 Wiesbaden

*Universitäts-Klinikum Marburg, Abt. für Strahlentherapie, Baldingerstrasse, 35043 Marburg

Email : richter@informatik.fh-wiesbaden.de

Zusammenfassung. Bei einem Sondennavigationssystem für Biopsienadeln ist die Navigationsgenauigkeit für eine optimale Therapie entscheidend. Mit zwei CCD-Videokameras wurde ein stereooptisches Navigationssystem für einen mit Infrarot-Leuchtdioden bestückten Tracker, an dem die Biopsienadel befestigt wird, aufgebaut. Die Kalibrierverfahren für den Tracker und für die Biopsienadeln werden vorgestellt. Die Positionsgenauigkeit wurde evaluiert. Sie übertrifft zahlreiche in der Literatur angegebene Werte, auch wenn die Ergebnisse der Evaluationsverfahren, speziell der kommerziell erhältlichen Systeme, nicht streng vergleichbar sind. Das beschriebene System ist vorgesehen für die Erweiterung mit einer robotergestützten Navigation.

1 Einleitung und Ziel der Arbeit

Bei der Biopsie, interstitiellen Brachytherapie, Lasertherapie und Kryotherapie werden Sonden unter computertomographischer Kontrolle im Tumorgewebe positioniert. Entscheidend für eine optimale Therapie ist die Genauigkeit der Sondenpositionierung als auch die Sondenverteilung im Tumor. Häufig erfolgt die CT-gestützte Sondenpositionierung anhand einer zweidimensionalen Schnittebene eines dreidimensionalen Spiral-CT-Datensatzes der Tumorregion. Eine dreidimensionale Positionsmessung im Raum wird zur Zeit mit Hilfe mechanischer, elektromagnetischer, infrarot- oder lasergeführter Meßsysteme in der computergestützten Navigation durchgeführt. Infrarot-Meßsysteme können mit mindestens zwei infrarotempfindlichen Kameras die Positionen von am chirurgischen Instrument befestigten Infrarotleuchtdioden im Raum messen.

Die in der Literatur angegebenen erreichbaren Positioniergenauigkeiten sind nur bedingt vergleichbar, da die jeweils verwendeten Meßmethoden nicht hinreichend bekannt sind. Die Angaben liegen zwischen 1mm und 5mm bei freier oder geführter Navigation [1 bis 4].

Die vorgestellte Arbeit beschreibt die Kalibrierung und Evaluation eines Infrarot-Meßsystems, bestehend aus zwei Kameras und einem mit IR-LEDs ausgestatteten Tracker zur Navigation der Sonden.

2 Das Stereokamerasystem

Als Kamerasystem werden zwei Videokameras mit infrarot-empfindlichen Transmissionsfiltern verwendet. Sie sind oberhalb des Arbeitsbereichs an einer mechanischen Halterung an der Decke befestigt. Um das Arbeitsvolumen optimal zu erfassen, sind die optischen Achsen der Kameras gegeneinander geneigt.

Als mathematisches Modell des Stereokamerasystems werden ideale Lochkameras mit radialsymmetrischer Verzeichnung durch die Objektive und mit zueinander geneigten optischen Achsen zugrunde gelegt. Das Kalibrierverfahren der Kameras nach der Single-Plane-Methode ist in hinreichend vielen Arbeiten beschrieben, beispielsweise in [5 bis 8]. Getrennt von dem eigentlichen Kalibrierverfahren erfolgt eine Bestimmung des Seitenverhältnisses der Abbildungen durch das Aufnahmesystem durch die subpixelgenaue Vermessung einer Kreisscheibe. Ebenso wird der Schnittpunkt der optischen Achsen mit der Chip-Oberfläche durch eine getrennte Messung bestimmt.

3 Der Tracker

Mit dem Tracker wird die Sonde geführt. An ihm sind handelsübliche IR-Leuchtdioden angebracht, bei denen die als Linsen dienenden Gehäusewölbungen abgefräst wurden. Dadurch vergrößert sich der Abstrahlwinkel des Lichtes und der Tracker ist auch bei größeren Winkeln zu den optischen Achsen der Kameras erkennbar.

Der Tracker wird mathematisch als eine geordnete Menge von n Punkten im Raum modelliert : $T = \{ T_i \mid T_i \in R^3, \ i = 1, \dots n \}$. Jeder der Punkte T_i entspricht einer IR-LED am Tracker. Damit können dem Tracker zwei Eigenschaften zugeordnet werden: 1. seine Geometrie, d. h. die relativen Positionen der Punkte T_i untereinander unabhängig von deren absoluten Positionen, und 2. seine Lage im Raum, d. h. die absoluten Positionen der Punkte T_i. Aus Gründen der Eindeutigkeit der Positionsbestimmung des Trackers muß vorausgesetzt werden, daß es keine Achse gibt, zu der die Punkte T_i rotationssymmetrisch sind. Nach der ersten Eigenschaft kann der Tracker generell in einer definierten Lage beschrieben werden.

Bedingt durch den Aufbau des Trackers und durch die Verwendung handelsüblicher IR-LEDs mit nicht bekanntem inneren Aufbau ist eine exakte Kenntnis des Trackermodells nicht gegeben. Daher wird der Tracker nach dem neu entwickelten Verfahren kalibriert. Hierzu werden die ungefähren LED-Positionen durch den Anwender vorgegeben.

Aus den beiden Stereobildern wird die vorgegebene Anzahl von n LED-Positionen extrahiert (l_1.. l_n für das linke, r_1... r_n für das rechte Kamerabild). Da keine Korrespondenzen der LED-Positionen in den Stereobildern bekannt sind, werden alle Kombinationen an Zuordnungen ($l_1 \dots l_n \rightarrow r_1 \dots r_n$) gebildet und versucht, durch Triangulation die dreidimensionalen Weltkoordinaten der LED-Positionen zu berechnen. Eine Reihe dieser Zuordnungen ergeben keinen Schnittpunkt oder Nähe-

rung der Projektionsstrahlen einzelner LED-Positionen innerhalb einer vorgegebenen Grenze von 1 mm und fallen aus der weiteren Betrachtung heraus.
Alle nun noch potentiell möglichen Korrespondenzen ergeben eine Menge τ an Trackerformen und -positionen im Raum, die durch $P(\tau) = \{P_i \mid P_i \in R^3,\ i = 1, \ldots n\}$ bezeichnet seien. Alle Kombinationen an Zuordnungen der P_i aus $P(\tau)$ auf T_i aus T werden gebildet und ein Fehlermaß

$$D = \sum_{k=1}^{n} (d_k^T - d_k^P)^2$$

mit

$d_k^T = \|T_k - T_{k+1}\|$: Abstände zweier LEDs mit aufsteigendem Index k aus T, und

$d_k^P = \|P_k - P_{k+1}\|$: Abstände zweier LEDs mit aufsteigendem Index k aus $P(\tau)$

berechnet. Dasjenige $P(\tau)$, für das das Fehlermaß D minimal ist, beschreibt die richtige Korrespondenz τ der LEDs in den Stereobildern und bildet den Tracker optimal auf das Trackermodell T ab.

Dieses Verfahren wird mit den Bilddaten mehrerer Aufnahmen wiederholt und die jeweiligen Positionsdaten der LEDs gemittelt und als kalibrierte Positionen der LEDs angenommen.

4 Die Sonde

Die Sonde selbst ist eine an einem Ende geschlossene Edelstahlkanüle mit einem äußeren Durchmesser von 2,1 mm und einem inneren Durchmesser von 2,0 mm. Sie ist mechanisch unverrückbar am Tracker befestigt. Die Bestimmung von Position und Orientierung des Trackers dient dazu, die Position der Sondenspitze und die Orientierung der Sonde zu berechnen. Wenn die Position des vor der Sondenapplikation anzufertigenden Spiral-CT-Datensatzes der Tumorregion bekannt ist, kann die aktuelle Sondenspitze durch die Positionsmessung mit dem entwickelten System in das Bildkoordinatensystem transformiert und im entsprechenden CT-Schnitt visualisiert werden. Unter der Voraussetzung, daß die Tumorregion örtlich während der Applikation der Sonde konstant bleibt, wird eine Navigation der Sonde durch eine Visualisierung im CT-Datensatz möglich.

Das Modell der Sonde setzt voraus, daß sich diese als mathematische Gerade beschreiben läßt. Damit kann die Sondenspitze N_S als ein Punkt auf der Sondengeraden g_N, die durch einen Geradenpunkt und durch eine Sondenrichtung eindeutig definiert ist, angesehen werden.

Für die Kalibrierung der Sonde wird der Tracker bei in einem Punkt fixierter Sondenspitze bewegt und die Trackerposition bestimmt. Die Berechnung hierzu wird entsprechend dem unter 3 beschriebenen Verfahren durchgeführt. Zusätzlich werden zur Positionsbestimmung des Trackers alle einzelnen LED-Positionen mit der gleichen Transformationsgleichung optimal auf das gegebene Trackermodell T transformiert [9]. Dadurch gehen bei der Verwendung von drei oder mehr LEDs am Tracker alle verfügbaren Informationen in die Positionsberechnung des Trackers mit ein. Da diese Bewegung des Trackers bei mindestens vier nicht in einer Ebene liegenden Positionen eine Kugeloberfläche definiert, kann nun der Mittelpunkt dieser

Kugel durch eine Ausgleichsrechnung aller erkannten Trackerpositionen berechnet und dieser in ein dem Tracker zugeordnetes Koordinatensystem transformiert werden. Dieser Punkt definiert eine Sondenspitze und liegt auf der Sondengeraden.

Verschiebt man die Sonde in der Halterung des Trackers und wiederholt das oben beschriebene Verfahren, so erhält man eine Anzahl an Positionen der Sondenspitze N_{Si} mit $i = 1 \ldots M$, aus der man nun die Sondengerade g_N durch eine Ausgleichsgerade $x = N_0 + \lambda\, m_N$ darstellt, für die die Fehlersumme der Quadrate der euklidischen Abstände der Punkte N_{Si} zur Geraden g_N minimal ist.

5 Anwendung und Ergebnisse

Eine ausführliche Beschreibung der Berechnungen findet man in [10]. Für die Kamerakalibrierung wurde im Sichtfeld beider Kameras das Bild eines DIN-A2 großen Kalibriermusters, bestehend aus 11 x 16 Quadraten mit ca. 3 cm Kantenlänge, aus 30 Aufnahmen gemittelt und zur Kamerakalibrierung verwendet.

In der Laborentwicklung des Systems wurden zwei unterschiedliche Trackerformen eingesetzt. Sie unterscheiden sich in der Sondenrichtung bezüglich der von drei LEDs aufgespannten Ebene (Sondenrichtung parallel zur Ebenen-Normalen, Sondenrichung senkrecht zur Ebenen-Normalen). Je nach Anwendungsfall kann ein für eine optimale Navigation geeigneter Tracker ausgewählt werden (Abb. 1).

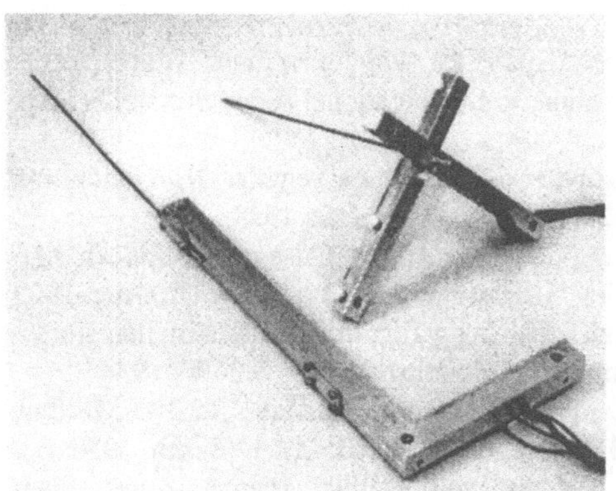

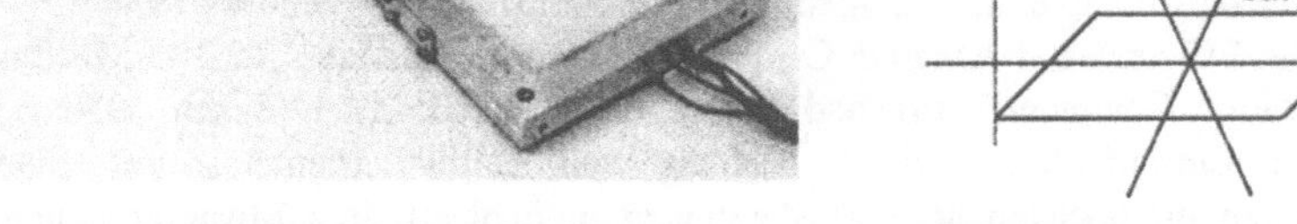

Abb. 1 : Unterschiedliche Trackerformen

Abb. 2 : Meßanordnung

Die Validierung der Trackererkennung und der Position und Orientierung bezieht sich auf die bekannten absoluten Koordinaten des Kalibriermusters. Beispielhaft wurde ein Testpunkt mit der Sondenspitze berührt und aus 482 Messungen die Werte der Positionen der Sondenspitze bestimmt und statistisch ausgewertet. Die Meßanordnung gibt Abbildung 2 wieder. In der Tabelle 1 sind die maximalen und minimalen Abweichungen, die gemittelten Abweichungen und die Standardabweichungen für die Koordinaten und für die euklidische Abweichung $L = (\Delta x^2 + \Delta y^2 + \Delta z^2)^{1/2}$ für diesen Testpunkt dargestellt. In Tabelle 2 ist die relative Verteilung von L angegeben.

	x	y	z	L
absolute Koord.	207.90	143.00	0.00	
minimaler Wert	207.39	141.82	-0.35	0.04
maximaler Wert	209.10	143.64	0.19	1.36
gemittelter Wert	208.41	142.89	-0.08	0.42
Standardabw.	0.31	0.35	0.08	0.23

Tabelle 1. Statistische Auswertung der Messungen an einem der Testpunkte. Angaben in mm.

Bereich	Rate
0.0 - 0.2 mm	15.4 %
0.2 - 0.4 mm	40.0 %
0.4 - 0.6 mm	26.3 %
0.6 - 0.8 mm	11.2 %
0.8 – 1.0 mm	4.6 %
1.0 - 1.2 mm	1.9 %
1.2 - 1.4 mm	0.6 %

Tabelle 2. Relative Häufigkeit der Abweichungen.

6 Implementierung

Die Auswertezeit für eine Einzelmessung einer dreidimensionalen Sondenspitzenposition liegt mit einem 600 MHz-Pentium-Rechner deutlich unter der Aufnahmezeit eines Videovollbildes von 40 ms. Mit den synchron erfolgenden Aufnahmen beider Kameras und der sich anschließenden Auswertung wird eine Echtzeitanalyse von 12,5 Hz erreicht.

7 Literatur

1. I.M. Germano, J.V. Queenan : Clinical Experience with Intracranial Brain Needle Biopsy Using Frameless Surgical Navigation, in Computational Aided Surgery 3(1), p. 33 - 39, 1998
2. R. Marmulla, H. Niederdellmann : Computer-assisted Bone Segment Navigation, in : Jounal of Craniomaxillofacial Surgery 26(6), p. 347 - 359, Dec. 1998
3. I.M. Germano, H. Villalobos, A. Silvers, K.D. Post : Clinical Use of the Optical Digitizer for Intracranial Neuronavigation, in : Neurosurgery 45(2) p. 261 - 270, Aug. 1999
4. T. Auer, E. Hensler, P. Eichberger et al. : 3D-Navigation in der interstitiellen stereotaktischen Brachytherapie, in : Strahlentherapie Onkologie 174 p. 82 - 87, 1998
5. R. Tsai : An Efficient and Accurate Camera Calibration Technique for 3 D Machine Vision, in : Proc. Computer Vision and Pattern Recog., IEEE, Miami Beach, 1986
6. R. Lenz : Linsenfehlerkorrigierte Eichung von Halbleiterkameras mit Standardobjektiven für hochgenaue 3 D-Messungen in Echtzeit, in : Mustererkennung 1987, 9. DAGM-Symposium, 1987
7. S. Posch : Automatische Tiefenbestimmung aus Grauwertbildern, Deutscher Universitätsverlag, 1990
8. D. Richter, W. Schick, S. Vormbrock : Verifikation einer Roboterbasis-Kalibrierung mit einem Stereo-Bildverarbeitungssystem durch Evaluierung der Tiefenbestimmung innerhalb des Kalibriervolumens, in : Mustererkennung 1996, 18. DAGM-Symposium, p. 493 - 501, 1996
9. B. Horn : Closed-form solution of absolute orientation using unit quaternions, Optical Society of America, 4(4), p. 629-642, 1987
10. M. Harm : Entwicklung eines dreidimensionalen Nadelpositionierungssystems zur Strahlentherapie, FH Wiesbaden, 2000

Navigation in der Leberchirurgie
Ergebnisse einer Anforderungsanalyse

Marcus Vetter, Peter Hassenpflug, Carlos Cárdenas, Matthias Thorn, Gerald Glombitza, Hans-Peter Meinzer

Abteilung Medizinische und Biologische Informatik
Deutsches Krebsforschungszentrum
Im Neuenheimer Feld 280, 69120 Heidelberg
Email: {M.Vetter,P.Hassenpflug}@DFKZ.de

Zusammenfassung. Vorgestellt werden die klinischen und technischen Anforderungen für ein computergestütztes Navigationssystem in der Leberchirurgie. Diese wurden an mehreren chirurgischen Zentren erhoben. Offene und laparoskopische Operationstechniken stellen jeweils spezifische Anforderungen an ein solches System. Zur notwendigen Echtzeit-Bildakquisition kommen intraoperativer Ultraschall (IOUS) und offene Magnetresonanztomographie (OMRT) in Frage. Die Eignung von optischen und magnetischen Trackingsystemen zur Positionsbestimmung und von medizinischen Schneidegeräten zur Anbindung an ein Navigationssystem werden diskutiert. Die Ergebnisse der Anforderungsanalyse zeigen, dass ein Navigationssystem für die Leberchirurgie medizinisch sinnvoll ist und die Genauigkeit der technischen Realisierung untersucht werden muss.

1 Einleitung

Die computergestützte Navigation ist für starre anatomische Regionen, also für Knochen und knochennahe Gewebe, schon weit fortgeschritten [1] und im klinischen Routine-Einsatz [2]. Mit Hilfe von Navigationssystemen kann intraoperativ der Eingriff durch eine vorausgegangene Operationsplanung unterstützt werden, wodurch die Indikationsstellung erweitert wird und der Eingriff exakter durchgeführt werden kann. Auf diese Weise können die durch die präoperative Planung gewonnenen Informationen umgesetzt werden.

Im Bereich der Weichteiloperationen ist die Umsetzung der Operationsplanung [3,4] durch ein Navigationssystem momentan nicht möglich, da hier die Bewegung der weichen Organe zu einer starken Abweichung vom präoperativ aufgenommenen Datensatz führt und die präoperativen Planungsdaten nicht mehr mit dem aktuellen Situs übereinstimmen.

Seit vier Jahren wird am Deutsches Krebsforschungszentrum (DKFZ) in Zusammenarbeit mit der Heidelberger Universitätsklinik ein System zur computergestützten Operationsplanung für die Leberchirurgie entwickelt [3]. Es wurden bereits intraoperativ Computerprojektionen der präoperativ berechneten Visualisierungen eingesetzt [5]. Die Übertragung auf die tatsächliche, momentane

Lage und Verformung der Leber bleibt bislang jedoch der Vorstellungskraft des Chirurgen überlassen.

Ein durch das BMBF gefördertes Projekt am DKFZ [6] untersucht die Grundlagen für ein computergestütztes Navigationssystem, mit dem eine intraoperative Umsetzung der Operationsplanungsdaten auch für Weichteiloperationen ermöglicht wird. Der vorliegende Beitrag stellt die Ergebnisse der Anforderungsanalyse dieses Projektes vor.

2 Methoden

Um die Projektrisiken im noch unerforschten Gebiet der computergestützten Navigation in der Viszeralchirurgie zu minimieren, wurde ein geeignetes Vorgehensmodell zusammengestellt [9], das zu Beginn iterative und später explorative Projektphasen vorsieht. Die Analyse der medizinischen und technischen Anforderungen war Gegenstand der ersten Projektphase. Mittels nach der Delphi-Methode durchgeführter Befragungen von Leberchirurgen in Heidelberg, München und Mainz sowie der Beobachtung und Video-Dokumentation mehrerer Leber-Operationen wurden multizentrisch die Gemeinsamkeiten und Besonderheiten des Operationsablaufs identifiziert und so invariante Systemanforderungen ermittelt. Die Eignung verschiedener Bildgebungs- und Trackingsysteme [5] für ein Navigationssystem in der Weichteilchirurgie wurden untersucht. Es wurden verschiedene Schneidewerkzeuge [8] verglichen, um ihre Eignung für eine Anbindung an das System zu prüfen.

3 Ergebnisse

Ein wesentliches Ergebnis der Analyse ist, dass die chirurgischen Erwartungen an ein Navigationssystem bei offener und laparoskopischer Operationstechnik höchst unterschiedlich sind. Daraus ergeben sich neben gemeinsamen Anforderungen solche, die von der gewählten Operationstechnik abhängen.

3.1 Klinische Anforderungen bei offener und laparoskopischer Leberchirurgie

Bei beiden Techniken steht die Zuordnung von Strukturen aus der Operationsplanung zu denen des intraoperativen Situs im Vordergrund. Die Analyse hat ergeben, dass das bisherige Operationsplanungssystem [3] für den intraoperativen Gebrauch erweitert werden muss, um intraoperative Befunde in die Planung einbeziehen zu können. Die Untersuchungen zeigten weiterhin, dass nach Mobilisierung der Leber ein Zeitfenster von bis zu einer Stunde zur Verfügung steht, um die intraoperativ gewonnenen mit den präoperativen Daten zu registrieren und beispielsweise für die anschließende Navigation Marker zu setzen. Für die Registrierung kann die Ruhigstellung der Leber ausgenutzt werden, die durch geeignete anästhesistische (Jet-Ventilation) und chirurgische Maßnahmen (z. B. durch Fixation mit Nadeln, eine Halterung oder Auslegung des Bauchraumes mit Tüchern) erreicht werden kann. Nach erfolgter Registrierung und dem Anbringen von Markern soll es das Navigationssystem ermöglichen, sowohl intraoperative Strukturen in den Planungsdaten zu lokalisieren als auch die aktuelle Position der wesentlichen chirurgischen Instrumente in den prä- und intraoperativen Daten darzustellen.

Bei offenen Eingriffen ist ein Navigationssystem für oberflächennahe, tastbare Tumore aus Sicht der befragten Chirurgen unnötig. Für die Tiefennavigation allerdings, bei der die Resektionsflächen häufig nahe an lebenswichtigen zu erhaltenden Gefäßstrukturen verlaufen, wäre ein Navigationssystem zur Orientierung wünschenswert. Bislang führt die zeitliche Trennung sich abwechselnder Arbeitsschritte zur Orientierung und Durchführung des Eingriffes zu Ungenauigkeit. Die Güte der Orientierung ist derzeit nicht quantifizierbar und somit weder medizinischen Geräten noch anderen am Eingriff beteiligten Personen zugänglich. Somit hängt die Qualität im Sinne der Genauigkeit stark vom subjektiven Erfahrungshorizont der am Eingriff beteiligten Personen ab. Lediglich die Komplikationsrate und das Auftreten von Rezidiven liefern einen postoperativen Indikator für die Operationsqualität.

Die Indikation für laparoskopische Eingriffe ist noch eng begrenzt auf oberflächennahe, vor allem ventral und rechts lateral, gelegene Tumore. Problematisch für die Orientierung ist vor allem der fehlende, für den Chirurgen wichtige Tastsinn. Ein Navigationssystem könnte den fehlenden Tastsinn ersetzen und dadurch die Indikationsstellung für laparoskopische Eingriffe erweitern. Das hätte den Vorteil, dass mehr Lebertumore als bisher minimal-invasiv und damit schonender für den Patienten reseziert werden könnten. Dadurch ließen sich auch schneller und öfter Rezidive operieren.

3.2 Intraoperative Bildakquisition und Trackingsysteme

Die Navigation erfordert die Akquisition intraoperativer Daten in Echtzeit, damit die aktuelle Lage der Leber dem Resektionsmodell zugeordnet werden kann. Zur Echtzeit-Bildakquisition kommen intraoperativer Ultraschall (IOUS) und offene MRT in Frage [7]. CT scheidet aufgrund der hohen Strahlenbelastung für Patient und Operateur aus. Die offene MRT liefert derzeit die besten Daten. Allerdings ist sie nur an wenigen Zentren vorhanden, kostenintensiv und wird von vielen Chirurgen aufgrund des beengten Operationsfeldes nur wenig akzeptiert. Intraoperativer Ultraschall liefert gegenüber der MRT nur zweidimensionale Bilder. Für den Ultraschall als Bildgebungsmodalität spricht aber, dass er an jeder Klinik verfügbar ist und durch seinen Einsatz nur geringe Kosten entstehen. Auch werden beim IOUS gegenüber der offenen MRT keine speziellen Operationssäle benötigt.

Die Navigation kann durch ein Trackingsystem unterstützt werden. Hierfür kommen sowohl optische als auch magnetische Systeme in Frage. Der Vorteil optischer Systeme liegt darin, dass sie im Operationsfeld nur passive Komponenten benötigen. Ihr Nachteil besteht darin, dass mindestens drei Marker erfasst werden müssen, um die sechs Freiheitsgrade eines Raumpunktes bestimmen zu können. Dabei kommt erschwerend hinzu, dass bei den häufig notwendigen Lageveränderungen der Leber während der Resektion nicht immer alle Marker erfasst werden können. Magnetische Trackingssysteme benötigen zwar aktive Komponenten im Operationsfeld, erlauben aber die Erfassung aller sechs Freiheitsgrade in nur einem

Raumpunkt, auch wenn dieser verdeckt ist. Verfälschungen können aber durch ferromagnetische Stoffe und starke Ströme im Operationsfeld auftreten.

3.3 Geeignete Schneideinstrumente für die intraoperative Navigation

Als Durchtrennungsverfahren des Leberparenchyms kommen derzeit die "finger-fracture" Technik, Ultraschall-Dissektoren, mono- und bipolare Elektrokoagulatoren und neuerdings auch Jet-Cutter zum Einsatz. Aus medizinischer Sicht besteht ein Diskurs über Vor- und Nachteile der verschiedenen Techniken zur Parenchym-Durchtrennung [8]. Deshalb konzentriert sich die Analyse auf die technischen Aspekte einer möglichen Anbindung der Schneidewerkzeuge an ein Navigationssystem. Die "finger-fracture" Technik, bei der das Parenchym vom Operateur mit den Fingern durchtrennt wird, schließt eine Anbindung an ein Navigationssystem aufgrund der mangelnden Genauigkeit aus. Alle anderen Schneidewerkzeuge lassen sich mit optischem Tracking kombinieren. Für eine Anbindung an ein magnetisches Trackingsystem ist der Jet-Cutter am besten geeignet, weil er ohne Elektrizität auskommt und das Handstück aus nicht ferro-magnetischen Materialien gefertigt werden kann. Dem Jet-Cutter kommt auch klinisch eine zunehmende Bedeutung zu, weil er eine komplikationsarme, gefäßerhaltende Durchtrennung des Parenchyms ermöglicht. Ultraschall-Dissektoren und elektrische Koagulatoren sind für ein magnetisches Tracking nur bedingt geeignet, weil die auftretenden Ströme und metallischen Handstücke zu Verfälschungen des magnetischen Gradientenfeldes und damit zu Ungenauigkeit in der Navigation führen.

4 Diskussion, Resümee und Ausblick

Derzeit stellt die Chirurgie bei Leberkrebs die einzig potenziell kurative Therapieform dar. Für die ca. 30 % der operablen Krebserkrankungen der Leber (ICD 155) kann durch Resektion des krebstragenden Gewebes die Fünfjahresüberlebenszeit derzeit von unbehandelt 5 % auf ca. 50 % angehoben werden. Die Erwartungen an ein computergestütztes Navigationssystem sind zum einen, dass durch die genauere Orientierung künftig auch schwierigere Fälle operiert werden können und zum anderen, dass durch die Möglichkeit zur verbesserten Radikalität die Fünfjahresüberlebenszeit weiter angehoben wird.

Sowohl für die Tiefennavigation in der offenen wie auch zur Ersetzung des fehlenden Tastsinns in der laparoskopischen Leberchirurgie besteht ein großer klinischer Bedarf für ein computergestütztes Navigationssystem. Hiervon erhoffen sich die Chirurgen eine Orientierungshilfe, die es ihnen erlaubt, die Operationsplanung genauer und sicherer als bisher umsetzen zu können. Dafür ist es erforderlich, dass sich die Forschung an den tatsächlichen Problemen der Klinik orientiert.

Die aufwendige Systemanalyse erscheint daher den gestellten Projektzielen angemessen, weil so zu Beginn viele Risiken minimiert und Fehlentwicklungen vorgebeugt werden konnten. So stellten sich Teile der anfänglichen Lösungsideen frühzeitig als im klinischen Umfeld nicht realisierbar heraus. Unsere folgenden

Arbeiten müssen zeigen, ob mit den Methoden der Modellbildung, Simulation, Bildverarbeitung und Mustererkennung die zum Abgleich von prä- und intraoperativen Daten benötigten Informationen in Echtzeit extrahiert und verglichen werden können. Darüber hinaus muss an Phantomen die Genauigkeit der Navigation untersucht werden. Sollte sich die Navigation als ausreichend genau erweisen, wären damit auch die Grundlagen für Augmented Reality und Robotik in der Leberchirurgie gelegt.

5 Danksagung

Dieses Forschungsprojekt wird in der Abteilung Medizinische und Biologische Informatik, Prof. Dr. H.-P. Meinzer, Deutsches Krebsforschungszentrum Heidelberg durchgeführt und durch das Bundesministerium für Bildung und Forschung durch den Innovationswettbewerb Medizintechnik (Förderkennzeichen 01EZ0008) finanziert. Für die Beteiligung an der klinischen Anforderungsanalyse danken wir den Herren PD Dr. med. H. G. Rau, Klinikum Großhadern der Ludwig-Maximilians-Universität München, Prof. Dr. med. Dr. h.c. Ch. Herfarth, Dr. med. W. Lamadé, Chirurgische Klinik der Universität Heidelberg und Prof. Dr. med. G. Otto, Klinik für Transplantationschirurgie, Johannes Gutenberg-Universität Mainz.

6 Literatur

1. Galloway RL, Maciunas RJ, Edwards CA: Interactive, image-guided neurosurgery. IEEE Transactions on Biomedical Engineering, 39:1226-1231, 1992.
2. Wirtz CR, Knauth M, Hassfeld S, Tronnier V, Albert FK, Bonsanto MM, Kunze S: Neuronavigation - first experiences with three different commercially available systems. Zentralbl.-Neurochir. 59(1):14-22, 1998.
3. Glombitza G, Cárdenas CE, Thorn M, Heid V, Vetter M, Hassenpflug P, Lamadé W, Meinzer HP: Ein radiologisches Softwaremodul für die computergestützte Operationsplanung in der onkologischen Leberchirurgie. In: Horsch A, Lehmann T (Hrsg.): Informatik Aktuell – Bildverarbeitung für die Medizin 2000 – Algorithmen, Systeme, Anwendungen. Springer: Berlin, Heidelberg, New York, 244-248, 2000.
4. Oldhafer KJ, Högemann D, Stamm G, Raab R, Peitgen HO, Galanski M: Dreidimensionale (3-D) Visualisierung der Leber zur Planung erweiterter Leberresektionen. Der Chirurg, 70:233-238, 1999.
5. Lamadé W, Glombitza G, Fischer L, Chiu P, Cárdenas CE, Thorn M, Meinzer HP, Grenacher L, Bauer H, Lehnert T, Herfarth C: The Impact of 3-Dimensional Reconstructions on Operation Planning in Liver Surgery. Archives of Surgery, 135:1256-1261, Nov. 2000.
6. URL des BMBF-Projekts „Ultraschallbasierte Navigation in der onkoligischen Leberchirurgie“: http://www.dkfz-heidelberg.de/mbi/igs
7. Klotz HP, Flury R, Erhart P, Steiner P, Debatin JF, Uhlschmid G, Largiadèr F: Magnetic Resonance-guided Laparoscopic Interstitial Therapy of the Liver. The American Journal of Surgery, 174:448-451, Oct. 1997.
8. Köckerling F, Waclawiczek HW (Hrsg.): Leberchirurgie. Johann Ambrosius Barth Verlag: Heidelberg, Leipzig, 1999.
9. Samentiger J: Software Engineering with Reusable Components. Springer: Berlin 1997.

Atlanten
und anatomische Modelle

Validierung eines linear elastischen Modells für die Weichgewebesimulation in der Mund-Kiefer-Gesichtschirurgie

E. Gladilin, S. Zachow, P. Deuflhard, H.-C. Hege

Konrad-Zuse-Zentrum für Informationstechnik Berlin (ZIB)
Takustr. 7, D-14195 Berlin, Deutschland
Email: {gladilin,zachow,deuflhard,hege}@zib.de

Zusammenfassung In dieser Arbeit untersuchen wir den Gültigkeitsrahmen eines linear elastischen Modells für die Weichgewebesimulation in der Mund-Kiefer-Gesichtschirurgie. Insbesondere die Quantifizierung und die Überwachung des auf die *geometrische Nichtlinearität* zurückzuführenden Linearisierungsfehlers bei großen Deformationen werden diskutiert.

1 Motivation

Seit mehr als 10 Jahren ist das Thema der Weichgewebemodellierung Gegenstand intensiver Forschung. Wegen der Komplexität des biomechanischen Verhaltens von Weichgewebe ist ein ganzes Spektrum von vereinfachten Modellen entstanden. Besonders in der Mund-Kiefer-Gesichtschirurgie, wo eine realistische Vorhersage des postoperativen Erscheinungsbildes des Patienten von entscheidender Bedeutung ist, gibt es z.Zt. keine Alternative zu einer konsequenten physikalischen Modellierung, d.h. der Lösung der dem Problem zu Grunde liegenden partiellen Differentialgleichungen (PDG). Da die physikalische Modellierung zu komplexen, schwer lösbaren Gleichungssystemen führt, wird das ursprünglich nichtlineare Problem in einer ersten Näherung linearisiert. Speziell in der Biomechanik wird das komplexe visko-elastische Verhalten von Weichgewebe oft als linear elastisch beschrieben. Die in der klinischen Praxis auftretenden Fälle gehen jedoch häufig über die durch Annahme der 'kleinen Deformationen' festgelegten Grenzen der linearen Approximation hinaus. Die Erkennung und die Quantifizierung des Linearisierungsfehlers in jedem patientenspezifischen Fall ist daher von besonderem Interesse.

2 Lineare Elastizität und ihre Grenzen

In der Elastizitätstheorie werden physikalische Körper als elastische Medien beschrieben. Unter der Einwirkung externer Kräfte deformieren sich solche Körper, d.h. sie ändern sowohl ihre Form als auch ihr Volumen. Der Verzerrungszustand im Infinitesimalen wird durch den Verzerrungstensor ε_{ij} beschrieben

$$\varepsilon_{ij} = \frac{1}{2}\left(\frac{\partial u_i}{\partial x_j} + \frac{\partial u_j}{\partial x_i} + \frac{\partial u_l}{\partial x_i}\frac{\partial u_l}{\partial x_j}\right), \qquad (1)$$

wobei $u_i = x'_i - x_i$ der Verschiebungsvektor ist, der die Koordinatenänderung eines Punktes nach der Deformation angibt. Die Tatsache, dass der Verzerrungstensor im Allgemeinen eine nichtlineare Funktion der Verschiebungen ist, wird als *geometrische Nichlinearität* bezeichnet. Bei 'kleinen Deformationen', d.h. sowohl kleine Längenänderungen als auch kleine Rotationen, sind die Ableitungen des Verschiebungsvektors wesentlich kleiner als 1: $|\frac{\partial u_i}{\partial x_j}| \sim |\frac{\Delta x_i}{x_j}| \ll 1$. In diesem Fall kann der quadratische Term in (1) vernachlässigt und der Verzerrungstensor linearisiert werden:

$$\varepsilon_{ij} \approx E_{ij} = \frac{1}{2}\left(\frac{\partial u_i}{\partial x_j} + \frac{\partial u_j}{\partial x_i}\right). \tag{2}$$

Die Linearisierungsbedingung kann dann wie folgt formuliert werden:

$$\epsilon = max(|E_{ij}|) \ll 1. \tag{3}$$

Der Spannungszustand wird durch den Spannungstensor σ_{ij} beschrieben. Die Beziehung zwischen den Verzerrungen und Spannungen hängt von den Materialeigenschaften ab. Die nichtlineare Beziehung zwischen den Spannungen und den Verzerrungen $\sigma_{ij} = f(\varepsilon_{ij})$ ist als *physikalische Nichtlinearität* bekannt. In der linearen Approximation werden sowohl geometrische als auch physikalische Nichtlinearitäten vernachlässigt. Dieser Ansatz führt auf die Lamé-Navier PDG [1, 3]. Da die Kräfte in der Regel unbekannt sind, ist das Randwertproblem (RWP) ausschließlich durch die Randverschiebungen definiert:

$$\begin{cases} \frac{E}{1+\nu}\left(\varepsilon_{ij,j} + \frac{1}{1-2\nu}\varepsilon_{ll,i}\right) = 0 \\ u_i(\mathbf{x}) = \bar{u}_i,\ \mathbf{x} \in \Gamma_{essential} \subset \Omega \\ t_i(\mathbf{x}) = 0,\ \mathbf{x} \in \Gamma_{natural} \subset \Omega \end{cases} \tag{4}$$

wobei E der YOUNG'sche Modul, ν die POISSON-Zahl und $t_i = \sigma_{ij}n_j$ der sog. CAUCHY'sche Spannungsvektor sind. Typische Werte für das wasserreiche Weichgewebe sind $E \in [2000, 8000]$Pa und $\nu \in [0.3, 0.49]$ [4] .

3 Material und Methoden

Der erste Schritt in Richtung einer nummerischen Simulation ist die Erstellung eines adäquaten Modells der Patientenanatomie. Dieses Modell wird aus CT-Daten mit Hilfe des am ZIB entwickelten Visualisierungssystems AMIRA generiert und besteht aus dem Oberflächengitter, das die für die Simulation wesentlichen Gewebetypen (wie Knochen, Muskel, Haut) abgrenzt und mit einem unstrukturierten Tetraedergitter gefüllt wird [6]. Die Erstellung eines Patientenmodells ist wegen der semi-automatischen Segmentierung immer noch der aufwändigste Teil des Planungsvorgangs. Die Operationsplanung beinhaltet die Simulation einer Knochenspaltung (Osteotomie) und der anschließenden Umstellung der separierten Knochenteile [5]. Die Knochenumstellung liefert dann die Randverschiebungen für die anschließende nummerische Simulation. Diese basiert auf der linear elastischen Approximation der Weichgewebebiomechanik beschrieben durch (4). Die Lösung des RWP auf dem Tetraedergitter wird mit Hilfe der Finite-Elemente-Methode (FEM) berechnet [2]. Mit Hilfe der FEM wird die ursprüngliche lineare PDG in ein schwach besetztes Gleichungssystem $\mathbf{A}\,\mathbf{u} = \mathbf{b}$ bzgl. der Knotenvariablen **u** überführt, zu dessen Lösung ein effizientes Konjugierte Gradienten (CG) Verfahren angewendet wird.

4 Experimentelle Ergebnisse

Ausgehend von dem oben beschriebenen Ansatz wurde die Operationsplanung für einen jugendlichen Patienten mit einer angeborenen Unterkieferfehlbildung inkl. der Weichgewebevorhersage komplett am Rechner simuliert, siehe Bild 1. Im Vergleich zu [5] konnte die Berechnung der Deformation bzgl. der Effizienz deutlich beschleunigt werden und dauerte für ein Tetraedergitter mit 50000 Knotenpunkten (250000 Tetraeder) ca. 2 Minuten bei der Residuumnorm des CG-Verfahrens von 10^{-10} und weniger als 1 Minute beim Residuum von 10^{-2}. Die Berechnungen wurden sowohl auf einer SGI Onyx II mit 195MHz als auch auf einem 500MHz PC Pentium III mit vergleichbarer Performanz durchgeführt.

Tabelle1. Validierung der Linearisierungsbedingung $\epsilon \ll 1$, siehe Bilder 1(a-h)

ϵ_i	Tetraeder mit $\epsilon > \epsilon_i$, %							
	a	b	c	d	e	f	g	h
0.01	42.8	48.0	50.1	51.9	53.7	53.8	53.9	54.3
0.05	17.1	29.3	35.6	39.2	42.0	42.3	42.8	43.4
0.1	7.9	16.8	24.5	29.6	33.9	34.9	35.9	36.8
0.5	0.6	1.7	3.3	5.1	7.7	8.9	10.7	12.6
1.0	0.2	0.5	0.9	1.4	2.3	2.8	3.4	3.9

In der Bildreihe 1(a-h) sind die Ergebnisse der Weichgewebevorhersage bei den schrittweise in ihrer Intensität zunehmenden Randverschiebungen dargestellt. Die maximale Verschiebung erreichte in dem Beispiel 1(h) 3.8cm, was in Relation zum Gesamtvolumen *nicht* als 'kleine Deformation' eingestuft werden kann. Um die Linearisierungsbedingung (3) zu überprüfen und den Fehler zu quantifizieren, wurde die maximale Komponente des Verzerrungstensors ϵ berechnet. Die Korrektur der nichtlinearen Theorie ist von der Ordnung ϵ^2. Das bedeutet, dass ϵ den relativen Linearisierungsfehler angibt. Der Prozentsatz der Tetraeder mit $\epsilon > \epsilon_i$, wobei ϵ_i ein bestimmter Schwellenwert für die Genauigkeit der Linearisierungsbedingung ist, ist in Tabelle 1 zusammengefasst. Bei der Deformation mit der maximalen Verschiebung von 3.8cm hat die Hälfte aller Tetraeder einen Linearisierungsfehler von über fünf Prozent. Deformationen dieser Größenordnung sind allerdings in der klinischen Praxis keine Seltenheit. Die Auswertung der räumlichen Verteilung des Linearisierungsfehlers hat jedoch ergeben, dass

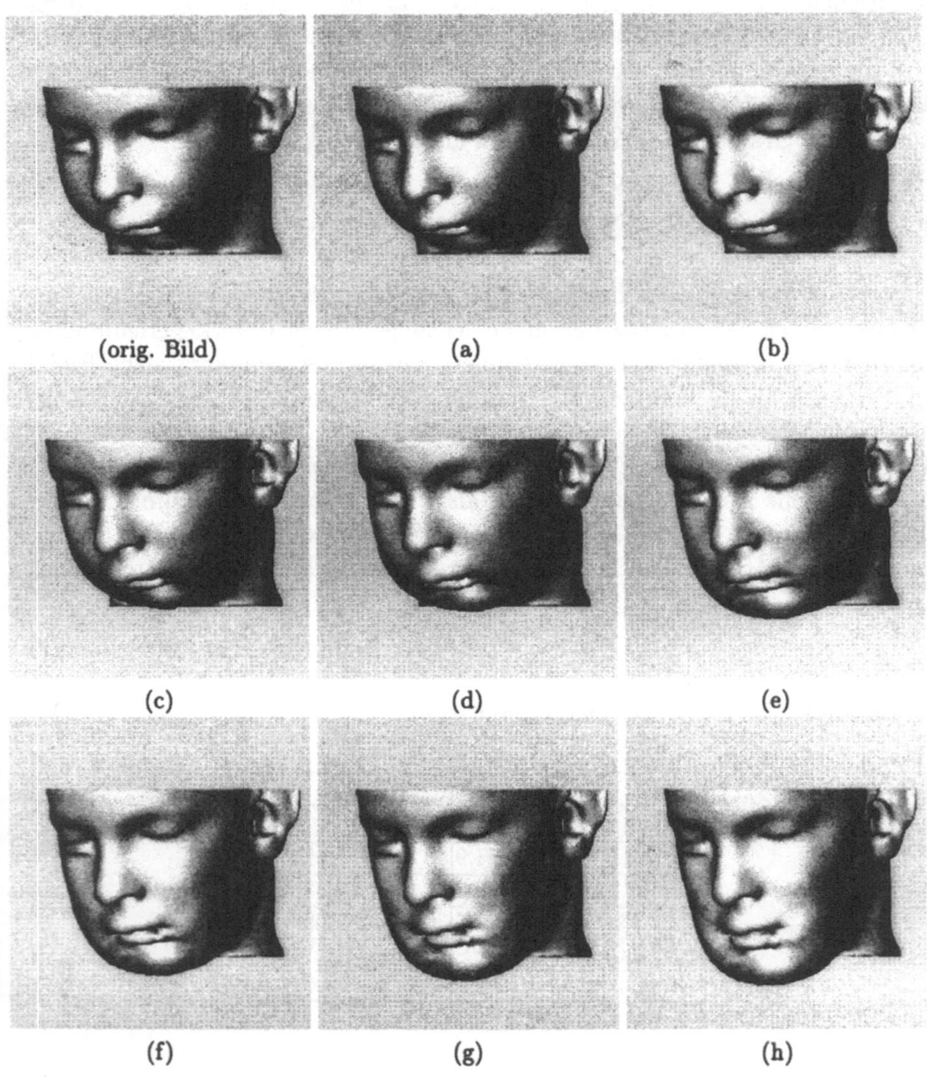

Abbildung1. Ergebnisse der Weichgewebevorhersage bei der Simulation der Unterkieferdistraktion mit maximalen Randverschiebungen von: (a) 0.6cm, (b) 1.2cm, (c) 1.6cm, (d) 2.0cm, (e) 2.6cm, (f) 2.8cm, (g) 3.3cm, (h) 3.8cm

sich der Fehler hauptsächlich im Kopfinneren, in der Nähe der stark verschobenen Knochenteile konzentriert. Auf der für die Bewertung des postoperativen Erscheinungsbildes des Patienten einzig relevanten Gesichtsoberfläche kann man dagegen kaum Artefakte erkennen. Dies ist auf den r^{-1} Abfall des Verschiebungsfeldes mit zunehmender Entfernung von der Quelle in 3D zurückzuführen.

5 Zusammenfassung und Ausblick

In dieser Arbeit wurde der Gültigkeitsrahmen eines FE basierten, linear elastischen Modells für die Weichgewebesimulation in der Mund-Kiefer Gesichtschirurgie untersucht. Mit unserem Prototyp eines Planungssystems haben wir die Osteotomieplanung inklusive der Weichgewebevorhersage komplett am Rechner durchgeführt. Die experimentellen Ergebnisse zeigen, dass mit Hilfe der linear elastischen FEM eine sehr effiziente und robuste Weichgewebevorhersage möglich ist. Bei den 'ad-hoc'-Berechnungen der großen Deformationen mit dem linearen Modell ist aber mit einem erheblichen Fehler zu rechnen. Die Erkennung und die Quantifizierung des Linearisierungsfehlers kann helfen, die optimale Schrittweite für die iterative Berechnung der großen Deformationen mit vorgegebener Genauigkeit zu bestimmen.

In unserer zukünftigen Arbeit sollen effiziente iterative Techniken zur Berechnung der großen Deformationen eingesetzt, die Vergleichsuntersuchungen mit den postoperativen Daten zur Ermittlung der gewebespezifischen Elastizitätskonstanten durchgeführt und biomechanische Muskelmodelle erstellt werden, mit denen eine Simulation der wesentlichen Gesichtsmimik ermöglicht werden kann.

Danksagung

Wir bedanken uns bei Priv.-Doz. Dr. Dr. Hans-Florian Zeilhofer und Priv.-Doz. Dr. Dr. Robert Sader (Klinik und Poliklinik für Mund-Kiefer-Gesichtschirurgie der Technischen Universität München, Klinikum rechts der Isar) für die freundliche Bereitstellung der CT-Daten und die Hinweise zur Planung.

References

1. L.D. Landau, E.M. Lifshitz, *Theory of Elasticity (Course of Theoretical Physics, Vol 7)*, ISBN: 0080339174, 1986
2. P.G. Ciarlet, *The Finite Element Method for Elliptic Problems.* Volume 4 of Studies in Mathematics and its Applications, North-Holland, 1978
3. P.G. Ciarlet, *Mathematical Elasticity.* Vol. 1, Studies in Mathematics and its Applications (20), North-Holland, 1987
4. Y.C. Fung, *Biomechanics: Mechanical Properties of Living Tissues.* 2nd edition, Springer-Verlag, Berlin - Heidelberg - New York, 1993
5. S. Zachow, E. Gladilin, H.C. Hege, P. Deuflhard, *Finite-Element Simulation of Soft Tissue Deformation.* In: Lemke, H.U. et al (eds.): Computer Assisted Radiology and Surgery (CARS), Elsevier Science B.V., pp. 23-28, 2000
6. D. Stalling, H.C. Hege, M. Zöckler, et. al, *Amira - An Advanced 3D Visualization and Modeling System.* URL: `http://amira.zib.de`

Automatische Modellierung individueller Femur-Hüftendoprothese-Systeme für eine patientenspezifische Finite-Elemente-Analyse

Silke Holzmüller-Laue, Thomas Zacharias, Klaus-Peter Schmitz

Institut für Biomedizinische Technik
Universität Rostock, 18057 Rostock
Email: silke.holzmueller-laue@medizin.uni-rostock.de

Zusammenfassung. Entscheidend für ein gutes Einwachsverhalten von Hüftendoprothesen ist die Berücksichtigung der Biomechanik des Hüftgelenkes. Die möglichst geringe Änderung der phyiologischen Krafteinleitung wirkt sich positiv auf eine dauerhafte Verankerung der Prothese im Knochen aus. Basierend auf den individuellen CT-Aufnahmen, CAD-Daten der Prothese und den Planungsdaten können mit der vorgestellten Methode automatisch Modelle für Femur und Endoprothese generiert und mittels Finite-Elemente-Methode analysiert werden. Das entwickelte System erlaubt eine Beurteilung der Primärstabilität des Knochen-Implantat-Systems in der Planungsphase der Operation und ermöglicht so eine Optimierung der Planung unter biomechanischen Gesichtspunkten.

1 Einleitung

In den letzten Jahren wird verstärkt versucht, Planung und Umsetzung von Hüftendoprothesenimplantationen exakter und reproduzierbarer durchzuführen. Durch den Einsatz computer- und robotergestützter Orthopädiesysteme ist eine dreidimensionale präoperative Planung auf Basis der computertomografischen Aufnahme des Patienten und ihre exakte Umsetzung möglich.

Ein künstlicher Gelenkersatz stellt einen tiefen Eingriff in die Biomechanik des Knochens dar, weshalb eine Berücksichtigung biomechanischer Gesichtspunkte während der Planung von großer Bedeutung ist. Der Knochen paßt sich einer veränderten Belastungssituation durch Umbauprozesse an. So kommt es an Stellen geringer Belastung zum Knochenabbau und in Bereichen lokal verstärkter Kraftübertragung zu einer Zunahme oder Verdichtung des Knochens. Der unerwünschte Knochenabbau führt oft zur Lockerung des Implantats. Eine möglichst geringe Änderung der physiologischen Krafteinleitung in den Knochen ist demnach eine wesentliche Voraussetzung für ein gutes Anwachsverhalten und eine dauerhafte Verankerung der Prothese im Knochen. Die auftretenden Mikrobewegungen sowie die postoperative

Spannungssituation im Kontaktbereich Knochen-Implantat sind dabei wesentliche Faktoren und können mit Hilfe der Finite-Elemente-Methode berechnet werden.

Der entwickelte Prototyp ermöglicht die individuelle präoperative Analyse der unmittelbaren postoperativen Situation nach einer robotergestützten Hüftendo prothesenimplantation. Er soll dem Arzt als eine Entscheidungshilfe zur Beantwortung biomechanischer Fragestellungen in der Operationsplanungsphase dienen.

2 Material und Methode

Das für die Finite-Elemente-Analyse erforderliche geometrische Modell des Femur wird aus der computertomografischen Aufnahme des Patienten erzeugt. Zur Modellierung der Implantate stehen CAD-Daten, Material- und Oberflächeneigenschaften sowie die geplante Position zur Verfügung. Der beabsichtigte klinische Einsatz macht eine weitestgehende Automatisierung der Methode erforderlich. Besondere Anforderungen werden auch an die erforderliche Rechenzeit gestellt, da die um eine biomechanische Analyse erweiterte Planung im klinischen Alltag noch durchführbar sein muß.

2.1 Segmentierung

Um ein patientenspezifisches Modell des Femur erzeugen zu können, muss die individuelle Geometrie aus der computertomografischen Aufnahme gewonnen werden. Da Knochenstrukturen in CT-Datensätzen durch ihre hohen Grauwerte gut erkennbar sind, ist schon ein einfaches Low-Level-Verfahren geeignet, um Knochen von umgebendem Gewebe zu trennen. Deshalb wird ein Thresholding mit anschließendem Closing zur Glättung des Thresholding-Ergebnisses angewandt.

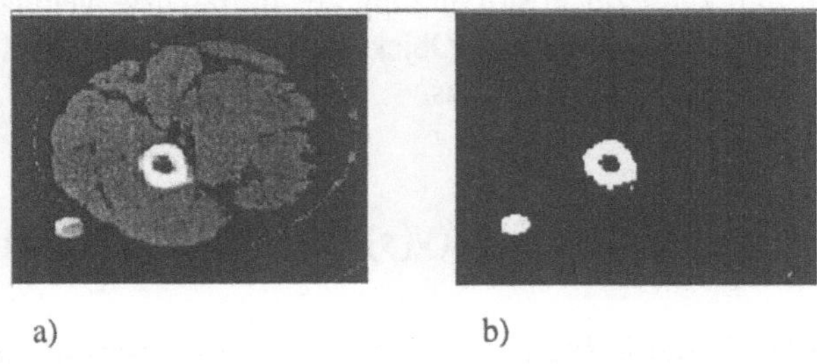

a) b)

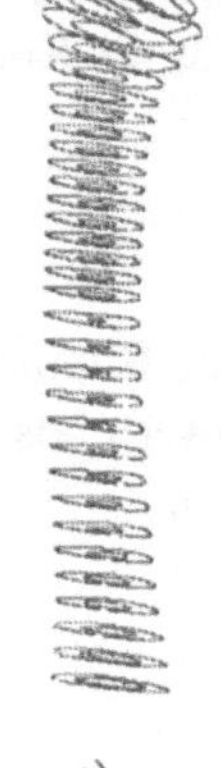

Abb. 1: Segmentierung a) Schnitt durch CT-Aufnahme, b) Thresholding, c) Extrahierte Konturen des Femur

c)

Die Parametrisierung kann interaktiv durch Vorgabe von Schwellwerten oder automatisch erfolgen. Die interaktiven Variante erfordert die Festlegung von unterschiedlichen Werten für den distalen und den proximalen Teil des Knochens, um den differenten Aufbau des Knochens zu berücksichtigen. Die automatische Parametrisierung basiert auf einer Betrachtung der Grauwertprofile ausgehend vom Innern des Knochens. Die äußeren und inneren Konturen des Knochens werden in definierten Ebenen extrahiert, die an die Erfordernisse der Finite-Elemente-Modellierung angepasst sind. Die Definition dieser Ebenen folgt der Femurkrümmung, um einer unerwünschten Verzerrung der Elemente bei der automatischen Vernetzung vorzubeugen. Im proximalen Bereich des Femur wird die Fräsbahn des Roboters benutzt, um den postoperativen Zustand des Knochens zu beschreiben.

Dieses Vorgehen erfüllt nicht in allen Fällen die Voraussetzungen für eine automatische Vernetzung: bei osteoporotischen Knochen ist die Festlegung des Schwellwertes nicht trivial und kann zum „Auslaufen" der Kontur ins Knocheninnere führen. Weiterhin können Muskelansätze einen ähnlichen Grauwertbereich aufweisen, so dass sie mitsegmentiert werden, was zu Fehlern bei der anschließenden Vernetzung führen kann. Diese Segmentierungsfehler erfordern eine visuelle Kontrolle und manuelle Korrektur des Segmentierungsergebnisses.

Da dies für den klinischen Einsatz nicht praktikabel erscheint, wird der Einsatz von aktiven Konturen favorisiert. Die Motivation für eine Segmentierung mit dieser Methode ist die Möglichkeit, Bildinformationen und die Nutzung von a priori Wissen in einem Schritt zu integrieren. Man hat von vorn herein eine geschlossene, bei Verwendung von Splines auch eine glatte Struktur, auf deren Deformation man Einfluss nehmen kann. Durch geeignete Formulierung der die Aktivität der Kurve steuernden Energien entfällt die Notwendigkeit zur manuellen Korrektur des Segmentierungsergebnisses. Die Methode ist vollautomatisierbar.

Ein entscheidender Vorteil für die Stabilität des Verfahrens bei gleichzeitiger Reduzierung des Rechenaufwandes ist das Vorwissen, das bei der Segmentierung genutzt werden kann. So ist die ungefähre Lage des Femur im CT durch die Planung der Prothesenposition bekannt und kann zur Positionierung der Initialkurve genutzt werden. Damit ist gesichert, dass immer das richtige Objekt segmentiert wird. Somit entfällt eine entscheidende Fehlerquelle des Verfahrens.

Für die Kontur $v(s) = (x(s), y(s))$ gilt:

$$E_{Kontur} = \int E_{intern}(v(s)) + E_{extern}(v(s))ds \, (1) \qquad (1)$$

Als Bildinformationen fließen in die Definition der externen Energie sowohl die Grauwerte als auch die Gradienten ein, die die Konturpunkte zu den Objektkanten ziehen.

$$E_{extern} = w_1 \left|\nabla f(x,y)\right|^2 - w_2 f(x,y) \qquad (2)$$

Eine wesentliche Bedeutung gerade in Fällen geringer Knochendichte kommt der inneren Energie zu. Eine geeignete Definition verhindert zu starke Krümmungen und damit ein „Auslaufen" der Kontur ins Innere und sichert die Glattheit der Kurve.

$$E_{intern} = \alpha \left| \frac{dv}{ds} \right|^2 + \beta \left| \frac{d^2 v}{ds^2} \right|^2 \tag{3}$$

Stetigkeit Glattheit, Krümmung

Untersuchungen haben gezeigt, das diese zugelassenen Abweichungen von der realen Objektgrenze das Ergebnis der Finite-Elemente-Analyse nicht negativ beeinflussen.

2.2 Netzgenerierung

Zur Generierung eines Netzes aus Hexaederelementen wird ein Abbildungsverfahren eingesetzt. Netzaufbau und Netzdichte sind prothesenspezifisch festgelegt. Dieses Verfahren fordert sechsflächig-berandete Volumina. Deshalb werden Femur- und Prothesenmodell zunächst geeignet unterteilt.

2.3 Material und Belastung

Der Materialdefinition für den Femur wird ein dichteabhängiges Materialgesetz zugrunde gelegt [3]. Jedem Knoten wird automatisch ein seiner Lage im CT entsprechender Wert zugewiesen. Zur Beurteilung der Primärstabilität unmittelbar postoperativ wird ein isotropes, elastisches Materialverhalten als ausreichend angesehen. Für die Materialdefinition der Implantatmodelle werden die entsprechenden Herstellerangaben verwendet. Bei der Definition eines patientenspezifischen Belastungsregimes werden die drei wichtigsten Muskelkräfte des Hüftgelenks sowie das Körpergewicht des Patienten berücksichtigt [4]. Es werden zwei Belastungssituationen simuliert– Einbeinstand und Treppensteigen [1,2]. Für die nichtlineare Analyse wird der Solver ABAQUS/Standard benutzt.

3 Anwendung

Zur Bewertung des Analyseergebnisses werden verschiedene charakteristische Kenngrößen (von-Mises-Spannung, Hauptdehnungen, Relativverschiebung zwischen Knochen und Implantat, Kontaktdruck,...) ausgewertet.

Es erfolgt ein Vergleich mit Richtwerten aus der Literatur oder verschiedener Planungen für einen Patienten untereinander, um den für diesen Patienten optimalen Prothesentyp, die optimale Implantatgröße und -position zu finden. Der reale Implantat-Knochen-Kontakt nach Einbringung des Implantats und Belastung und die zu erwartenden Relativbewegungen zwischen Femur und Endoprothese können für den individuellen Patienten berechnet werden.

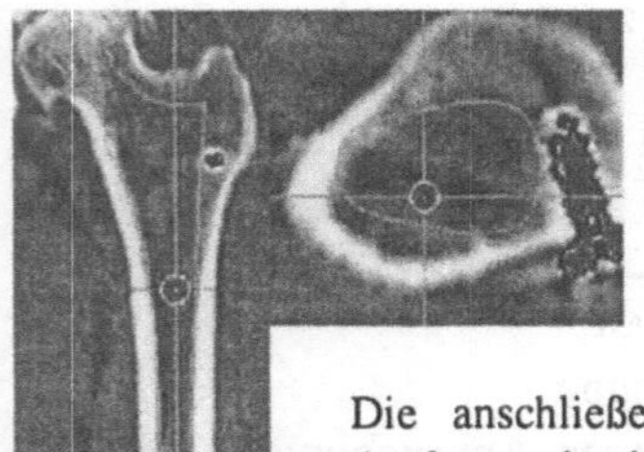

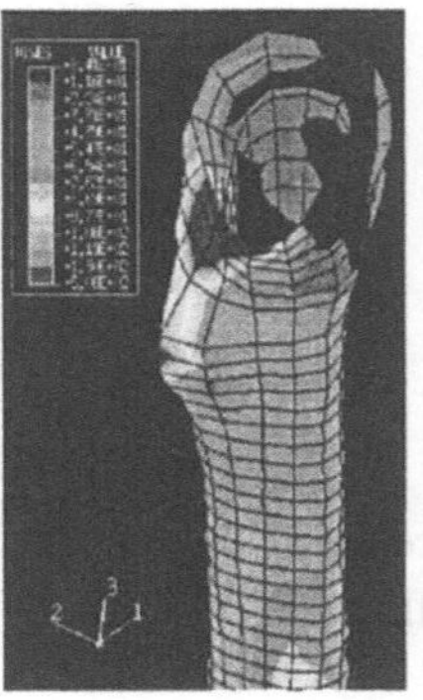

Abb 2: Klinische Planung, die mit dem Caspar-System (ortoMAQUET GmbH&Co KG) umgesetzt wurde. Postoperativ kam es zum Schaftbruch oberhalb des Trochanter Minor .

Die anschließende retrospektive Finite-Elemente-Analyse zeigt bei der Belastungssituation Treppensteigen Spannungen oberhalb des Trochantor Minor, die die Grenzfestigkeit kortikalen Knochens weit übersteigen. [2]

4 Ergebnisse und Diskussion

Mit der vorgestellten schwellwertbasierten Segmentierungsmethode ließen sich in der klinischen Studie ca. 50% der Fälle mit Erfolg und weitere 20% mit einem akzeptablen Aufwand segmentieren. Die Segmentierung mit aktiven Konturen verspricht ein wesentlich besseres Ergebnis und ist damit praxistauglich. Die darauf basierende Vernetzung des Geometriemodells erfolgt einschließlich patientenspezifischer Materialzuweisung und Belastungsdefinition vollständig aut omatisch.

In den Prototyp sind derzeit 3 Prothesentypen integriert. Durch seinen modularen Aufbau ist er aber leicht durch weitere erweiterbar. Zu Validierung der Methode wurden Dehnungsmessungen an humanen Femora durchgeführt [1].

In einer klinischen Studie konnte gezeigt werden, dass mit dem vorgestellten System ein praxistaugliches Werkzeug zur Verfügung steht, mit dem intra- und unmittelbar postoperative Knochenfrakturen vermieden, ungünstige Implantatpositionen, Spannungsspitzen und unterbelastete Bereiche erkannt werden können.

Die Entwicklung des vorgestellten Prototyps erfolgte in Zusammenarbeit mit der ortoMAQUET & Co KG Rastatt.

5 Literatur

1. Zacharias Th, Holzmüller-Laue S, Martin H, Schmitz K-P, Fethke K, Gerhardt H, Sungu M, Both A: Automatic individual Finite Element Analysis of Hip Implantations – Development of a Method for Use in Connection with the CASPAR System. Gordon and Breach Science Publishers, Computer methods in biomechanis & biomedical engineering, edited by Middelton J, Jones ML, Paude GN, 3, 2000.
2. Zacharias Th: Präoperative biomechanische Berechnung von Femur-Hüftendoprothese-Systemen zur Ermittlung der individuellen Primärstabilität nach Roboterimplantation. Dissertation, Universität Rostock, 2000
3. Roh JY, Hobatho MC, Ashman RB: Relations of mechanical properties to density and CT numbers in human bone. Med.Eng.Phys., 1995, Vol. 17, 347-355.
4. Taylor ME, Tanner KE, Freemann MAR, Yettram: Stress and Strain Distribution within the intact femur: compression or bending?. Med.Eng.Phys., 1996, Vol. 18, 122-131.

Objektorientierte FEM-basierte Simulation der Biomechanik des Kniegelenks auf parallelen Rechnerarchitekturen

Martin Wawro

Universität Dortmund - Lehrstuhl Informatik VII
Otto-Hahn-Str. 16, 44221 Dortmund
Email: wawro@ls7.cs.uni-dortmund.de

Zusammenfassung. Es wird eine auf FE-Methoden basierende Simulationsumgebung für das Kniegelenk vorgestellt. Gearbeitet wird auf Bilddaten, die *in-vivo* vom Patienten akquiriert und mittels 3D-Rekonstruktion in ein Hexaedernetz zur FE-Analyse transferiert werden. Die Simulation stützt sich auf nichtlineare FE-Analyse wobei Kollisionen zwischen verschiedenen Elementen erkannt und behandelt werden um die komplexe Roll-/Gleitbewegung des Kniegelenks realistisch nachzustellen. Die Konzeption der Simulationssoftware folgt einem objektorientiertem Ansatz um Erweiterbarkeit und Wartbarkeit der Software zu gewährleisten.

1 Motivation

Das Kniegelenk repräsentiert eines der wichtigsten und am stärksten belasteten Gelenke im menschlichen Körper, das für die Mobilität des Individuums eine tragende Rolle spielt. Dementsprechend stellen Erkrankungen oder Verletzungen (bspw. der Kreuzbandriß) eine Einschränkung der Mobilität des Patienten dar. Aus dem Kreuzbandriß, als eine häufige Folge von Sportunfällen, resultieren nicht selten permanente Instabilitäten im Kniegelenk. Als Folge von Fehlbelastungen durch die veränderte Dynamik in der Gelenkbewegung kommt es zu Abnutzungserscheinungen am Gelenkknorpel. Eine möglichst genaue Modellierung und Simulation der Dynamik des intakten Kniegelenks im Vergleich zum defekten Gelenk kann Ansatzpunkte zu einer verbesserten Verfahrensweise z.B. bei der Kreuzbandrekonstruktion liefern. Auch kann das zusätzliche Wissen über die Belastungsverhältnisse während der Bewegung in der Entwicklung von Knieendoprothesen eingesetzt werden.

Die Majorität der derzeit verwendeten Ansätze liefert nur ein kinematisches Modell der Kniegelenksbewegung (z.B. [1]). FEM-basierte Ansätze beschränken sich überwiegend auf *quasi-statische* Simulationsvorgänge ([2],[3]), ein dynamisches (aber proprietäres) Modell wird in [4] vorgestellt.

2 Methodik

Zur physikalisch-basierten Simulation verwenden wir die *Finite Elemente Analyse* (FEA), wobei die Konstruktion des Modells auf Basis von Bilddaten aus der Magnetresonanztomographie (MRT) geschieht. Als Bildmaterial dienen 60 Sagittalschnitte eines intakten Kniegelenks mit 1.5mm Schichtdicke in einer Auflösung von 256×256 Bildpunkten pro Schicht. Die Schichten werden zunächst manuell segmentiert, mit einer Segmenteinteilung in a) Femur b) Tibia, c) Femurkondylenknorpel, d) Menisci, e) vorderes Kreuzband, f) hinteres Kreuzband. Die segmentierten Bilddaten werden dann mit dem *marching cubes* Verfahren zu einem 3D-Modell rekonstruiert und anschließend geglättet.

2.1 Modellbildung

Das Knotennetz für die FE-Analyse wird durch volumetrische Elemente strukturiert. Diese Hexaederlemente werden mit jeweils acht Knoten und linearen Ansatzfunktionen in einem 3D-Referenzkoordinatensystem realisiert. Durch die Wahl von volumetrischen Grundelementen lassen sich die im Knie vorhandenen Strukturen gut modellieren, insbesondere die Modellierung der Kreuzbänder, die in der Vergangenheit häufig durch Bündel von 1D-Linienelementen angenähert wurden, wird damit verbessert. Den Elementen werden Materialeigenschaften zugewiesen, welche experimentell an Gewebeproben bestimmt werden können. Die Generierung eines zusammenhängenden, nicht-degenerierenden, Hexaedernetzes aus den Oberflächendaten wurde semi-automatisch mittels einer Meshing-Software bewerkstelligt, dabei mußten z.T. Strukturen miteinander verschmolzen werden (Femur/Kondylenknorpel, Menisci/Tibia), die resultierenden Elemente erhielten jedoch die Materialeigenschaften für die entsprechenden Einzelgewebe. Es wird ein linear-elastisches isotropes Materialverhalten angenommen, für die Beurteilung der simulierten makroskopischen Bewegung im kleinen Rahmen, wie zunächst geschehen, ist diese Annäherung suffizient.

2.2 Simulation

Die Bewegungssimulation von artikulierenden Strukturen stellt zusätzliche Anforderungen an die verwendete FE-Software. Da die physiologische Bewegung des Kniegelenks eine kombinierte Roll-/Gleitbewegung von Femur und Tibia ist, muß das Simulationssystem in der Lage sein, *Kollisionen* zu erkennen und zu berücksichtigen. Eine lineare Formulierung des Problems kommt daher aus zwei Gründen nicht mehr in Betracht: a) Kollisionen, b) große Verschiebungen/Deformationen. Das Aufstellen der dynamischen Bewegungsgleichungen ergibt ein Differentialgleichungssystem:

$$\mathbf{M}\Delta\ddot{\mathbf{u}} + \mathbf{C}\Delta\dot{\mathbf{u}} + \mathbf{K_t}(\mathbf{u})\Delta\mathbf{u} = \mathbf{q_e} - \mathbf{q_i} \tag{1}$$

Wobei $\mathbf{M}$ und $\mathbf{C}$ die Massen- bzw. Dämpfungsmatrix darstellen und $\mathbf{K_t}(\mathbf{u})$ die Tangentensteifigkeitsmatrix, die sich aus der Linearisierung des nichtlinearen Problems ergibt. Der Vektor $\mathbf{u}$ enthält die gesuchten Verschiebungen, während die Vektoren $\mathbf{q_i}$ und $\mathbf{q_e}$ sich auf die externen und internen Kräfte beziehen, die auf das Modell einwirken. Zur Linearisierung des Gleichungssystem wurde das modifizierte Newton-Raphson Iterationsschema verwendet, wobei der Vektor $\Delta\mathbf{u}$

die Änderung des Gesamtverschiebungsvektors **u** beinhaltet, diese wird in jeder Iteration errechnet. Bei Erreichen eines Konvergenzkriteriums ist eine stationäre Lösung gefunden und der nächste Zeitschritt kann berechnet werden. Als numerisches Zeitintegrationsverfahren kommt das implizite *Newmark* Schema zur Anwendung ([5]).

Die Tangentensteifigkeitsmatrix $\mathbf{K_t}$ ist abhängig von den Materialeigenschaften und der aktuellen Deformation des Systems, sie ergibt sich als Diskretisierung der zweiten Variation der Deformationsenergie des Modells:

$$\Pi = \int_{\Omega} \frac{1}{2} \varepsilon^T \sigma \, d\Omega \rightarrow \delta V_i = \int_{\Omega} \mathbf{B_{nl}^T C B_{nl}} + \mathbf{G^T \hat{S} G} \, \mathbf{d}\Omega = \mathbf{K_t} \qquad (2)$$

wobei ε und σ die Dehnungen und Spannungen in einem Element darstellen. Das Einsetzen von (2) in (1) liefert für jeden Zeitschritt/Iterationsschritt ein lineares Gleichungssystem welches iterativ mit dem Verfahren der konjugierten Gradienten (CG) gelöst wird.

2.3 Kollisionen

Die Kollisionsbehandlung gliedert sich in die *Kollisionsdetektion* und die *Kollisionsantwort* des Systems. Die Detektion wird unter Benutzung von "*bounding boxes*" realisiert ([6]). Nach Feststellung der Kollisionspunkte auf den Oberflächen werden mittels des *Penalty* Verfahrens ([7]) Zwangsbedingungen auf das Gleichungssystem gelegt, welches dann erneut gelöst wird. Anschaulich entspricht dieser Ansatz dem Einfügen von Federn an den Kontaktpunkten, welche Rückstellkräfte auf die beiden kollidierenden Oberflächen ausüben. Die von uns realisierte Kollisionbehandlung ([8]) benötigt kein *a priori* Wissen über Kollisionen und auch keine speziellen Kontaktelemente.

2.4 Parallelisierung

Da die Lösung großer Gleichungssysteme ein rechenaufwendiges Prozedere darstellt, ist eine Parallelisierung dieses Vorgangs naheliegend. Die rechenintensiveren Schritte innerhalb der FE-Software sind a) Lösung des linearen Gleichungssystems, b) Aufstellen der Steifigkeitsmatrix. Die Parallelisierung von b) erweist sich als einfach, da die Steifigkeitsmatrizen aus unabhängigen Elementmatrizen aufgebaut werden und keinerlei Kommunikation (bis auf die einmalige Distribution der Elemente) notwendig ist, womit die zu erwartende Beschleunigung linear mit der Zahl der Prozessoren zunimmt. Die Beschleunigung beim iterativen Löser hingegen ist abhängig von der Besetzung der Matrix. Im Wesentlichen benutzt das CG Verfahren zur Lösungsfindung Matrix/Vektor-Multiplikationen und Skalarprodukte. Jeder Prozessor erhält einen zeilenweisen Ausschnitt der Matrix, bei Besetzung der Matrix an Positionen, deren Spaltenindex außerhalb des Zeilenbereiches des Prozessors liegt, muß das entsprechende Element des zu multiplizierenden Vektors von einem anderen Prozessor transferiert werden. Ein geschicktes Partitionieren der Matrix hat somit starken Einfluß auf den

Kommunikationsüberhang. Wir benutzen einen hierarchischen graphbasierten Ansatz ([9]) zur Partitionierung des Gesamtproblems, welcher den Kommunikationsüberhang (lokal) minimiert.

2.5 Technische Realisation

Da frei verfügbare Standardpakete zur FE-Analyse zum Großteil auf FORTRAN Implementationen beruhen, andererseits heutzutage mit modernen Methoden der Softwaretechnologie gearbeitet wird (oder werden sollte), wurde ein eigenes FEA-Werkzeug entwickelt ([8]). Die Konzeption der Simulationssoftware erfolgte in einem objektorientierten Prozeßmodell (OMT) unter Benutzung der UML-Notation. Bei der Konzeptionierung wurde besonderer Wert auf die Erweiterbarkeit aller Komponenten gelegt, die zusammen ein bibliotheksähnliches System bilden. Die Implementation erfolgte mittels C++ unter dem Betriebssystem Linux, die parallele Version der Software benutzt die `MPI` Bibliothek zur Kommunikation zwischen den Prozessoren.

3 Ergebnisse

Als Testplattform dienten neun Linux Rechner mit Intel-Celeron Prozessoren (400MHz) und jeweils 128MB Speicher. Die Rechner waren mit einem 100MBit/s Ethernet Netzwerk über einen Switch vernetzt. Das erstellte Kniegelenkmodell bestand aus 8540 Elementen und 10840 Knoten. Das Modell wurde am Femur fixiert und es wurde eine Kraftwirkung auf die Tibia im Bereich der *M. biceps femoris* Ansätze simuliert, welche das Kniegelenk in eine Flexionsbewegung versetzt. Die simulierte Bewegung im Kniegelenkmodell hinterließ makroskopisch einen validen Eindruck.

Einige Rechenzeiten und die erreichte Beschleunigung sind in Tabelle 1 aufgeführt. Eine theoretische Abschätzung der Beschleunigung ([8]) ergab bspw. für den Fall von acht Prozessoren eine untere Schranke von 4.51 und eine obere Schranke von 6.16 für die von uns verwendeten Umgebungs- und Modelldaten. Diese Abschätzung liefert für alle Konfigurationen valide Bereiche, womit sich für vorgegebene Probleme die Zahl der effektiv einzusetzenden Prozessoren im voraus ermitteln läßt. Die hohe Latenzzeit des Ethernet Netzes wirkte sich negativ auf die erzielte Beschleunigung aus, mit schnelleren Netzen (z.B. `SCI`) dürfte der Beschleunigungsfaktor besser sein. Die Parallelisierung stellt in diesem Falle ein geeignetes Mittel dar um die Rechenzeiten auf ein erträgliches Maß zu senken, die erreichte Beschleunigung spricht für sich. Auf Basis dieser Software ist es möglich, derartige Simulationen in Clustern von kostengünstigen Linux-Workstations zu rechnen anstatt direkt eine massiv-parallele Architektur einsetzen zu müssen (obgleich massiv-parallele Architekturen performanter sind, jedoch auch wesentlich teurer und nicht überall verfügbar).

# Prozessoren	Rechenzeit	Beschleunigung	Speicher/Knoten
1	3234.7s	1.00	361 MB
2	1848.9s	1.88	168 MB
4	1082.8s	3.39	100 MB
8	671.2s	5.59	51 MB

Tabelle 1. Rechenzeiten / Beschleunigungen (1 Zeitschritt)

4 Ausblick

Eine Erweiterung des Materialmodells auf nichtlineare anisotrope Materialien ist derzeit in Entwicklung, ebenso wie eine Erweiterung der Elementbibliothek. Mit diesen Materialmodellen kann man eine Analyse der Spannungen/Dehnungen in den beteiligten Strukturen erstellen um damit stark belastete Punkte an den Strukturen bei Fehlbelastungen oder auch bei Aufprällen zu identifizieren. Die Generierung des Hexaeder-Netzes aus einem gegebenen Oberflächennetz ist mit derzeitig verfügbarer Software nur mühsam zu realisieren und muß in Zukunft deutlich verbessert werden. Als Folge könnte die Detailtreue des erstellten Modells erhöht werden, um z.B. die *Menisci* korrekt als bewegliche, aufliegende Strukturen auf der Tibia zu modellieren. Der Einfluß verschiedener Lösungsverfahren (z.B. Multigrid Methoden) auf die Konvergenzgeschwindigkeit und Parallelisierbarkeit ist ebenfalls Gegenstand weiterer Untersuchungen.

Literatur

1. Garg, A., Walker, P.: *Prediction of Total Knee Motion Using a Three-Dimensional Computer-Graphics Model.* J. of Biomechanics, 23(1), 45-48, 1990.
2. Perie, D., Hobartho, M.: *In-vivo Determination of Contact Areas and Pressure of the Femorotibial Joint Using Non-Linear Finite Element Analysis.* Clinical Biomechanics, vol 13., 394-402, 1998.
3. Bendjaballah, M.: *Biomechanical Response of the Passive Human Knee Joint Under Anterior-Posterior Forces.* Clinical Biomechanics, vol. 13, 625-633, 1998.
4. *Knees-Up, HPCN enabled Simulation of the Human Knee (Public Final Report).* HPCN TTN Network, Nov. 1998.
5. Crisfield, M.: *Non-linear Finite Element Analysis of Solids and Structures.* John Wiley & Sons, Chichester, 1997, vol 1 & 2.
6. van den Bergen, G.: *Efficient Collision Detection of Complex Deformable Models using AABB Trees.* Tech. Bericht, TU Eindhoven, 1998.
7. Zienkiewicz, O.: *Methode der finiten Elemente.* McGraw-Hill, Maidenhead, 1977.
8. Wawro, M.: *An Object-Oriented Framework for the Simulation of Knee-Joint Biomechanics in Parallel Environments.* Diplomarbeit, Lehrstuhl Informatik VII, Universität Dortmund, 2000.
9. Karypis G., Kumar V.: *A Fast and High Quality Multilevel Scheme for Partitioning Irregular Graphs.* Tech. Bericht, TR 95-033, Univ. of Minnesota, 1995.

Ein realistisches dreidimensionales Modell der Inneren Organe auf der Basis des Visible Human

Andreas Pommert, Karl Heinz Höhne, Bernhard Pflesser, Ernst Richter*, Martin Riemer, Thomas Schiemann, Udo Schumacher** und Ulf Tiede

Institut für Mathematik und Datenverarbeitung in der Medizin (IMDM)
*Abteilung für Kinderradiologie
**Institut für Anatomie
Universitätsklinikum Hamburg-Eppendorf, 20251 Hamburg
eMail: pommert@uke.uni-hamburg.de

Zusammenfassung. Computergestützten dreidimensionalen Modellen des menschlichen Körpers fehlt es bisher meist an Realismus und Detaillierung. In diesem Beitrag wird ein Modell der inneren Organe entwickelt, das auf über 770 Cryotomschnitten und den dazu kongruenten CT-Schnittbildern aus dem Visible Human-Projekt der National Library of Medicine basiert und eine bisher unerreichte photorealistische Darstellung und Detailtreue bietet. Die dafür entwickelten Methoden zur Segmentation, graphischen Modellierung, Wissensrepräsentation und Visualisierung werden skizziert. Für eine breitere Anwendung steht das Modell auch in Form des PC-basierten Programms "VOXEL-MAN 3D-Navigator" zur Verfügung.

1 Einleitung

Multimediale Darstellungen des menschlichen Körpers folgen bisher meist dem klassischen Paradigma einer Sammlung von vorgefertigten Bildern und Texten. In den vergangenen Jahren hat es sich allerdings gezeigt, das bildliches Wissen, insbesondere über die Struktur des menschlichen Körpers, sehr viel effektiver in Form dreidimensionaler Modelle repräsentiert und genutzt werden kann [1]. Diese Modelle werden in der Regel aus räumlichen Schnittbildfolgen, z.B. aus der Computertomographie (CT) oder der Kernspintomographie (MR), erzeugt. Wenn ein solches Modell um beschreibendes Wissen angereichert wird, können sie in Form eines "selbsterklärenden Körpers" am Bildschirm präpariert werden.

Eine wesentliche Einschränkung dieser Modelle bestand bisher in der relativ geringen räumlichen Auflösung der zugrunde liegenden radiologischen Bilder. Mit dem *Visible Human* der National Library of Medicine steht heute allerdings ein Datensatz zur Verfügung, der eine sehr viel bessere Auflösung bietet und die Organe dazu noch in ihren (post-mortalen) natürlichen Farben darstellt [2]. Ein wesentliches Problem für die Erzeugung eines dreidimensionalen Modells besteht allerdings darin, die einzelnen Objekte in diesem Datensatz zu identifizieren und darzustellen. Die Entwicklung und Anwendung geeigneter Methoden für ein Modell der inneren Organe ist Gegenstand dieses Beitrags.

2 Methoden und Material

Der photographische Datensatz des Visible Human besteht aus 1871 Schnittbildern mit einem Abstand von 1 mm und einer räumlichen Auflösung von 1/3 mm (Abb. 1). Für das Modell der inneren Organe wurde die Auflösung aus Gründen der Speicher- und Rechenkapazität auf 1 mm reduziert. Aus 1049 Schnitten wurde ein Bildvolumen aus 573×330×1049 Voxeln von 1 mm^3 Größe erzeugt, wobei jedes Voxel durch einen Farbwert (RGB) charakterisiert ist. Zum Visible Human gehören auch noch zwei CT-Datensätze mit einem Schichtabstand von 1 mm, die von der frischen bzw. der gefrorenen Leiche aufgenommen wurden. Beide wurden passend zum photographischen Datenvolumen transformiert.

2.1 Segmentation

Für die Segmentation wurde eine Methode entwickelt, die die verschiedenen Gewebeklassen mit Hilfe von Ellipsoiden im RGB-Farbraum beschreibt (Abb. 2). Diese Ellipsoide wurden mit Hilfe geeigneter Werkzeuge interaktiv bestimmt [3]. Da sich die Farbbereiche und damit die Ellipsoide benachbarter Objekte häufig überschneiden oder sogar identisch sind (z.B. bei aneinander grenzenden Muskeln), wurde oft eine zusätzliche interaktive Segmentation, basierend auf Methoden der Mathematischen Morphologie oder durch das Editieren einzelner Volumenelemente, erforderlich. Die Segmentationsergebnisse werden als Objektmarken an die einzelnen Voxel angefügt.

2.2 Graphische Modellierung

Viele kleine, aber wichtige Strukturen wie Nerven und Arterien waren auf den Schichten häufig kaum sichtbar oder post-mortal kollabiert. In diesen Fällen konnte eine Segmentation nicht durchgeführt werden. Mit Hilfe eines speziell entwickelten Editors wurden deshalb kleine kleine kugelförmige Marker dort, wo ein Objekt auf einer Schicht sichtbar war, plaziert. Dies Marker wurden anschließend durch parabolische Kurven verbunden, so daß sich geschlossene Gefäß- bzw. Nervenverläufe ergeben.

2.3 Wissensmodellierung

Die nicht-piktoriellen Eigenschaften der Objekte wie anatomische Bezeichnungen in verschiedenen Sprachen und Beziehungen zwischen den Objekten wurden in einem semantischen Netzwerk modelliert [4]. Dabei wurden verschiedene Teilnetze für verschiedene anatomische Sichtweisen wie z.B. systematische oder topographische Anatomie erstellt. Innerhalb der Sichten sind die einzelnen Objekte mit Beziehungen wie *TeilVon* oder *AbzweigendVon* verbunden. Die Verknüpfung mit dem räumlichen Modell erfolgt mit den bereits erwähnten Objektmarken.

2.4 Visualisierung

Für die Visualisierung der *segmentierten* Objekte wurde ein Algorithmus zur Darstellung von Oberflächen aus attributierten Volumendaten entwickelt. Im Gegensatz zum sogenannten *Volume Rendering* lassen sich damit sehr scharfe Darstellungen erzielen. Die Oberflächen werden jeweils mit den an der Position vorliegenden Farbwerten texturiert. Ein weiterer Qualitätsgewinn ergibt sich daraus, daß die Bilder mit einer sehr viel höheren räumlichen Auflösung als der der Originaldaten gerechnet werden. Während sich eine Subvoxel-Auflösung relativ einfach durch eine Erhöhung der Abtastrate erzielen läßt, stellt die dabei notwendige Bestimmung der genauen Position der Oberfläche ein wesentliches Problem dar, das erst kürzlich gelöst werden konnte [5]. Für die Visualisierung der *modellierten* Objekte kommen Standardmethoden der Computergraphik zum Einsatz.

Das Visualisierungsprogramm, eine erweiterte Version des Systems VOXEL-MAN [1], wurde auf handelsüblichen Linux-Workstations implementiert. Wegen der großen Datenmengen und der verwendeten aufwendigen Darstellungsverfahren nimmt die Berechnung eines Bildes häufig mehrere Minuten in Anspruch.

3 Ergebnisse

Mit den beschriebenen Methoden wurde ein Modell der inneren Organe des Menschen, bestehend aus mehr als 650 dreidimensionalen Objekten, erstellt. Das semantische Netzwerk des Modells enthält über 2000 Relationen. Abb. 3 vermittelt eine Vorstellung von der erreichten Bildqualität und Detaillierung.

Das Modell ermöglicht eine einfache Interaktion mittels Maus-Klick. Da das Modell volumenbasiert ist, lassen sich auf Schnittebenen, die in beliebiger Anzahl und Richtung gesetzt werden können, die jeweils dort vorliegenden Strukturen darstellen. Die virtuelle Präparation bietet darüber hinaus die Möglichkeit, freigelegte Strukturen hinsichtlich ihres Namens oder ihrer Beziehungen zu anderen Objekten zu untersuchen. Dies kann z.B. durch Popup-Menüs oder die automatische Erzeugung von Beschriftungen erfolgen (Abb. 4). Diese Informationen sind verfügbar, weil jedes Voxel und damit jeder sichtbare Punkt in einem beliebigen, vom Anwender erzeugten 3D-Bild, über eine Objektmarke einen Verweis auf die Wissensbasis enthält. Umgekehrt ist es auch möglich, Objekte über ihre Namen anzusprechen.

Eine besondere Eigenschaft des Modells besteht darin, daß die radiologische Manifestation der Organe im Kontext der 3D-Anatomie untersucht werden kann. Dies gilt sowohl für die Darstellung von CT-Schnittbildern aus auch für Röntgenbilder aus beliebigen Blickwinkeln (Abb.4). Zur Simulation der Röntgenbilder wurden die Absorptionskoeffizienten aus den CT-Bildern herangezogen.

4 Schlußfolgerungen

In diesem Beitrag wurde eine Methode für die Erzeugung computergestützter Modelle der menschlichen Anatomie vorgestellt, die eine bisher unerreichte photorealistische Darstellung und Detaillierung ermöglicht. Außer in der anatomischen und radiologischen Ausbildung eignen sich solche Modelle z.B. als Referenz, für die Vorbereitung von Eingriffen oder zur Information von Patienten. Für eine breitere Anwendung wurde das Programm "VOXEL-MAN 3D-Navigator" entwickelt, das auf üblichen PCs lauffähig ist und somit z.B. von Studenten genutzt werden kann [6].

In der Zukunft sind zahlreiche Erweiterungen des Modells denkbar, z.B. im Hinblick auf die Modellierung der morphologischen Variabilität, die Simulation des Blutflusses und anderer Funktionen, oder die Modellierung von Weichteildeformationen für die realistische Simulation von Eingriffen. Dieser Ansatz stellt damit einen ersten Schritt dar auf dem Weg zu Modellen, die nicht nur realistisch aussehen, sondern sich auch realistisch verhalten können.

Danksagung

Für ihre Beiträge zur Segmentation und Modellierung danken wir Jochen Dormeier, Jan Freudenberg, Sebastian Gehrmann und Stefan Noster. Die Wissensmodellierung wurde von der Deutschen Forschungsgemeinschaft (DFG) unter der Nummer Ho 899/4-1 gefördert.

Literatur

1. K. H. Höhne, B. Pflesser, A. Pommert, M. Riemer, T. Schiemann, R. Schubert, and U. Tiede, "A new representation of knowledge concerning human anatomy and function," *Nature Med.*, vol. 1, no. 6, pp. 506–511, 1995.
2. V. M. Spitzer, M. J. Ackerman, A. L. Scherzinger, and D. G. Whitlock, "The Visible Human male: A technical report," *J. Am. Med. Inform. Assoc.*, vol. 3, no. 2, pp. 118–130, 1996.
3. T. Schiemann, U. Tiede, and K. H. Höhne, "Segmentation of the Visible Human for high quality volume based visualization," *Med. Image Anal.*, vol. 1, no. 4, pp. 263–271, 1997.
4. A. Pommert, R. Schubert, M. Riemer, T. Schiemann, U. Tiede, and K. H. Höhne, "Symbolic modeling of human anatomy for visualization and simulation," in *Visualization in Biomedical Computing 1994, Proc. SPIE 2359* (R. A. Robb, ed.), (Rochester, MN), pp. 412–423, 1994.
5. U. Tiede, T. Schiemann, and K. H. Höhne, "High quality rendering of attributed volume data," in *Proc. IEEE Visualization '98* (D. Ebert et al., eds.), (Los Alamitos, CA), pp. 255–262, IEEE Computer Society Press, 1998.
6. K. H. Höhne, B. Pflesser, A. Pommert, K. Priesmeyer, M. Riemer, T. Schiemann, R. Schubert, U. Tiede, H. Frederking, S. Gehrmann, S. Noster, and U. Schumacher, *VOXEL-MAN 3D Navigator: Inner Organs. Regional, Systemic and Radiological Anatomy.* Heidelberg: Springer-Verlag Electronic Media, 2000. (3 CD-ROMs, ISBN 3-540-14759-4).

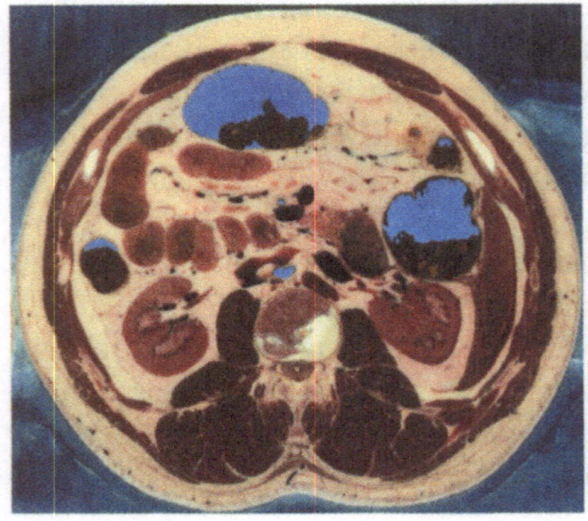

Abb. 1. Photographisches Schnittbild des Visible Human im Bereich des Bauches.

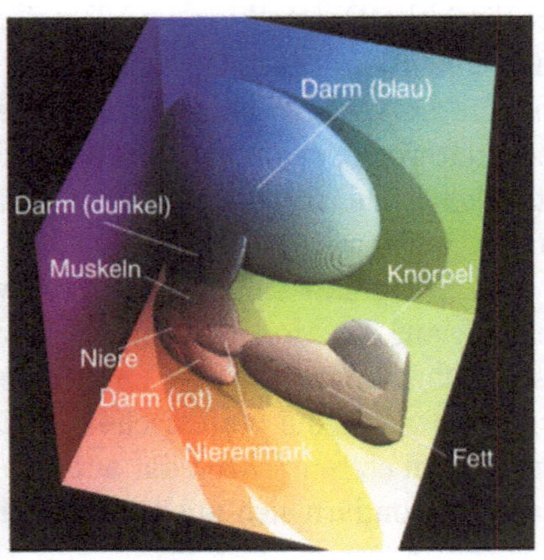

Abb. 2. Ellipsoide im RGB-Farbraum zur Klassifikation einiger der in Abb. 1 erkennbaren Strukturen.

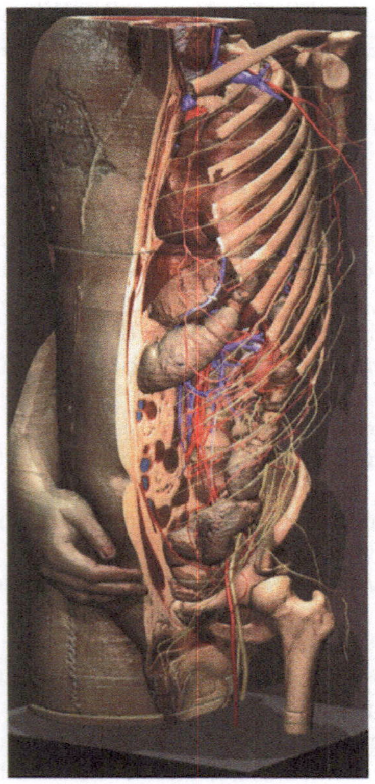

Abb. 3. Das dreidimensionale Modell bietet eine bisher unerreichte Detaillierung und zahlreiche Interaktionsmöglichkeiten wie die Definition von Schnittebenen oder die Abfrage von Objektnamen.

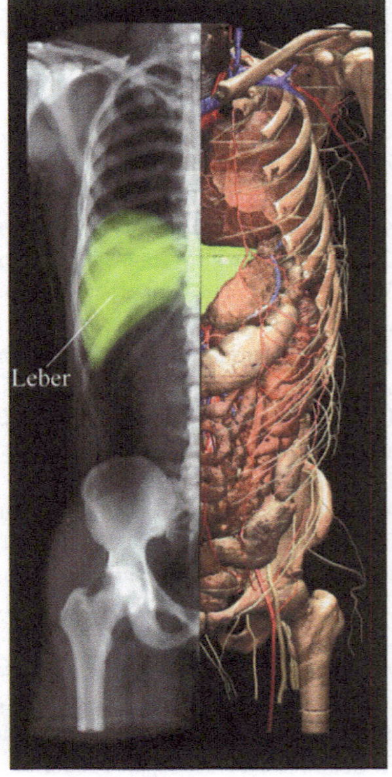

Abb. 4. Neben räumlichen Ansichten sind auch andere Darstellungsarten wie simulierte Röntgenbilder möglich. Diese können genau wie das dreidimensionale Modell auf ihre Bestandteile hin untersucht werden.

Ein anatomischer Atlas zur Unterstützung der virtuellen Planung von Hüftoperationen

Jan Ehrhardt, Heinz Handels, Thomas Malina, Bernd Strathmann*, Werner Plötz*, Siegfried J. Pöppl

Institut für Medizinische Informatik
Medizinische Universität zu Lübeck, 23538 Lübeck
*Klinik für Orthopädie
Medizinische Universität zu Lübeck, 23538 Lübeck
Email: ehrhardt@medinf.mu-luebeck.de

Zusammenfassung. Aus den hochaufgelösten CT-Volumen einer Frau und eines Mannes wurde ein anatomischer Atlas zur Unterstützung der virtuellen Planung von Hüftoperationen generiert. In den Datensätzen wurden die verschiedenen Knochenstrukturen markiert und die Positionen anatomischer Punktlandmarken festgelegt. Die Werkzeuge `DemonReg` und `OrthoCalc` bieten die Möglichkeit, Atlasinformationen automatisch auf Patientendaten zu übertragen und orthopädische Kenngrößen zu berechnen.

1 Einleitung

Aufgrund der komplizierten Geometrie der Hüfte ist die präzise Planung einer orthopädischen Hüftoperation entscheidend für das Operationsergebnis. Die Anwendung computerunterstützter, virtueller Planungsprozeduren erschließt dabei neue Möglichkeiten in Hinsicht auf eine Zeit- bzw. Kostenersparnis sowie auf eine verbesserte Qualität.

Während der computerunterstützten Planungsprozedur wird anatomisches Wissen in der virtuellen Arbeitsumgebung benötigt, welches normalerweise durch einen zeitintensiven interaktiven Segmentierungsprozeß eingebracht wird.

In dem hier dargestellten Ansatz wurde das benötigte anatomische Wissen in einem dreidimensionalen digitalisierten Atlanten der menschlichen Hüfte repräsentiert. Weiterhin wurde ein Programm `DemonReg` entwickelt, um die automatische Übertragung der Atlasinformation auf einen Patientendatensatz zu erlauben.

Für die virtuelle Planung von Hüftoperationen wird neben den anatomischen Strukturen eine Reihe orthopädischer Kenngrößen, wie z.B. Winkel und Abstände benötigt [1]. Das Werkzeug `OrthoCalc` ermöglicht die automatische Berechnung relevanter orthopädischer Maße.

2 Aufbau des digitalisierten anatomischen Atlanten

Ausgangspunkt für den Aufbau des Atlanten sind die hochaufgelösten CT-Volumen einer Frau und eines Mannes des Visible Human Data Set [2]. Hier-

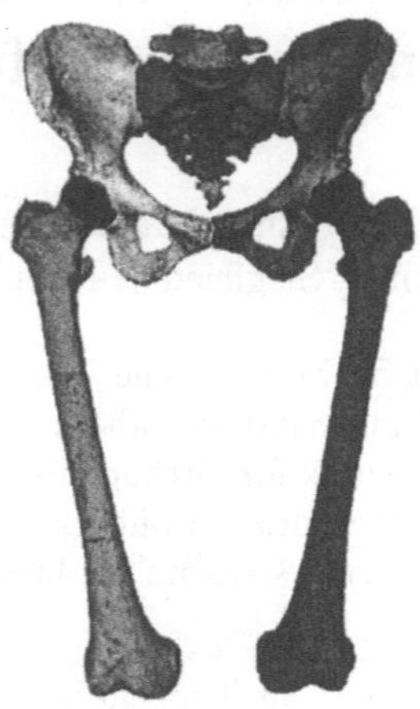

Abb. 1. 3D-Oberflächenmodell des anatomischen Atlas der Frau. Die separierten Knochenstrukturen sind in verschiedenen Farben dargestellt.

zu wurden in einem ersten Schritt schwellwertbasierte Algorithmen für eine grobe Segmentierung der Knochenstrukturen verwendet. Mittels morphologischer Operatoren wurden bedeutungslose Strukturen, wie z.B. verkalkte Gefäße oder Sehnen entfernt. Ein interaktiver "Live–Wire" Algorithmus [3] wurde verwendet, um die unterschiedlichen Teilstrukturen des Knochens zu trennen und unvollständig segmentierte Knochenkonturen zu schließen. Abschließend wurde das Segmentierungsergebnis von einem Experten begutachtet und kleine Segmentierungsfehler manuell behoben. Folgende Knochenstrukturen wurden getrennt: linkes und rechtes Darmbein, Kreuzbein, Steißbein, Wirbelknochen sowie die Oberschenkelknochen, getrennt in Femurkopf und –schaft (siehe Abb.1). Zusätzlich wurden auf den Oberflächen dieser Strukturen die Positionen anatomische Punktlandmarken, wie z.B. Promotorium, Symphyse oder Spina iliaca anterior superior, markiert. Hierfür wurden 3D-Modelle der segmentierten Knochenstrukturen generiert und die Landmarkenpositionen von einem Mediziner interaktiv bestimmt.

3 Automatische Bestimmung orthopädischer Kenngrößen

Von den beteiligten Orthopäden wurde eine Liste der für die Hüftorthopädie benötigten Maßzahlen erstellt. Das Programm `OrthoCalc` berechnet diese Maßzahlen automatisch, ausgehend von einem segmentierten CT–Datensatz, den 3D–Oberflächenmodellen der Knochenstrukturen und den assoziierten Punktlandmarken.

Basierend auf symmetrischen Landmarken wird zunächst ein patientenbezogenes Koordinatensystem bestimmt. Abhängig von den segmentierten Struk-

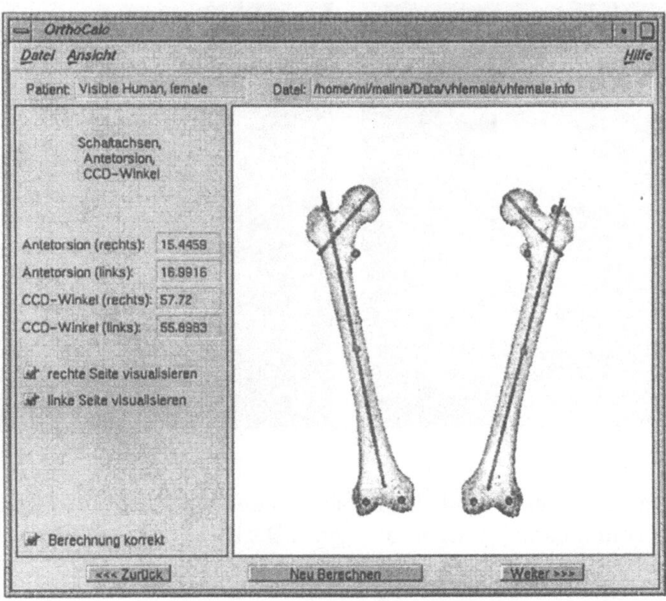

Abb. 2. Visualisierung der Femurschaftachsen und Femurhalsachsen für den weiblichen Atlasdatensatz mit dem Programm `OrthoCalc`.

turen und Landmarken werden anschließend zahlreiche orthopädische Kenngrößen berechnet. So wird z.B. automatisch das Zentrum des Femurkopfes und der Rand des Acetabulums ermittelt, um den CE–Winkel zu berechnen. Weiterhin werden der CCD–Winkel, die Inklination und Anteversion der Hüftpfanne, die Antetorsion des Femurs und andere Maße bestimmt.

Eine 3D-Visualisierung der berechneten Kenngrößen erlaubt es dem Benutzer deren Korrektheit zu überprüfen. Beispielhaft sind in Abb. 2 automatisch bestimmte Femurschaft– und Femurhalsachsen dargestellt, auf denen die Berechnung der CCD– und Antetorsionswinkel beruht.

4 Registrierung von Atlas und Patientendaten

Für die Übertragung der Atlasinformationen auf individuelle Patientendaten ist eine nicht-rigide Registrierung des Atlas– und Patientendatensatzes notwendig. Das Programm `DemonReg` implementiert einen totalen Freiform-Registrierungsprozeß basierend auf Thirions Dämonen–Ansatz [4].

Um die Geschwindigkeit und Robustheit des Algorithmus zu erhöhen, wird eine Multi–Resolution–Strategie angewendet. Für die niedrigen Auflösungsstufen werden binarisierte Atlas– und Patientendaten verwendet. Die Knochenstrukturen des Patienten werden dafür mit herkömmlichen Schwellwertverfahren und morphologischen Operatoren segmentiert. Die Registrierung der binarisierten Daten führt zu einer schnellen und robusten Registrierung der

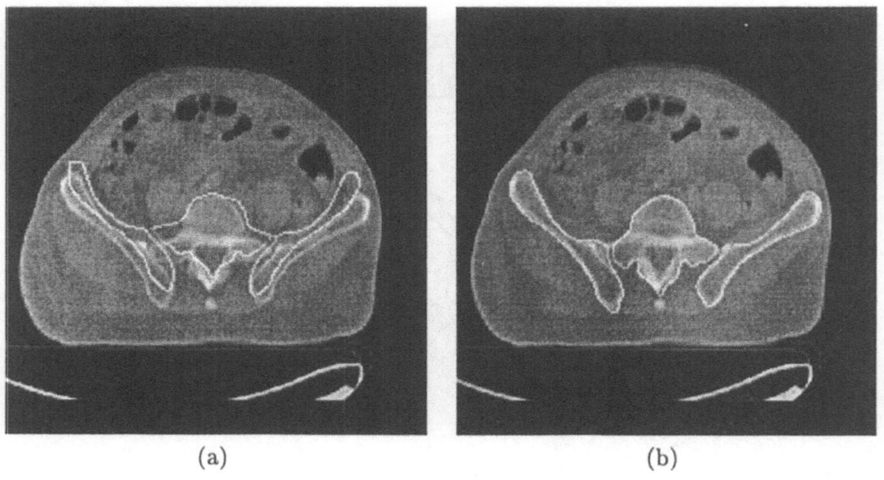

(a) (b)

Abb. 3. Darstellung einer Schicht des Patientendatensatzes mit überlagerter Kontur des Atlas vor (a) und nach (b) der nicht–rigiden Registrierung.

Knochenoberflächen.

Um eine gute Anpassung innerer Knochenstrukturen zu ermöglichen und um gegenüber Fehlern der schwellwertbasierten Segmentierung tolerant zu sein, werden auf der höchsten Auflösungsstufe die Grauwerte der CT–Volumen verwendet. Der Registrierungsprozeß wird dabei auf Knochen und umgebende Voxel beschränkt, da wegen der starken anatomischen Schwankungen im Weichteilgewebe des Beckens eine korrekte Registrierung des gesamten Bildbereiches nicht möglich ist.

Anschließend wird die Atlasinformation mittels eines Nearest–Neighbour–Ansatzes auf den Patientendatensatz übertragen. Ausgehend von der schwellwertbasierten Segmentierung der Knochen des Patienten wird jedem segmentierten Voxel das Label der nächstgelegenen Struktur im transformierten Atlasdatensatz zugewiesen. Mittels eines schwellwertbasierten Oberflächenrekonstruktionsverfahrens [5] wird für jede separierte Knochenstruktur ein 3D–Modell erzeugt.

5 Ergebnisse und Ausblick

Es wurde ein anatomischer Atlas erstellt zur Unterstützung der virtuellen dreidimensionalen Planung von Hüftoperation, bestehend aus segmentierten Knochenstrukturen und einer Menge anatomischer Landmarken. Weiterhin wurden Algorithmen zur automatischen Berechnung orthopädischer Kenngrößen und zur automatischen Übertragung der Atlasinformationen auf Patientendaten implementiert.

Eine Evaluation der Algorithmen zur automatischen Bestimmung orthopädischer Maßzahlen erfolgt derzeit in einer medizinischen Studie. Für eine erste Evaluation der automatischen Übertragung der Atlasinformationen wurden die Atlasdatensätze der Frau und des Mannes aneinander angepaßt. Dafür wurde eine Auflösung von $2 \times 2 \times 2mm^3$ für die CT-Volumen verwendet. Der männliche Datensatz wurde als Atlas, der weiblich als Patient behandelt.

Der Registrierungsalgorithmus basiert auf lokalen Grauwertdifferenzen zwischen Atlas und Patientendatensatz. Durch Partialvolumeneffekte und Intensitätsschwankungen (z.B. aufgrund von unterschiedlichen Verkalkungen der Knochen) kann es zu Ungenauigkeiten bei der Registrierung kommen. Diese Ungenauigkeiten führen zu Lokalisationsfehlern bei der automatischen Übertragung der Landmarken und zu Fehlsegmentierungen von Voxeln im Grenzbereich zwischen Strukturen.

Nach dem Registrierungsprozeß wurden die weiblichen Knochenstrukturen automatisch durch die Übertragung der Informationen des registrierten männlichen Atlanten segmentiert. Verglichen mit den manuellen Segmentierungsergebnis wurden dabei 98,5% der knöchernen Voxel das korrekte Label zugewiesen. Die mittlere Distanz zwischen automatisch und manuell bestimmten Landmarkpositionen betrug 4mm.

Für die Planung von Hüftoperationen wird eine präzise Trennung von Acetabulum und Femurkopf benötigt. Da die Ergebnisse der automatischen Segmentierung für diese Strukturen nicht ausreichend waren, werden Nachverarbeitungsalgorithmen entwickelt, die eine genaue Segmentierung von Femur und Acetabulum sicherstellen.

Die automatische Bestimmung orthopädischer Maßzahlen setzt eine präzisere Positionierung der Landmarken voraus. Es werden deshalb Nachverarbeitungsalgorithmen zur automatischen Verbesserung der Landmarkenpositionen benötigt.

Literatur

1. H. Handels, J. Ehrhardt, W. Plötz and S.J.Pöppl, Computer-Assisted Planning and Simulation of Hip Operations Using Virtual Three-Dimensional Models. In: P. Kokol, B. Zupan, J. Stare, M. Premik, R. Engelbrecht (ed.), Medical Informatics Europe, MIE '99, IOS Press, Amsterdam, 1999, pp. 686-689
2. M. J. Ackermann, The Visible Human Project: A Resource for Anatomical Visualization. In: B. Cesnik, A.T. McCray, J.-R. Scherrer (ed.), 9th World Congress on Medical Informatics, MEDINFO '98. IOS Press, Seoul, Korea, 1998, pp. 1030-1032
3. W. A. Barrett and N.E. Mortensen, An Interactive Live-Wire Boundary Extraction, Medical Image Analysis, 1, 1 (1996) 331-341
4. J. P. Thirion, Non-Rigid Matching Using Demons, Proc. Int. Conf. Computer Vision and Pattern Recognition (CVPR'96), 1996
5. W.E. Lorensen and H.E. Cline, Marching Cubes: A High Resolution 3-D Surface Construction Algorithm, Computer Graphics, 21 ,4 (1987) 163-169

Ein computerbasiertes Hirnatlas-System nach Talairach

K.A. Ganser[1], H. Dickhaus[1],
A. Staubert[2], C.R. Wirtz[2], M.M. Bonsanto[2], V.M. Tronnier[2], S. Kunze[2]

[1] Institut für Medizinische Informatik
Universität Heidelberg, Fachhochschule Heilbronn
Max-Planck-Str. 39, 74081 Heilbronn
[2] Neurochirurgische Klinik der Universität Heidelberg
Im Neuenheimer Feld 400, 69120 Heidelberg
Email: ganser@fh-heilbronn.de

Zusammenfassung. Computerisierte Hirnatlanten sind ein wertvolles Hilfsmittel und Werkzeug für viele neurologische Fragestellungen. Die Rechenleistung moderner Computersysteme ermöglicht potentiell eine Vielzahl von Darstellungs- und Interaktionsoptionen, die rechnergestützte Atlanten gegenüber den konventionellen gedruckten Büchern aufwerten. Wir stellen in dieser Arbeit eine digitale Version des etablierten Stereotaxieatlas' von Talairach und Tournoux vor. Der Atlas kann auf Datensätze von Patienten abgebildet werden und kann so zur Unterstützung der neurochirurgischen Operationsplanung dienen. Durch viele Visualisierungsmöglichkeiten und das Angebot von anatomischen und funktionellen Hintergrundinformationen zu einzelnen Strukturen eingnet sich das System auch zur visuellen Erkundung der Hirnanatomie.

1 Einleitung

Computerbasierte Hirnatlanten sind trotz der Verfügbarkeit moderner Bildgebungsverfahren nützlich und notwendig [1,2]. Sie sind eine wichtige Ergänzung und Interpretationshilfe für medizinische Bilder, in denen sich viele Strukturen überhaupt nicht oder nur mit schlechtem Kontrast abbilden lassen (die Thalamischen Kerngebiete etwa sind in MR-Aufnahmen nicht sichtbar). Medizinische Bilder stellen zudem – mit Ausnahme der funktionellen MR-Tomographie, die aber nur an wenigen Zentren verfügbar ist – entweder nur morphologische oder nur funktionelle Aspekte dar. Digitale Hirnatlanten unterliegen solchen Einschränkungen nicht und sind aus diesem Grund ein wertvolles Werkzeug in der Operationsplanung, objektive Referenz bei der Beurteilung von Krankheitsverläufen, Ausgangsposition für viele Segmentierungsverfahren und modernes, interaktives Medium in der medizinischen Ausbildung [3,4,5].

Ein computerbasierter Atlas ist dann sinnvoll, wenn er die traditionellen Buchatlanten aus anwendungstechnischer Sicht hinreichend weiterentwickelt und deren Nachteile überwindet. Besondere Bedeutung kommt dabei den Aspekten der räumlichen Repräsentation wesentlicher Strukturen, der inhaltlichen Erweiterbarkeit und der Abbildung auf individuelle Hirngeometrien zu. Der letzte Punkt schließt neben einer geometrischen Anpassung auch die Übertragung der Inhalte aus dem Atlas auf Patientenbilder, d.h. eine adäquate Visualisierung, ein. Ein intuitives Benutzerinterface ist für die Akzeptanz stelbstverständlich wesentlich.

Einer der etabliertesten Gehirnatlanten ist der Stereotaxieatlas von Talairach und Tournoux [6]. In Absprache mit Ärzten der Neurochirurgischen Klinik der Universität Heidelberg sollte die Entwicklung einer computerisierten Version dieses Standardwerks mit den oben genannten Anforderungen realisiert werden. Insbesondere wurden die mehr zentral gelegenen Hirnstrukturen berücksichtigt, die einer relativ geringen interindividuellen Variabilität unterliegen.

2 Methoden

2.1 Entwicklung des digitalen Talairach-Atlas

Aus den zweidimensionalen Atlaskarten, die zunächst digitalisiert wurden, haben wir mit Methoden der Bildverarbeitung und der Computergraphik eine dreidimensionale Repräsentation der verschiedenen Hirnstrukturen rekonstruiert, so daß ein räumliches Modell des Atlas' zur Verfügung steht. Unser Rekonstruktionsalgorithmus verbessert dabei ein in der Literatur vorgeschlagenes Verfahren [7]. Dieses Modell ist Grundlage für das computerbasierte Atlassystem [8]. Das System erlaubt den Import individueller Patientenbilder (MR-Bildstapel im DICOM-Format) und stellt eine Schnittstelle zur Verfügung, mit der eine Abbildung des Atlas' auf die Patientenbilder durchgeführt werden kann. Dem Matchingverfahren liegt das Prinzip des Proportional Grid zugrunde, also des Talairach-Koordinatensystems, das sich stückweise linear an individuelle Hirngeometrien anpassen kann. Die Visualisierung der gematchten Daten erfolgt in einer dreidimensionalen Szene, die bestimmt wird von drei orthogonalen Schnittbildern durch den MR-Datensatz, deren Position selbstverständlich frei wählbar ist. In diese Szene wird der Atlas eingeblendet. Für die Darstellung der einzelnen Hirnstrukturen kann zwischen der Visualisierung der dreidimensional rekonstruierten Modelle und einer Schnittkontur-Anzeige, die den MR-Grauwertbildern überlagert wird, gewählt werden. Zusätzlich besteht die Möglichkeit, die aus dem gedruckten Atlas gescannten Hirnkarten an deren ensprechende räumliche Position einzuzeichnen. (siehe Abb. 1).

2.2 Erweiterung um zusätzliche Inhalte

Gegenüber der gedruckten Buchversion wurde der computerisierte Atlas bereits inhaltlich erweitert. Die sensorischen bzw. motorischen Homunculi von Penfield und Rasmussen [9] wurden in das proportionale Koordinatensystem überführt und in das Atlassystem integriert. Sie können ebenfalls angepaßt an die individuelle Geometrie in die Szene eingefügt werden. Als weiteren Zusatz stellt das System die Hirnkarten der Basalganglien und Faszikel aus dem "Referentially Oriented Cerebral MRI Anatomy"-Atlas [10], ebenfalls von Talairach und Tournoux, zur Verfügung. Diese können vom Benutzer wie die Karten aus dem Stereotaxieatlas [6] gehandhabt werden.

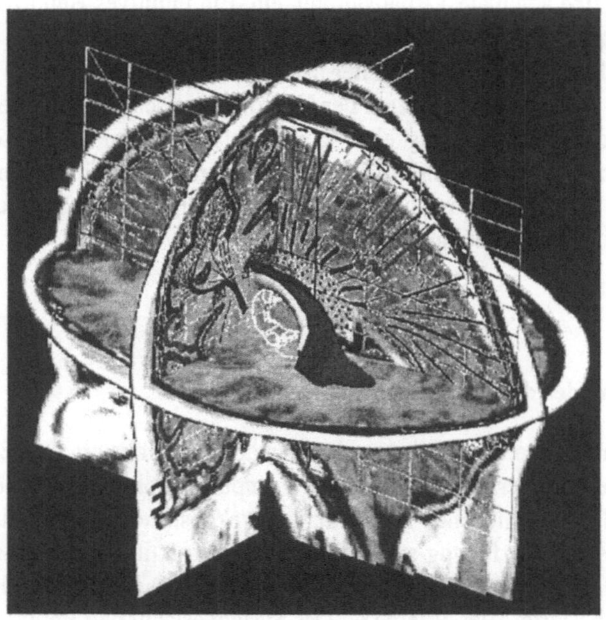

Abb. 1: Der Atlas wurde auf einen Patienten abgebildet. Die Seitenventrikel und der Nucleus Caudatus sind als Oberflächenmodell eingeblendet und der Thalamus mit seinen Kerngebieten in der Konturdarstellung. Sagittal wurde eine Hirnkarte aus [10], coronal aus [6] den entsprechenden Grauwertschnittbildern überlagert.

Darüberhinaus wurden verbale Hintergrundinformationen zu den Hirnstrukturen aus dem Hirnfunktions-Atlas von Orrison [11] hypertextuell aufbereitet und können aus dem Atlassystem per Mausclick abgefragt werden. Die Informationen werden im Standard-Webbrowser der Betriebssystemumgebung angezeigt.

2.3 Darstellung individueller Cortices

Um vom Patientengehirn einen noch besseren dreidimensionalen Eindruck zu gewinnen, wurde ein Segmentierungswerkzeug in das System eingebaut, mit dessen Hilfe der Cortex des Patienten aus den MR-Datensätzen segmentiert werden kann. Das Verfahren, das auf Schwellwertbinarisierung und morphologischen Operatoren (Erosion, Dilatation, Medianfilter, Scrapping) basiert, arbeitet halbautomatisch. Die Verarbeitungsschritte sind aber so problemangepaßt, daß sehr wenig Interaktion nötig ist und die Segmentierung eines Datensatzes in üblicherweise weniger als fünf Minuten abgeschlossen ist. Der Cortex kann dann dreidimensional in der Szene visualisiert werden, wobei auch die üblichen Transparenz- und Clipping-Funktionen zur Verfügung stehen (siehe Abb. 2). Selbstverständlich können die Segmentierungsergebnisse wie auch die für das Matching notwendigen Parameter abgespeichert und später erneut geladen werden.
Zusätzliche Interaktionsfeatures des Systems sind das Vermessen von Streckenlängen und Winkeln sowie die Möglichkeit, Anmerkungen und Kommentare in der Szene anzubringen.

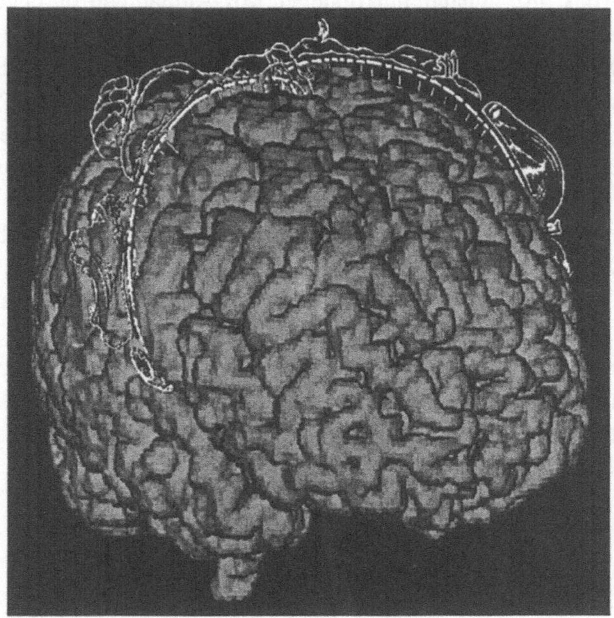

Abb. 2: Der mit dem Segmentierungstool des Atlassystems segmentierte Cortex eines Patienten. Ein Segmentierungsvorgang dauert nur wenige Minuten. Der somatosensorische und der motorische Homunculus nach Penfield und Rasmussen [9] ist eingezeichnet.

3 Ergebnisse und Diskussion

Wir haben ein computerisiertes Atlassystem entwickelt, das die oben genannten Anforderungen erfüllt. Für zwei Einsatzgebiete ist das System mit seinen Inhalten und seinen Werkzeugen besonderns geeignet: als Werkzeug für die Operationsplanung in der Neurochirurgie und als Grundgerüst für ein Lehr- und Trainingssystem der Hirnanatomie.

Für beide Anwendungen hat die dreidimensionale Präsentation den Vorteil, die im gedruckten Atlas vorliegenden breiten Lücken zwischen benachbarten Hirnkarten durch Interpolation zu überbrücken. Dadurch wird nicht zuletzt ein intuitiver Zugang zu den komplexen Strukturen des Gehirns angeboten. Die einfache Benutzerführung ist einerseits Bedingung für klinische Akzeptanz, andererseits laden viele Interaktionsmöglichkeiten (Rotation, Beleuchtung, Zoom, Picking, Steuerung mit SpaceMouse und "Virtual Trackball") zur visuellen Erkundung des Gehirns ein. Die Schnittstelle zum Web-Browser eröffnet hier noch viele Möglichkeiten.

Für den Einsatz in der Operationsplanung ist die Abbildung des Atlaswissens auf individuelle Patientenanatomien Voraussetzung. Die Benutzerschnittstelle unseres Systems zum Matching arbeitet intuitiv und hat sich bei einer klinischen Evaluation, während derer Neurochirurgen das System getestet haben, als funktionell, praktikabel und einfach handhabbar erwiesen. Von besonderem Vorteil ist, daß ein Matchingvorgang nur wenige Minuten in Anspruch nimmt. Eine Untersuchung der Abbildungsgenauigkeit des Atlas, die anhand funktioneller MR-Aufnahmen durchgeführt wurde, ergab zufriedenstellende Ergebnisse [12].

Die Möglichkeit der Segmentierung des Cortex wird nach unserem Kenntnisstand von keinem anderen Atlassystem angeboten und wird vom klinischen Partner als für die Praxis außerordentlich nützlich bewertet. Die zeitliche Performance des Systems entspricht den Erwartungen der Ärzte und liegt bei einer Standardplanung im Bereich von 5 Minuten.

Das Atlassystem wurde in C++ unter Windows NT entwickelt, wobei die MFC- und OpenGL-Bibliotheken für die Benutzerschnittstelle bzw. die Visualisierung verwendet wurden. Eine spezielle Grafikhardware ist nicht notwendig (das System läuft mit handelsüblichen 3D-Grafikkarten aus dem Consumer-Bereich hinreichend schnell), allerdings läßt sich die Performance durch das Verwenden leistungsfähigerer OpenGL-Beschleuniger (z.B. 3D-Labs Grafikkarten) spürbar verbessern.

Die PC-Plattform ist natürlich konkurrenzlos preisgünstig, was das System für den Einsatz in der Klinik zusätzlich attraktiv macht.

4 Literatur

1. Roland PE, Zilles K: Brain Atlases – A New Research Tool. Trends in Neurosciences 17(11): 458-467, 1994.
2. Mazziotta J: Atlases and Anatomies. Third International Conference of Functional Mapping of the Human Brain, Copenhagen, Denmark, 1997.
3. Nowinski WL, Yang GL, Yeo TT: Computer-Aided Stereotactic Functional Neurosurgery Enhanced by the Use of the Multiple Brain Atlas Database. IEEE Transactions on Medical Imaging 19(1):62-69, 2000.
4. Ferrant M, Cuisenaire O, Macq B: Multi-object segmentation of brain structures in 3D MRI using a computerized atlas. SPIE Medical Imaging 3661:986-995, 1999.
5. Garlatti S, Sharples M: The Use of a Computerized Brain Atlas to Support Knowledge-Based Training in Radiology. Artificial Intelligence in Medicine 13:181-205, 1998.
6. Talairach J, Tournoux P: Co-Planar Stereotaxic Atlas of the Human Brain. Thieme Verlag, Stuttgart, 1988.
7. Fang A, Nowinski L, Nguyen BT, Bryan N: Three-dimensional Talairach-Tournoux-Brain Atlas. SPIE Medical Imaging 2431:583-592, 1995.
8. Dickhaus H, Ganser KA, Staubert A: Three Dimensional Reconstruction of the Stereotactic Atlas of Talairach and Tournoux for Neurosurgical Planning. IEEE Transactions on Information Technology in Biomedicine, in press.
9. Penfield W, Rasmussen T: The Cerebral Cortex of Man. New York, MacMillan Company, 1950.
10. Talairach J, Tournoux P: Referentially Oriented Cerebral MRI Anatomy. Thieme Verlag, Stuttgart, 1993.
11. Orrison WW: Atlas of Brain Function. Thieme Verlag, Stuttgar, 1995.
12. Ganser KA, Dickhaus H, Staubert A, Metzner R, Wirtz CR, Bonsanto MM, Tronnier VM, Kunze S: Ein digitaler Gehirnatlas – Evaluation mit funktioneller MRT. In: Horsch A, Lehmann T (Hrsg.): Bildverarbeitung für die Medizin 2000:180-184. Berlin, Heidelberg, Springer Verlag, 2000.

Computergestützte Chirurgie

Remote Interactive Direct Volume Rendering for Intra-operative Application

P. Hastreiter[1], K. Engel[2], B. Tomandl[3], C. Nimsky[4], R. Fahlbusch[4], T. Ertl[2]

[1]Neurocenter, University of Erlangen-Nuremberg
Department of Neurosurgery, Schwabachanlage 6, 91054 Erlangen
Email: hastreiter@nch.imed.uni-erlangen.de
[2] Visualization and Interactive Systems Group, University of Stuttgart
[3] Division of Neuroradiology, University of Erlangen-Nuremberg
[4] Department of Neurosurgery, University of Erlangen-Nuremberg

Abstract. Interactive and high–quality direct volume rendering provides a comprehensive spatial understanding of complex structures within volume data. This is achieved with 3D texture mapping which is still limited to high-end graphics hardware. In order to access this type of visualization intraoperatively, the system presented in [1] was applied within the operating room. In this context, navigation within CTA data was evaluated in case of intracranial aneurysms. The suggested framework efficiently combines local desktop computers and remote high-end graphics hardware. Thereby, standard visualization capabilities which are available at the clinic are exploited to a maximum. In addition, remote specialized hardware is accessed providing 3D representations of high resolution and quality. Based on different 2D and 3D functionality the integration of the suggested remote visualization strategy is efficiently assisted. Different examples of intraoperative application demonstrate the value of this approach.

Keywords: Volume Rendering, Remote Steering, Intraoperative

1 Introduction

A fast and comprehensive visualization is fundamental for the analysis of tomographic image data. This requires a 2D approach in order to inspect local information on consecutive slice images. In addition to that supplementary assistance is obtained with 3D approaches which easily allow to convey the spatial relation of structures. Compared to indirect strategies which use polygonal models [2], methods of direct volume rendering proved to be superior since the resulting semi-transparent representations better convey the available information of the data [3]. Furthermore, interactive adjustment of transfer functions for color and opacity values circumvents time-consuming pre-processing in many cases of practical importance [4].

The application of 3D visualization within a clinical environment requires interactivity and high rendering quality. This is achieved with efficient graphics hardware. However, a major drawback is the general availability of such systems.

Even if the graphics capacity of low-end PCs increases considerably there is a need of more specialized 3D graphics hardware which provides high performance IO bandwidth and above all high image quality. In order to access this graphics capacity inexpensive network computers are used which gain increased attention.

Due to the restricted availability of powerful graphics hardware direct volume rendering is currently restricted to pre-operative planning independent of the applied rendering strategy. In order to provide a comprehensive visualization for intraoperative application a system was applied within the operating room which combines low-end desktop computers with remotely located high-end graphics hardware and which considers interactive steering of the rendering process [1].

2 Methods

The applied framework as shown in Figure 1 consists of a high-end visualization server which is used for direct volume rendering. The obtained images are directly transferred to one or more clients providing a user interface in order to display the rendered images and to control the visualization process. As an advantage, the client needs only low-end equipment without any special requirements.

On the client side the system was developed with Java in order to support arbitrary platforms. Overall, the 2D application is built on Java2D providing efficient classes for manipulation. As a result, the data can be inspected with a slicing tool which allows for the interactive inspection of the data in axial, coronal and sagittal directions. The supported features are slicing and zooming based on synchronized panels in the main directions. Selecting a volume position on one slice panel will show the corresponding orthogonal slices in the other two panels. While zooming into the volume data nearest-neighbor or bilinear filtering can be applied. Furthermore, the mapping of volume data to RGB values can be interactively manipulated using the transfer function control panel. A rectangular subregion of the volume data for 3D inspection is selectable.

Optionally, a Java3D viewer on the client side allows to visualize a specified sub-volume with limited rendering quality having selected an interesting subregion of the volume data using the slicing tool. Java3D supplies support for 2D and 3D texture mapping. Since low-cost graphics adapters currently do not supply hardware support for 3D texture mapping, object-aligned slices and 2D texture mapping are used for rendering. Various tools support this process providing a fast overview of the data. This includes 3D transformations and control of transfer functions which allow to change the mapping of volume data to RGBA values. Additionally, orthogonal clip planes and isosurface reconstruction are provided as presented in [5]. Selecting a threshold the isosurface is integrated into the texture-based volume visualization. In order to ensure intuitive investigation of the data the 3D visualization and the slicing tool are synchronized in both directions. In consequence, when slicing through the volume data the correspondent position of the slice is shown in the 3D view. On the other hand a slice probe can be moved in the 3D view and the correspondent 2D slice is displayed in the slicing tool. Because of the limited amount of texture memory on low-end graphics adapters down sampling of the volume data can be applied.

On the server side the system is based on OpenInventor with a render engine using 3D texture mapping hardware [6]. It was developed out of a stand-alone application [7] which was adapted according to a previously suggested framework [8]. After rendering the images to non-visible frame buffer (PBuffer), they are compressed and transferred to all connected Java clients. Using a Java user interface the client offers the same look and feel as the server application based on OpenInventor. In this way there is no difference with respect to the interface whether local or remote 3D graphics hardware is used. Besides, all features of the server application are accessible. All events sent from the client application in order to manipulate the visualization are directly managed by OpenInventor. Thereby, the remote control process allows to manipulate the visualization result interactively.

3 Results

The suggested framework of interactive remote direct volume rendering was investigated within the operating room in order to evaluate the value of intra-operative navigation within CTA data sets (compare Figure 2 and Figure 3). In this context, the system was applied in 5 cases of intracranial aneurysms.

The applied CTA data sets had an image matrix of 512x512 pixels with 100-200 slices. All remote visualization was performed at the Visualization and Interactive Systems Group in Stuttgart using a SGI Octane2 (R12000, 400MHz) with MXE and VPro graphics hardware and 128 MB graphics memory. The client to this visualization server was located at the operating room of the Department of Neurosurgery. The connection was established via Internet with an average communication rate of 10 Mbits/sec. For a comparison, the renderings were also performed at the Neurocenter which is part of the Department of Neurosurgery in Erlangen. In this case the same type of visualization server and a connection of a local area 100 MBit TCP/IP network was applied.

In the beginning of the data exploration a pseudo-3D navigation on a slice by slice basis is performed using slices with orthogonal orientation based on the low-end graphics capabilities of the client. Since the Java2D implementation is specialized for 2D imaging it provides interactive manipulation comparable to a native C++ implementation.

After transferring the volume data to the remote visualization server, volume rendering is performed and the resulting images are immediately sent back to the client. In order to accelerate this process every image is compressed using run length encoding. Applying a view-port of 600x600 pixels a frame rate of 3 fps is achieved in case of the Internet connection. Reducing the size of the transferred images by a factor of 4 during manipulation leads to an acceleration by a factor of 5. Alternatively, delay times due to data encoding and transmission over the Internet connection are overcome by rendering the data with the local rendering approach based on Java3D. Thereby, a reduced image quality is obtained. How-

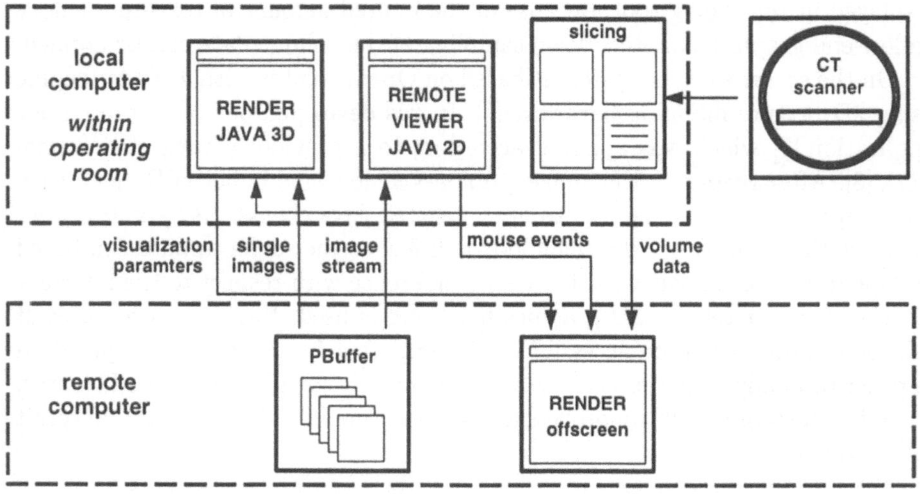

Fig. 1. General architecture of the visualization system.

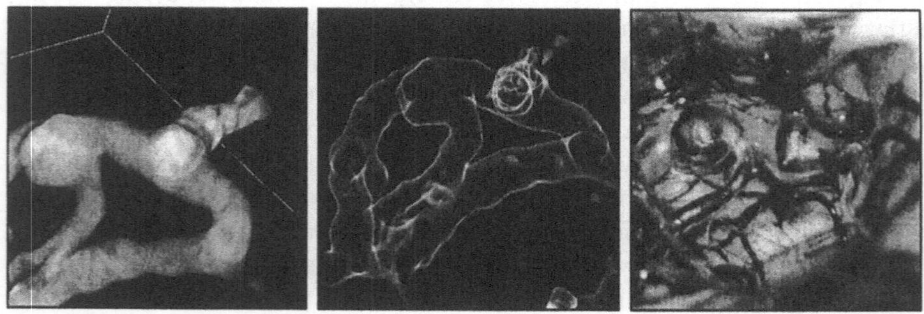

Fig. 2. Patient with 2 aneurysms of the medial cerebral artery (MCA). The visualization shows good correlation with the intraoperative view.

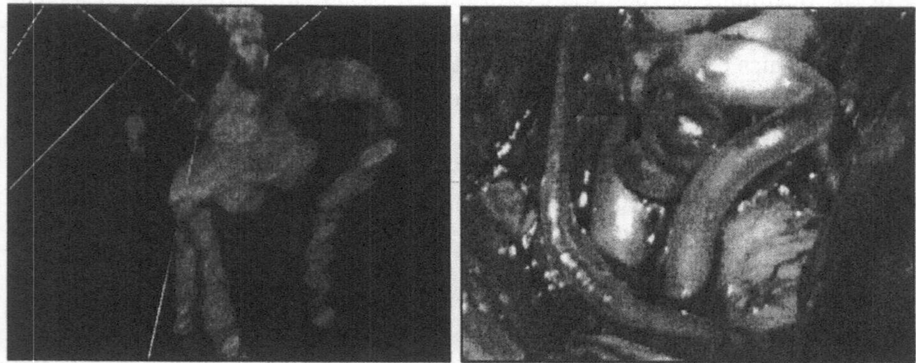

Fig. 3. Aneurysm of the left medial cerebral artery (MCA): the intraoperative view and the 3D visualization show the same viewing direction.

ever, the performance increases to 5-10 fps. In comparison to this the local area network provides a rate of 5 fps which is increased by a factor of 3 if the size of the images is reduced.

4 Discussion and Conclusion

Since the applied visualization strategy determines the impact of an envisaged 3D analysis, the tomographic data was formally transferred to the computer science department in order to produce high-quality renderings using 3D texture mapping. Although the result images were of high quality their static nature was a major limitation. Therefore, the suggested approach provides a convenient way to introduce direct volume rendering to intra-operative application allowing for interactive manipulation. As a consequence the spatial orientation is considerably improved compared to static representations. Aligning the orientation of the projection according to the surgeons direction of view leads to even better navigation. For the future further developments are envisaged to fully integrate the visualization in the operating process. Above all, integrating remotely located high-end graphics capabilities allows to share expensive hardware components more efficiently.

References

1. K. Engel, P. Hastreiter, B. Tomandl, K. Eberhardt, and T. Ertl. Combining Local and Remote Visualization Techniques for Interactive Volume Rendering in Medical Applications. In *Proc. Visualization*, pages 449–452. IEEE Comp. Soc. Press, 2000.
2. S. Nakajima and H. Atsumi and A. Bhalerao and F. Jolesz and R. Kikinis and T. Yoshimine and T. Moriarty and P. Stieg. Computer-assisted Surgical Planning for Cerebrovascular Neurosurgery. *Neurosurgery*, 41:403–409, 1997.
3. B. Kuszyk and D. Heath and D. Ney and D. Bluemke and B. Urban and T. Chambers and E. Fishman. CT Angiography with Volume Rendering : Imaging Findings. *American Jour. of Radiol. (AJR)*, pages 445-448, 1995.
4. P. Hastreiter, C. Rezk-Salama, K. Eberhardt, B. Tomandl, and T. Ertl. Functional Analysis of the Vertebral Column based on MR and Direct Volume Rendering. In *Proc. MICCAI*, Lect. Notes in Comp. Sc., pages 412–421. Springer, 2000.
5. K. Engel and T. Ertl. Texture-based Volume Visualization for Multiple Users on the World Wide Web. In *5th Eurographics Workshop on Virtual Environments*, 1999.
6. B. Cabral, N. Cam, and J. Foran. Accelerated Volume Rendering and Tomographic Reconstruction Using Texture Mapping Hardware. *ACM Symp. on Vol. Vis.*, pages 91–98, 1994.
7. O. Sommer, A. Dietz, R. Westermann, and T. Ertl. An Interactive Visualization and Navigation Tool for Medical Volume Data. *Computers & Graphics*, 2:233–244, 1999.
8. K. Engel, O. Sommer, and T. Ertl. A Framework for Interactive Hardware Accelerated Remote 3D-Visualization. In *Proc. VisSym*, pages 167–177. Joint Eurographics and IEEE TCVG Symp. on Vis., 2000.

Integration von fMRI-Daten in ein Navigationssystem für interventionelle Kernspintomographen

M.C. Wengler[1], M. Bublat[1,2], H. Busse[3], C. Dannenberg[3], M. Jungmann[1], Th. Kahn[3], A. Schmitgen[1], Ch. Trantakis[4], P. Wißkirchen[1]

[1] GMD – Forschungszentrum Informationstechnik GmbH
Institut für Angewandte Informationstechnik
Schloß Birlinghoven
53754 Sankt Augustin
http://fit.gmd.de/about/

[2] LOCALITE GmbH, Bonn
[3] Klinik und Poliklinik für Diagnostische Radiologie, Universität Leipzig
[4] Klinik und Poliklinik für Neurochirurgie, Universität Leipzig

Email: mark.wengler@gmd.de

Zusammenfassung. Mit Hilfe interventioneller Kernspintomographen ist es möglich, intraoperative Bilddaten zu erzeugen. Durch den Vergleich dieser Bilder mit präoperativen Aufnahmen ist der Chirurg in der Lage, den Operationsverlauf mit dem geplanten Vorgehen abzugleichen. Der von uns entwickelte LOCALITE Navigator ist nicht nur in der Lage, Bilder in verbesserter Qualität anzuzeigen und deren Wiederholfrequenz zu erhöhen. Das neue System bietet außerdem die Möglichkeit, Referenzinformationen aus verschiedenen Bildmodalitäten, so z.B. fMRI-Daten, zusammen mit den intraoperativen Daten zu visualisieren. Durch solche Zusatzinformationen kann das Verletzungsrisiko funktioneller Areale im Gehirn entscheidend reduziert werden. Die Registrierung der verschiedenen Bildmodalitäten gelang uns sowohl konventionell markerbasiert, als auch mit Hilfe des Mutual-Information-Algorithmus.

1 Einleitung

Seit 4 Jahren kooperiert die GMD mit mehreren Kliniken, in denen der interventionelle Kernspintomograph Signa SP von General Electrics Medical Systems (GE) zum Einsatz kommt. Die dort in Zusammenarbeit mit Medizinern gewonnenen Erfahrungen und analysierten Schwachstellen bei der Verwendung dieser Geräte führten zu der Entwicklung eines bildgestützten Planungs- und Navigationssystems, dem LOCALITE Navigator [1]. Dieser ist mittlerweile als Medizinprodukt zertifiziert und kommt routinemäßig in der Gehirnchirurgie an offenen Kernspintomographen zum Einsatz.

Eine Registrierung von funktionellen Kernspintomographieaufnahmen (fMRI) auf die vom interventionellen Kernspintomographen gelieferten Aufnahmen (iMRI) und deren Integration in das Navigationssystem kann helfen, die Gefahr der Verletzung funktioneller Areale des Gehirns zu minimieren. Die Integration eines solchen Registrierungsverfahrens ist uns sowohl markerbasiert, als auch mit Hilfe des Mutual-Information-Algorithmus gelungen.

2 Methoden

Der LOCALITE Navigator unterstützt den Chirurgen während der Operation durch die Visualisierung qualitativ hochwertiger intraoperativer Bilder und die simultane Darstellung verschiedener anderen Bildmodalitäten, so z.B. fMRI-Aufnahmen.

2.1 Verwendung des interventionellen Kernspintomographen

Interventionelle Kernspintomographen bieten die Möglichkeit, intraoperativ MR-Schichtbilder, sog. Realzeitbilder, zu erzeugen. Es handelt sich dabei um Aufnahmen beliebig orientierter Schichten, deren Position und Ausrichtung von einem getrackten Operationswerkzeugs bestimmt wird. Das verwendete Trackingsystem (Flashpoint, IGT, Boulder, CO) ist fest in das GE System integriert. Im Blickfeld des Chirurgen sind LCD-Monitore platziert, auf dem diese Bilder dargestellt werden. So können Veränderungen der Morphologie und die Position des Operationswerkzeugs erkannt werden. Der geplante Operationsweg wurde bisher ermittelt, indem versucht wurde, Strukturen in dem Realzeit-Bild wiederzuerkennen, die in präoperativen Bilddaten als Wegweiser identifiziert werden konnten. Nachteile am bestehenden System waren die fehlende Integration von präoperativen Bild- und Planungsdaten, eine schlechte Bildqualität und eine sehr geringe Bildwiederholungsrate der Realzeitbilder.

Das Navigationssystem „LOCALITE Navigator" kompensiert diese Nachteile. Dieses System bietet nicht nur die Möglichkeit der Planung eines chirurgischen Eingriffs, sondern ist auch in der Lage, aus präoperativen Volumenaufnahmen Schichten beliebiger Ausrichtung zu berechnen. Diese werden während der Operation auf einem weiteren Bildschirm dargestellt und enthalten auch Zusatzinformationen über Entry- und Targetpunkt sowie den geplanten Operationskanal. Die Informationen des Trackingsystems werden benutzt, um solche Schichten darzustellen, die mit den Realzeitaufnahmen übereinstimmen. Es wird jedoch eine wesentlich bessere Bildqualität und Bildwiederholungsrate gewährleistet. Der LOCALITE Navigator kommt im Klinikum Krefeld und in der Universitätsklinik Leipzig als zertifiziertes Medizinprodukt zum Einsatz. Um zusätzliche, von anderen Geräten gelieferte Informationen (z.B. fMRI-Daten) in die Planung und Navigation aufzunehmen, ist es nötig, diese Zusatzdaten auf das iMRI-Volumen zu registrieren.

2.2 Die Aufnahmemodi

Für den Einsatz des Navigationssystems wird ein intraoperativer Volumendatensatz benötigt, der Planung und Navigation ermöglicht. Der interventionelle 0,5T-Kernspintomograph (GE Signa SP) liefert diesen, meist T1-gewichteten, Volumen-Datensatz (T1intra), der meist aus 60 Schichten besteht.

Des weiteren werden noch entsprechende präoperative funktionelle Kernspinaufnahmen benötigt, die mit Hilfe eines geschlossenen 1,5T-Kernspintomographen (Siemens Magnetom Vision) erhoben werden. Die Durchführung dieser fMRI-Untersuchung liefert verschiedene relevante Datensätze.

Bezeichnung	Gerät	Bemerkung	Zeit
T1intra	Signa SP	T1-gewichtet, Marker sichtbar, 60 Schichten	intraoperativ
T1prä	Magnetom Vision	T1-gewichtet, Marker sichtbar, 16 bis 256 Schichten, FLASH-Sequenz	präoperativ
T2*	Magnetom Vision	T2*-gewichtet, Marker nicht sichtbar, 16Schichten, EPI-Sequenz	präoperativ
BOLD bzw. fMRI	Magnetom Vision	fMRI-Daten, 16Schichten, errechnet aus T2*-Aufnahmen	präoperativ

2.3 Registrierung von fMRI- und iMRI-Daten

Während in den T1prä-Aufnahmen die verwendeten Marker gut zu erkennen sind, sind die EPI-Sequenz-Aufnahmen (und damit die fMRI-Daten) nicht in der Lage, die Marker aufzulösen. Eine direkte markerbasierte Registrierung der fMRI-Daten auf den T1intra-Datensatz ist aus diesem Grund nicht möglich.

Zur Registrierung nutzen wir deshalb aus, dass sich die T1prä-Aufnahme und die BOLD-Daten im selben Koordinatensystem befinden. Dafür muss zunächst ausgeschlossen werden, dass sich der Patient zwischen Erhebung des T1prä- und fMRI-Datensatzes bewegt hat. Hierfür benutzen wir den „LOCALITE fMRI-Tester", der verschiedene intuitive Visualisierungsmodi zur Überprüfung dieser Fragestellung (durch Vergleich der T1prä und T2* Daten) zulässt.

In der Folge wird zunächst mit Hilfe der Marker eine grobe Vorregistrierung der T1prä-Daten auf das T1intra-Volumen vorgenommen [2]. Danach wird der Mutual-Information-Algorithmus für eine exaktere Registrierung benutzt [2]. Um die Rechenzeit dieses Algorithmus zu minimieren, werden zunächst die Original-Bilddaten um einen Faktor acht heruntergesampelt. Das Ergebnis der Registrierung der reduzierten Bilddaten wird dann als Ausgangspunkt für den endgültigen Registrierungsvorgang der Originaldaten benutzt.

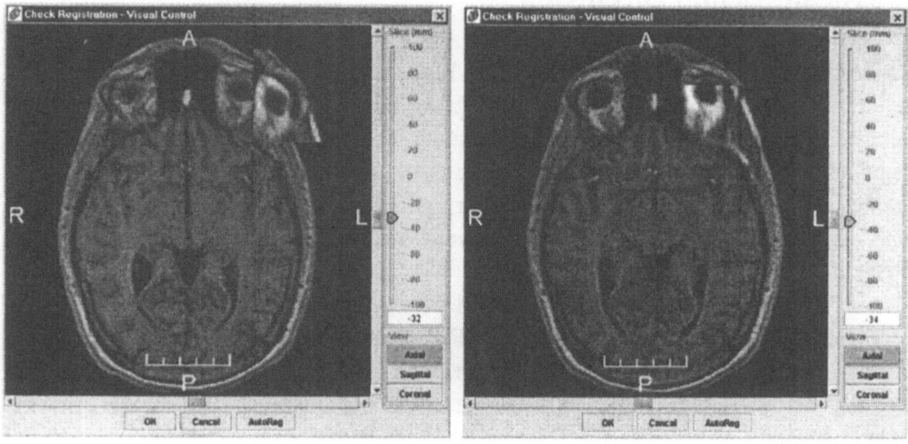

Abb. 1 Registrierung von T1prä auf T1intra. Links: bewusst grobe (aber zügig durchzuführende) markerbasierte Vorregistrierung. Rechts: Registrierung nach Anwendung des Mutual Information Algorithmus. Die Darstellung erfolgt mit Hilfe einer „magic lens", hinter der das registrierte T1prä-Volumen zu erkennen ist, wodurch die Qualität der Registrierung bewertbar wird.

Man erhält als Ergebnis eine Transformationsvorschrift, die wegen der Koordinatensystem-Gleichheit der T1prä-Aufnahme mit den fMRI-Daten zur Registrierung von den fMRI-Daten auf das T1intra-Volumen benutzt werden kann.

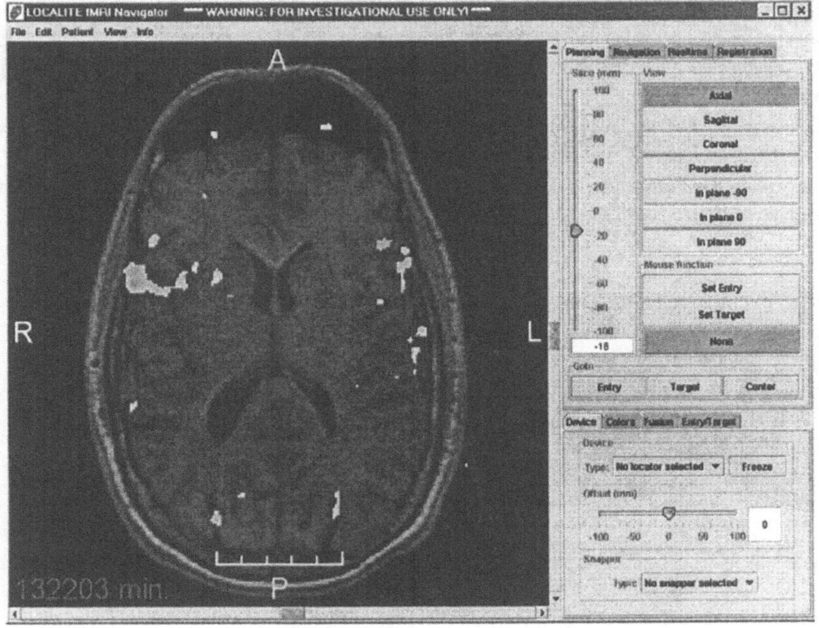

Abb. 2 Visualisierung des T1-gewichteten Volumens mit eingeblendeten fMRI-Daten.

3 Ergebnisse und Diskussion

Mit der Integration von fMRI-Daten in die Welt des offenen Kernspintomographen ist es uns gelungen, den LOCALITE Navigator um einen wichtigen Teilaspekt der Gehirnchirurgie zu erweitern. Dem Chirurgen wird die Planung eines Operationsweges und die Durchführung der Operation unter minimaler Schädigung funktioneller Areale des Gehirns ermöglicht. Die bisherigen Erfahrungen haben gezeigt, dass die zur Verfügung gestellten Zusatzinformationen von den Chirurgen als sehr nützlich und hilfreich empfunden werden.

Als Nebeneffekt war es mit dem beschriebenen LOCALITE fMRI-Tester möglich, Verzerrungen und Verschiebungen von EPI-Sequenz-Aufnahmen im Vergleich zum Flash-Aufnahmeverfahren zu untersuchen. EPI-Aufnahmen führen besonders an Grenzflächen zwischen Bereichen stark verschiedener Suszeptibilität zu starken Verzerrungen [3].

Die entscheidenden Faktoren für den erfolgreichen Einsatz eines auf dem Mutual Information Algorithmus basierenden Registrierungsvorgangs sind die benötigte Zeit und die Qualität der Registrierung. Bei einer Rechenzeit von nur etwa 5 Minuten stellen wir mit unserem System eine schnellere und qualitativ meist hochwertigere Registrierung als die herkömmliche rein markerbasierte Methode zur Verfügung. Wir arbeiten außerdem an der Entwicklung einer vollautomatischen Registrierung (ohne Vorregistrierung), was für einen schnelleren und unkomplizierteren Einsatz sorgen würde.

4 Literatur

1. Klaus Kansy et al. (1999) LOCALITE - a Frameless Neuronavigation System for Interventional Resonance Imaging Systems. In: Taylor, C., Colchester, A. (Eds.) Medical Image Computing and Assisted Intervention-MICCAI'99. Berlin: Springer, ISBN 3-540-66503-X, pp. 832-841
2. J.B. Antoine Maintz, Max A. Viergever: A survey of medical image registration. Medical Image Analysis (1998) volume 2, number 1, pp 1-36.
3. Stuart Clare, Functional Magnetic Resonance Imaging: Methods and Applications, http://www.fmrib.ox.ac.uk/~stuart/thesis/index.html

Operationsplanung in der kranio-fazialen Chirurgie
Einsatz eines Oberflächenscanners zur Optimierung der intraoperativen Umsetzung

Sascha A. Däuber, Thorsten Bräumer, Harald Hoppe, Robert Krempien*, Jörg Raczkowsky, Jakob Brief**, Stefan Haßfeld**, Heinz Wörn

Institut für Prozessrechentechnik, Automation und Robotik
Universität Karlsruhe (TH)
*Institut für Klinische Radiologie
Universität Heidelberg
**Mund-Kiefer-Gesichts-Chirurgie
Universität Heidelberg
Email: daeuber@ira.uka.de

Zusammenfassung. Computer- und robotergestützte Systeme zur Unterstützung chirurgischer Eingriffe gelangten innerhalb der letzten Jahre zur Praxisreife. Im Allgemeinen stellen diese Systeme Methoden zur präoperativen Planung eines Eingriffs [1,2] und zu dessen Durchführung mittels eines autonomen Robotersystems [3,4] zur Verfügung. Aufgrund der grundsätzlichen Eingeschränktheit eines Roboters komplexe Arbeitsschritte zu übernehmen, fallen jedoch auch bei roboterunterstützten Eingriffen Arbeitsschritte an, die der Chirurg zwar computerunterstützt planen kann, die er aber manuell durchführen muss. In der Mund-Kiefer-Gesichts-Chirurgie werden osteotomierte Knochensegmente manuell in eine von einem Operationsplanungssystem vorgegebene Ziel-Form modelliert. Diese Arbeit stellt ein System vor, das mit Hilfe eines Oberflächenscanners manuelle Knochendeformationen intraoperativ validiert.

1 Einleitung

Am Institut für Prozessrechentechnik, Automation und Robotik (IPR) der Universität Karlruhe (TH) wird gegenwärtig ein System zur computerunterstützten Planung und Simulation der sog. Frontal Orbital Advancement (FOA) zur Therapie von Kraniosynostosen entwickelt [5]. Dieses hauptsächlich bei Kleinkindern auftretende Krankheitsbild entsteht durch eine zu frühe Verknöcherung des Schädels. Dadurch manifestieren sich Asymmetrien im Bereich des Schädeldaches und/oder des Gesichtes. Weiterhin kommt es aufgrund der eingeschränkten Wachstumsfähigkeit des Schädels zu einem erhöhten Hirndruck, was unbehandelt zu irreparablen Schädigungen bis hin zum Tod führen kann. Ziel des Eingriffs FOA ist primär die Erhöhung des intrakraniellen Volumens, sekundär die Rekonstruktion der typischen Ästhetik des Patienten. Dabei wird der Schädel in mehrere Knochensegmente (Kalotte, Orbiter) osteotomiert und das intrakranielle Volumen durch vorgelagerte Fixierung dieser

Teile erhöht. Dabei ändert sich außer der Lage der Knochenteile auch deren Orientierung. Für eine optimale Fixierung, die sowohl funktionale als auch ästhetische Aspekte beachtet, ist es notwendig, dass der Chirurg die beim Kleinkind noch weichen Knochen deformiert. Ein Operationsplanungssystem stellt Methoden zur Planung der Schnitte und Deformationen der Knochenteile und deren Fixierung mit Hilfe von Miniplatten zur Verfügung [1].

Für eine optimale Umsetzung der präoperativen Planung ist es notwendig, die Deformation der Knochenteile exakt durchzuführen. Diese Arbeit stellt anhand des zentralen Knochensegments, der Kalotte, ein System vor, den Operateur durch den Deformationsprozess zu führen. Das System vergleicht das geplante Kalottenmodell mit der intraoperativ aufgenommenen realen Kalotte und visualisiert die noch zu modellierenden Abschnitte des Knochens. Der Chirurg nutzt diese Visualisierung zur Korrektur der Deformation. Erreicht die Übereinstimmung der realen mit der geplanten Kalotte einen festgelegten Genauigkeitsgrad wird der Prozess abgeschlossen und das Knochensegment zur Fixierung freigegeben.

2 Methoden

Der gesamte Prozess ist in Abbildung 1 dargestellt. In der präoperativen Phase wird zunächst aus initialen CT-Bildern ein Netzmodell des Schädels erstellt, aus dem in der Planung dann die Ziel-Form der Kalotte geschnitten und modelliert wird. Zusammen mit der intraoperativen Osteotomie der realen Kalotte wird dieser Prozess in Abschnitt 2.1 näher beschrieben. In der intraoperativen Phase liegen nun sowohl die reale Kalotte als auch die virtuelle Ziel-Form vor. Nach einem ersten Deformationsprozess, den der Chirurg manuell durchführt (Abschnitt 2.4) wird die aktuelle Ist-Form des Knochensegments mit Hilfe des in Abschnitt 2.2 beschriebenen Oberflächenscanners erfasst. Mit den in Abschnitt 2.3 beschriebenen Verfahren wird nun die virtuelle Ziel-Form und die reale Ist-Form verglichen und einer Bewertung unterzogen. Ist die Übereinstimmung nicht ausreichend wird die reale Kalotte zur weiteren Deformation an den Chirurgen zurückgegeben, andernfalls wird der Prozess beendet. Das zu refixierende Knochensegment stimmt nun genau mit der geplanten Form überein.

2.1 Vorbereitungen

Die Vorbereitungen teilen sich in einen präoperativen und in einen intraoperativen Teil auf. In der präoperativen Planungsphase wird zunächst der Schädel interaktiv segmentiert, wobei Standardalgorithmen zum Einsatz kommen. Danach wird in einer Reihe von Verarbeitungsschritten ein dreidimensionales Netzmodell (Tetraeder) des Schädels generiert. Im Wesentlichen wird dabei der in [7] vorgestellte Weg eingehalten. Das Netzmodell dient nun zur Ausführung der Operationsplanung, mit deren Abschluss ein virtuell deformiertes Modell der Kalotte vorliegt. Dieses definiert die Ziel-Form des Knochensegments.

Im Operationsverlauf werden die notwendigen Knochenteile freipräpariert und gesägt. Nach Ende der Osteotomie liegt die reale Kalotte frei beweglich vor.

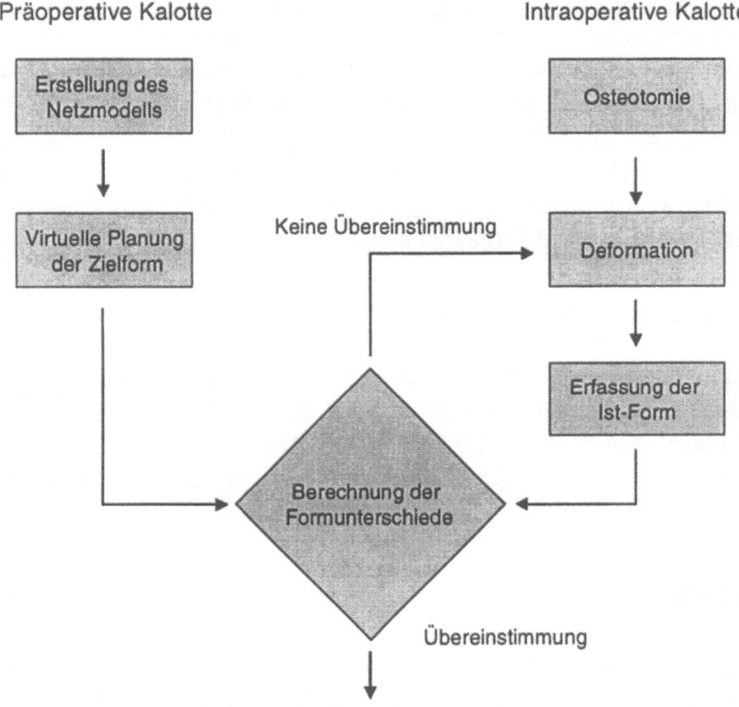

Abb. 1: Flussdiagramm des Prozesses

2.2 Intraoperative Bildgebung

Die aktuelle Form der Kalotte wird mit Hilfe eines sog. Oberflächenscanners erfasst. Dabei wird eine Serie von Streifenmustern („kodiertes Licht") auf das Knochensegment projiziert und die Bildfolge von zwei CCD-Kameras aufgenommen. Im Rechner werden die so gewonnenen Bilder unter Beachtung der sich ausbildenden Moiré-Muster ausgewertet und liefern eine Menge von dreidimensionalen Raumkoordinaten (Punktwolke) zurück, die alle auf der Oberfläche der Kalotte liegen [6]. Daraus lässt sich die dreidimensionale Form der Kalotte rekonstruieren. Damit sind sowohl reale als auch geplante Kalotte in digitaler Form vorhanden.

2.3 Visualisierung der Differenzen

Für den Vergleich der beiden Kalottenmodelle ist es zunächst notwendig, mit einem auf Momenten basierenden Registrierungsalgorithmus die geplante und reale Kalotte maximal zur Übereinstimmung zu bringen. Dabei wurde speziell darauf geachtet, dass die beiden Modelle so zur Überlagerung kommen, dass Unterschiede gut zu visualisieren sind. Im nächsten Schritt berechnet nun das System die Güte der Übereinstimmung zwischen den beiden Modellen. Dabei wird zunächst der senkrechte Abstand jedes Punktes einer Form zur Oberfläche der anderen berechnet. Die Summe über die Quadrate dieser Werte ergibt ein skalares Kriterium, das mit steigenderer Übereinstimmung der Modelle gegen Null geht.

Zur Visualisierung der Unterschiede stehen verschiedene Methoden zur Verfügung. Zum Beispiel können Vektorpfeile in die Modelle eingeblendet werden, die dem Chirurgen ein Deformationsfeld anzeigen. In einer anderen Darstellung wird jedem Punkt des Ist-Modells ein Farbwert zugeordnet, der den Abstand dieses Punktes zum Zielmodell kodiert. In einer weiteren Entwicklungsstufe sollen hier Methoden entwickelt werden, die dem Chirurgen Hilfestellungen geben, an welcher Stelle des Modells er wie deformieren muss.

2.4 Deformation der Kalotte

Der Deformationsprozess wird vom Chirurgen iterativ solange durchgeführt, bis die Kalotte mit der geplanten Form ausreichend genau übereinstimmt. Die Modellierungsvorgänge werden z.B. in [8] beschrieben. Nach Abbruch des in Abb.1 dargestellten Prozesses wird die Kalotte am Schädel repositioniert und durch Miniplatten fixiert.

3 Ergebnisse

Ein Prototyp des oben beschriebenen Systems befindet sich in der letzten Phase der technischen Erprobung am IPR. Dabei werden Knochensegmente durch handelsübliche Knetmasse simuliert. Das System erlaubt eine genaue Modellierung der geplanten Formen in wenigen Iterationsschritten. Um jedoch die Anzahl dieser Schritte im Hinblick auf eine minimale Operationsdauer zu optimieren, werden zur Zeit noch verschiedene Formen der Visualisierung betrachtet, um dem Chirurgen möglichst schnell die Unterschiede der beiden Kalottenmodelle anzuzeigen.

Um das System zum klinischen Einsatz zu bringen, stehen nach Klärung der Visualisierung Fragen der Sicherheit und der Genauigkeit im Vordergrund.

4 Diskussion

Das hier vorgestellte System erlaubt es, präoperativ geplante Eingriffe an Knochen wie Biegen und Deformieren intraoperativ zu validieren und zu steuern. Dadurch erhält man eine genauere intraoperative Übertragung der Planung und ermöglicht es somit, Zielgrößen des Eingriffs genauer zu erreichen. Zusammen mit ebenfalls am IPR entwickelten Weichgewebssimulationen wird es möglich sein, das postoperative Aussehen des Patienten zu planen und die notwendigen Schritte intraoperativ exakt umzusetzen. Auch in Anbetracht des geringen Alters der Patienten sind ästhetische Aspekte nicht zu vernachlässigen. Hier erhoffen sich die Chirurgen bessere Ergebnisse, um die Beeinträchtigung der Patienten so gering wie möglich zu halten.

5 Danksagung

Die hier vorgestellte Arbeit ist Teil des Sonderforschungsbereichs 414 „Informationstechnik in der Medizin · Rechner- und sensorgestützte Chirurgie". Dieser wird von der Deutschen Forschungsgemeinschaft (DFG) gefördert.

6 Literatur

1. J. Münchenberg, H. Wörn, J. Brief, C. Kübler, S. Hassfeld, J. Mühling: A Pattern Catalogue of Surgical Interventions for Computer-Supported Operation Planning, Medicine Meets Virtual Reality (MMVR), J.D. Westwood et al. (Eds.), pp. 227-229, 2000.
2. A. Lahmer, M. Börner, A. Bauer; Experiences with an image-guided planning system (ORTHODOC) for cementless hip replacement; Proceedings of First Joint Conference on Computer Vision, Virtual Reality and Robotics in Medicine and Medical Robotics and Computer Assisted Surgery (CVRMed-MRCAS '97), Grenoble, France, 1997.
3. Lueth et. al. ; A surgical Robot System for Maxillofacial Surgery. IEEE Int. Conf. On Industrial Electronics, Control and Instrumentation (IECON), Aachen, Germany, Sep.1998, pp. 2470-2475.
4. H. Wörn, J. Raczkowsky, D. Engel; Chirurgieroboter - eine Herausforderung an die Robotik; Robotik 2000, Berlin, 29.-30. Juni, 2000.
5. St. Haßfeld, J. Brief, R. Krempien, J. Raczkowsky, J. Münchenberg, H. Giess, H.P. Meinzer, U. Mende, H. Wörn, J. Mühling: Computerunterstützte Mund-, Kiefer- und Gesichtschirurgie; Zeitschrift "Radiologe" 2000, Springer-Verlag, 2000, 40:218-226.
6. H. Gärtner: Quantitative 3D-Vermessung mit codierter Beleuchtung. Institut für Technische Optik, Universität Stuttgart, 1998.
7. Lorensen: „Creating Models From Segmented Images With VTK"; http://www.crd.ge.com/~lorensen/seg12/.
8. Stephen Fedtke, Stefan Haßfeld, Joachim Mühling: Computerunterstützte Chirurgie; Vieweg, Wiesbaden, 1994.

Integration der Operationsplanung in den OP-Saal für die onkologische Leberchirurgie

Matthias Thorn[1], Lars Fischer[2], Carlos Cardenas[1], Marcus Vetter[1], Peter Hassenpflug[1], Lars Grenacher[3], G. M. Richter[3], Wolfram Lamadé[2], Hans-Peter Meinzer[1]

1 Deutsches Krebsforschungszentrum Heidelberg
Abteilung Medizinische und Biologische Informatik, 69120 Heidelberg
2 Chirurgische Universitätsklinik
Abteilung für Allgemeine Chirurgie, 69120 Heidelberg
3 Abteilung für Radiologie
Chirurgische Universitätsklinik, 69120 Heidelberg
Email: M.Thorn@DKFZ.de

Zusammenfassung. Im folgenden Beitrag wird ein Softwaresystem vorgestellt, das die Ergebnisse aus der Leberoperationsplanung während des operativen Eingriffs interaktiv dem Chirurgen zur Verfügung stellt. Dazu wurde im Operationssaal ein Touch-Screen Monitor direkt über dem Operationsfeld installiert, so dass der Operateur die Software eigenständig bedienen kann. Die Ergebnisse werden ihm sowohl zweidimensional in die CT-Daten eingeblendet, als auch dreidimensional zugänglich gemacht. Aufgrund der hohen Akzeptanz innerhalb der Klinik wird dieses System in der Funktionalität erweitert, so dass die präoperative Operationsplanung intraoperativ an veränderte Gegebenheiten angepasst werden kann und die Ergebnisse unverzüglich angezeigt werden können.

1 Einleitung

Der verstärkte klinische Einsatz digitaler bildgebender Verfahren wie CT, MR, PET oder digitales Röntgen ermöglicht es hochexakte Diagnosen zu stellen und mit entsprechender Software eine millimetergenaue Operationsplanung durchzuführen [2]. Doch nur in wenigen Fällen gibt es für den Chirurgen die Möglichkeit die Planungsergebnisse adäquat während der Operationsdurchführung zu sichten bzw. diese gegebenenfalls an veränderte intraoperative Bedingungen anzupassen.

Innerhalb unserer Abteilung wurde ein Softwaresystem zur Resektionsplanung für die onkologische Leberchirurgie entwickelt [3, 4]. Dies gibt dem Chirurgen vor der Operation eine Übersicht über die individuelle Gefäßversorgung der Leber des zu behandelnden Patienten, berechnet das zu resektierende Gewebe bei Einhaltung eines vorgegebenen Sicherheitsabstandes und quantifiziert die Volumina des Tumors, des zu entfernenden gesunden Lebergewebes und des verbleibenden Gewebes.

Zur effektiven Durchführung der Planung wurde ein spezieller Workflow entwickelt, dessen Arbeitsschritte kurz skizziert werden sollen:

- Datenversand über die teleradiologische Workstation CHILI
- Segmentierung der Leber und der erkrankten Areale
- Segmentierung der Gefäße
- Bearbeitung der Gefäßbäume (V. Porta und V. Hepatica)
- Berechnung eines Resektionsvorschlages
- Visualisierung der Ergebnisse

Diese Anwendung wird von Chirurgen bedient, die die resultierenden Ergebnisse von Radiologen evaluieren lassen, bevor die Daten für den weiteren Einsatz in den Operationssaal übermittelt werden.

Bisher wurden bei unserem klinischen Partner intraoperativ lediglich die konventionellen biphasischen CT-Aufnahmen wie auch ein intraoperativ durchgeführtes Ultraschall für die Orientierung während der Operationsdurchführung genutzt. Als Erweiterung wurde von uns ein computergestütztes Verfahren etabliert, das die Ergebnisse der Operationsplanung und die CT-Aufnahmen über dem Operationfeld präsentiert. Der Chirurg hat nun die Möglichkeit während der Operation die Ergebnisse aus der präoperativen Planung in direkte Korrelation zum intraoperativen Ultraschall und der „realen" Leber des Patienten zu bringen.

2 Material und Methoden

2.1 Anforderungen der Chirurgen

Der chirurgische Eingriff an der Leber läuft nach einer klaren Strategie ab, die im folgenden grob umrissen werden soll. Der Anästhesie folgt die Öffnung des Abdomens mit Hilfe einer J-Inzision oder eines Mercedes-Stern-förmigen Zugangs. Daraufhin wird die Leber vollständig mobilisiert, um ein übersichtliches Arbeiten zu gewährleisten. Nach diesem Schritt wird durch den Radiologen eine intraoperative Ultraschall Untersuchung durchgeführt. Die Ergebnisse dieser Untersuchung dienen der endgültigen Entscheidung über die Operabilität und die entsprechende Operationsstrategie. Darauffolgend wird der eigentliche leberchirurgische Eingriff durchgeführt und schließlich mit der Schließung des Abdomens abgeschlossen [6].
Wie aus der Abfolge der Arbeitsschritte des chirurgischen Eingriffes gesehen werden kann, findet nur bei der Ultraschallaufnahme ein Austausch zwischen Radiologe und Chirurg statt. Das bedeutet, dass der Chirurg die Erkenntnisse aus dieser Untersuchung und die präoperativen Planungsergebnisse zu diesem Zeitpunkt vergleichen und seine Operationsstrategie den intraoperativen Ergebnissen anpassen muss. Daraus ergeben sich die ersten Anforderungen an ein intraoperatives Computersystem:

- Visualisierung der präoperativen CT-Aufnahmen
- Präsentation der Planungsergebnisse in 2D und 3D

- Interaktionsmöglichkeit mit den 3-D Daten
- Nachbearbeitung der Planungsergebnisse
- Integration der intraoperativen Ultraschallaufnahmen
- Dokumentation der Strategieänderung
- Einfache Handhabbarkeit des Systems

2.2 Präsentation der Visualisierungen

Um sämtliche Daten dem Chirurgen direkt zur Verfügung zu stellen, installierten wir ein Touch-Screen-Display, mit Hilfe dessen der Operateur die Visualisierungen über einen desinfizierbaren Griffel intraoperativ selbst steuern kann (siehe Abb.1 und Abb.2). Dabei ist es ihm möglich zwischen mehreren Sichten auf die Ergebnisdaten zu wählen. Zum einen werden ihm die originalen CT-Aufnahmen angeboten, durch die er im Cine-Mode durchblättern kann. Sämtliche Ergebnisse aus der Operationsplanung, wie z.B. der Sicherheitsabstand um den Tumor, der berechnete Resektionsvorschlag oder die entsprechenden Gefäße wie die Vena Hepatica oder die Vena Porta können als Overlay in die CT-Bilder eingeblendet werden.

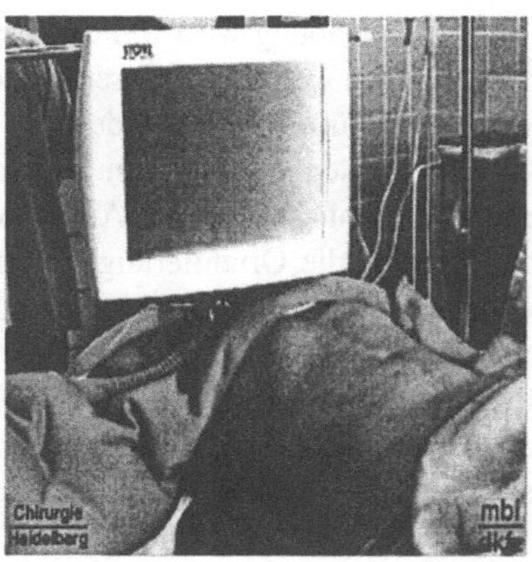

Abb. 1 Touch-Screen Monitor in unmittelbarer Nähe zum Operationsfeld

Diese Anwendung stellte sich als zwingende Voraussetzung heraus, da der Chirurg noch jede seiner Entscheidungen anhand der CT-Aufnahmen trifft. Daneben betrachtet er sich dreidimensional die Leber mit ihren versorgenden wie auch drainierenden Gefäßen, wodurch sein räumliches Vorstellungsvermögen unterstützt wird [1]. Sämtliche dreidimensionalen Ansichten können beliebig interaktiv gedreht und gezoomt werden. Neben der reinen Anatomie hat er auch eine dreidimensionale Ansicht des Tumors in Bezug zu den versorgenden Gefäßen, wobei er den vorher definierten Sicherheitsabstand um den Tumor miteinblenden kann. Schließlich ist es auch möglich den vorher berechneten Resektionsvorschlag ebenfalls als dreidimensionale Rekonstruktion anzuzeigen.

2.3 Nachbearbeitung der Planungsergebnisse

Die in [4] vorgestellte Komponente zur Bearbeitung von Gefäßbäumen erlaubt es Teiläste eines Gefäßsystems einem zu resezierenden Bereichs der Leber zuzuordnen bzw. diese Zuordnung aufzuheben. Auf dieser Zuordnung beruht der von unserem Operationsplanungssystem berechnete Resektionsvorschlag. Durch die Integration dieser Komponente in das intraoperative Softwaresystems soll der Chirurg die Möglichkeit haben den Resektionsvorschlag während der Operation an die gegebenen Situation anzupassen und somit seine Operationsstrategie zu verändern. Die daraus resultierenden Ergebnisse können natürlich wieder in den zwei- und dreidimensionalen Visualisierungen betrachtet werden.

2.4 Integration der Ultraschallaufnahmen

Als nächster Schritt ist die Integration der intraoperativ gewonnenen Ultraschall-Aufnahmen in das System geplant. Auf diese Weise können diese Bilder auch nach der radiologischen Untersuchungen wiederholt begutachtet und mit den präoperativen CT- und MR-Aufnahme auf einem Monitor begutachtet werden. Zusätzlich erweitern diese Aufnahmen die Dokumentation des Operationsablaufes [5].

2.5 Sofware-Ergonomie

Gerade innerhalb des Operationssaal muss auf eine selbsterklärende und schlichte Bedieneroberfläche geachtet werden. Zum einen darf beim Anwender nicht von einem geübten Computerbediener ausgegangen werden, zum anderen darf die Software die Konzentration des Chirurgen auf den operativen Eingriff nicht beeinträchtigen. Dies wurde dadurch erreicht, dass die Bedienungselemente zur Ein- und Ausblendung anatomischer Strukturen bei der zweidimensionalen Ansicht identisch mit denen der dreidimensionalen Ansichten sind. Die Bedienung des Gefäßanalyse-Moduls ist bereits vor der Operation gelernt worden und kann somit als bekannt vorausgesetzt werden.

3 Ergebnisse und Ausblick

Aufgrund der hohen Akzeptanz konnte dieses Verfahren mittlerweile bei vier Leberoperationen von verschiedenen Chirurgen eingesetzt werden. Die daraus gewonnenen Erkenntnisse bzgl. Softwareergonomie und zusätzlicher gewünschter Feature sind derzeit Kern der weiteren Forschungen. Parallel dazu werden umfangreiche Studien durchgeführt, um die Ergebnisse der Resektionsplanung zu evaluieren und somit die Akzeptanz der Software zu erhöhen. Außerdem wird über eine Erweiterung der intraoperativen Software nachgedacht,

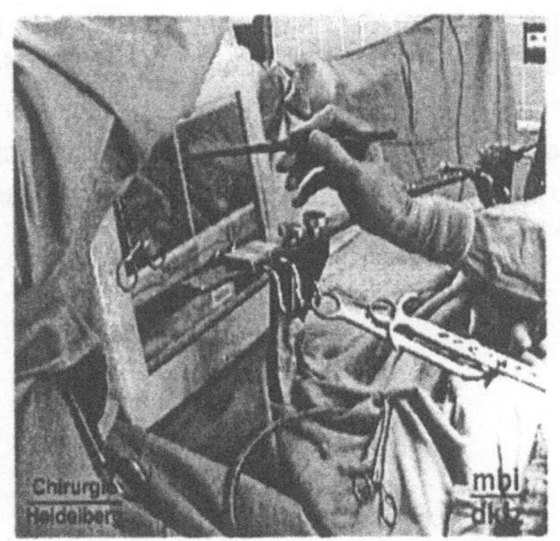

Abb. 2 Intraoperative Anwendung der Software durch den Chirurgen

so dass die vorhergehende Operationsplanung während der Operation angepaßt werden kann, da es sich in den intraoperativen Ultraschalluntersuchungen herausgestellt hat, dass Tumore auf CT-Aufnahmen teilweise unterschätzt oder nicht erkannt wurden. Die führt auch dazu, dass mittlerweile MR-Aufnahmen in die Planung miteinfließen.

Das hier vorgestellte Werkzeug überbrückt die Problematik der Präsentation der Planungsergebnisse im Operationssaal. Die Übertragung der Ergebnisse auf die Operationsdurchführung bleibt in der Kompetenz des Chirurgen.

4 Danksagung

Diese Arbeit wurde durch das Tumorzentrum Heidelberg/Mannheim innerhalb des Forschungsschwerpunktes „Tumorzellheterogenität, Metastasierung und Resistenz" gefördert.

5 Literatur

1. Lamadé W, Glombitza G, Fischer L, Chiu P, Cardenas CE Sr, Thorn M, Meinzer HP, Grenacher L, Bauer H, Lehnert T, Herfarth C. The impact of 3-dimensional reconstructions on operation planning in liver surgery. Arch Surg. 2000 Nov;135(11):1256-61.
2. Fishman EK, Kuszyk BS, Heath DG, Gao L. Surgical Planning for Reesections. IEEE Computer Jan 1996, 64-72.
3. Glombitza G, Lamadé W, Demiris AM, Gopfert MR, Mayer A, Bahner ML, Meinzer HP, Richter G, Lehnert T, Herfarth C. Virtual planning of liver resections: image processing, visualization and volumetric evaluation. J Med Inf. 1999 Feb-Mar;53(2-3):225-37.
4. Glombitza G, Cardenas C, Thorn M, et al. Ein radiologisches Softwaremodul für die computergestützte Operationsplanung in der onkologischen Leberchirurgie. In: Horsch A, Lehmann T (Hrsg.). Informatik Aktuell - Bildverarbeitung für die Medizin 2000 Algorithmen - Systeme - Anwendungen. Berlin, Heidelberg, New York: Springer. S. 244-248, 2000.
5. Fischer P. Datenmodell Prozeßmodell Anforderungskatalog für den Geschäftsbereich OP-Planung und OP-Dokumentation. Thomas Krämer, Mannheim: GeSI, 1999
6. Reck T, Köckerling F, Hohenberger W. Mobilisierung der Leber, Pringle Manöver, totale vaskuläre Isolation, Einsatz von Klammernahtgeräten in der Leberchirurgie. In: Köckerling F, Waclawiczek HW (Hrsg.) Leberchirurgie – Anatomie – Operationstechniken – Komplikationsvermeidung. Heidelberg, Leipzig: Johann Ambrosius Barth Verlag. S.71 – 78, 1999.

Image Warping for 3–D Reconstruction
Robustness and Efficiency

Joachim Hornegger[1,2] and Carlo Tomasi[2]

[1] Siemens Medical Solutions, AXE 1,
Siemensstr. 1, 91301 Forchheim, Germany
[2] Robotics Laboratory, Department of Computer Science,
Stanford, CA 94305, USA
Email: {jh,tomasi}@robotics.stanford.edu

Abstract. Many problems in medical imaging are stated in terms of parameter estimation. Given a proper parametric function local or global optimization procedures are applied to compute the best fit between the chosen model and observed measurements. The mathematical formalization of the tackled problem decides on the success of the final algorithm. We introduce a framework for practitioners which is useful for the definition of parameter estimation problems. The discussion of these techniques is guided by a concrete application: all the theory is motivated and studied considering the image warping task required for 3-D reconstruction based on linear projective mappings.

1 Introduction

A major goal of computer vision is to infer 3-D structure from image data. Almost all reconstruction algorithms are stated as multiple view problems and rely on camera models which are linearly projective [1]. In most cases the optical acquisition device causes a nonlinear image distortion which is not sufficiently modeled by a linear mapping in the projective space. CCD cameras, for instance, cause radial and tangential distortions which are caused by improper assembly and by the manufacturing process of lenses [1]. In X-ray systems image distortion is basically caused by the earth magnetic field. The implied distortion function is neither linear nor radial symmetric. In the presence of image distortion it is important that the implementation of reconstruction algorithms provides a reliable distortion correction module such that straight lines in 3-D are still mapped to straight lines in the projection image.

Especially in medical applications there is a huge demand on the reliability of algorithms. It is not sufficient to provide any solution, there is an obvious need to implement the best possible algorithm with guaranteed success and predictable runtime behavior. For that reason we will study the problem of image warping in terms of robustness and efficency. This contribution provides important and rather universal tools for the design and implementation of algorithms which fit the high needs of medical applications. It is observed in the literature that many ill-conditioned problems are insufficiently solved because the applied parametric model and the input data are not carefully designed [1].

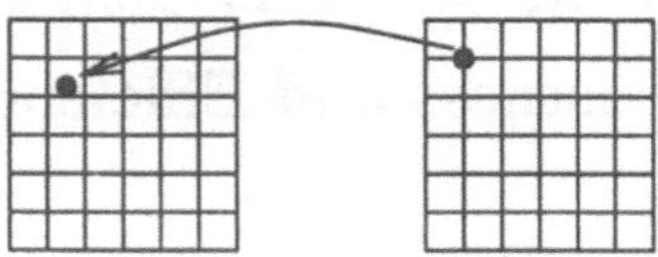

Fig. 1. Image warping: original image $\boldsymbol{f}$ (left), warped image $\boldsymbol{f}'$ (right)

2 Principle of Image Warping

As illustrated in Fig. 1 the process of image warping maps an image to another image. For each pixel (x', y') of the new image $\boldsymbol{f}'$ we have to compute the corresponding point (x, y) of the original (distorted) image $\boldsymbol{f}$. In a second step the intensity value of $\boldsymbol{f}'$ at (x', y') has to be determined. Due to the fact that the corresponding x and y are generally no grid points the required intensity has to be computed by interpolating gray-levels of the local neighborhood. The discussion of interpolation is omitted here. For further details we recommend the survey paper [2]. In image processing the warp function is not defined by users but given due to the physics of the acquisition device. The computation of the warp function from observations is called calibration. Another interesting problem is the selection of the direction of the above mapping: do we map pixels from $\boldsymbol{f}'$ to $\boldsymbol{f}$ and run interpolation in $\boldsymbol{f}$ or vice versa? Discrete mathematics tells us that you better sample the output function $\boldsymbol{f}'$.

The design of an image warping algorithm for distortion correction requires the solution of basically three sub-problems: 1. *Model design:* definition of a proper (parametric) warp function. 2. *Calibration:* estimation of model parameters from observations; this also includes the optimal design of a calibration pattern 3. *Usage:* application of the computed model.

3 Parametric Modeling of Warp Functions

The mapping between image coordinates of $\boldsymbol{f}'$ and $\boldsymbol{f}$ can be defined locally or globally. We can either decompose the image into blocks and map these blocks separately or warp the complete image by a single global function for each coordinate. In both cases mappings can be approximated, for instance, by bivariate polynomials of total degree d:

$$x = X(x', y') = \sum_{\substack{i,j \\ i+j \leq d}} u_{i,j} b_i(x') b_j(y') = \sum_{i=0}^{d} \left(\sum_{j=0}^{d-i} u_{i,j} b_j(y') \right) b_i(x') . \quad (1)$$

Here $b_k(x'), k \geq 0$ span the considered polynomial space. The function $Y(x', y')$ to computed corresponding y-coordinates is defined analogous; its coefficients are denoted by $v_{i,j} \in \mathbb{R}$. An obvious but less recommended base is $b_k(x') = x'^k$.

Stability. The best choice for $b_k(x')$ are orthogonal polynomials where the coefficients are known to be mutually independent. Uncertainties in single coefficients do not affect other parameters. In terms of statistics this parameterization is called *stable.* The covariance matrix of the estimated parameter vector is a diagonal matrix. Thus the covariance matrix serves as a witness for the stability of a certain parameterization.

Fairness. Besides stability, fairness of the parameterization is another important issue in defining regression models. The sensitivity of the algorithm's output should not depend on the chosen coordinate system. Therefore we call a parameterization *fair* if any rigid transform of the space implies an orthogonal transform of parameters [3]. The above introduced polynomial (1) is an example for an unfair parameterization. The orientation of the coordinate system affects the numerical sensitivity of the considered problem. Thus high variances in estimates are not necessarily an intrinsic property of the problem.

Normalization. The concept of fairness does not cover the problem of scaling. It is expected that scaling of data does not affect the final result of the parameter estimation algorithm. From a theoretical point of view this assumption holds but in practice we have to deal with image noise and limited precision arithmetics. Therefore *normalization* of measurements is an important issue. Scaling of input data often affects the conditioning of the problem to be solved and cannot be neglected [1].

4 Calibration

The estimation of the coefficient vectors $\boldsymbol{u} = (u_{i,j})_{i+j\leq d}$ and $\boldsymbol{v} = (v_{i,j})_{i+j\leq d}$ of above introduced warp functions requires calibration.

4.1 Maximum Likelihood Estimation

We introduce a calibration pattern where the world coordinates of points are precisely known. We denote these points by $(x'_n, y'_n), n = 1, 2, \ldots, N$. Image measurements are the warped points of the calibration pattern, i.e. $(x_n, y_n), n = 1, 2, \ldots, N$. The observed feature points and the knowledge of ideal calibration points allow the estimation of parameters in (1). We just take those parameters which minimize the deviation between measurements and primitives of the calibration pattern. The estimates crucially depend on the choice of the cost function. Without prior knowledge the best estimates of $\boldsymbol{u}$ and $\boldsymbol{v}$ result from a maximum likelihood estimate [3]. Let us assume that the segmented feature points (x_n, y_n) are isotropic and Gaussian random measures where variances are equal to 1. If $(x'_n, y'_n), n = 1, 2, \ldots, N$ denote the corresponding (ideal) coordinates of the calibration pattern the unknown parameter vector $\boldsymbol{u}$ results from the least square estimate:

$$\widehat{\boldsymbol{u}} = \operatorname{argmin}_{\boldsymbol{u}} \sum_{n=1}^{N} (X(x'_n, y'_n) - x_n)^2 \ . \tag{2}$$

In this case the likelihood function and the associated optimization task define a linear mapping from the parameter vector $\boldsymbol{u}$ to measurement vector $\boldsymbol{m}$ and vice versa, i.e. $\boldsymbol{m} = \boldsymbol{A}\boldsymbol{u}$. The components of the matrix $\boldsymbol{A}$ are nonlinear functions of ideal points of the calibration pattern. If noisy measurements are considered as random variables, the optimization problem defines a transform $\mathcal{T}$ of random variables. The fairness of the chosen parameterization can be checked by considering the Jacobian $\boldsymbol{J_u}$ of the transform $\mathcal{T}$. In case of a fair parameterization the singular values of matrix $\boldsymbol{J_u}$ will remain constant by rigid changes of coordinates [3]. Any residual function implies a mapping $\mathcal{T}$ which can be linearly approximated at its minimum using the implicit function theorem. Therefore there is no need to have a closed form $\mathcal{T}$ to compute the Jacobian $\boldsymbol{J_u}$.

4.2 Linear Estimators and Normalization

The mapping introduced in (1) is linear in the coefficients of the polynomial. As mentioned above the least square estimate can be solved in closed form. The parameter vector is computed by: $\widehat{\boldsymbol{u}} = \boldsymbol{A}^{\dagger}\boldsymbol{m}$, where $\boldsymbol{A}^{\dagger}$ denotes the pseudo inverse of $\boldsymbol{A}$. Obviously the matrix $\boldsymbol{A}$ and its pseudo inverse depend on measurements only.

The condition number $\kappa(\boldsymbol{A}^T\boldsymbol{A})$ of the non-singular matrix $\boldsymbol{A}^T\boldsymbol{A}$ decides on the sensitivity of the problem. The smaller the condition number the better. For numerical robustness it is also important that the smallest singular value of this matrix is well above machine precision. We make use of this observation to state an algorithm which allows the automatic estimation of the best scaling factor in terms of a minimum condition number. First we translate the points such that their centroid is the origin of the coordinate system. Then the scaling of points is computed by solving an one–dimensional optimization task. The condition number $\kappa(\boldsymbol{A}^T\boldsymbol{A})$ can be implemented as a function of scaled calibration points. Thus the optimal scale factor in terms of numerical robustness is given by:

$$\widehat{s} = \text{argmin}_s \kappa(\boldsymbol{A}^T\boldsymbol{A}) \ . \tag{3}$$

4.3 On the Design of Optimal Calibration Patterns

The introduced parameter estimation algorithm is a linear transform of input data. If the covariance matrix of measurements is $\boldsymbol{\Sigma}$ then the covariance of estimates is $\boldsymbol{A}^{\dagger}\boldsymbol{\Sigma}(\boldsymbol{A}^{\dagger})^T$. In many applications, however, the mapping from measurements to parameter vectors is not closed form but defined by an optimization problem. In [3] the authors introduce formulas to compute estimates of covariance matrices even in the presence of constraints on parameters.

The covariance matrix of estimates allows the analysis of the sensitivity of applied algorithm. We get concrete numbers which quantify both the statistical dependencies as well as the accuracy of each estimate. Besides the applied cost function and the selected parameterization, the sensitivity of estimated parameters also depends on the spatial distribution of calibration points. It is intuitive and obvious that the sampling density has to be higher, the more the sampled function varies. Less variations require less sampling points. The design of a calibration pattern, which is optimal in the sense of low variances in estimates, is guided by a combinatorial search algorithm. An appropriate cost function which judges each configuration of calibration points is the determinant of the covariance matrix $\boldsymbol{\Sigma}$ of estimates. For a given number of calibration points we select the configuration which leads to the lowest determinant:

$$(\widehat{x}_n, \widehat{y}_n)_{n=1,2,\ldots,N} = \operatorname{argmin}_{(x_n,y_n)} \det(\boldsymbol{\Sigma}) \ . \tag{4}$$

5 Efficient Evaluation of Polynomials

After the polynomial mapping is computed efficient algorithms are required for the evaluation of warp functions. In case of a bivariate polynomials we simply consider the polynomial as a polynomial in x where the coefficients are polynomials in y (see (1)). Both coefficients and the polynomial in x can be evaluated in an efficient and robust manner by Horner's rule. If we consider the problem of image warping we notice that the coefficients of the coefficents of x are constant for fixed y. Thus the polynomials in y are evaluated once for each image row.

Another restriction is that polynomials are evaluated for image grid points only. Increments in x– and y–direction remain constant during the whole warp process. Therefore we can apply the tabulating algorithm suggested in [4]. It allows the efficient evaluation of a polynomial using arithmetic progression. After initialization the evaluation of polynomials is reduced to a few additions only. This idea can be applied to the polynomial in x and to its coefficients.

6 Summary

This paper considered the problem of image undistortion which is important for many reconstruction algorithms. We described various facets of this problem from a computational point of view including the definition of cost functions, the judgment of estimates and the design of optimal calibration patterns. The introduced concepts of stability, fairness, and scaling are important for the sensitivity analysis of parameter estimation algorithms and necessary to study intrinsic properties.

References

1. Hartley R, Zissermann A: Multiple View Geometry in Computer Vision. Cambridge University Press, Cambridge, 2000
2. Lehmann TE, Goenner C, Spitzer K: Survey: Interpolation Methods in Medical Image Processing. IEEE Trans. on Medical Imaging, 18(11):1049–1075, 1999.
3. Hornegger J, Tomasi C: Representation Issues in the ML Estimation of Camera Motion. In Proceedings of Seventh International Conference on Computer Vision, Kerkyra, pp. 640–647, 1999
4. Knuth DE: The Art of Computer Programming, Volume 2, Seminumerical Algorithms. Addison–Weseley, Reading, MA, Third Edition, 1997.

Visualisierung und 3D-Interaktion

Zielgerichtete Aufbereitung und Visualisierung dreidimensionaler medizinischer Ultraschallbilddaten

Martin Haimerl*, Jörg Moldenhauer*, Ulrich Mende†

*Institut für Algorithmen und Kognitive Systeme, Universität Karlsruhe
Am Fasanengarten 5, D-76128 Karlsruhe
E-Mail: [*haimerl*|*jomo*]@*ira.uka.de*

†Ruprecht-Karls-Universität Heidelberg - Radiologische Universitätsklinik
Im Neuenheimer Feld 400, D-69120 Heidelberg

Zusammenfassung. Es werden Aufbereitungsmethoden für 3D-Ultraschall(US)-Aufnahmen vorgestellt, die auf eine gute Darstellung diagnostisch wichtiger Strukturen bei Volumenvisualisierungen ausgerichtet sind. Die Aufbereitung basiert auf einer zielgerichteten Verwendung von Calderón-Zygmund-Operatoren, wobei die Eigenschaften des US-Bildgebungsprozesses maßgeblich berücksichtigt werden. Anhand von Volumenvisualisierungen für US-Aufnahmen aus klinischen Untersuchungen wird die Wirksamkeit der Methodik verdeutlicht.

1 Einleitung

Die dreidimensionale Visualisierung medizinischer Ultraschall(US)-Aufnahmen ist in vielen Anwendungsbereichen ein sehr schwieriges Problem, da die Qualität von US-Bildern in der Regel sehr stark durch Rauschen, Abschattungen und eine Reihe anderer Artefakte beeinträchtigt wird. Der US-Bildgebungsprozess selbst ist ein sehr störanfälliger und hochgradig richtungsabhängiger Vorgang, bei dem nicht unmittelbar Gewebeparameter ermittelt werden, wie dies z. B. bei CT- oder MR-Aufnahmen der Fall ist. Es können im Prinzip nur an Objektkanten oder durch Gewebeinhomogenitäten reflektierte Energien gemessen und anhand ihrer Laufzeit örtlich zugeordnet werden.

Insbesondere für die Visualisierung dreidimensionaler US-Aufnahmen von Weichteil- und Tumorgewebe ist eine Aufbereitung der Daten in Hinblick auf eine robuste Darstellung diagnostisch wichtiger Merkmale notwendig, da die Gewebetypen häufig nur einen geringen Kontrast gegenüber ihrer Umgebung aufweisen und zudem bei der Visualisierung in vielen Fällen durch Rauschen oder andere Strukturen verdeckt werden. Im vorliegenden Beitrag wurden die Daten daher in einem Vorverarbeitungsschritt mit Hilfe spezieller Pseudodifferentialoperatoren unter Berücksichtigung der für den US-Bildgebungsprozess charakteristischen Eigenschaften aufbereitet. Anhand exemplarischer Volumenvisualisierungen für Aufnahmen aus klinischen Untersuchungen zeigen wir die aufgrund der Vorverarbeitung deutlich verbesserte Darstellung diagnostisch wichtiger Strukturen. Für viele der Aufnahmen wurde damit erstmals eine sinnvolle Visualisierung möglich.

2 Methoden

Im Gegensatz zu den meisten in der Literatur angewandten Aufbereitungstechniken für medizinische US-Bilddaten beschränkt sich die in diesem Beitrag vorgestellte Methodik nicht auf die Verwendung von Operatoren, die ein gegebenes Bild so aufbereiten, dass unter Berücksichtigung von Glattheitseigenschaften die originalen Bildwerte weitgehend erhalten bleiben, wie dies z. B. bei den in [3] angesprochenen Methoden der Fall ist. Die Erhaltung von Intensitäten ist für eine auf die Visualisierung ausgerichtete Aufbereitung von US-Daten nicht unbedingt notwendig, sondern in einigen Aspekten sogar hinderlich. Zum Beispiel entsprechen Intensitätswerte in US-Daten nicht absoluten Gewebemerkmalen, sondern allenfalls dem Verhältnis von Merkmalen der an einem Gewebeübergang beteiligten Strukturen. Für die Visualisierung wären hingegen absolut quantifizierte Gewebeeigenschaften wünschenswert.

In Rahmen dieser Arbeit wurden für die Aufbereitung sogenannte Calderón-Zygmund-Operatoren verwendet, die die allgemeine Form

$$Tf(x) = \lim_{\epsilon \to 0} \int\limits_{\|x-y\|>\epsilon} \Omega\left(\frac{x-y}{\|x-y\|}\right) \frac{f(y)}{\|x-y\|^\alpha} dy \tag{1}$$

besitzen (siehe [1]). Sie stellen in dieser Form singuläre Pseudodifferentialoperatoren dar, deren Integrationskern im Wesentlichen durch einen richtungsabhängigen Anteil $\Omega\left(\frac{x-y}{\|x-y\|}\right)$ und einen distanzabhängigen Anteil $\frac{1}{\|x-y\|^\alpha}$ bestimmt ist. Für die Aufbereitung von US-Daten ist zudem von großer Bedeutung, dass derartige Operatoren pseudo- bzw. mikrolokal und elliptisch sind. Der pseudolokale Charakter der Operatoren sorgt dafür, dass glatte Funktionen nicht verändert werden und dass Singularitäten, d. h. Kanten, im Bild an ihrer Position verbleiben. Die Mikrolokalität sorgt dafür, dass zudem die Wellenfront einer Funktion bzw. Distribution und somit auch die Richtung von Kanten erhalten bleibt. In der vorliegenden Arbeit werden diese Operatoren mit Hilfe ihrer Fourierdarstellung implementiert bzw. approximiert. Im Fourierbereich sind Calderón-Zygmund-Operatoren durch eine Wachstumsbeschränkung der Form

$$\left\| \frac{\partial^\alpha}{\partial \omega^\alpha} \widehat{T}(\omega) \right\| \leq C_\alpha \|\omega\|^{-|\alpha|} \text{ für } \alpha \in I\!R^n \text{ und Konstanten } C_\alpha \in I\!R \tag{2}$$

charakterisiert, wobei $\widehat{T}$ die Funktion darstellt, die die Operation von T im Fourierraum wiedergibt. In dieser Arbeit werden Operatoren verwendet, die für bestimmte reellwertige Funktionen $\widehat{\Omega}$ folgende Fourierraum-Darstellung besitzen:

$$\widehat{T}(\omega) = \frac{1}{(\beta + \|\omega\|)^\alpha} \widehat{\Omega}\left(\frac{\omega}{\|\omega\|}\right) \quad \text{(mit positivem } \beta \in I\!R\text{)}. \tag{3}$$

Um durch die Aufbereitung der US-Daten eine gute Darstellung wichtiger Objektstrukturen bei der Volumenvisualisierung zu erreichen, sind bestimmte Varianten dieser Operatoren besonders geeignet. Eine einfache, aber dennoch sehr wirksame Form bilden Riesz-Operatoren R_n mit konstantem $\Omega \equiv c$ und positivem α (z. B. $\alpha = 1$) in Formel (1). Riesz-Operatoren bewirken im Wesentlichen eine Abstandsgewichtung (eine detailliertere Analyse ihrer Eigenschaften ist in [2] zu finden), die zu einer Glättung der Intensitätsisolinien, einer verstärkten Berücksichtigung großer Objekte sowie einem Intensitätsanstieg in Richtung Innengebiet führt. Damit können signifikante Objekte zuverlässiger, glatter und plastischer abgebildet, unterbrochene Objektkanten geschlossen und zudem das Hintergrundrauschen, das vor allem bei der Visualisierung von Weichteilgewebe sehr störend ist, erheblich reduziert werden. Um die Anisotropie des US-Aufnahmeprozesses zu berücksichtigen, kommen zudem richtungsabhängige Gewichtungen im Fourierraum zum Einsatz. Diese Operatoren sind ebenfalls von der Form (3), wobei $\widehat{\Omega}$ eine positive reellwertige Funktion mit Maximalwert in Einstrahlrichtung sowie Abschwächungen in den anderen Richtungen darstellt.

Weiterhin ist es aufgrund der angesprochenen Anisotropie angebracht, sich auch bei der Blickrichtung einer Volumenvisualisierung an die Einstrahlrichtung der Aufnahme anzupassen. Am besten treten Grenzflächen in Erscheinung, die orthogonal zur Einstrahlrichtung stehen. Somit lassen sich häufig nur bei Blickrichtungen in oder entgegengesetzt der Einstrahlrichtung Objekte gut visualisieren. In vielen klinischen Untersuchungen ist aufgrund der Lage diagnostisch bedeutsamer Strukturen der Blick von der Rückseite zu bevorzugen, da sonst viele Objekte durch irrelevante Strukturen im Vordergrund verdeckt werden.

Anzumerken ist, dass sich speziell beim Blick von der Rückseite häufig ein Negativabdruck wichtiger Objekte ergibt, da in US-Aufnahmen vorwiegend zur US-Quelle gerichtete Konturen, d. h. zu Objektvorderseiten gehörige Kanten, erfasst sind. Zudem haben manche Arten von Tumoren die Eigenschaft, weniger US-Energie zu absorbieren als umliegendes Gewebe, so dass sich hier ebenfalls ein Negativabdruck ergibt. Grundsätzlich ist eine Umwandlung in einen Positivabdruck nicht ohne zusätzliches Spezialwissen möglich, da die Intensitätswerte in US-Aufnahmen, wie angesprochen, in der Regel keine absoluten Gewebemerkmale darstellen. In Spezialfällen konnte diese von medizinischer Seite gewünschte Umwandlung dennoch durch spezielle Segmentierungsalgorithmen bzw. durch weitere Vorverarbeitungsoperatoren der Form (3) erreicht werden.

3 Ergebnisse

Die präsentierten Aufbereitungsmethoden wurden anhand von Volumenvisualisierungen einer Reihe dreidimensionaler US-Aufnahmen aus der klinischen Praxis getestet, in denen Tumore in sehr unterschiedlichen anatomischen Bereichen, wie z. B. Auge, Brustbein oder Wadenbein, gefunden wurden. Die Tests wurden mit einer Reihe unterschiedlicher Visualisierungsalgorithmen durchgeführt und mit Visualisierungen ohne zusätzliche Vorverarbeitung verglichen. In Abbildung 3 sind die Visualisierungsergebnisse für die US-Aufnahme eines Brustbeins mit einem Tumor im oberen Brustbeinbereich exemplarisch dargestellt. In der aus dem originalen US-Bild extrahierten Schicht (Bild links oben) ist der Tumor aufgrund verminderter Reflexion der US-Wellen in seinem Inneren als dunkler Bereich oberhalb einer kleinen Kappe zu erkennen. Diese Kappe stellt die Grenzfläche des Tumors dar. Ohne vorherige Aufbereitung ist eine brauchbare Visualisierung der US-Daten und insbesondere eine Abbildung des Tumors aufgrund des starken Hintergrundrauschens praktisch nicht möglich (siehe Bild rechts oben). Die Blickrichtung ist in diesem Fall entgegengesetzt der US-Einstrahlrichtung von der Rückseite des Brustbeins aus gewählt. Durch die Aufbereitung ist der Tumor im Negativabdruck als dunkler Bereich, der in dieser Ansicht unterhalb der Kappe liegt, zu erkennen (Bild links unten, ebenfalls Blickrichtung von der Rückseite). Bei der Visualisierung rechts unten sind die Daten vorher so aufbereitet worden, dass ein Positivabdruck der anatomischen Strukturen zu erkennen ist. Die Blickrichtung ist hier von der Vorderseite gewählt.

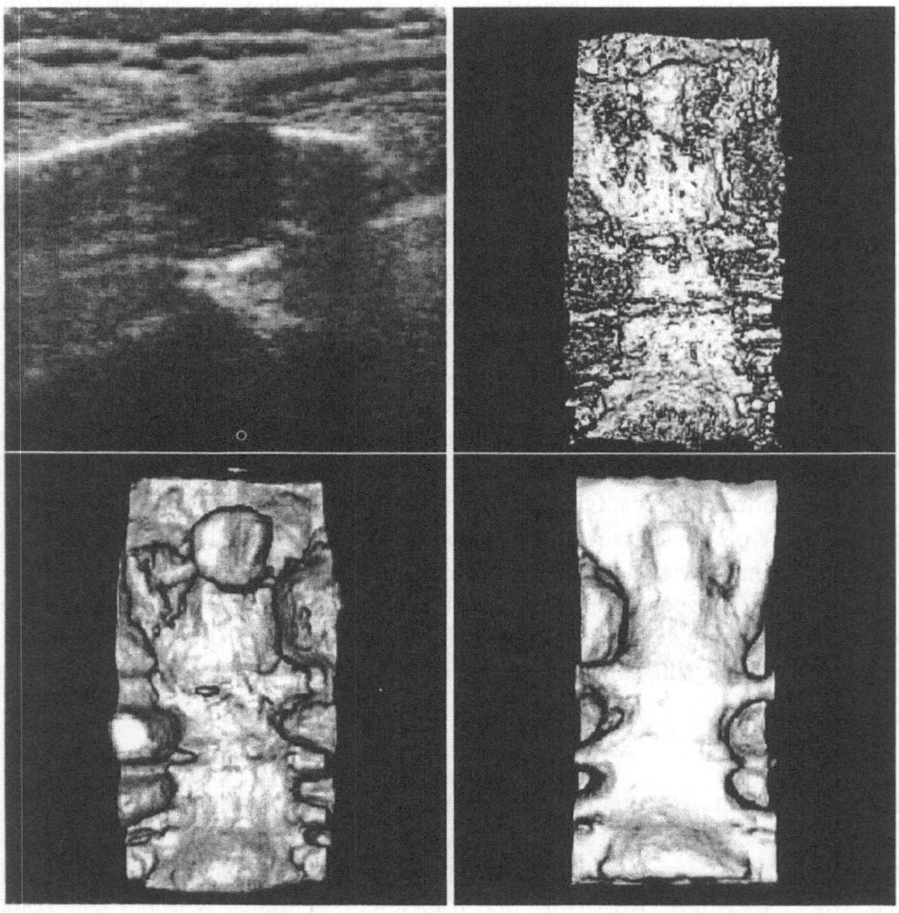

Abb. 1. Visualisierungsergebnisse für die 3D-US-Aufnahme eines Brustbeins mit Tumor (mit einem gradientenbasierten Volumenvisualisierer erstellt). Links oben: aus der originalen US-Aufnahme extrahiertes Schichtbild, rechts oben: Visualisierung ohne Vorverarbeitung, links unten: Visualisierung mit Vorverarbeitung durch Calderón-Zygmund-Operator, rechts unten: Visualisierung mit zusätzlicher Umwandlung in einen Positivabdruck durch Segmentierungsverfahren (Blickrichtung von vorne).

4 Diskussion

Während relevante Objekte bei der Visualisierung ohne zusätzliche Aufbereitung aufgrund des erheblichen Rauschens in vielen Fällen kaum zu erkennen sind, können diagnostisch wichtige Strukturen nach Vorverarbeitung durch die vorgestellten Operatoren sehr gut dargestellt werden. Die Visualisierungen werden nur noch in recht geringem Maße durch Rauschen beeinträchtigt und liefern für wichtige Grenzflächen sehr glatte und plastisch wirkende Darstellungen, die nach Einschätzung von medizinischer Seite die in der US-Aufnahme enthaltenen Strukturen zuverlässig und markant wiedergeben. Die in vielen Fällen auftretende Darstellung diagnostisch relevanter Objekte als Negativabdruck ist etwas gewöhnungsbedürftig und wurde von medizinischer Seite als teilweise unbefriedigend empfunden. Die exemplarisch durchgeführte Umrechnung in Positivdarstellungen liefert etwas weniger glatte Bilder, erspart aber dem Betrachter eine geistige Uminterpretation der Visualisierungen.

Es ist festzuhalten, dass die vorgestellte Methodik eine hohe Robustheit gegenüber Veränderungen von Aufbereitungs- wie auch von Visualisierungsparametern aufweist. Weiterhin bietet sie den Vorteil, dass schnelle Visualisierungsalgorithmen verwendet werden können, die mit einfachen Schwellwert- bzw. Transferfunktionen und effizienten Gradientenoperatoren arbeiten. Somit ist der Einsatz von Hardwarebeschleunigern bei der Volumenvisualisierung von US-Daten möglich und die Notwendigkeit aufwendiger US-Visualisierungsverfahren (wie z. B. das in [4] vorgestellte Verfahren) entfällt, da eine zusätzliche Entfernung irrelevanter Strukturen nicht mehr erforderlich ist. Anzumerken ist, dass eine Quantifizierung von verlorenen Detailinformationen bei den vorgestellten Operatoren nicht anhand konventioneller Bewertungsfunktionen (z. B. *mittlerer quadratischer Fehler*) durchgeführt werden kann, da keine direkte Entsprechung der Intensitätswerte in den zu vergleichenden Bildern vorliegt. Eine Quantifizierung ist stattdessen anhand einer Bewertungsfunktion vorzunehmen, die ein Maß für die Reproduzierbarkeit der Originalinformationen aus den bearbeiteten Daten darstellt. Dies wurde im Rahmen dieser Arbeit jedoch nicht untersucht.

Danksagung Die Autoren danken der Deutschen Forschungsgemeinschaft für die Unterstützung im Rahmen des Sonderforschungsbereichs 414 , "Informationstechnik in der Medizin – Rechner und sensorgestützte Chirurgie" (Projekt Q1).

Literatur

1. Calderón AP, Zygmund A: On the Existence of Certain Singular Integrals. Acta Math., 88:85–139, 1952.
2. Faridani A, Ritman EL, Smith KT: Local Tomography. SIAM J. Appl. Math., 52(2):459–484, 1992.
3. Sakas G, Schreyer LA, Grimm M: Preprocessing and Volume Rendering of 3D Ultrasonic Data. IEEE Comp. Graph. & Appl., 15(4):47–54, 1995.
4. Sakas G, Walter W: Extracting Surfaces from Fuzzy 3D-Ultrasound Data. ACM Computer Graphics Proceedings, Annual Conference Series 1995, 465–474.

Integrierte visuelle und haptische Darstellung von Blutflüssen an Herzklappen

T. Heimann[1], A. Schroeder[1], C. Giess[2], J.M. Boese[3], C.F. Vahl[1], S. Hagl[1]

[1]Labor für Herzchirurgie, Universitätsklinik Heidelberg
Im Neuenheimer Feld 326, 69120 Heidelberg
[2]Abteilung für Medizinische und Biologische Informatik
Deutsches Krebsforschungszentrum Heidelberg
[3]Abteilung für Medizinische Physik
Deutsches Krebsforschungszentrum Heidelberg
Email: theimann@stud.fh-heilbronn.de

Zusammenfassung. Für die Diagnostik und Therapie von Herzklappenfehlern ist die Darstellung der Richtung und der Geschwindigkeit des Blutflusses von Bedeutung. Zur Zeit erhält der Arzt die benötigten Informationen aus echokardiographischen Dopplerdaten oder mit Hilfe von Druckkathetern. Es ist allerdings wünschenswert, visuelle und haptische Informationen kombiniert darzustellen und so besser für die Diagnostik und Therapieplanung heranziehen zu können. Aus diesem Grund wurde ein Verfahren entwickelt, das unter Zuhilfenahme eines haptischen Interfaces (*PHANToM*) eine Darstellung der patientenspezifischen Morphologie kombiniert mit den funktionellen Informationen über Blutflussunterschiede ermöglicht. Somit sind zusätzlich zur rein visuellen, farblich kodierten Information über den Blutfluss die Druckunterschiede auch fühlbar.

1 Einleitung

In der Herzchirurgie ist eine detaillierte Kenntnis der spezifischen kardiomorphologischen und kardio-physiologischen Daten des Patienten essentiell für Diagnose und Therapie. Bei Herzklappeninsuffizienzen und Shunts ist die Entscheidung für oder gegen eine Operation in hohem Maße von den verfügbaren Flussinformationen abhängig. Zur Akquisition dieser Daten werden bisher neben den klassischen Druckkathetern und Angiographien hauptsächlich zwei- und dreidimensionale Ultraschallaufnahmen verwendet, die die dopplersonographisch gewonnenen Blutflussinformationen farblich kodiert darstellen [1].

Da für die Ärzte jede zusätzliche Information bedeutsam ist und zudem gerade der Chirurg mit seinen taktilen Sinnen sehr vertraut ist, haben wir die visuelle Darstellung um die haptische Dimension erweitert, den Blutfluss also spürbar gemacht. Dabei setzten wir uns folgende Ziele:

- Es muss möglich sein, vierdimensionale (zeitlich aufgelöste) Datensätze zu analysieren, um einen Eindruck von den Strömungsverhältnissen zu unterschiedlichen Zeitpunkten des Herzzyklus zu gewinnen.

- Während einer Animation muss die haptische Ausgabe in Echtzeit erfolgen.
- Um die Druckwahrnehmung direkt mit der entsprechenden Position im Herzen verbinden zu können, muss auch eine aussagekräftige dreidimensionale Darstellung des Organs implementiert werden.

2 Material und Methoden

Ziel unser Arbeit war die Erstellung eines Prototyps, mit dem die Realisierbarkeit von gleichzeitiger visueller und haptischer Ausgabe am Beispiel Herz gezeigt und deren Einsatzmöglichkeiten getestet werden sollten. Ausgehend von einem Testdatensatz wurden unter Ausnutzung existierender Toolkits Methoden entwickelt, die sich mit der integrierten Darstellung beschäftigen. Als Hardware-Plattform diente eine O2-Workstation von Silicon Graphics^{TM}.

2.1 Datenerfassung

Der verwendete Testdatensatz wurde mit einem funktionellen MRT als flusskodierter vierdimensionaler Datensatz aufgenommen. Die Aufnahmerichtung liegt senkrecht zur Klappenebene, um die Hauptflüsse bestmöglich erkennen zu können. Er besteht zum einen aus den Amplitudenbildern, die die Morphologie abbilden, und zum anderen aus den Phasenbildern, in denen die Geschwindigkeiten kodiert sind. Ein Herzzyklus wurde zu 26 verschiedenen Zeitpunkten jeweils mit einem Volumen von 128*128*16 Voxeln aufgezeichnet.

2.2 Vorverarbeitung

Um zu den verschiedenen Zeitpunkten im Herzzyklus die entsprechenden 3D-Oberflächenmodelle gewinnen zu können, muß die räumliche Struktur des Herzens vorab im Datensatz segmentiert worden sein. Dieser Schritt wurde semiautomatisch mit einem am DKFZ Heidelberg entwickelten Programm durchgeführt [2].

Aus den segmentierten Daten wird mit Hilfe des VTK (*Visualization Toolkit* von Kitware^{TM} [3]) für jeden Zeitpunkt ein dreidimensionales Oberflächenmodell erstellt. Hierfür wird eine Visualisierungs-Pipeline aus mehreren Filtern durchlaufen, u.a. Gauss-Glättung, Marching Cubes und Polygon-Reduzierer. Um diese zeitintensiven Operationen nicht vor jeder Betrachtung neu durchführen zu müssen, werden die resultierenden Gittermodelle im STL-Format abgespeichert.

2.3 Haptisches Interface

Als haptisches Interface kommt das *PHANToM* von SensAble^{TM} [4] zum Einsatz. Dieses Gerät ermöglicht nicht nur eine dreidimensionale haptische Ausgabe über Servomotoren, sondern auch eine Eingabe in allen Raumrichtungen. Während der haptischen Simulation wird es als Navigationsinstrument im Herzen benutzt.

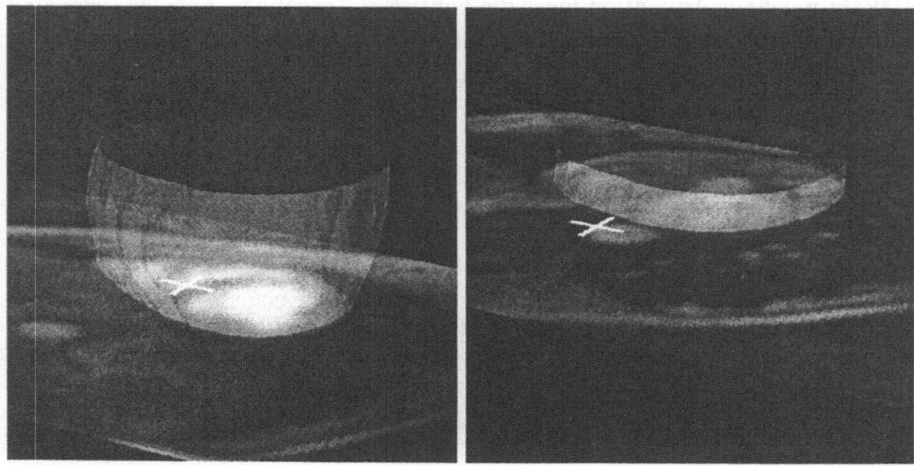

Abb. 1. Der durch das *PHANToM* gesteuerte Cursor an verschiedenen Positionen des Herzens. Die morphologischen Daten werden an der Schnittebene eingeblendet und sind durch die halb transparente Herzwand stets sichtbar.

Die haptische Simulation des Blutflusses basiert auf folgendem Prinzip: Da die Stärke des Flusses im funktionellen MR schon als Grauwert kodiert ist, muss dieser lediglich in eine lineare Kraft umgewandelt und an das *PHANToM* übergeben werden. Diese Kraft wirkt eindimensional, senkrecht zur Aufnahmerichtung. Der Eichwert für Strömungsstillstand kann im Programm interaktiv verändert werden. Um bei Bewegungen innerhalb des Volumens einen weichen Übergang zwischen den einzelnen Voxeln zu erzielen, wird der Flusswert trilinear interpoliert.

2.4 Visualisierung

Da die haptische Simulation echtzeitkritisch ist und einen nicht unerheblichen Teil der Systemresourcen beansprucht, ist bei der Visualisierung die zeitliche Performance essentiell. Das VTK konnte hier aufgrund seiner Pipeline-Architektur nicht überzeugen, so dass auf *OpenGL* [5] ausgewichen wurde.

Für die dreidimensionale Darstellung werden die im Vorverarbeitungsschritt abgespeicherten STL-Dateien in Display-Listen eingelesen, um die Performance zu optimieren. Bei der Animation des Herzzyklus beschränkt sich der Aufwand damit auf die Übergabe der dem jeweiligen Zeitpunkt entsprechenden Liste an den Renderer. An der aktuellen Position wird parallel zur MR-Aufnahmerichtung eine Schnittebene eingeblendet, die neben der Morphologie der Schicht einen Positionscursor zeigt. Um diese Ebene immer einsehen zu können, wird die Herzoberfläche halb transparent gerendert (Abb. 1).

Die Flussinformationen der aktuellen Schicht werden in einem anderen Fenster auf klassische Weise zweidimensional und farblich kodiert dargestellt. Auch hier wird zur Übersicht ein Positionscursor eingeblendet.

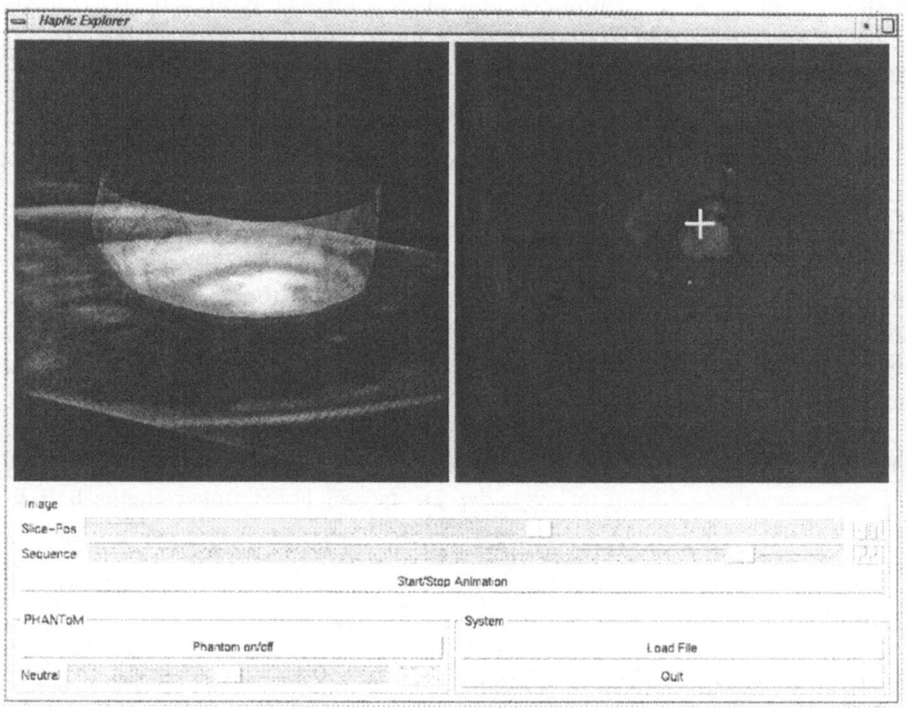

Abb. 2. Benutzeroberfläche des Prototyps. Auf der linken Seite das 3D-Fenster mit den morphologischen Daten, rechts das 2D-Fenster mit den farblich kodierten Flussdaten. Unten die verschiedenen Steuerelemente.

2.5 Benutzeroberfläche

Dem Benutzer wird eine intuitiv bedienbare Benutzeroberfläche, die auf der *QT*-Bibliothek basiert [6], geboten. Neben den beschriebenen Fenstern für 2D- und 3D-Visualisierung enthält sie die Steuerelemente für *PHANToM* und Bilddaten (Abb. 2). Durch die Verwendung von *QT* wird auf allen unterstützten Plattformen ein einheitliches und übersichtliches Gesamtbild abgegeben.

3 Ergebnisse und Ausblick

Die gleichzeitige Ausgabe von visueller und haptischer Information hat sich grundsätzlich als realisierbar herausgestellt. Auf der verwendeten Plattform konnte ein Echtzeitverhalten allerdings nicht erreicht werden, was sich darin äußert, dass Animationen zu langsam abgespielt werden. Problematisch sind hier vor allem die nicht für SGI optimierten Treiber des *PHANToM*-Interfaces.

Die Haptik an sich dagegen konnte überzeugen und lieferte neue Wahrnehmungen beim Analysieren von Flussdaten. Interessant erscheint die Möglichkeit, zusätzliche funktionelle Datensätze mit den Flussinformationen aus den bisher fehlenden Dimensionen einzubinden und so die haptische Kraft auf drei Dimensionen zu erweitern. Hier könnten weitere Forschungen im Bereich der Operationssimulation ansetzen.

4 Zusammenfassung und Danksagung

Mit unserem Programm erhält der Herzchirurg gleichzeitig Informationen über die Morphologie, den Blutfluss und die zugrundeliegenden Druckunterschiede, die er für die Beurteilung von Shuntvitien benötigt. Auf einer leistungsfähigen Plattform kann er den Blutfluss während eines kompletten Herzzyklus in Echtzeit mitverfolgen. Ob dieses System auch im Rahmen von Operationssimulationen eingesetzt werden kann, muss noch untersucht werden.

Diese Arbeit wurde im Labor für Herzchirurgie der Universitätsklinik Heidelberg durchgeführt und im Rahmen des Sonderforschungsbereichs 414 "Rechner- und sensorgestützte Chirurgie" von der Deutschen Forschungsgemeinschaft finanziert.

Literatur

1. Heid V, Evers H, Henn C, Glombitza G, Meinzer HP: Interaktive Echtzeit-Mehrkanal-Visualisierung des Herzens. In: Horsch A, Lehmann T (Hrsg.). Bildverarbeitung für die Medizin 2000. Springer-Verlag, Berlin, 123-127, 2000.
2. Cardenas C, Braun V, Hassenpflug P et al.: Ein Framework für die Implementierung von Anwendungssystemen zur Verarbeitung und Visualisierung von medizinischen Bildern. In: Bildverarbeitung für die Medizin 2001. Springer-Verlag, Berlin, 2001.
3. Schroeder WJ, Martin KM, Avila LS, Law C: VTK User's Guide. Kitware Inc, 2000.
4. Massie TH: Initial haptic explorations with the PHANToM: virtual touch through point interaction. Department of Mechanical Engineering, Massachussetts Institute of Technology, Cambridge, MA, 1996.
5. Woo M, Neider J, Davis T, Shreiner D: OpenGL Programming Guide. Addison-Wesley-Verlag, Reading, Massachusetts, 3.Auflage 1999.
6. Dalheimer MK: Programming with QT. O'Reilly & Associates, 1.Auflage 1999.

Ein Visualisierungssystem zur Unterstützung der intraoperativen Resektionskontrolle

A. Höpfner[1], K.A. Ganser[1], H. Dickhaus[1],
A. Staubert[2], C.R. Wirtz[2], M.M. Bonsanto[2], V.M. Tronnier[2], S. Kunze[2]

[1] Institut für Medizinische Informatik
Universität Heidelberg, Fachhochschule Heilbronn
Max-Planck-Str. 39, 74081 Heilbronn
[2] Neurochirurgische Klinik der Universität Heidelberg
Im Neuenheimer Feld 400, 69120 Heidelberg
Email: ahoepfne@ix.urz.uni-heidelberg.de

Zusammenfassung. Trotz ihrer hohen Leistungsfähigkeit können etablierte Navigationstechniken bei neurochirurgischen Eingriffen bestimmte Situationen, beispielsweise den Einsatz bei einer ungünstigen Geometrie der Resektionshöhle, nicht meistern. Um in solchen Problemfällen dennoch eine Radikalitätskontrolle der durchgeführten Resektion anhand intraoperativer MR-Volumenscans vornehmen zu können, bedarf es ergänzender Werkzeuge. In der vorliegenden Arbeit stellen wir ein Softwaretool vor, mit dessen Hilfe intraoperative MR-Aufnahmen oder Ausschnitte derselben schnell und einfach dreidimensional dargestellt werden können mit dem Ziel, Resttumorgewebe aufzufinden und die zugehörige Position visuell auf den Patienten übertragen zu können. Das flexible, interaktive System wurde in enger Zusammenarbeit mit den klinisch tätigen Neurochirurgen konzipiert und ist demnach auf deren Bedürfnisse zugeschnitten

1 Einleitung

Bei der Resektion von Hirntumoren mit konventionellen Operationstechniken ist die Wahrscheinlichkeit der unvollständigen Tumorentfernung und das damit verbundene Risiko eines Rezidivs mit 70% sehr hoch [1]. Spezielle Techniken versuchen, eine vollständige Resektion zu erreichen, indem intraoperativ kontrastmittelverstärkte MR-Bilder aufgenommen werden, in denen sich Resttumorgewebe hyperintens abzeichnet [2]. Mit der Hilfe von Neuronavigationssystemen können die betreffenden Stellen dann lokalisiert und das maligne Restgewebe anschließend chirurgisch entfernt werden. Allerdings gibt es Fälle, in denen die Neuronavigation nicht angewendet werden kann; wird beispielsweise in unmittelbarer Nähe des MR-Tomographen operiert, erschweren die hohen Magnetfeldstärken den Einsatz von Navigationssystemen [3]. Ebenfalls sind Resektionshöhlen mit ungünstiger Geometrie, z.B. bei tiefen Cavitäten mit Überhängen, der Navigation nicht zugänglich.

Vor diesem Hintergrund entstand in der Neurochirurgischen Klinik der Wunsch, auch in solchen Problemfällen von den intraoperativ gewonnenen MR-Aufnahmen zu profitieren und die Bildvolumina zur Resektionskontrolle verwenden zu können. Da intraoperativ gescannte Bilder wegen der Lagerung des Patienten in aller Regel nicht in standardisierten Koordinatensystemen aufgenommen werden können und die Schnittführung der Schichtbilder demnach von Fall zu Fall stark variiert, ist eine Orientierung sehr schwierig. Durch eine geeignete 3D-Visualisierung der Resektionshöhle anhand der intraoperativen Bilder sollte es jedoch möglich sein, Stellen mit Resttumorgewebe aufzufinden und visuell entsprechend dem Blickwinkel des Chirurgen auf den Patienten zu übertragen.

In diesem Beitrag stellen wir ein Visualisierungssystem vor, das für die beschriebene Problemstellung entwickelt wurde. Bei der Implementierung der problemangepaßten Visualisierungs- und Bearbeitungstools lag der Schwerpunkt wegen des intraoperativen Arbeitsumfelds auf der benutzerfreundlichen Bedienbarkeit und einem optimierten Laufzeitverhalten.

2 Methoden

Der offene MR-Scanner (Siemens Magnetom Open) [4], der in der Neurochirurgischen Klinik für die intraoperativen Aufnahmen verwendet wird, speichert die Bilder im üblichen DICOM-Format. Das entwickelte System liest den gesamten Bildstapel ein und stellt zur Begutachtung zwei Betrachtungsmodi – eine 2D- und eine 3D-Ansicht – bereit.

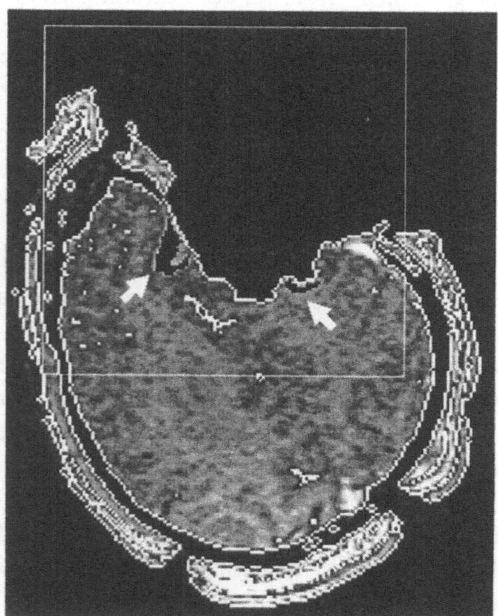

Abb. 1: 2D-Schichtansicht eines intraoperativen Datensatzes. In weiß ist die Segmentgrenze zwischen Kopf (Hirn und Schädel) und Hintergrund eingezeichnet. Der Resttumor wurde ebenfalls segmentiert (Pfeile). Das weiße Rechteck kennzeichnet die Region of Interest für die nachfolgende 3D-Visualisierung. (Originaldarstellung in Farbe)

In der 2D-Schichtansicht (siehe Abb. 1), in der selbstverständlich Blättern durch das Volumen, stufenloses Zooming und Grauwertfensterung zur Verfügung stehen, werden die Vorarbeiten für die nachfolgende 3D-Visualisierung durchgeführt. Zum einen wird mit einer manuell einzustellenden Grauwertschwelle der Kopf des Patienten (inklusive Trepanation und Resektionshöhle) vom Hintergrund getrennt. Die Kontur des Segments wird in Echtzeit in die Grauwertschichten eingezeichnet, wodurch eine unmittelbare Kontrolle der Segmentierung ermöglicht wird. Zum zweiten wird mit der Maus eine quaderförmige Region of Interest festgelegt, innerhalb derer sich die Resektionshöhle befindet. Dieses Subvolumen wird für die nachfolgende 3D-Visualisierung verwendet. Seine Größe kann jederzeit verändert werden.

Da das System zur Resektionskontrolle dienen soll, wurde mit einer halbautomatischen Tumorsegmentierung die Möglichkeit geschaffen, Rest-Tumorgewebe besonders hervorzuheben. Tumorgewebe zeichnet sich durch Kontrastmittelgabe in den Aufnahmen deutlich hyperintens von seiner Umgebung ab, so daß eine Segmentierung mit einem 3D-Region-Growing-Algorithmus verwendet werden kann. Das Region-Growing ist durch eine obere und untere Grauwertschwelle beschränkt und akzeptiert zusätzlich nur Voxel innerhalb der Region of Interest. Die Interaktion bei dem Segmentierungsvorgang beschränkt sich auf die Auswahl der Schwellenwerte und das Anklicken eines Startpunkts. Da die Resttumoranteile üblicherweise klein sind, steht das Segmentierungsergebnis stets in Echtzeit zur Verfügung und wird sofort in die Grauwertbilder eingezeichnet. Die Segmentierung mehrerer nichtzusammenhängender Tumorreste ist durch das Angeben mehrerer Startpunkte möglich.

Für die 3D-Ansicht (siehe Abb. 2) wird eine Oberflächendarstellung des Kopfes bzw. der Resektionshöhle innerhalb der Region of Interest sowie eine Oberflächendarstellung des segmentierten Tumors berechnet, die in unterschiedlichen Farben dargestellt werden. In der aus diesen Objekten gebildeten Szene stehen stufenloses Zooming, Rotation ("virtual trackball") sowie Beleuchtungs-, Transparenz- und Clippingfunktionen zur Verfügung. Auf die Oberflächen der 3D-Objekte können die Originalgrauwerte aus den MR-Datensätzen gemappt werden. Zudem ist es möglich,

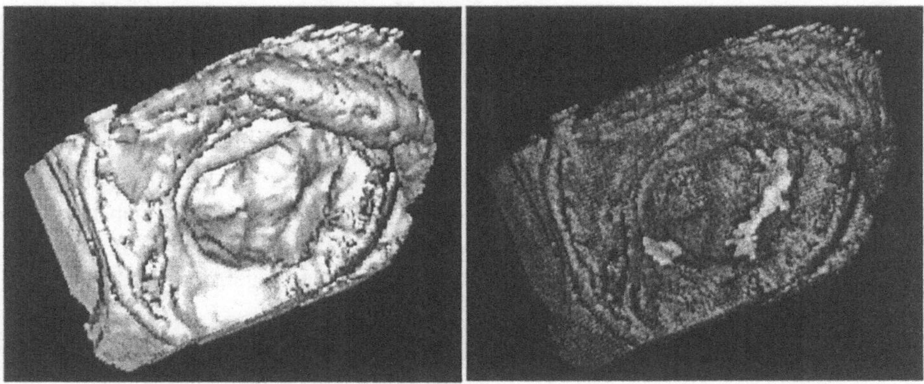

Abb. 2: 3D-Ansicht der rekonstruierten Resektionshöhle aus dem intraoperativen Datensatz. Links: Oberflächendarstellung, anhand derer der Operateur den visuellen Bezug zum Operationssitus herstellt. Rechts: Transparente Darstellung der Resektionshöhle mit durchscheinender Resttumorobefläche (helle Objekte).

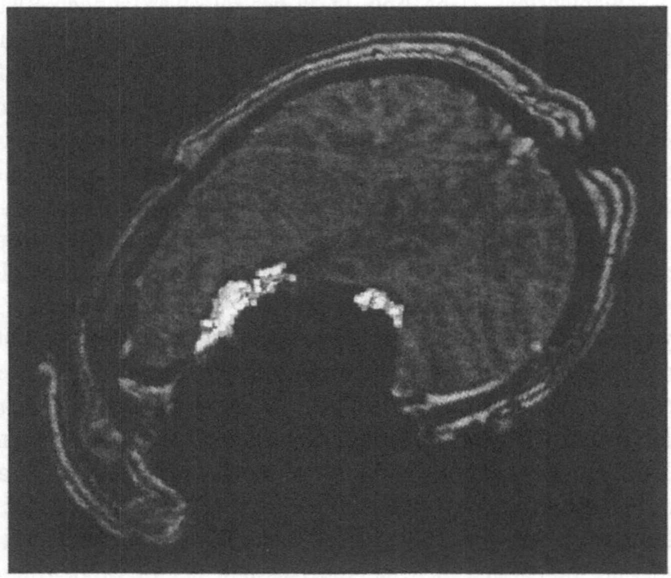

Abb. 3: Dreidimensionale Szene mit einer transversalen Schnittebene durch den intraoperativen MR-Datensatz und der Oberflächendarstellung des Tumorsegments (hell). Diese Darstellung bietet dem Arzt neben der zusätzlichen räumlichen Orientierungshilfe auch die Möglichkeit, das Segmentierungsergebnis des Resttumors in beliebig geführten Schnitten durch das Grauwertvolumen zu kontrollieren.

beliebig orientierte Schnittbilder durch den MR-Datensatz in die Szene einzuzeichnen (siehe Abb. 3).

Mittels morphologischer Erosion der Resektionshöhle sowie durch interaktives gezieltes Abtragen von Bildvoxeln mit der Maus wird es dem Arzt ermöglicht, tieferliegende Gewebeschichten zu begutachten und die Auswirkung von entsprechenden operativen Manipulationen abzuschätzen. Durch Vorhalten der Bilddaten in geeigneten Datenstrukturen ist auch diese interaktive Manipulation der Szene in Echtzeit möglich. Für eine bessere Darstellung, jedoch auf Kosten der Performance, kann die relativ grobe Auflösung der MR-Bilder durch Subsampling mit trilinearer Interpolation verbessert werden. Alle beschriebenen Funktionen stehen auch für die höher aufgelösten Bilder zur Verfügung.

Zur Unterstützung der OP-Dokumentation ist sowohl im 2D- als auch im 3D-Modus das Abspeichern der angezeigten Bilder bzw. Szenen als Bitmap-Dateien möglich. Außerdem können komplette Datensätze mit allen Einstellungen in 2D und 3D in einem proprietären Format gespeichert und später wieder geladen werden.

3 Ergebnisse

Wir haben ein Visualisierungssystem entwickelt, das speziell für den intraoperativen Einsatz zur Darstellung der Resektionshöhle und zur Unterstützung der Radikalitätskontrolle bei Tumorresektionen geeignet ist. Die Entwicklung erfolgte in C++ unter

WindowsNT, für die Benutzerschnittstelle wurden die MFC und für die Visualisierungsaufgaben OpenGL verwendet. Die Konzeption des Systems erfolgte in enger Zusammenarbeit mit der Neurochirurgischen Klinik der Universität Heidelberg und entspricht somit den Vorstellungen der Neurochirurgen. Die Performance aller Verarbeitungsschritte mit unverzüglicher Präsentation der Ergebnisse erfüllt die strikten zeitlichen Anforderungen für einen Einsatz während eines operativen Eingriffs. Ein geübter Anwender kann beispielsweise bequem innerhalb einer Minute die Vorarbeiten für die 3D-Darstellung durchführen. Die Anwendung auf archivierte intraoperative Datensätze erbrachte vielversprechende Ergebnisse bezüglich der Resektionskontrolle; eine klinische Evaluation wird in den nächsten Wochen durchgeführt.

4 Diskussion

Das entwickelte System ist für neurochirurgische Interventionen im Kopfbereich vorgesehen, bei denen die konventionelle Neuronavigation scheitert. Speziell soll das gravierende Problem der vollständigen Tumorresektion in den eingangs erwähnten Problemfällen ermöglicht werden. Das entwickelte System erhebt nicht den Anspruch, wie Navigationssysteme, quantitative Aussagen und Ergebnisse zu produzieren; vielmehr ermöglicht es dem Arzt die Orientierung in intraoperativen MR-Aufnahmen bei der Resektionskontrolle durch eine schnelle und vielseitige Visualisierung. Wegen der i.d.R. nicht standardisierten Schnittführung der MR-Schichten ist für den Chirurgen eine Orientierung ohne eine solche zusätzliche Hilfestellung sehr schwierig [5]. Nach unserem Kenntnisstand sind vergleichbare Ansätze bislang nicht verfolgt worden.
Aufgrund seiner guten Performance eignet sich das System auch als schnelles Visualisierungssystem für präoperative Aufnahmen.

5 Literatur

1. Albert FK, Forsting M, Sartor K, Adams HP, Kunze S: Early Postoperative Magnetic Resonance Imaging after Resection of Malignant Glioma: Objective Evaluation of Resudual Tumor and its Influence on Regrowth and Prognosis. Neurosurgery 34(1): 45-60, 1994.
2. Wendt M, Duerk JL, Aschoff AJ, Lewin JS: Intraoperative MRT: Von der Idee zum ersten Patienten. Electromedica 67(2):107-115, 1999.
3. Tronnier VM, Wirtz CR, Knauth M, Lenz G, Pastyr O, Bonsanto MM, Albert F, Kuth R, Staubert A, Schlegel W, Sartor K, Kunze S: Intraoperative Diagnostic and Interventional Magnetic Resonance Imaging in Neurosurgery. Neurosurgery 40(7): 891-902, 1997.
4. Drobnitzky M, Lenz G, Kunze S, Fahlbusch R: Intra-Operative MR-Imaging during Neurosurgery. In: Lemke HU, Vannier MW, Inamura K, Farman AG (Hrsg.): Computer Assisted Radiology CAR'96, 729-732. Elsevier, Amsterdam, 1996.
5. Masutani Y, Masamune K, Suzuki M, Dohi T, Iseki H, Takakura K: Computer Aided Surgery (CAS) System for Stereotactic Neurosurgery. In: Ayache N (Hrsg.): Computer Vision, Virtual Reality and Robotics in Medicine'95, 247-251. Springer, Berlin, Heidelberg, 1995.

Simulation einer Schädeltrepanation mit Hilfe der Java3D-Technologie

Kai Annacker*#, Hans-Gerd Lipinski*, Dietrich H. W. Grönemeyer#

*Abt. Medizinische Informatik
Fachhochschule Dortmund, 44139 Dortmund
#Institut für MikroTherapie
Universität Witten/Herdecke, 44799 Bochum
Email: annacker@microtherapy.de

Zusammenfassung. Die Trepanation der menschlichen Schädelkalotte, wie sie im Rahmen eines stereotaktischen Eingriffs notwendig ist, wird simuliert. Dazu werden verschiedene anatomische Strukturen (Haut, Muskeln, Nerven, Knochen) segmentiert und dreidimensional rekonstruiert. Im Rahmen der Simulation werden Gewebeareale interaktiv durchbohrt, wobei der Operateur mittels eines Force-Feedback-Joysticks eine spürbare Rückmeldung über den Status des virtuellen Bohrers erhält. Unter Nutzung der modernen JAVA 3D Technologie und entsprechender Graphik-Hardware wird das 3D-Modell in Echtzeit dem Stand der Trepanation angepaßt.

1 Einleitung

Um einen stereotaktischen Eingriff in das menschliche Gehirn durchführen zu können, ist eine Öffnung der Schädelkalotte notwendig. Dabei findet zumeist das Verfahren der *osteoplastischen Trepanation* Anwendung, bei der der ausgesägte Knochendeckel nach Abschluß des eigentlichen diagnostischen bzw. therapeutischen Eingriffs replantiert wird. Durch das erzeugte Bohrloch kann dann eine Sonde, welche an einem am Kopf des Patienten montierten Führungsrahmen befestigt ist, entlang eines zu definierenden Trajektes auf einen Zielpunkt innerhalb des Gehirns zubewegt werden. An diesem Zielpunkt erfolgt dann die diagnostische oder therapeutische Maßnahme, z. B. eine Biopsie, die Einsetzung einer Stimulationselektrode oder eine Koagulation des umliegenden Nervengewebes.

Im Zuge der Entwicklung eines stereotaktischen Operations-Simulators wurde in einem ersten Teilprojekt das virtuelle Trepanieren einer Schädelkalotte eingeführt. Für den Operateur sind dabei auf der einen Seite eine komfortable, interaktive Festlegung der Lage des Trajektes, und damit auch des Bohrloches, anhand präoperativ angefertigter Computertomogramme, auf der anderen Seite aber auch die differenzierte Steuerung des (virtuellen) Bohrwerkzeuges von Interesse. Es wurde ein System entwickelt, das diese Forderungen aufgreift und in Form einer Kombination von Soft- und Hardware implementiert.

2 Methoden und Ergebnisse

2.1 Basisdaten, Soft- und Hardware

Als Grundlage für die eingesetzten Segmentierungs- und Rekonstruktionsverfahren wurden kraniale Computertomogramme mit einer Auflösung von 256×256 Bildpunkten (horizontaler und vertikaler Pixelabstand: 1mm) und einem Schichtabstand von zwei bis vier Millimetern verwendet.

Die Software wurde für ein 800MHz-Dual-Prozessor-System inklusive Hochleistungs-3D-Graphikkarte auf Intel-/Windows-Basis in der system- und plattformunabhängigen Programmiersprache JAVA 2 der Firma Sun Microsystems in der Version 1.3 entwickelt. JAVA 2 wurde trotz geringfügiger Performance-Nachteile gegenüber Sprachen wie C oder Pascal gewählt, da es die Perspektive bietet, den Simulator auch auf anderen Computersystemen, für die ebenso eine *Java Virtual Machine*, die notwendige Laufzeitumgebung, erhältlich ist bzw. sein wird, einsetzen zu können [1, 2]. Ferner bietet die fortschrittliche JAVA 3D Technologie über die OpenGL-Schnittstelle der Graphikkarte Zugriff auf deren 3D-Fähigkeiten [3, 4].

2.2 Segmentierung und dreidimensionale Rekonstruktion

In einem ersten Schritt werden die zu rekonstruierenden Strukturen des Patientenschädels anhand ihrer Dichte, d. h. anhand des durch sie erzeugten Grauwertes innerhalb des Voxelquaders, interaktiv definiert. Dabei können nicht miteinander verbundene Strukturen auch getrennt segmentiert werden.

Die Oberfläche jedes einzelnen der so definierten Objekte wird nun mit Hilfe des *Marching-Cube-Algorithmus* trianguliert [5]. Hierzu wird der gesamte Voxelquader auf Übergänge von Objekt zu Umgebung zwischen zwei benachbarten Voxeln durchsucht. Durch diese detektierten Übergänge werden die zu konstruierenden Grenzflächen definiert, die sich jeweils nur aus bis zu fünf Dreiecken zusammensetzen, in ihrer Gesamtheit jedoch schließlich die vollständige Objektoberfläche bilden. Zur besseren Orientierung werden die einzelnen, den unterschiedlichen Gewebestrukturen (z. B. Haut, Muskeln, Nerven, Knochen) entsprechenden Objekte verschiedenfarbig dargestellt.

In einem weiteren Schritt wird versucht, die hohe Anzahl erzeugter Dreiecke durch Betrachtung ihrer Größen- und Lageverhältnisse zu reduzieren [6]. Dies erscheint notwendig, da auch modernste 3D-Graphik-Hardware beim Umgang mit derart vielen Polygonen an Grenzen stößt, was sich in sinkenden Frameraten und damit verlängerten Reaktionszeiten bemerkbar macht. Dabei verschlechtert sich der visuelle Eindruck des dreidimensionalen Oberflächenmodells bis zu einer Reduktion um etwa 50% der Dreiecke nicht, sondern gewinnt eher noch an Qualität. Hinzu kommt, daß dieses 3D-Modell schneller visualisiert wird, und sowohl Rotation als auch Zoom ohne relevante Wartezeiten bewältigt werden können. Dies ermöglicht, auch intraoperativ ohne Verzögerung dem virtuellen Operateur eine gewünschte Ansicht des Schädels und des Bohrareals zu liefern.

2.3 Trajekt und Simulation der Trepanation

Um während der anschließenden Simulation nicht für jeden Zeitpunkt das gesamte dreidimensionale Modell erneut berechnen zu müssen, wird der Voxelquader, und damit auch die zu rekonstruierende Oberfläche, in zwei unterschiedlich zu behandelnde Volumen geteilt: ein sehr großes, das sich während des Bohrvorganges nicht verändern wird, und ein deutlich kleineres, das durch die Bohrung potentiell entfernt wird. Hierzu werden zuvor Lage und Winkel des Bohrtrajektes, speziell der Zielpunkt innerhalb des virtuellen Schädels, interaktiv festgelegt.

Da der simulierte Vortrieb des Bohrwerkzeuges nur Auswirkungen auf das kleinere der beiden Volumen hat, kann der größte, *statische* Teil des Modells einmalig vor Beginn der Simulation dreidimensional rekonstruiert werden. Nur die Oberfläche des kleineren, *dynamischen* Anteils muß bei Vortrieb des Bohrers — reduziert um das an- oder durchbohrte Gewebeareal — erneut berechnet werden. Dadurch gelingt es nahezu verzögerungsfrei, einen visuellen Eindruck des Bohrergebnisses zu vermitteln, zumal während der Simulation das sich gerade entwickelnde Bohrloch eingesehen werden kann, ohne den Bohrer selbst zurückführen zu müssen.

2.4 Navigation und Rückkopplung

Die Segmentierung, Festlegung des Trajektes und die dreidimensionale Ansicht werden per Tastatur und Standardmaus gesteuert; auch die Simulation läßt sich auf diese Weise durchführen. Um dem virtuellen Operateur jedoch ein realitätsnahes Bohren zu ermöglichen, kann ein *Force-Feedback-Joystick* benutzt werden, der mit Hilfe eingebauter Motoren softwareseitig steuerbare Widerstände und Bewegungen gegen Auslenkungen erzeugen kann. So wirkt der Joystick in Abhängigkeit von den zu durchdringenden Strukturen dem Vortrieb entgegen und meldet die aktuelle Drehzahl des virtuellen Bohrers durch angepaßte Vibration zurück.

Da derzeit keine direkte Joystick-Steuerung in JAVA möglich ist, wird zur kontinuierlichen Registrierung der Joystickhaltung und gleichzeitigen Steuerung der Force-Feedback-Effekte auf die *Microsoft DirectX* Technologie (insbesondere das DirectInput API) zurückgegriffen, die fester Bestandteil aktueller Microsoft Windows Systeme ist [7]. Zu diesem Zweck empfahl sich die Verwendung der Entwicklungsumgebung *Microsoft Visual C++*, die bereits auf die Nutzung des DirectX API vorbereitet ist.

Um Informationen zwischen der Joystick-Steuerung und dem Simulator auszutauschen, werden *Datagramme* per *User Datagram Protocol* (UDP) über ein lokales Netzwerk (local area network, LAN) versendet [8]. Wie in Abbildung 1 dargestellt sendet das Simulationssystem speziell die für die Force-Feedback-Steuerung notwendigen Daten, während gleichzeitig das Navigationssystem Informationen über den aktuellen Status des Eingabegeräts übermittelt. Diese lose Kopplung — UDP ist ein verbindungsloses Netzwerkprotokoll — der beiden Programmteile hat den Vorteil, daß durch die systemabhängige Joystick-Steuerung

Abb. 1. Schematische Darstellung der Funktionsweise des Operations-Simulators.

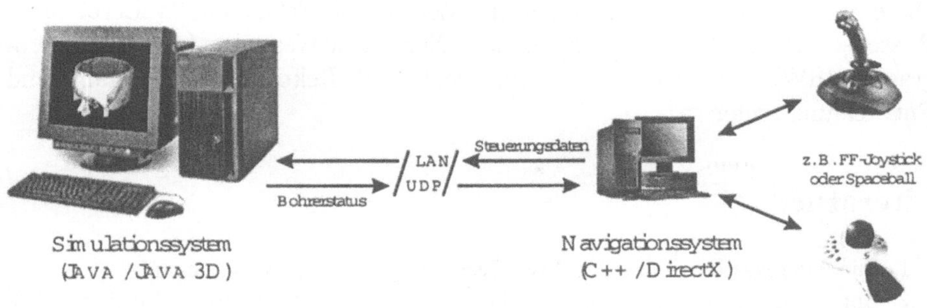

nicht die Plattformunabhängigkeit des Simulators eingeschränkt wird. Ferner wird die Simulations-Workstation nicht durch das Joystick-Programm zusätzlich belastet, auch wenn es möglich wäre, beide Programme auf einem einzigen Rechner zu betreiben. Der Nachteil von UDP, keine feste Verbindung zu etablieren, wird dadurch kompensiert, daß die Datagramme, also die Informationspakete, numeriert und mit Prüfsummen abgesichert werden. So kann sichergestellt werden, daß fehlende oder veränderte Pakete erkannt werden.

3 Diskussion

Die virtuelle Schädeltrepanation als Teil einer Operations-Simulation wurde entwickelt, um einem virtuellen Operateur die Möglichkeit zu geben, anhand von Patienten-CTs ein Trajekt festzulegen, diesem folgend eine Bohrung durchzuführen und sie visuell zu beurteilen. Dazu werden verschiedene anatomische Strukturen farblich differenziert dargestellt und bei Vortrieb eines virtuellen Bohrwerkzeuges in Echtzeit um durchbohrte Strukturen reduziert.

Die Steuerung der Simulation mit Hilfe eines bislang vornehmlich in der PC-Spiele-Szene anzutreffenden Force-Feedback-Joysticks bietet sich durch die gelungene Kombination von Steuermöglichkeit und Bohr-Feedback an. Verzichtet man beim virtuellen Bohrvorgang auf diese Art der Rückkopplung, ist auch der Einsatz anderer Eingabegeräte möglich, die die Microsoft DirectInput Technologie unterstützen, z. B. eines *Spaceballs*, einer Art Trackball mit sechs Freiheitsgraden.

Probleme bestehen derzeit noch bei der Echtzeit-Simulation des Oberflächen-Modells während der Trepanation auf nicht hinreichend performanten (preiswerteren) PC-Systemen, also bei für die jeweilige Graphik-Hardware zu großer Anzahl darzustellender Polygone. Im Zuge stetig zunehmender Leistungsfähigkeit von Standard-PCs und weiterer Optimierung der Software ist jedoch zu erwarten, daß das Simulations-System zukünftig auch hier sinnvoll einsetzbar sein wird.

Danksagung

Diese Arbeit wurde mit Mitteln des Ministeriums für Schule und Weiterbildung, Wissenschaft und Forschung des Landes Nordrhein-Westfalen (Assistentenprogramm NRW) und der Fachhochschule Dortmund (Rektorat II / Forschung und Entwicklung) gefördert.

Literatur

1. Sun Microsystems Inc.: The JAVA Technology, http://java.sun.com/.
2. Sun Microsystems Inc.: The JAVA 2 Standard Edition 1.3, http://java.sun.com/j2se/1.3/.
3. Sun Microsystems Inc.: The JAVA 3D API, http://java.sun.com/products/javamedia/3D/.
4. Silicon Graphics Inc.: OpenGL — The Industry's Foundation for High Performance Graphics, http://www.opengl.org/.
5. Bourke, Paul: Polygonizing a scalar field, 1997, http://www.swin.edu.au/astronomy/pbourke/modelling/polygonise/.
6. Bourke, Paul: Surface (polygonal) simplification, 1997, http://www.swin.edu.au/astronomy/pbourke/modelling/surfsimp/
7. Microsoft Corporation: DirectX 8.0, http://www.microsoft.com/directx/.
8. Internet RFC/STD/FYI/BCP Archives: Request For Comments 768, The User Datagram Protocol (UDP), http://www.faqs.org/rfcs/rfc768.html.

Multitexturbasierte Volumenvisualisierung in der Medizin

Christof Rezk-Salama, Michael Scheuering

Graphische Datenverarbeitung, Universität Erlangen-Nürnberg
Am Weichselgarten 9, 91058 Erlangen
Email: {rezk,scheuering}@cs.fau.de

Zusammenfassung Volumenvisualisierung ist mittlerweile zum festen Bestandteil zeitgemäßer medizinischer Forschung und Diagnostik geworden. Interaktivität fordert hier in der Regel teure Graphikworkstations oder spezielle Volume Rendering Hardware. Alternativ wurde bisher reduzierte Interaktivität und Bildqualität auch auf dem PC oder günstigeren Workstations angeboten. Angetrieben durch den PC Konsumermarkt werden hochwertige Graphikkarten gleichzeitig immer preiswerter und leistungsfähiger. Neueste Entwicklungen bieten extreme Polygonleistungen bei einer Füllrate im Gigapixel-Bereich. In diesem Bericht werden Verfahren vorgestellt, diese preiswerte Hardware für die wissenschaftliche Visualisierung zu verwenden. Dabei werden spezielle Fähigkeiten wie Framebuffer-Arithmetik und Single-Pass-Multi-Texturing effizient ausgenutzt, um direktes Volume Rendering mit Beleuchtung sowie Isoflächendarstellung bei interaktiver Bildrate zu ermöglichen. Das Ergebnis ist zeitgemäße Volumenvisualisierung, die in Hinblick sowohl auf Qualität als auch auf Interaktivität den Vergleich mit teuren High-End Lösungen mehr als standhält.

1 Einleitung

Bei tomographischen Datensätzen liegt die volumetrische Information in der Regel als eine Menge diskreter Abtastpunkte auf uniformem Gitter vor. Der skalare Abtastwert beschreibt dabei eine bestimmte Materialeigenschaft des aufgenommenen Gewebes, beispielsweise das Absorptionsvermögen gegenüber Röntgenstrahlung bei CT. In der Volumenvisualisierung wird durch eine *Transferfunktion* jedem dieser Materialwerte jeweils ein Farbwert und ein Opazitätswert zugewiesen. Dadurch werden dem tatsächlichen Gewebe an diesem Punkt virtuell physikalische Fähigkeiten zur *Emission* und *Absorption* von Licht zugeordnet, die zur Generierung von Bildern genutzt werden.

Die allgemein zum Rendering virtueller Szenen verwendete *Strahlungstransfergleichung* beschreibt das physikalische Phänomen der Ausbreitung von Licht in Materie. Streuung des Lichts wird in der Volumenvisualisierung in der Regel vernachlässigt. Der üblicherweise verwendete Raycasting-Ansatz approximiert die Strahlungstransfergleichung durch eine Neuabtastung des Datensatzes und durch Integration der interpolierten diskreten Emissions- und Absorptionswerte entlang der Sehstrahlen. Zur Interpolation können spezielle Fähigkeiten der Graphik-Hardware, wie beispielsweise Texturen ausgenutzt werden, um interaktive Bildraten zu erreichen.

Angetrieben durch den Massenmarkt für Multimedia-Anwendungen hat die Leistungsfähigkeit preiswerter PC-Graphikkarten immens zugenommen und teilweise die teuren High-End Lösungen im Hinblick sowohl auf Flexibilität als auch auf Performanz bereits überholt. Für eine Anwendung der Volumenvisualisierung in der Medizin spielt die Benutzerinteraktion eine entscheidende Rolle. Interaktive Darstellungen sind zwingend notwendig, um zielgerichtet Diagnosen durchzuführen. Daher ist es wünschenswert, kostengünstige hochperformante PC Hardware auch im medizinischen Bereich einzusetzen.

2 Texturbasierte Interpolation

Im Gegensatz zum Konsumermarkt ist für die wissenschaftliche Visualisierung nicht nur die Performanz wichtig, sondern auch die Qualität der resultierenden Bilder, d.h. die Exaktheit bei der Darstellung der im Datensatz enthaltenen Information. Diese wird einerseits bestimmt durch das verwendete Interpolationsverfahren, andererseits durch die Abtastrate, d.h. die Anzahl der Abtastpunkte entlang eines Sehstrahls. Trilineare Interpolation wird hier als Standardanforderung angesehen. Der Nutzen von Interpolationsverfahren höherer Ordnung ist gerade im medizinischen Bereich fraglich, da in der Regel bei tomographischen Aufnahmeverfahren, beispielsweise beim Spiral-CT, die Rekonstruktion der Schichtbilder aus Projektionsbildern lediglich durch lineare Interpolation erfolgt. Zur artefaktfreien Darstellung kleiner Strukturen – Nerven oder Blutgefäßen beispielsweise – muß darüber hinaus eine Möglichkeit gegeben sein, die Abtastrate entsprechend zu erhöhen.

Texturbasierte Verfahren versuchen die Fähigkeit der Textureinheit zur hardwarebeschleunigten Interpolation ausnutzen. Da Graphikkarten jedoch keine volumetrischen Rendering-Primitive unterstützen, muß das Volumen durch eine bestimmte Anzahl polygonaler Schichten approximiert werden. Je nach vorhandener Hardware gibt es verschiedene Strategien:

2.1 Verwendung von 3D-Texturen

Das Standardverfahren zum texturbasierten Volume-Rendering wurde 1994 von Cabral et al. [1] vorgestellt und erfordert eine Unterstützung von 3D-Texturen mit trilinearer Interpolation durch die Graphikhardware. Dieses in der Regel auf High-End Workstations implementierte Verfahren gilt als Referenz sowohl für Bildqualität als auch für Performanz. Das Volumen wird dann wie in Abb. 1 (links) dargestellt in Texturschichten zerlegt, die abhängig von der Blickrichtung immer parallel zur Bildebene verlaufen. Da sich in diesem Szenario die Schichtpolygone bei Änderung des Augpunktes ebenfalls verändern, müssen die Texturen für jedes Bild neu interpoliert werden. Da die Hardware trilineare Interpolation unterstützt, ist dies bei interaktiver Bildrate möglich.

2.2 Verwendung von 2D-Texturen

Trilinear interpolierte 3D-Texturen werden von PC-Graphikkarten nur zögerlich unterstützt. Daher will man zumindest die bilineare Interpolation der 2D-Texturen ausnutzen. Wie in Abb. 1 (Mitte) dargestellt, kann dies geschehen, indem man die Schichtpolygone anstatt an der Bildebene am Objekt selbst ausrichtet. Auf diese Weise wird

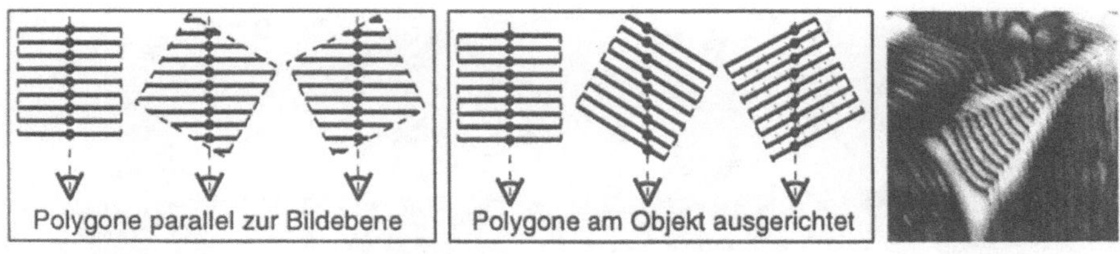

Abbildung1. Ausrichtung der Polygone an der Bildebene (links) und am Volumen (Mitte). Bei zu geringer Abtastrate führen beide Verfahren zu visuellen Artefakten (rechts).

trilineare durch bilineare Interpolation ersetzt. Ändert sich der Winkel zwischen Blickrichtung und Schichtnormale um mehr als 45°, so wird auf einen anderen Schichtstapel umgeschaltet. Demzufolge müssen die meisten der texturbasierten Algorithmen das Volumen dreifach im Speicher halten, jeweils ein Schichtenstapel für jede Raumachse. Dies ist auch das Grundprinzip beim *Shear-Warp-Algorithmus* [2], der als Standardverfahren für Software-Implementierungen gilt.

Im Bezug auf den ursprünglichen Raycasting-Ansatz ist diese Vorgehensweise jedoch nicht ganz korrekt. Da der Winkel zwischen Blickrichtung und Schichtnormale zwischen 0° und 45° variiert, ändert sich der Abstand der Abtastpunkte blickrichtungsabhängig mit einem Faktor zwischen 1 und $\sqrt{2}$. Die Integration der Abtastwerte wird somit inkorrekt. Der größte Schwachpunkt bisheriger 2D-texturbasierter Verfahren ist jedoch die Tatsache, daß es aufgrund der festen Texturschichten nicht möglich ist, die Abtastrate zu erhöhen. Dies wird besonders dann deutlich, wenn bei starkem Zoomen visuelle Artefakte an den Schichträndern entstehen, wie sie in Abb. 1 (rechts) dargestellt sind. Die Beseitigung dieser Artefakte ist auf sehr effiziente Weise möglich durch Verwendung von Multitexturen.

2.3 Verwendung von 2D-Multitexturen

Unter Multitexturen versteht man die Möglichkeit ein einzelnes Polygon innerhalb der Rendering-Pipeline gleichzeitig mit mehreren Texturen zu versehen. In der Rasterisierung wird Farbe und Opazität eines Fragments dann als Ergebnis programmierbarer arithmetischer Operationen zwischen der Primärfarbe und mehreren Texturwerten bestimmt *(Texturkombination)*. Wie in [3] beschrieben, kann diese flexible Framebuffer-Arithmetik effizient ausgenutzt werden, um echte trilineare Interpolation auch mit 2D-Texturen zu berechnen.

Die trilineare Interpolation einer Texturschicht $S_{i+\alpha}$ kann beschrieben werden als Überblenden zwischen zwei aufeinanderfolgenden Schichten S_i und S_{i+1}:

$$S_{i+\alpha} = (1-\alpha)\cdot S_i + \alpha\cdot S_{i+1}. \tag{1}$$

Die beiden Schichten S_i und S_{i+1} werden als Multitexturen aktiviert. Die bilineare Interpolation innerhalb der Texturschicht wird hierbei durch die Texturumgebung berechnet.

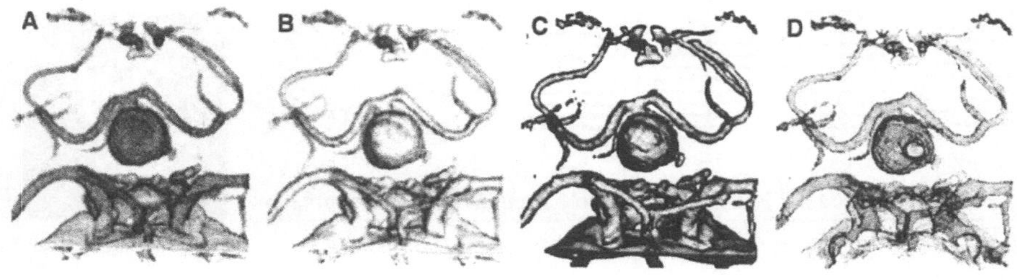

Abbildung2. Intrakranielles Aneurysma in der CT Angiographie. Direktes Volume-Rendering ohne Beleuchtung (A), mit diffuser und spekularer Beleuchtung (B). Isofläche mit diffuser und spekularer Beleuchtung (C). Transparente Isofläche (D)

Der fehlende dritte Interpolationschritt in Richtung der Schichtnormale erfolgt anschließend gemäß Gleichung 1 bei der Texturkombination. Berechnungen wie diese werden auf PC-Graphikkarten mittlerweile standardmäßig unterstützt, beispielsweise im neuen Standard *DirectX* 8.0 oder unter *OpenGL* durch NVidia's *Register Combiners* [4]

Moderne Multitextur-Hardware unterstützt weitaus komplexere Möglichkeiten der Texturkombination. Beispielsweise können die RGB-Kanäle einer Textur als Vektoren interpretiert und ein Skalarprodukt berechnet werden. Dies kann genutzt werden, um das Phong-Beleuchtungsmodell in die texturbasierte Volumendarstellung zu integrieren (siehe Abb. 2 und 3), wie es beispielsweise in [5] zur Darstellung *nicht-polygonaler* Isoflächen genutzt wurde. Die Basis dieser Verfahren ist die Vorberechnung der Gradientenvektoren, deren $x-$, $y-$ und $z-$Komponenten in einer RGB-Textur gespeichert werden. In der Rasterisierung wird dann das für die Beleuchtung benötigte Skalarprodukt zwischen Gradient und Lichtrichtung (bzw. *Halfway*-Vektor) bestimmt. Die Berechnung des Phong-Beleuchtungsmodells kann somit vollständig durch die Rasterisierungshardware erfolgen [3].

3 Implementierung

Um medizinischem Fachpersonal den Zugriff und den Einsatz des beschriebenen Volume Rendering Systems zu ermöglichen, wurde eine Integration in die medizinische Softwareplattform *syngo* der Firma Siemens AG zu Evaluierungszwecken vorgenommen [1]. Durch die Realisierung ähnlich einer Syngo-Komponente ist es möglich, die Applikation in den Workflow des Mediziners einzubinden. So erlaubt die Anwendung nun, direkt vom CT- oder MR-Scanner aufgenommene Tomographiedaten per DICOM-Protokoll zu transferieren und in einem Patientbrowser auszuwählen. Anschließend können die Daten mit den in den vorigen Kapiteln beschriebenen Visualisierungstechniken dargestellt werden.

[1] Die Integration liegt jedoch nicht als Produkt vor, sondern lediglich als Forschungsarbeit zu Testzwecken am Institut.

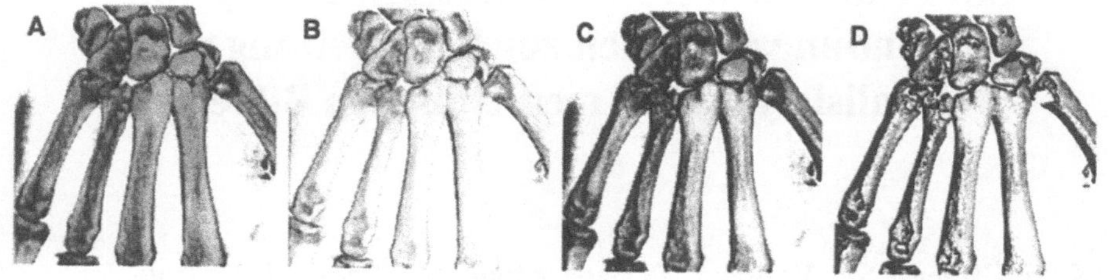

Abbildung3. Computertomographie der Mittelhandknochen. Direktes Volume-Rendering ohne Beleuchtung (A), mit diffuser Beleuchtung (B) und mit spekularer Beleuchtung (C). Isofläche mit diffuser und spekularer Beleuchtung (D)

4 Zusammenfassung und Ausblick

Graphik-Hardware für den PC bietet sehr flexible Multitextur-Einheiten mit programmierbaren arithmetischen Operationen. Es wurde gezeigt, daß diese Möglichkeiten effizient genutzt werden können um die für medizinische Anwendungen benötigte Interaktivität und Bildqualität auch auf Low-Cost Hardware zu realisieren. Die vorgestellten Verfahren zielen darauf ab, in naher Zukunft hochqualitatives Volume Rendering auf den Schreibtisch eines jeden praktizierenden Arztes zu bringen.

Speziell für medizinische Zwecke können die Verfahren auch zur interaktiven Segmentierung erweitert werden. Dabei können die Originaldaten als eine Textur definiert und die Segmentierungs-Tags als eine zweite Textur, wodurch in Verbindung mit Texturpaletten extrem flexible Darstellungsmöglichkeiten folgen. Darüber hinaus ist es auch naheliegend die fusionierte Darstellung registrierter multimodaler Datensätze auf sehr flexible Weise mit Multitexturen zu realisieren.

References

1. B. Cabral, N. Cam, and J. Foran. Accelerated Volume Rendering and Tomographic Reconstruction Using Texture Mapping Hardware. *ACM Symp. on Vol. Vis.*, 1994.
2. P. Lacroute and M. Levoy. Fast Volume Rendering Using a Shear–Warp Factorization of the Viewing Transform . *Comp. Graphics*, 28(4), 1994.
3. C. Rezk-Salama, K. Engel, M. Bauer, G. Greiner, and T. Ertl. Interactive Volume Rendering on Standard PC Graphics Hardware Using Multi-Textures and Multi-Stage Rasterization. In *Eurographics/SIGGRAPH Worksh. on Graphics Hardware*. ACM, 2000.
4. J. Spitzer. GeForce 256 and RIVA TNT Combiners. http://www.nvidia.com/Developer.
5. R. Westermann and T. Ertl. Efficiently Using Graphics Hardware in Volume Rendering Applications. In *Proc. of SIGGRAPH*, Comp. Graph. Conf. Series, 1998.

Ein Framework für die Implementierung von Anwendungssystemen zur Verarbeitung und Visualisierung von medizinischen Bildern

C. E. Cárdenas S. [1], V. Braun[1], P. Hassenpflug[1], M. Thorn[1], M. Hastenteufel[1], T. Kunert[1], M. Vetter[1], L. Fischer[2], W. Lámade[2], H.P. Meinzer[1]

[1] Abteilung für Medizinische und Biologische Informatik
Deutsches Krebsforschungszentrum, Heidelberg.
[2] Chirurgische Klinik Heidelberg
Email: C.Cardenas@DKFZ.de

Zusammenfassung. Zur Unterstützung von Medizinern bei der Interpretation medizinischen Bildmaterials ist es notwendig, Systemeinheiten zu entwickeln, welche spezialisierte Teilaufgaben in der klinischen Bildverarbeitung übernehmen. Durch den Einsatz eines *objektorientierten Frameworks*, das auf erprobten und bekannten Entwurfsmustern basiert, wird der Entwicklungsprozess von medizinischen Anwendungskomponenten erleichtert, beschleunigt und weniger fehleranfällig gestaltet. In dieser Arbeit wird ein Framework vorgestellt, das die komponentenbasierte Entwicklung von dedizierten Anwendungssystemen für unterschiedliche klinische Fragestellung erlaubt. Dadurch ist es möglich, schneller auf neue Anforderungen zu reagieren. Exemplarisch werden zwei aus dem Framework entwickelte Systeme vorgestellt.

1 Einleitung und Motivation

Für die Entwicklung von medizinischen Anwendungssystemen eignen sich objektorientierte Konzepte und Mechanismen, weil sie der menschlichen Denkweise nahe kommen. Der Einsatz objektorientierter Mechanismen reicht aber nicht aus, um wiederverwendbare und flexible Komponenten zu erstellen. Dies kann durch den Einsatz eines übergeordneten Frameworks erreicht werden, das auf erprobten Entwurfsmustern [1] basiert. Ein derartiges Framework reduziert das Risiko, das „Open-Close"-Prinzip (Open for Extension and Closed for Modification) in den bereits entwickelten Modulen zu verletzen. Ziel dieser Arbeit war die Konzipierung eines *objektorientierten Frameworks*, welches den Entwicklungsprozess von medizinischen Anwendungssystemen erleichtert, beschleunigt und weniger fehleranfällig gestaltet.

2 Struktur des Frameworks

Das Framework stellt den Anwendungsentwicklern vorgegebene Basisstrukturen und Komponenten zur Verfügung und kann die Verwendung und Ansteuerung einer oder mehrerer Komponenten realisieren. Somit lässt sich das Framework in verschiedenen Bereichen für unterschiedliche Ziele in der Bildverarbeitung und Visualisierung einsetzen. Dabei bietet das Framework die Möglichkeit, das entwickelte System als *Stand-alone Applikation* oder auch als *PlugIn* eines übergeordneten Systems zu realisieren. Aufgabe der Entwickler ist entweder die Verwendung der von dem Framework zur Verfügung gestellten Komponenten oder die Implementierung der Komponenten, die das Framework an die Anforderung des zu entwickelnden Anwendungssystems anpassen. Der Anwendungsentwickler soll sich auf die spezifischen Details seiner Komponenten konzentrieren können. Die Kommunikation der Komponenten miteinander, die automatische Generierung von graphischen Komponenten, die Verwaltung des Informationsflusses, die Anordnung und Aussehen der Komponenten und die Kommunikation des Anwendungssystems mit anderen Systemen sind einige der Aufgaben, die das Framework übernimmt. Die Integration der neuen Komponenten an das Framework kann der Anwendungsentwickler mit einer einfachen Vererbung realisiert. Darunter verbergen sich die Entwurfsmuster *Factory Method* und *Builder*. Die vorgefertigen und die neuen Komponenten werden von dem Framework in Form von *Bibliotheken* geladen. Diese *Black Box* Einbindung erlaubt die Unabhängigkeit der Komponenten und ermöglicht außerdem die Verwendung der Komponenten getrennt voneinander, so dass beispielsweise die Komponenten allein getestet werden können.

Die Struktur des implementierten Frameworks basiert auf drei unterschiedlichen generischen Modulen. Diese Module sind eine mehrstufige Umsetzung des *Model View Controller*- Modells, die durch die Zusammensetzung verschiedener Klassen im Sinne der objektorientierten Technologie in der Programmiersprache C++ implementiert wurde.

2.1 Das Modul *Model*

Dieses Modul verwaltet die Informationen, welche in den Modulen und Anwendungssystemen des Frameworks verwendet werden. Der Anwendungsentwickler kann mit einfachen Aufrufen, die von ihm erzeugten Daten speichern und wieder lesen. Diese Daten werden anderen Anwendungssystemen des Frameworks zur Verfügung gestellt. Der Datenfluss funktioniert auch hier transparent. Wenn das Anwendungssystem als Stand Alone Applikation arbeitet, dann werden die Daten mit Hilfe dieses Moduls im File System gespeichert. Wenn das System auf der Basis eines übergeordneten Systems arbeitet, stellt dieses Modul die Verbindung zu diesem System her. Der Anwendungsentwickler kann bei der Einbindung einer neuen Komponente das Modul *Model* erweitern, so dass er bestimmen kann, welche Daten in dieser Komponente gespeichert werden können. Außerdem kann festgelegt werden, ob die Daten nur temporär im Hauptspeicher gehalten oder gespeichert werden sollen. Der Anwendungsentwickler kann auch beim Einbinden einer Komponente direkte Verbindungen zu anderen schon vorhandenen Komponenten festlegen und kann außerdem, falls erwünscht, den Datenfluss zu bestimmten Komponenten sperren. Standardmäßig wird eine Kommunikation zwischen allen Komponenten hergestellt.

2.2 Das Modul *View*

Dieses Modul enthält eine Klassenstruktur, welche das Aussehen und die graphische Anordnung der Benutzungsschnittstellen des Frameworks bestimmt. Anhand dieser Klassen werden die graphischen Komponenten generiert. Diese lassen sich einfach durch andere ersetzen oder erweitern. Man kann hierdurch auch unterschiedliche Plattformen unterstützen. Für die erste Implementierung dieses Moduls wurde *OSF/Motif* als GUI Bibliothek verwendet. Die Austauschbarkeit der graphischen Komponenten, die auf dem Modul *View* basieren, ermöglicht die Portabilität des Frameworks auf andere GUI Systeme. Als Erweiterung wird demnächst eine Implementierung des Moduls *View* mittels der GUI Bibliothek *Qt* realisieren. Damit wird die Verwendung des Frameworks und der daraus entwickelten Anwendungen unter verschiedenen Plattformen gewährleistet.

2.3 Das Modul *Control*

Dieses Modul definiert den Kontrollfluss der verschiedenen Komponenten des Frameworks. Es unterteilt sich in drei Untermodule. Das Untermodul *Base-Controller* steuert die Kommunikation der Komponenten untereinander und mit dem Framework. Die Einführung einer neuen Komponente geschieht durch Erweiterung dieses Untermoduls. Dabei wird das Framework nicht verändert, sondern soll durch Anwendung des *Substitutionsprinzips* die Schnittstellen der neuen Komponente implementieren, die wiederum von dem Framework aufgerufen werden. Nach dieser Integration hat die neue Komponente Zugriff auf alle Module des Frameworks. Das Untermodul *Image-Manager* steuert die Verwaltung der Bilddaten (Original Daten, anatomische Landmarks und die Parameter für die Visualisierung). Diese Daten werden an alle Komponenten weiter gereicht. Der Datenfluss ist dabei transparent, d.h. der Anwendungsentwickler kann die Informationen verwenden, ohne zu Wissen, in welcher Komponente sie erzeugt worden sind. Das Untermodul *Algorithm Manager* steuert die Ausführung vorgegebener und neuer Bildverarbeitungsfunktionen. Dieses Untermodul bietet über dreißig kanten- und regionenbasierte Bildverarbeitungsfunktionen. Dieses Untermodul wurde nach den Entwurfmustern *Bridge* und *Facade* Implementiert. Damit ist seine Erweiterung mit neuen Bildverarbeitungsalgorithmen problemlos möglich. Außerdem ist eine automatische Generierung der graphischen Komponenten in dem Framework sowohl für die Steuerung der neu eingefügten Teilsysteme als auch für die Parameter der Bildverarbeitungsfunktionen integriert.

3 Einsatz des Frameworks

Die erste Applikation, die auf dem Framework basiert, ist ein Segmentierungstool, das eine semiautomatische Segmentierung ermöglicht. Das Tool unterteilt sich in verschiedene Bereiche, die jeweils für klar definierte Aufgaben zuständig sind.
Der *Systemsteuerungsbereich* enthält Funktionen, die den Zustand des ganzen Systems ändern, wie zum Beispiel das Laden eines neuen Datensatzes. Der *Navigationsbereich* bietet Kontrollelemente für die Selektion einer bestimmten Schicht oder die

Navigation durch die Bilddaten. Die zu bearbeitende Schicht wird im *Arbeitsbereich* angezeigt. Der *Werkzeugbereich* stellt semiautomatische Bildverarbeitungsalgorithmen wie Region Growing, Threshold, Konturverfolgung, interaktiv bedienbare Aktive Konturen, sowie manuelle Werkzeuge zum freien Einzeichen oder Entfernen zur Verfügung. Die Kontrollelemente für das Setzen einer oder mehreren Parameter werden in dem *Parameterbereich* angezeigt. Mit Hilfe dieser Werkzeuge kann der Anwender die Bilddaten schichtweise bearbeiten. Die Segmentierungsergebnisse werden von dem Untermodul *Landmarks Controller* verwaltet und können von dem Endanwender in dem *Landmarkselektionsbereich* selektiert werden. Die Grenzen der Ergebnisse werden als *Overlays* farblich angezeigt. Die nachträgliche Erweiterungsfähigkeit mit neuen Bildverarbeitungsfunktionen wird von dem Untermodul *Algorithm Manager* gewährleistet. Mit Hilfe dieses Untermoduls kann das Framework für die neuen Bildverarbeitungsfunktionen die graphischen Komponenten, sowohl deren statischen, als auch deren dynamischen Teile, generieren [2], mit deren Hilfe der Endanwender die Funktionen selektieren und deren Parameterwerte ändern kann. Das Framework stellt verschiedene Modi zur Verfügung, mit deren Hilfe der Anwendungsentwickler bestimmen kann, welches Interaktionsmuster bei der Verwendung einer bestimmten Funktion angewendet werden muss. Damit ist es möglich festzulegen, wie die Parameterwerte, welche der Algorithmus für sein Funktionalität braucht, gewonnen werden. Diese können z.B. aus dem Eingabebild durch einen Mausklick, durch die Kombination verschiedener Bilder oder durch die vorher erzeugten Segmentierungsergebnisse gewonnen werden. Zur Zeit wird dieses System für die Segmentierung von Bilddaten in der Operationsplanung für die Herzchirurgie [3] und onkologische Leberchirurgie eingesetzt. Außerdem werden zur Zeit verschiedenen texturbasierten Bildverarbeitungsfunktionen getestet und unabhängig von dem Typ und Dimension der Bilddaten eingesetzt [4].

Die zweite Applikation ist ein radiologisches System für die computergestützte Operationsplanung in der onkologischen Leberchirurgie [5]. Dieses System besteht aus mehreren Teilsystemen, die folgenden Aufgaben bewältigen: Segmentierung der anatomischen Landmarks, Segmentierung der Gefäßbäume, Trennung von Gefäßbäumen, Identifizierung der Segmente der Leber sowie anschließende 3D Visualisierung der Leber, der Segmente und der unterschiedlichen Gefäße.

Das Teilsystem für die Segmentierung der Gefäßbaume ist ähnlich wie das Segmentierungstool aufgebaut. Es enthält in dem *Werkzeugbereich* nur eine Funktion, die als Grundlage des Region-Growing-Verfahrens hat. Als Startpunkt für diesen Prozess wird der Pfortaderstamm ausgewählt. Der Algorithmus durchwandert daraufhin den gesamten Datensatz und sucht nach zusammenhängenden Gefäßstrukturen. Die Parameterwerte werden mit einem Mausklick und der Einstellung des Level/Windows vom Anwender gesetzt. Diese Parameterwerte werden in dem *Parameterbereich* eingetragen, in dem der Anwender die Parameter kontrollieren und gegebenfalls ändern kann. Im *Arbeitsbereich* wird sowohl das Originalbild angezeigt, wie in dem Segmentierungstool, als auch der erzeugte Gefäßbaum.

Die dritte Komponente des Systems bietet im *Werkzeugbereich* eine Funktion, die durch Anklicken fälschlicherweise mitsegmentierter Lebervenen den gesamten Pfad bis zum Pfortaderstamm markiert. In einer solchen Darstellung kann die Stelle, an der der Segmentierungsalgorithmus in die Lebervenen übergelaufen ist, leicht erkannt und

entsprechend markiert werden. Dies wird für alle fehlsegmentierten Strukturen durchgeführt, bis am Ende nur noch das Pfortadersystem dargestellt wird.
In der letzten Komponente werden die errechneten Ergebnisse mit Hilfe des Heidelberger Raytracer visualisiert und im *Arbeitsbereich* angezeigt. Der Anwender kann das Volumen zoomen und rotieren und kann bestimmen, welche Daten angezeigt werden sollen. In einer Ansichtsauswahl kann zwischen verschiedenen Rekonstruktionen gewählt werden. Hierzu gehören einfache Visualisierungen, die die Lage des Tumors in der Leber und relativ zu den Gefäßbäumen zeigen. Genauso kann eine Darstellung derjenigen Gefäße, die innerhalb eines gewählten Sicherheitsabstandes liegen, ausgewählt werden. Das System wird bereits von klinischen Partnern eingesetzt und die Ergebnisse werden im Operationssaal verwendet [6].

4 Schlussfolgerung

Der Einsatz des Frameworks hat sich als erfolgreich erwiesen, denn die Zeit für das Design und die Implementierung von Anwendungssysteme ist durch seine Verwendung reduziert worden. Das Framework gibt die Infrastruktur vor, auf der die Anwendungssysteme arbeiten können. Die Interoperabilität und Integration von Teilsystemen werden unterstützt. Zusätzlich wird der Wartungsoverhead verringert, weil beispielsweise die Beseitigung von Fehlern oder das Einfügen neuer Elemente automatisch in allen Komponenten wirksam wird.

5 Literatur

1. Gamma E, Helm R, Johnson R, Vlissides J: Design Patterns. Addison Wesley- Verlag, New York, 2. Auflage 1994.
2. Cardenas CE, Demiris AM, Makabe M, Meinzer HP: Ein System zur automatischen Generierung graphischer Benutzungsschnittstellen für Bildverarbeitungsalgorithmen. Bildverarbeitung für die Medizin. Grundlagen, Modelle, Methoden, Anwendungen. Springer-Verlag, Berlin, 1. Auflage 1998.
3. Heimann T, Schroeder A, Giess C, et al.: Integrierte visuelle und haptische Darstellung von Blutflüssen an Herzklappen. Bildverarbeitung für die Medizin. Algorithmen, Systeme, Anwendungen. Springer Verlag, Berlin, 1. Auflage 2001.
4. Hastenteufel M, Cardenas C, Hassenpflug P, et al.: Evaluierung von interaktiven, texturanalytischen Segmentierungsverfahren. Bildverarbeitung für die Medizin. Algorithmen, Systeme, Anwendungen. Springer Verlag, Berlin, 1. Auflage 2001.
5. Cardenas C, Glombitza G, Thorn M, Heid H, Vetter M, Hassenpflug P, Fischer L, Lamade W, Richter G, Meinzer HP: A radiological software module for computer aided operation planning in oncological liver surgery. Computer Assisted Radiology and Surgery. Proceedings of the 14th International Congress and Exhibition. Amsterdam: Elsevier Verlag, 1. Auflage 2000.
6. Pressemiteilung des Deutsches Krebsforschungszentrums Nr. 32: Computergestützte Operationsplanung bei Lebertumoren- erstmalig in der Klinik eingesetzt. Heidelberg, 2000. (http://www.dkfz-heidelberg.de/presse/pminhalt.htm)

Interaktives Trennen von Gefäßbäumen am Beispiel der Leber

Matthias Thorn[1], Marcus Vetter[1], Carlos Cardenas[1], Peter Hassenpflug[1], Lars Fischer[2], Lars Grenacher[3], G. M. Richter[3],Wolfram Lamadé[2], Hans-Peter Meinzer[1]

1 Deutsches Krebsforschungszentrum Heidelberg
Abteilung Medizinische und Biologische Informatik, 69120 Heidelberg
2 Chirurgische Universitätsklinik
Abteilung für Allgemeine Chirurgie, 69120 Heidelberg
3 Abteilung für Radiologie
Chirurgische Universitätsklinik, 69120 Heidelberg
Email: M.Thorn@DKFZ.de

Zusammenfassung. Der vorliegende Beitrag stellt ein interaktives Verfahren zur Trennung und Einteilung von Gefäßen am Beispiel der Leberoperationsplanung vor. Die Gefäße werden aus kontrastmittelverstärkten CT- oder MR-Aufnahmen extrahiert und durch einen Graphen beschrieben. Dieser Graph wird mittels Open-GL visualisiert, so dass eine direkte Manipulation der Teilsegmente des Graphen möglich wird. Auf diese Weise lassen sich Gefäßstrukturen trennen bzw. klassifizieren, so dass z.B. die intrahepatischen Gefäßstrukturen der Leber in Vena Porta und Vena Hepatica aufgeteilt und schließlich die Äste der Vena Porta zu den von ihnen versorgenden Segmenten eingeteilt werden können.

1 Einleitung

In der Medizin ist die Kenntnis des individuellen anatomischen Aufbaus eines zu operierenden Organs von zentraler Bedeutung. Im Normalfall stehen dem Arzt zur Beurteilung der Operabilität eines Patienten kontrastmittelverstärkte CT- bzw. MR-Aufnahmen zur Verfügung, die es ihm beispielsweise erlauben die Lage und Ausmaße eines im Zielorgan befindlichen Tumors grob zu lokalisieren. Für eine genaue und anatomisch korrekte Einteilung und Bemessung eines Organs wie der Leber, Niere oder Lunge in ihre Funktionseinheiten ist eine sichere Segmentierung und Rekonstruktion der gefäßartigen Strukturen notwendig.

Bei der Leber geht das portalvenöse Kapillarsystem in die Lebervenen über, so dass sich Kontrastmittel während der Datenaufnahme meist nicht nur im Portalbaum befindet, sondern bereits in Teile des venösen Gefäßsystems geflossen ist. Die anschließende Segmentierung dieser Daten liefert einen portalvenösen Gefäßbaum der an den Enden bereits Teile des venösen Gefäßsystems besitzt, da einige der Blutgefäße der beiden Gefäßbäume so nah beieinander liegen, dass durch die beschränkte räumliche Auflösung der aufnehmenden Modalität diese als miteinander verbunden dargestellt werden.

Dadurch ergeben sich Probleme bei der Ermittlung der korrekten Verzweigungsstruktur der Pfortader und einer darauf basierenden Segmenteinteilung der Leber bzw. der Berechnung gefäßabhängigen Leberparenchyms.

2 Stand der Technik

Zur Analyse von Gefäßstrukturen existieren bereits verschiedene Verfahren, die von mehreren Gruppen entwickelt wurden [1, 2, 3]. Diese Verfahren haben zum Ziel die Gefäßstrukturen vollautomatisch zu erkennen und zu klassifizieren bzw. zu trennen. Dazu werden entweder Informationen über die Anatomie des zu untersuchenden Gefäßsystems zugrunde gelegt oder die Gefäße über graphentheoretische Methoden untersucht. Ein solches Verfahren wurde bereits in unserer Abteilung erfolgreich entwickelt und eingesetzt.

Für die Akzeptanz eines solchen Algorithmus in der klinischen Routine ist es jedoch notwendig sämtliche Entscheidungen über die Korrektheit einer Gefäßzuteilung dem Arzt bzw. dem klinischen Anwender zu überlassen. Dies macht es notwendig eine interaktive Komponente zu entwickeln, die es dem Anwender ermöglicht die Trennung der Gefäße sowie eine Zuordnung der Gefäßäste zu Funktionseinheiten eigenständig durchzuführen. Daher wurde von uns ein Verfahren entwikkelt, das es erlaubt dies interaktiv durchzuführen.

3 Material und Methoden

3.1 Erzeugung des Graphen

Dieses Verfahren besteht aus mehreren aufeinander aufbauenden Methoden zur Segmentierung und Analyse von Gefäßstrukturen in Volumendaten. Nach einer adaptiven Grauwertfilterung der Originaldaten werden alle intrahepatischen Blutgefäße durch ein Schwellwertverfahren segmentiert. Der eigentliche Trennalgorithmus basiert nicht auf den so gefundenen voxelbasierten Gefäßbäumen, sondern auf ihrer symbolischen Beschreibung. Hierzu werden die Voxel ausgehend von einem Saatpunkt, der interaktiv in der Leberpforte gesetzt wird, durchlaufen und alle Verzweigungs- und Endpunkte des Gefäßbaumes als Knoten in einem Graphen gespeichert.

3.2 Darstellung des Graphen

Ziel ist es nun, den so ermittelten Graphen auf die Darstellung des portalvenösen Gefäßbaums einzuschränken. Dazu wird der gesamte Graph mit Hilfe der Graphikbibliothek OpenGL so visualisiert, dass die Teilsegmente, die zwischen den Verzweigungs- und Endknoten liegen, als Kegelstümpfe dargestellt werden. Der obere und untere Radius des jeweiligen Kegelstumpfes ergibt sich dabei aus dem durchschnittlichen Durchmesser des Gefäßes an der entsprechenden Stelle. Somit entsteht für den Benutzer die vereinfachte Darstellung des gesamten Gefäßbaumes der Leber, innerhalb der er seinen Blickpunkt und seine Blickrichtung frei im Raum wählen und nach Verbindungsstellen zwischen portalem und venösem Gefäßbaum suchen kann. Unterstützt wird er dabei durch die folgenden Interaktionsmechanismen:

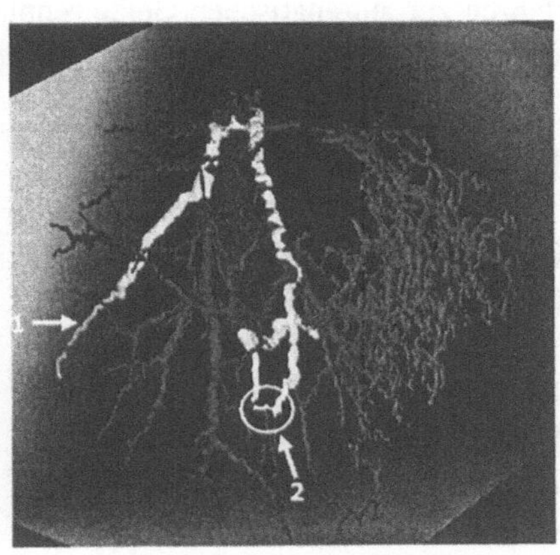

Abb. 1 Rückverfolgung der Gefäße (aktiviertes Teilsegment (1), Übergang von Vena Hepatica in Vena Porta (2))

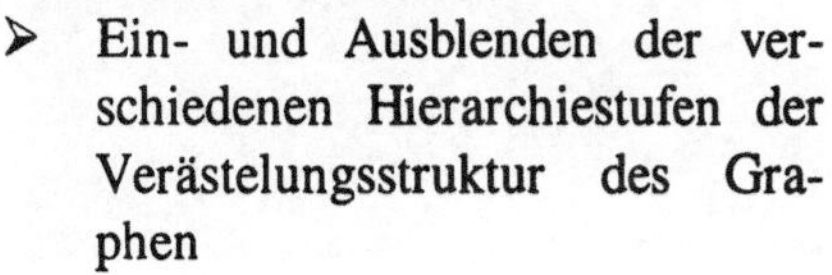

- Ein- und Ausblenden der verschiedenen Hierarchiestufen der Verästelungsstruktur des Graphen
- Verfolgung der Gefäße von einem Teilsegment zurück zur Wurzel des Graphen bzw. in entgegengesetzter Richtung zur Betrachtung des von einem Teilsegment abhängigen Gefäßbaumes (siehe Abb. 1 und Abb. 2).

3.3 Interaktion mit dem Graphen

Zur Trennung des Gefäßbaumes wählt der Benutzer mit Hilfe eines 2D-Eingabegerätes ein Teilsegment des Graphen aus. Hierbei wird der Picking-Mechanismus von OpenGL ausgenutzt, um auf das angeklickte Teilsegment, das in Form einer OpenGL-Displayliste dargestellt wird, zurückschließen zu können. Für die Trennung des Gefäßbaumes stehen zwei unterschiedliche Strategien zur Verfügung.

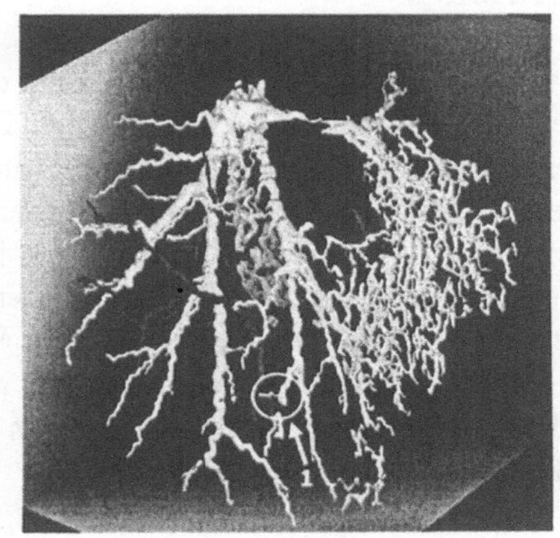

Abb. 2 Anzeigen des abhängigen Gefäßbaumes. (1) aktiviertes Teilsegment

So kann zum einen durch das ausgewählte Teilsegment eine zyklische Abhängigkeit innerhalb des Graphen aufgelöst werden und zum anderen der nach diesem Teilsegment anhängende Gefäßbaum vom portalvenösen Baum abgetrennt werden. Diese Strukturveränderungen können jederzeit rückgängig gemacht werden, so dass die ideale Trennung zwischen dem portalvenösen Gefäßbaum und den venösen Gefäßteilen gefunden werden kann. Der Vorteil dieses Verfahrens ist es, dass die bereits entwickelten

Verfahren zur automatischen Gefäßtrennung auf dem anfangs berechneten Graphen durchgeführt und dem Anwender als Trennungvorschlag präsentiert werden können.

4 Ergebnisse

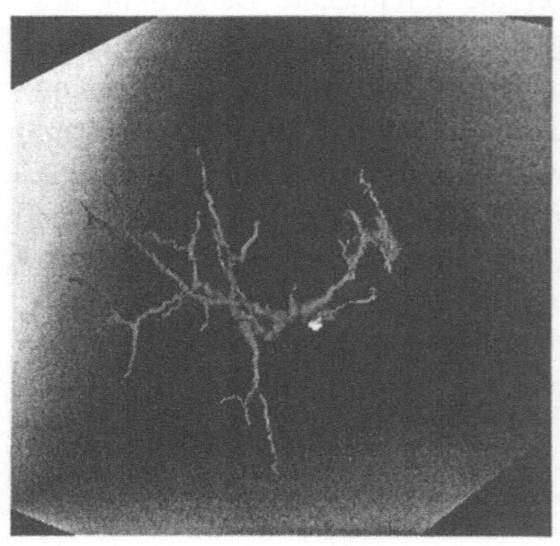

Abb. 3 Vena Porta nach Trennung

Das so entstandene Programm stellt ein einfach und intuitiv bedienbares Werkzeug zur Verfügung, das beim klinischen Anwender auf hohe Akzeptanz gestoßen ist. Der Vorteil besteht dabei darin, dass der klinische Anwender durch die Interaktion mit den gefundenen Gefäßen in seiner Kompetenz unterstützt wird, ohne dabei das Gefühl vermittelt zu bekommen einem Algorithmus vertrauen zu müssen. Zusätzlich verbessert die präoperative Auseinandersetzung des Chirurgen mit dem dreidimensional präsentierten Gefäßbaum die räumliche Vorstellung über die anatomische Struktur der Gefäße sowie der Lagebeziehung des Tumors bzw. der Tumore zu den Gefäßen [5].

5 Ausblick

Im weiteren ist vorgesehen dieses Tool in den Operationssaal zu integrieren. Das ist notwendig, da während des chirurgischen Eingriffs durch Entdeckung neuer Tumore oder aufgrund der Unter- oder Überschätzung der Tumore durch das CT die geplante Operationsstrategie intraoperativ verändert wird. In einem solchen Fall könnten Gefäße, die durch die Strategieänderung betroffen sind, in der Operationsplanung berücksichtigt werden [4], so dass während der Operation der präoperativ berechnete Operationsvorschlag an die gegebene Situation angepasst wird.

Die Flexibilität dieses Werkzeugs läßt auch eine Erweiterung auf Segmentierung und Analyse anderer Organe zu, bei denen die Gefäßversorgung eine ähnlich wichtige Rolle wie bei der Leber einnehmen.

6 Danksagung

Diese Arbeit wurde durch das Tumorzentrum Heidelberg/Mannheim innerhalb des Forschungsschwerpunktes „Tumorzellheterogenität, Metastasierung und Resistenz" gefördert.

7 Literatur

1. Zahlten C, Jürgens H, Peitgen HO. Reconstruction of Branching Blood Vessels from CT-Data. In: Göbel M, Müller H, Urban B (Hrsg.). Visualization in Scientific Computing. Springer Verlag Wien, S 41 - 52, 1995.
2. Göpfert M, Glombitza G, Demiris AM, Lamadé W, Meinzer HP. Trennung von Gefäßbäumen in medizinischen Schichtbildserien am Beispiel der Leber. In: Lehmann T, Metzler V, Spitzer K, Tolxdorf T (Eds.). Informatik Aktuell - Bildverarbeitung für die Medizin 1998 - Algorithmen, Systeme, Anwendungen. Berlin, Heidelberg, New York: Springer. S. 264-268, 1998.
3. Daniel Rinck, Udo Jendrysiak: Ermittlung der Verlaufsinformationen von Gefäßen in Volumendaten. In: Evers H, Glombitza G, Lehmann T, Meinzer HP (Hrsg.). Informatik Aktuell - Bildverarbeitung für die Medizin 1999 Algorithmen - Systeme - Anwendungen. Berlin, Heidelberg, New York: Springer. S. 107-111, 1999
4. Glombitza G, Cardenas C, Thorn M, et al. Ein radiologisches Softwaremodul für die computergestützte Operationsplanung in der onkologischen Leberchirurgie. In: Horsch A, Lehmann T (Hrsg.). Informatik Aktuell - Bildverarbeitung für die Medizin 2000 Algorithmen - Systeme - Anwendungen. Berlin, Heidelberg, New York: Springer. S. 244-248, 2000.
5. Lamadé W, Glombitza G, Fischer L, Chiu P, Cardenas CE Sr, Thorn M, Meinzer HP, Grenacher L, Bauer H, Lehnert T, Herfarth C. The impact of 3-dimensional reconstructions on operation planning in liver surgery. Arch Surg. 2000 Nov;135(11):1256-61.

Interaktive stereoskopische 3D Visualisierung medizinischer Bilddaten mittels Standard-PC-Hardware

Kay Melzer, Hans Gerd Lipinski

Abteilung Medizinische Informatik
Fachhochschule Dortmund, 44139 Dortmund
Email: kaymelzer@web.de, lipinski@fh-dortmund.de

Zusammenfassung. Mit zunehmendem Fortschritt in der Computertechnologie läßt sich auch die Qualität der 3D-Visualisierung medizinischer Bilddaten ständig weiter verbessern. Dazu gehört auch die *stereoskopische Darstellung* der Bildinformationen.

Ziel der vorliegenden Arbeit ist es, verschiedene PC Hard- und Software daraufhin zu testen (bzw. neu zu entwickeln), inwieweit eine qualitativ und quantitativ akzeptable stereoskopische 3D-Ansicht für medizinische Anwendungszwecke erzeugt werden kann. Neben den Visualisierungstechniken stellt sich die Frage nach *Interaktionsmöglichkeiten* direkt im dreidimensionalen Raum. Interessant dabei auch die Frage nach dem zu treibenden Hard- und Softwareaufwand.

Nachfolgende ausführliche Vorstellung liefert einen Überblick über den derzeitigen Stand des Projekts. Als Basis steht eine eigens *hierfür entwickelte Anwendung* zur Verfügung.

1 Einleitung

Seit Einführung der Computertomographie und dem Visible-Human-Project [2,3] ist der Bereich der computergestützten Visualisierung medizinischer Bilddaten ein schier unerschöpfliches Feld. Betrachtet man den Bereich der medizinischen 3D-Rekonstruktion, wird viel von virtuellen Patienten und Operationssimulationen gesprochen. In diesem Zusammenhang stellt sich dann aber doch die Frage, was Simulation oder Arbeiten am virtuellen Patienten heute wirklich bedeutet. Bei genauerer Betrachtung einiger Produkte und Projekte reduziert sich die Simulation lediglich auf eine 3D-Rekonstruktion am Monitor. Zu einer echten Simulation gehört genau genommen auch das Arbeiten im virtuellen Raum und ein direkter Zusammenhang zwischen Interaktion an zweidimensionalen Ursprungsbildern und der dreidimensionalen Ansicht. Ein wirkliches Arbeiten im dreidimensionalen virtuellen Raum ist dann aber ohne zusätzlichen Hardware- und Softwareaufwand nicht möglich.

Ein dreidimensionales Gerüst verliert durch die zweidimensionale Projektion auf die Bildschirmebene wichtige Tiefeninformation, so daß dem Benutzer - insbesondere dem nicht geschulten Auge - das Arbeiten erschwert, oft sogar unmöglich gemacht wird. So ist beispielsweise die Lokalisation eines bestimmten Bereiches in einer komplexen Gesamtheit fast unmöglich, selbst wenn zuvor anhand der zweidimensionalen Daten eine Lokalisation und Markierung geschieht. Mit den üblichen 3D-Verfahren wird vom Anwender daher ein überdurchschnittliches dreidimensionales Vorstellungsvermögen abverlangt.

Die Stereoskopie kann die bei einer Simulation behafteten Orientierungsprobleme wesentlich verringern. Welcher Hardwareaufwand allerdings betrieben werden muß und welche vorhandene Software genutzt werden kann, ergibt sich aber erst aus einer Umsetzung als Soft- und Hardwarelösung und ihrer Anwendung unter realen Bedingungen. Viele vorhandene Produkte setzen auf professionelle Software- und Hardwarelösungen. Je nach Verwendung stereoskopischer Hilfsmittel werden höhere Anforderungen an Hardware und Software gestellt. Spricht man von Verwendbarkeit bzw. Einsatz solcher Systeme, gehört neben einer stereoskopischen Visualisierung auch eine entsprechende ergonomische Umsetzung.

2 Ergebnisse

Als Ergebnis der vorliegenden Arbeit ist eine Software entstanden, die ein stereoskopisches Arbeiten im virtuellen Raum ermöglicht. Um eine breite und individuelle Anwendbarkeit bei dennoch einfacher Nutzung zu gewährleisten, wurden verschiedene Möglichkeiten eingebunden. Die hier möglichen Funktionalitäten stehen exemplarisch für eine umfassende Simulationsumgebung:

1. Die Anwendung basiert zum Teil auf Microsoft Visual6 C++ mit MFC/MDI-Architektur und zusätzlich reiner C++ Codebasis [4], sodaß ein gewohnte und möglichst ergonomischer Benutzung geboten wird [5].
2. Als Grafikbibliothek wird OpenGL mit den zusätzlichen, frei erhältlichen Toolkits, GLUT und GLUI benutzt [1,6-8].
3. Benutzereingaben und Navigation erfolgen beliebig mit Tastatur, Maus, bel. USB-Gameport-Device (z.B. Sidewinder-3D-Dual-Strike), Joystickport-Device (z.B. Gamepad), Spezialeingabegeräten (Spaceball) oder kompatiblen Geräten. Eine Steuerung per Sprache ist mit entsprechendem Programm ebenfalls möglich [9,10].

Neben zahlreichen Import-[11], Export- und Bearbeitungsmöglichkeiten an den zweidimensionalen Daten lag das Hauptaugenmerk bei den 3D-Programmfunktionen und der engen Verknüpfung von 2D- und 3D-Aktionen:

1. Auswahl *verschiedener Stereoskopischer-Ansichtsmodi* (Anaglyph, Chromatek, Pageflipping, Interlaced D4D) mit Berücksichtigung der Benutzerparameter (Augenabstand u.ä.) [12-17].
2. Auswahl *verschiedener Fenstermodi* für verschiedenste Anforderungen (z.B. Mehrbildschirmbetrieb, Systembeschränkungen - das Benutzerinterface ist daran individuell anpaßbar).

3. Rekonstruktion mittels *modifiziertem Marching-Cube-Algorithmus* (direkt ohne jegliche Vorverarbeitung, wie Binärisierung).
4. *Interaktive* (Beleuchtung, Objektbearbeitung, Lokalisation, Navigation) *Visualisierung* im dreidimensionalen Raum.
5. Zur Orientierung im dreidimensionalen Raum bestehen verschiedene *Zusatz-Zeichenfunktionen*, wie Oberflächengitter und Flächennormalen.
6. *Export der Vektordaten* (wahlweise stereoskopisch oder normal, z.B. für Webpads als mobile digitale 3D-Akte) [18,19].

Um Aussagen über die Leistungsfähigkeit und Qualität (unter konkretem Einsatz) von derzeit auf dem Markt erhältlicher Hardware und Software in Verbindung mit der Anwendung machen zu können und Optimierungen durchführen zu können, wurden verschiedene Systeme getestet und mittels eingebauter Testfunktionen verglichen.

Die gewählten Systeme decken ein breites Spektrum an möglichen Systemen ab, die in dieser Art zur Zeit Anwendung finden[20-24]:

1. Pentium I-100 ohne 3D-Grafikkarte, IDE-System,64MB RAM
2. AMD-K6-2-333, 3D-Grafikkarte ohne T&L, IDE, 64MB RAM
3. Pentium II-600, 3D-Grafikkarte ohne T&L, IDE, 128 MB RAM
4. Pentium II-600, 3D-Grafikkarte mit T&L, IDE, 256MB RAM
5. Pentium III-800 DUAL, OPENGL-GRAFIKKARTE, SCSI, 2GB RAM

Verwendete Betriebssysteme sind Windows 95/98/ME, Windows NT4/2000.

Zur Stereo-3D-Ausstattung zählen exemplarisch: Dresden 3D-Display (D4D), Elsa-Revelator-Shutter-Brillen (stellvertretend für die Pageflipping Technik), Anaglyph-Brillen, Chromatek-Brillen.

Zusammenfassend ergibt sich folgendes Bild:

1. Eine Visualisierung vorbereiteter Objekte und Selektionen basierend auf der Rekonstruktion mittels Marching-Cube ist bereits auf einem Pentium der ersten Generation möglich.
2. Bearbeiten in 3D insbesondere größerer Objekte sind auf ~300Mhz-Systemen mit Standard-3D-Beschleunigerkarte möglich.
3. Zusätzliche Verarbeitung von Echtzeitdaten (z.B. von Meßsonden) in 3D erfordert je nach Aufwand eine bessere Systemkonfiguration (als in 1& 2).

Durch die stereoskopische Ansicht sind je nach Modus und vorhandener Hardware Leistungseinbußen bis zu 50% im Vergleich zu einer normalen Ansicht zu erwarten. Die Stereomodi können - nach Leistung absteigend - grob differenziert werden :

1. Nicht-Stereo-Ansicht, 2. Chromatek, 3. Pageflipping, 4. Anaglyph, 5. D4D

Weitere Details, Bilder der Anwendung, Beispiel-Exportdatensätze und Tabellen mit Testergebnissen zum besseren Verständnis sind auf der Homepage zum Programm vorhanden [25].

3 Diskussion

Neben der 3D-Rekonstruktion treten weitere Probleme und Fragen durch die hier gezielte Verwendung von stereoskopischen Methoden auf. Viele Systeme, insbesondere solche zur direkten interaktiven Visualisierung, stecken noch in der Entwicklung bzw. sind nicht vorhanden. Zudem fehlten detaillierte Erfahrungen und direkte praxisorientierte Vergleiche vorhandener Hardware und Software.

Die gewählte Hard- und Software beschränkt unter Umständen die Möglichkeiten einer medizinischen Anwendung (Stereoansichten z.B. sind nur im Vollbild möglich, LCD-Displays und Beamer haben eine zu niedrige Wiederholfrequenz für ein Stereobild in der Pageflipping-Technik, OpenGL-Beschleunigung funktioniert nur unter bestimmten Bedingungen u.ä.).

Je nach gewähltem Stereomodus ergeben sich teils Detailverluste bzw. sind die Tiefenstrukturen im Vergleich zu anderen Stereoansichten nicht so klar erkennbar. Die besten Verfahren sind die Stereomodi, die die Stereoansicht nicht durch Filter erzeugen (Anaglyph). Bei Pageflipping-Verfahren flimmert jedoch je nach Hardware das Bild etwas. Durch das D4D(Interlaced)-Verfahren erscheint an harten Übergängen eine leicht grobe Rasterung. Das interessanteste stereoskopische Verfahren ist das Chromatek-Verfahren. Solange keine Multimodalen Bilddaten gleichzeitig visualisiert werden müssen oder Bereiche hervorgehoben werden sollen (Selektionen u.ä.), liefert dieses Verfahren ein leicht navigierbares und editierbares räumliches Gebilde ohne ergonomische Nachteile für das Auge. Die Kosten sind bei diesem Verfahren die niedrigsten und es werden keine besonderen Mindestanforderungen an die Hardware gestellt. So kann dieses Verfahren Beispielsweise bei Präsentationen auf Großleinwänden oder bei der Benutzung von Webbasierten Systemen, wie Webpads (z.B. als kleiner mobiler Krankenaktenersatz) genutzt werden.

Ein Arbeiten im dreidimensionalen Raum erfordert eine entsprechende Steuermöglichkeit, da hier primär Rückmeldungen über den Sehvorgang entstehen. Nicht jedes Gerät ist für jede Aktion geeignet. Geräte, die mit einer Hand und ohne Unterlage bedient werden können eignen sich sehr gut an Orten, an denen eine zusätzliche flache Arbeitsfläche nicht vorhanden ist. Es ist damit eine einfach-genaue Steuerung ohne hohe Konzentration möglich, allerdings sind Kombinationen aus verschiedenen Geräten bzw. spezielle Controller wiederum besser für aufwendige Interaktionen geeignet (z.B. genaueste Eingriffe in kleinste Strukuren).

Die stereoskopische Visualisierung erleichtert mittels verschiedenster Techniken die interaktive Rekonstruktion. Die verschiedenen Techniken ermöglichen die Nutzung verschiedenster Systemkonfigurationen. Durch immer aufwendigere Spiele steigt die Nachfrage nach entsprechend leistungsfähiger Hardware im Consumerbereich. Teure Einzellösungen werden mittlerweile deutlich kostengünstigere, vergleichbare Lösungen auch für den Massenmarkt umgesetzt. Eine Nutzung teurer High-End-Systeme wird damit teilweise fraglich. Eine entsprechende Leistungssteigerung wäre nur noch durch individuelle, aber teure (einzelne) Programmierung eines Grafik-Systems möglich (und durch hohen Investitionen in spezielle Hardware). Durch eine breite Palette an Einstellungsmöglichkeiten in der Anwendung kann selbst auf betagten Systemen mit einfacher Stereo-Hardware gearbeitet werden (Chromatek-, Farb-Filter-Brille).

Durch die Wahl weit verbreiteter, leistungsfähiger und teilweise kostenfreier Softwarestandards ist eine Portabilität, Erweiterbarkeit und kostengünstige Nutzung gewährleistet.

4 Danksagung

Diese Arbeit wurde mit Mitteln des Ministeriums für Schule und Weiterbildung, Wissenschaft und Forschung des Landes Nordrhein-Westfalen finanziell gefördert.

5 Literaturverzeichnis

1. Woo, Mason; Neider, Jackie; Davis, Tom; Shreiner, Dave: OpenGL Programming Guide – Third Edition, The Official Guide to Learning OpenGL, Version 1.2

6 Verzeichnis der Internet-Seiten

2. http://www.nlm.nih.gov/research/visible/visible_human.html (vishum)
3. http://www.npac.syr.edu/projects/3Dvisiblehuman/3dvisiblehuman.html (VRML)
4. http://msdn.microsoft.com (Microsoft Windows, Entwickler-Seiten)
5. http://www.sozialnetz-hessen.de/Ergo-Online (Ergonomierichtlinien)
6. http://www.opengl.org (Grafikschnittstelle OpenGL)
7. http://www.xmission.com/~nate/index.html (GLUT – OpenGL Toolkit Win32)
8. http://www.cs.unc.edu/~rademach/glui (graf. Interface für GLUT)
9. http://www.labtec.com/product/family.cfm?CategoryID=4 (Spaceball 3D-Controller)
10. http://www.microsoft.com/germany/produkte/overview.asp?siteid=817 (3D-Contr.)
11. http://idt.net/~dclunie/medical-image-faq/html (medizinische Bildformate)
12. http://www.stereographics.com (Stereo-3D-Hardware, Informationen)
13. http://www.stereo3d.com (Überblick Stereotechnik, Informationen, Tests)
14. http://www.inf.tu-dresden.de/D4D/index.htm (D4D Stereo Monitor Technik)
15. http://www.elsa.de (Grafikkarten, Stereobrillen)
16. http://www.chromatek.com (stereoskopisches Verfahren)
17. http://www.sdsc.edu/~mjb/chromadepth (Michael Bailey, chromatek in opengl)
18. http://www-vrl.umich.edu/sel_prj/chroma3d (vrml und chromatek)
19. http://www.web3d.org (vrml, x3d, java3d)
20. http://www.forum3d.de (Hardware)
21. http://www.nvidia.com (Grafikkartenchipsätze)
22. http://www.matrox.de/mga/dev_relations/home.cfm (Hardware-Mehrschirmbetrieb)
23. http://www.intense3d.com (OpenGL 3D-Grafikkarten)
24. http://www.pc.ibm.com/de/intellistation.html (professionelle Workstations)
25. http://welcome.to/DicomGL-real3D (Homepage zum hier vorgest. Projekt)

Registrierung

Elastisches Matching von Röntgenmammogrammen und dreidimensionalen Magnetresonanzdaten

N. V. Ruiter, T. O. Müller, R. Stotzka

Forschungszentrum Karlsruhe, 76344 Eggenstein
Email: nicole.ruiter@hpe.fzk.de

Zusammenfassung. Vorgestellt wird ein Ansatz zum elastischen Matching von Röntgenmammogrammen mit entsprechenden MR Daten. Die Deformation der Brust durch die Kompression während der Mammographie wird durch ein Modell des Verhaltens der Brust simuliert. Dies ermöglicht eine dreidimensionale Darstellung verdächtiger Strukturen im MR–Volumen, die sonst nur in Mammogrammen zu erkennen sind.

1 Einleitung

Das Mammakarzinom (Brustkrebs) ist eine der am weitesten verbreiteten Krebsarten der westlichen Hemisphäre. Jede elfte Frau ist im Laufe ihres Lebens betroffen. Je früher die Diagnose gestellt wird, desto höher ist die Überlebensrate der Patientinnen[1]. Eine frühzeitige Diagnose schwierig, da kleine, nicht tastbare Veränderungen gefunden werden müssen.
Röntgenmammographie ist, nach der Abtastung der Brust, die gebräuchlichste Methode zur Diagnose von Mammakarzinomen. Die Brust wird dabei zwischen zwei Platten zusammen gepreßt und dadurch stark deformiert. Bei weiteren Diagnoseschritten, z.B. Biopsie, oder beim Vergleich mit Bildern anderer bildgebender Verfahren, wie der Magnetresonanztomographie (MR), müssen jedoch Abbildungen der undeformierten und der deformierten Brust korreliert werden.
Dieser Ansatz beschreibt die Verschmelzung von zwei Mammogrammen und einem korrespondierenden MR–Volumen zu einer integrierten Darstellung.

2 Matching multimodaler Bilder der Brust

Matching von Bildern einer verformten Mamma ist schwierig, da die weibliche Brust aus deformierbarem, beweglichem und inhomogenem Gewebe besteht, das unterschiedlich stark gequetscht wird. Das innere Brustgewebe enthält keine auffälligen Strukturen, die in multimodalen Bildern, wie MR und Röntgen, identifizierbar sind. In dieser Arbeit wird die Deformation des Brustgewebes durch ein Modell simuliert.

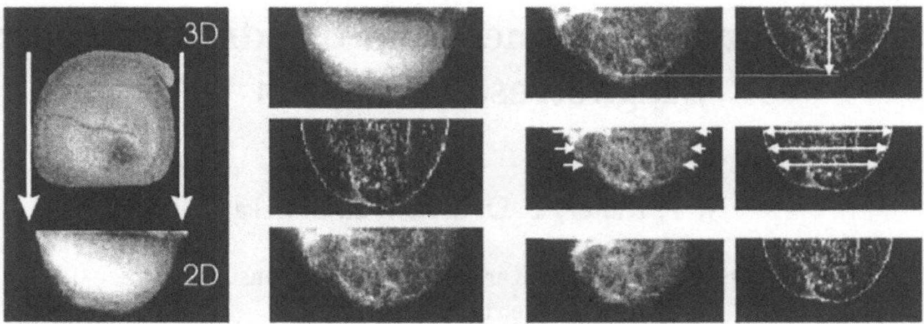

Abb. 1. Matchingprozeß: a) Projektion des MR–Volumens. b) Oben: MR–Projektion. Mitte: Projektion ohne Fettgewebe. Unten: Mammogramm der gleichen Brust. c) Beispiel für die Dekompression eines Mammogramms: Oben: Mammogramm und 0° Projektion. Pfeil deutet die unterschiedlichen Längen verursacht durch die Kompression an. Mitte: Mammogramm ist nun gleich lang wie MR–Projektion. Pfeile verdeutlichen unterschiedliche Brustkontur. Unten: Länge und Umfang gleich.

2.1 Modellierung der Kompression

Novak[4] analysierte das Verhalten von Markierungen in und auf der Brust während der Mammographie. Anhand seiner Ergebnisse entwickelte er eine Methode, die Tiefe einer Läsion ausgehend von zwei Mammogrammen abzuschätzen. Er führte so rund 100 Biopsien erfolgreich durch.
Das hier verwendete Modell für die Deformation der Brust wurde aufbauend auf diesen Ergebnissen entwickelt. Die erste Annahme ist Konstanz der relativen Abstände vom innerem Gewebe und Brustkontur trotz der Deformation. Daher wird eine Projektion des MR–Volumens (Siehe Abb.1a) als Spezialfall eines Mammogramms der unkomprimierten Brust angenommen. Die Deformation innerer Strukturen kann so anhand der Deformation der Brustkontur approximiert werden. Eine zweite Annahme gibt einen Zusammenhang zwischen Mammogrammen, die unter verschiedenen Patientenpositionen und -körperhaltungen aufgenommen wurden. Auf dieser Basis ergibt sich ein Modell, das eine generelle Beziehung zwischen verschiedenen Mammogrammen und dem MR–Volumen etabliert.

2.2 Matchingtransformation

Für die vorliegende Fragestellung wurde eine zweidimensionalen Transformation entwickelt, die das beschriebene Deformationsmodell erfüllt. Da eine Projektion durch das MR–Volumen als Spezialfall eines Mammogramms angesehen wird, kann die gleiche Transformation sowohl zur Deformation einer MR–Projektion anhand eines Mammogramms, als auch zur Entkomprimierung eines Mammogramms analog einer MR–Projektion verwendet werden. (Siehe Abb.1c). Um eine MR–Projektion zu komprimieren, wird wie folgt vorgegangen: Die Projektion wird linear skaliert, so daß die Länge der Brust in beiden Abbildun-

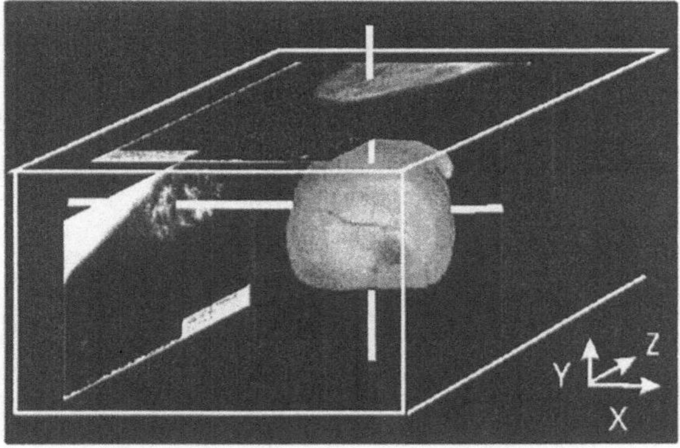

Abb. 2. Rückprojektion.
Diese Abbildung zeigt den räumlichen Zusammenhang zwischen zwei "dekomprimierten" Mammogrammen und einem entsprechenden MR–Volumen. Ist eine Läsion in beiden Mammogrammen identifizierbar, liegt sie im Schnittvolumen der simulierten Röntgenstrahlen.

gen übereinstimmen. Danach wird die Brustkontur der Projektion anhand der Kontur des Mammogramms (pixel–)zeilenweise skaliert. Die relativen Abstände bleiben so erhalten. Nach diesem ersten Schritt liegt eine "komprimierte" Projektion des MR–Volumens entsprechend unserem Modell vor. Solche komprimierten Projektionen werden in einer Nachbarschaft (±25°) eines approximierten Projektionswinkels des Mammogramms berechnet und ihre Übereinstimmung mit dem Mammogramm bewertet, wie in Kapitel 2.3 beschrieben wird. Der Projektionswinkel α_{max} des ähnlichsten Paares beschreibt zusammen mit der Verlängerung δz der Brust durch die Kompression den räumlichen Zusammenhang zwischen MR–Volumen und Mammogramm.

2.3 Bewertungsfunktion

Die Anforderungen an die Bewertungsfunktion bei dieser Anwendung sind der nicht lineare Zusammenhang der Grauwertfunktionen von MR– und Röntgenabbildungen, unterschiedliche Rauschverteilungen und das einseitige Fehlen von Strukturen in einem Bild. Das entropiebasierte Maß *Normalized Mutual Information* (NMI)[2] wurde daher eingesetzt. Da eine der Grundannahmen für NMI ist, daß die größten zusammenhängenden Strukturen überlagert werden müssen, mußte das Fettgewebe des T_2 gewichteten MR–Volumens entfernt werden. (Siehe Abb.1b).

2.4 Rückprojektion

Um die dreidimensionale Position einer Läsion im MR–Volumen zu finden, werden zwei dekomprimierte Mammogramme benötigt. Die Entkomprimierung wird analog der Komprimierung in 2.2 durchgeführt. (Siehe Abb.1c).

Die dekomprimierten Mammogramme und das MR werden anhand der Parameter für den räumliche Zusammenhang ausgerichtet, wie in Abb. 2 dargestellt. Ausgehend von den Koordinaten der Läsion in jedem der beiden Mammogrammen wird ein Strahl analog des bildgebenden Röntgenstrahls in das Volumen definiert. Diese beiden Strahlen schneiden sich im gesuchten Ursprungsvolumen der Läsion.

3 Ergebnisse und Diskussion von Matchingexperimenten

3.1 Phantomexperimente

Die Funktionalität des Algorithmus wurde anhand von Phantomdaten getestet. Phantom–Mammogramme basierend auf realen MR–Volumen wurden generiert, um die Präzision des Algorithmus zu testen. Dazu wurden im MR–Volumen Läsionen definiert und Röntgenmammogramme unter den Winkeln $-5°$, $0°$, $3°$, $10°, 30°, 45°, 60°$ simuliert. Rauschen, Grauwerttransformationen (z.B. zufällige Umkodierung) und Bildfehler wurden zu den Phantomen zugefügt. Nach der Detektion des Projektionswinkels und der Rückprojektion konnten alle Phantomläsionen bis zur Größe eines Voxels ($(1,37mm)^3$) rekonstruiert werden.

3.2 Experimente an klinischen Daten

In einem zweiten Experiment wurden klinische Daten verwendet, um die Parameter des Zusammenhangs für cranio–caudale (cc.) und oblique (o.) Mammogramme und dem entsprechenden MR–Volumen zu evaluieren. Die Projektionswinkel für cc. ($\alpha_{cc} \approx 0°$) und o. ($\alpha_o \approx \pm 45°$) Mammogramme sind Näherungen, der genau Winkel liegt in einer Umgebung von $\pm 25°$ und wird bei der Mammographie nicht aufgezeichnet.
Drei Datensätze bestehend aus jeweils cc., o. und MR–Volumen wurden bezüglich ihrer Plausibilität der Projektionswinkel α und der Brustverlängerung δz geprüft. Dafür wurden für Winkel zwischen $-180°$ bis $180°$ in Schritten von $1°$ Projektionen des MR–Volumens angefertigt und diese mit den Mammogrammen überlagert. Tab. 1 zeigt die Ergebnisse dieser Experimente. Die Parameter des räumlichen Zusammenhangs sind plausibel. Diese Ergebnisse bestätigen die Annahme, daß es möglich ist Röntgenmammogramme mit MR–Volumen zu matchen.

4 Schlußfolgerung

Die Ergebnisse unserer Experimente zeigen, daß trotz des mobilen, inhomogenen Brustgewebes deformierte Mammogramme und undeformierte MR–Volumen zu matchen sind.
Das verwendete Kompressionsmodell berücksichtigt das unterschiedliche Verhalten der Brustgewebearten nicht, sondern mittelt über das gesamte Volumen. Es

Datasatz Nr.	Richtung	α [°]	δz [%]
1	cc	9	5
1 (li. Brust)	o	-43	1.5
2	cc	8	7
2 (re.)	o	50	2
3	cc	18	6
3 (li.)	o	-30	2

Tabelle 1. Parameter für den räumlichen Zusammenhang von Mammogrammen und MR–Projektionen. Der Rumpf, abgebildet in Datensatzes Nummer 3, ist insgesamt um ca. 10° gedreht, was sich in den gefundenen Projektionswinkel niederschlägt.

nimmt vereinfachend eine homogene Verteilung der deformierenden Kräfte an. Die kürzlich veröffentlichten Ansätze von Samanai et al[5] und Yam et al[6] beschäftigen sich detaillierter mit jeweils einem der genannten Aspekte.
Die mittelnde Eigenschaft dieses Modells hat den Vorteil, daß es sowohl für krankes als auch für gesundes Gewebe eingesetzt werden kann, da keine Vorabdiagnose zur Modellierung von Karzinomen nötig ist. Ebenfalls wird keine zeitaufwendige oder benutzergeführte Vorverarbeitung benötigt, um Landmarken oder Gewebetypen zu segmentieren. Es bietet die Möglichkeit zur Integration von MR– und Röntgen–Daten für eine multispektrale Diagnose und ermöglicht die Lokalisation von Läsionen im MR–Volumen, die nur in Mammogrammen sichtbar sind. Eine klinische Studie ist geplant, um detailliertere Experimente durchzuführen.

Danksagung

Die Autoren danken der Abteilung für Interventionelle Radiologie der Universitätsklinik Jena für die Bereitstellung der Datensätze und medizinische Unterstützung.

Literatur

1. P. Bannasch(Eds.): Cancer Diagnosis. Early Detection. Springer–Verlag, 1992.
2. C. Studholme: Measures of 3D Medical Image Alignment. Guy's and St. Thomas's Hospitals, 1997.
3. B. Likar,F. Pernus, M.A. Viergever(Eds.): Elastic Registration of Muscle Fiber Images. WBIR, pp.24–45, 1999.
4. R. Novak: Transformation of the female breast during compression at mammography with special reference to the importance for localization of a lesion. Acta Radiol. Suppl., Vol. 371, 1988.
5. A. Samani, J. Bishop, E. Ramsay, et. al.: Large Breast Tissue Deformation Finite Element Modeling for MR/X-ray Mammography Data Fusion. IWDM, 2000. In press.
6. M. Yam, J.M. Brady, R.P. Highnam, et. al.: Three–dimensional reconstruction of microcalcification clusters from two mammographic views. IWDM, 2000. In press.

A New Class of Elastic Body Splines for Nonrigid Registration of Medical Images

Jan Kohlrausch, Karl Rohr* und Siegfried Stiehl

Fachbereich Informatik
Universität Hamburg, 22527 Hamburg
*International University in Germany, 76646 Bruchsal
Email: kohlrausch@cert.dfn.de

Abstract. We introduce an elastic registration approach based on point landmarks and elastic body splines (*EBS*). Since EBS are derived from the physics of elastic objects this approach allows to approximate the deformations of human tissue. In this contribution we introduce a new family of EBS using Gaussian forces. In comparison to earlier work these forces are physically more realistic and they allow us to to derive a transformation that is well–suited to cope with local as well as global differences in medical images. We demonstrate the advantages of the new family of EBS using synthetic as well as real tomographic images.

1 Introduction

Nonrigid registration of medical images is a key method for improving clinical diagnosis and planning of neurosurgical interventions. In contrast to affine and rigid registration techniques, elastic registration approaches allow to cope with local differences between corresponding images (e.g. see [1]). These differences may be caused, for example, by physical deformations of human tissue due to surgical interventions or pathological processes (e.g., growth of tumors). In these cases a registration approach based on a physical model is well-suited to cope with these deformations.

In this contribution we introduce a point–based elastic registration approach for medical imaging that is derived from the Navier equation which serves as our physical model. Since the Navier equation describes the deformations of elastic objects the resulting approach allows to approximate physical deformations of human tissue. Here, we consider elastic registration of medical images based on a physical model and point landmarks. Point landmarks are corresponding anatomical points in the source and target images and as a main advantage, they allow to develop computationally efficient registration schemes.

In previous work, Davis et al. [2] introduced a point–based elastic registration scheme using elastic body splines (EBS), which is based on the theory of linear elasticity. By assuming polynomial forces $\mathbf{f}(\mathbf{x}) = \mathbf{c}r$, $r = ||x||$ and $\mathbf{f}(\mathbf{x}) = \mathbf{c}/r$, Davis et al. derived analytical solutions of the Navier equation using the Galerkin vector method. These functions are then used as basis functions for their interpolation-based registration scheme. Unfortunately, the application of the forces $\mathbf{f}(\mathbf{x}) = \mathbf{c}r$ and $\mathbf{f}(\mathbf{x}) = \mathbf{c}/r$ which are used in [2] have several drawbacks. Either they increase with increasing distance to the origin, which is physically not plausible, or they have a singularity at the origin.

2 A new class of Elastic Body Splines

In this contribution, we introduce an extension of the EBS approach of Davis et al. [2] and we thereby define a new class of elastic body splines. Analogously to [2] we use the Navier equation for the derivation of our registration approach. However, in contrast to [2], we here use a Gaussian force

$$\mathbf{f}(\mathbf{x}) = \mathbf{c}_i \frac{1}{(\sqrt{2\pi}\sigma)^3} e^{-\frac{r^2}{2\sigma^2}} , \tag{1}$$

which, on the one hand, considerably complicates the derivation of the basis function but, on the other hand, have several advantages over polynomial forces as used in [2]. Since Gaussian functions have a definite value at the origin and show a fast decay to zero with increasing distance to the origin they do not suffer from a singularity at the origin as the polynomial force $\mathbf{f}(\mathbf{x}) = \mathbf{c}/r$ do and they are physically more plausible. By using Gaussian forces, we have a parameter (the standard deviation of the Gaussian) which can be used to control the local influence of the EBS transformation. Thus, by varying this parameter we can cope with local as well as global differences in the corresponding source and target images.

To match two images we first apply an initial affine transformation that is followed by an independent pure elastic transformation

$$\mathbf{u}(\mathbf{x}) = \mathbf{x} + \sum_{i=1}^{N} \mathbf{G}(\mathbf{x} - \mathbf{p}_i)\mathbf{c}_i , \tag{2}$$

which is in contrast to [2] where the affine and elastic transformation is performed in one single step. In brain image registration such a two–step approach has the advantage that the affine transformation can be used to initially align the contours of the rigid skull. The pure elastic transformation is then used to cope with the elastic deformations of the brain tissue. In (2) $\mathbf{p}_i$ are the positions of the i–th landmarks in the source image. $\mathbf{G}(\mathbf{x}-\mathbf{p}_i)$ denotes the basis function and N is the overall number of landmarks. Note, that the coefficients $\mathbf{c}_i$ in (2) correspond to the strength of the Gaussian forces. The coefficients are computed by solving a system of linear equations that results from the interpolation constraints $\mathbf{q}_i = \mathbf{u}(\mathbf{p}_i)$ and the displacements of corresponding landmarks.

Since the transformation (2) of our new EBS approach is an analytical solution of the Navier equation, our transformation models real physical deformations. The Gaussian forces are centred at the positions of the landmarks and elastically deform the image in a way that prescribed landmark correspondences (displacements) are preserved. In the case of small values for the standard deviation the Gaussian forces well approximate point forces. Actually, we have shown that the transformation function assuming Gaussian forces converges to a transformation function assuming ideal point forces if in the limit the standard deviation of the Gaussian force approaches zero. Note, that the transformation function derived on the basis of ideal point forces diverges at the positions of the landmarks and is therefore not suited for use in medical image registration. By using Gaussian forces instead, the transformation function is bounded and therefore does not suffer from this drawback.

3 Experimental results

Experimentally we have compared the performance of the EBS approaches based on both polynomial and Gaussian forces using synthetic as well as real tomographic images. In particular, we have compared the approaches considering physical deformations in the case of a resection of a brain tumor.

In the first experiment we use a simple model for a tumor resection for which there exists an analytical solution of the Navier equation. In our model (Fig. 1 (a)) the outer circle corresponds to the skull bone, which is assumed to be rigid. The inner circle represents the boundary of the resection area. The space between the inner and the outer circle is assumed to be filled with an elastic material, in our case we assume brain tissue. In order to apply the EBS approaches we placed equidistant landmarks at the inner and outer circle. We have chosen the smallest value for the standard deviation of the Gaussian forces for which we observed nearly radial symmetric deformations. Fig. 1 (b) shows the analytically obtained result. The results using the EBS approaches are shown in Fig. 1 (c)-(e). Applying the EBS approaches using the forces $\mathbf{f}(\mathbf{x}) = \mathbf{c}r$ (Fig. 1 (c)) and $\mathbf{f}(\mathbf{x}) = \mathbf{c}/r$ (Fig. 1 (d)) turns out that these approaches do not perform well in comparison to the analytically obtained result (Fig. 1 (b)). In contrast, our EBS approach using Gaussian forces (Fig. 1 (e)) very well approximates the analytically obtained solution.

In the second experiment we compare the results of the EBS approaches applied to pre– and postsurgical MR images of the human brain. These images are slices of 3D MR images of a patient before (Fig. 2 (a)) as well as after the resection of a brain tumor (Fig. 2 (b)). The 3D images have initially been registered by an affine transformation. For the application of the EBS approach we used 10 landmarks at the contour of the tumor as well as at the contour of the resection area and 12 landmarks at contours in the vicinity of the tumor. We used the smallest value for the standard deviation of the Gaussian forces for which we observed a smooth transformation. The transformed presurgical images using the EBS approaches are presented in Fig. 2 (c)-(e). In order to compare the quality of the registration results we have computed the absolute difference of the gray values of these images. These difference images allow us to analyse the registration accuracy and are presented in Fig. 2 (f)-(h). The application of the EBS approach based on the force $\mathbf{f}(\mathbf{x}) = \mathbf{c}r$ leads for this landmark distribution to an unusable result (Fig. 2 (c)). The result using the EBS approach based on the force $\mathbf{f}(\mathbf{x}) = \mathbf{c}/r$ is better (Fig. 2 (d)), but as demonstated by the difference

Fig. 1. Model for tumor resection (a), Resulting deformations according to an analytical solution of the Navier equation (b). Results obtained by applying EBS using $\mathbf{f}(r) = \mathbf{c}r$ (c), $\mathbf{f}(r) = \mathbf{c}/r$ (d), and Gaussian forces (e).

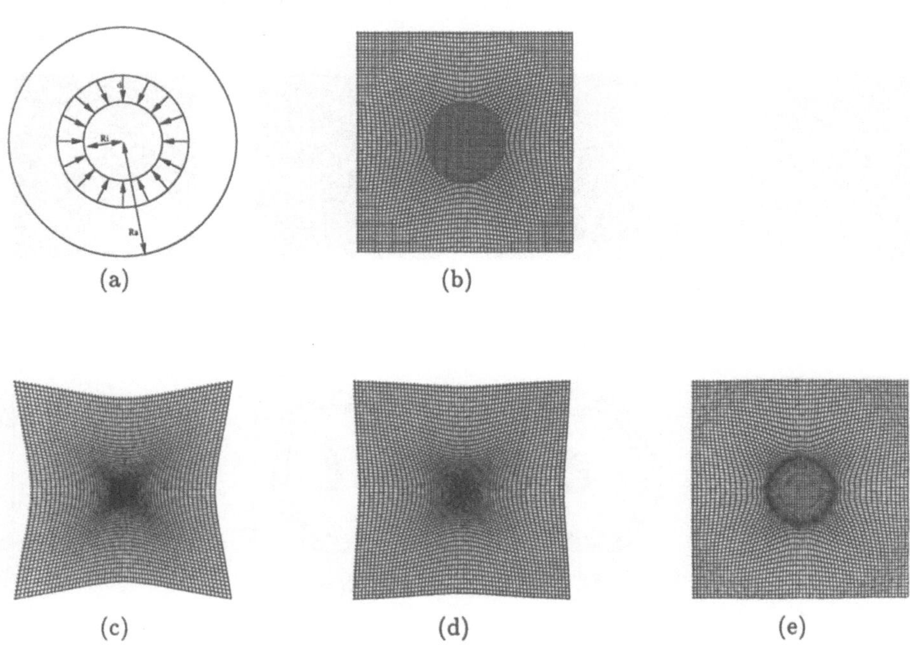

image in Fig. 2 (f) the contours of the ventricular system and the skull bones differ significantly. Placing additional landmarks at the contours of the skull leads to well–aligned skull contours, but however, the contours of the ventricular system still differ significantly (Fig. 2 (g)). Fig. 2 (h) shows the result using our EBS approach. It can be seen that the contours of the skull bones and the ventricular system are well–aligned. Additional landmarks at the contours of the skull have no influence on the quality of the registration result. Thus the EBS using Gaussian forces are better suited to approximate the tissue deformations caused by the considered tumor resection than the EBS using polynomial forces.

4 Summary and conclusion

In this contribution we have introduced a new class of elastic body splines for elastic registration of medical images that is based on a physical model and can cope with global as well local differences between images. We have compared the performance of the EBS approaches using synthetic as well as real tomographic images and focussed on deformations caused by the resection of a brain tumor.

Fig. 2. Registration of 2D MR brain images: presurgical image (a), postsurgical image (b). Transformed presurgical images obtained by applying EBS using $\mathbf{f}(\mathbf{x}) = \mathbf{c}r$ (c), $\mathbf{f}(\mathbf{x}) = \mathbf{c}/r$ (d), and Gaussian forces (e). Differences between postsurgical image and transformed presurgical image obtaind by applying EBS using $\mathbf{f}(\mathbf{x}) = \mathbf{c}/r$ (f), $\mathbf{f}(\mathbf{x}) = \mathbf{c}/r$ using additional landmarks (g), and Gaussian forces (h).

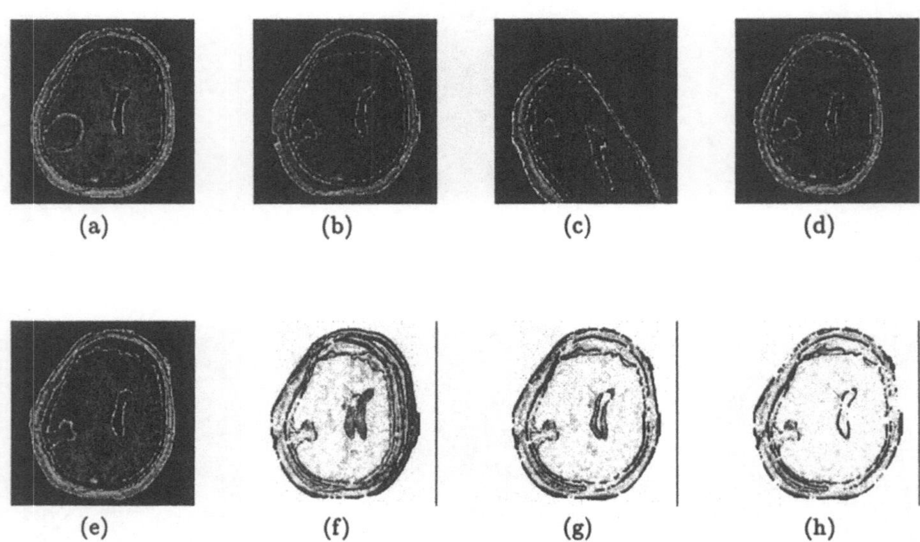

It turns out that our EBS approach using Gaussian forces is well suited to approximate these deformations and is superior to the previous EBS.

5 Acknowledgement

The original images in Fig. 2 as well as the tumor outlines have kindly been provided by OA Dr. med. U. Spetzger and Prof. Dr. J.–M. Gilsbach, Dept. of Neurosurgery, Medical School of the University of Technology (RWTH) Aachen.

References

1. K. Rohr, "Elastic Registration of Multimodal Medical Images: A Survey", *KI – Künstliche Intelligenz* 3/00 (Juli 2000) 11-17
2. M.H. Davis, A. Khotanzad, D.P. Flamig, and S.E. Harms, "A Physics–Based Coordinate Transformation for 3-D Image Matching", *IEEE Transactions on Medical Imaging* 16(3):317-328, 1997

A Super Fast Registration Algorithm

Bernd Fischer and Jan Modersitzki

Institute of Mathematics
Medical University of Lübeck, 23560 Lübeck
Email: {fischer,modersitzki}@math.mu-luebeck.de

Abstract. Image registration is an often encountered problem in digital imaging, in particular in medical imaging. In most applications simple rigid deformations are not satisfactory and complex, non-rigid and non-linear deformations must be employed. A large class of non-rigid, parameter-free, matching techniques minimizes the distance of the given images subject to a regularizing term. In this note we propose a novel scheme for automatic registration by introducing a specific regularizing term. We show that the complexity of its implementation is linear with respect to the size of the images and demonstrate its performance. Moreover, we draw a connection to Thirion's demon based approach.

1 Introduction

In the last decade a number of non-rigid, automatic registration algorithms have been proposed, see, for example, [1, 2, 3, 4, 5] and references therein. Most of these schemes may be viewed as a procedure which minimizes a suitable distance measure subject to a regularization term. There are essentially two approaches to solve these optimization problems numerically. One is to deal directly with the original formulation, whereas the other is to solve a related partial differential equation. Here, we focus on the latter method. Typical members out of this class are the elastic [4] and fluid [5] deformation models. The elastic model requires the repeated solution of the Navier-Lamé equation. In contrast, for the fluid model one is tempted to solve a simple version of the Navier-Stokes equation. It seems to be a conventional wisdom that a finite difference approximation to these equations leads to schemes which are by far to slow (see, e.g., [6]). The main bottleneck is thought of to be the solution of the corresponding linear systems. However, Fischer and Modersitzki [7] recently showed that one may solve these systems in just $\mathcal{O}(N \log N)$ operations, where N is the number of pixel.

In this note we propose a novel gradient based penalizing term and devise a super fast and stable implementation for a finite difference approximation of the underlying partial differential equation. Actually, we show that the solution of the corresponding linear system requires only $\mathcal{O}(N)$ operations, that is, its complexity is linear with respect to the number of pixel.

Beside this, we discuss Thirion's [8] demon based approach. He proposed a method which works well in practice but its derivation is guided by intuition and not entirely understood. In the literature there have been several attempts to shed some light on his approach (see, e.g., [9, 6]). Because Thirion offers a variety of possible implementations, the underlying theory is widespread. However, the bottom line is, that he calculates the deformations by regularizing certain driving forces by a Gaussian convolution filter. We show that this technique may be viewed as a special (low order) approximation to the partial differential equation connected to our new scheme and thereby gaining some insight into Thirion's work.

2 Approach

We refer to the template image as $T(\mathbf{x})$ and the study image as $S(\mathbf{x})$ where $\mathbf{x} \in \Omega = [0,1]^d$. The registration algorithm described in this paper is applicable to images with any number of dimensions d. For a particular point $\mathbf{x} \in \Omega$, the value $T(\mathbf{x})$ is the intensity at $\mathbf{x}$. The purpose of the registration is to determine a transformation, sometimes called warping, of $T(\mathbf{x})$ onto $S(\mathbf{x})$. Ideally, one wants to determine a displacement field $\mathbf{u} : \Omega \to \Omega$ such that $T(\mathbf{x}-\mathbf{u}(\mathbf{x})) = S(\mathbf{x})$. The question is how to find such a mapping $\mathbf{u}$. A straightforward approach would be to minimize the following distance measure

$$I(\mathbf{u}) = \frac{1}{2}\int_\Omega (T(\mathbf{x}-\mathbf{u}(\mathbf{x})) - S(\mathbf{x}))^2 \, d\mathbf{x}. \tag{1}$$

Of course other functionals, like the mutual information based measure, might be used as well. The theory is along the same lines, but will not be considered here. In order to rule out discontinuous and/or suboptimal solutions of the above minimization problem, or to privilege likely solutions it is common to introduce a smoothing or regularizing term $E(\mathbf{u})$. The problem now reads, find a mapping $\mathbf{u}$ which minimizes the joint criterion

$$J(\mathbf{u}) = \alpha E(\mathbf{u}) + I(\mathbf{u}). \tag{2}$$

For example, the well-known deformable grid methods based on elasticity or fluid mechanics may be phrased in terms of minimizing the functional (2) for specific choices of $E(\mathbf{u})$. We note that the parameter α determines the relative weight of the regularizing term. Since the issue of the choice of α is not addressed here, we set $\alpha = 1$. This is the parameter used in our experiments as well.

Let us now investigate the following stabilizer $E(\mathbf{u})$ which is designed to penalize oscillating deformations. For convenience, we formulate the problem explicitly for the three-dimensional case $d = 3$. Formulations for different dimensions are straightforward.

$$E(\mathbf{u}) = E(u_1,u_2,u_3) = \frac{1}{2}\int_\Omega \|\mathrm{grad}(u_1)\|_2^2 + \|\mathrm{grad}(u_2)\|_2^2 + \|\mathrm{grad}(u_3)\|_2^2 \, d\mathbf{x}. \tag{3}$$

In accordance with the calculus of variations, the function $\mathbf{u}$ which minimizes the functional (2) with respect to (3) has to satisfy the Euler-Lagrange equations

$$\begin{aligned} \Delta u_1(\mathbf{x}) &= (S(\mathbf{x}) - T(\mathbf{x}-\mathbf{u}(\mathbf{x}))\partial_1 T(\mathbf{x}-\mathbf{u}(\mathbf{x})) \\ \Delta u_2(\mathbf{x}) &= (S(\mathbf{x}) - T(\mathbf{x}-\mathbf{u}(\mathbf{x}))\partial_2 T(\mathbf{x}-\mathbf{u}(\mathbf{x})) \\ \Delta u_3(\mathbf{x}) &= (S(\mathbf{x}) - T(\mathbf{x}-\mathbf{u}(\mathbf{x}))\partial_3 T(\mathbf{x}-\mathbf{u}(\mathbf{x})) \end{aligned} \tag{4}$$

in Ω subject to appropriate boundary conditions. Here Δ denotes the Laplace operator. The so-called force field

$$\mathbf{f}(\mathbf{x},\mathbf{u}) = (T(\mathbf{x}-\mathbf{u}(\mathbf{x})) - S(\mathbf{x}))\ \mathrm{grad}(T(\mathbf{x}-\mathbf{u}(\mathbf{x}))) \tag{5}$$

is used to drive the deformation. It is worth noticing that $\mathbf{f}$ is the derivative of the functional $I(\mathbf{u})$ with respect to $\mathbf{u}$. Changing I results in a different force field (see the comment after (1)).

A popular approach to solve a non-linear system of partial differential equations like (4) is to introduce an artificial time t and to compute the steady state solution $\partial_t \mathbf{u}(\mathbf{x},t) = 0$ of the time dependent partial differential equation

$$\partial_t \mathbf{u}(\mathbf{x},t) = \Delta \mathbf{u}(\mathbf{x},t) + \mathbf{f}(\mathbf{x},\mathbf{u}) \tag{6}$$

in Ω via a time marching algorithm. More precisely, to solve (6), we employ the following semi-implicit iterative scheme

$$\partial_t \mathbf{u}^{k+1}(\mathbf{x},t) - \Delta \mathbf{u}^{k+1}(\mathbf{x},t) = \mathbf{f}(\mathbf{x},\mathbf{u}^k), \quad k = 1,2,\ldots, \tag{7}$$

where $\mathbf{u}^0$ is some initial deformation, typically $\mathbf{u}^0 = 0$. In other words, the trick is to compute the driving force $\mathbf{f}$ for the previous solution $\mathbf{u}^k$ and subsequently to solve for $\mathbf{u}^{k+1}$.

There are several ways to solve (7). We start by noting that equation (7) is nothing but an inhomogeneous heat-equation and well understood (see, e.g., Folland [10]). Actually, if we would have to solve (7) with respect to the whole space $\Omega = \mathbb{R}^d$ then, under mild conditions on the driving force $\mathbf{f}$, it is possible to come up with an analytic solution. A representative result in this direction reads (see [10]): if $\mathbf{f} \in L^1$, then the convolution $\mathbf{u}^{k+1}(\mathbf{x},t) = K_t(\mathbf{x}) * \mathbf{f}(\mathbf{x},\mathbf{u}^k),\ t > 0$, is well defined almost everywhere and is a distribution solution of (7). It will be even a classical solution if $\mathbf{f} \in C^k,\ k > 1$. Here $K_t(\mathbf{x}) = (4\pi t)^{-d/2} \exp\left(-\|\mathbf{x}\|_2^2/(4t)\right)$ denotes the Gaussian kernel. Hence in order to solve (7) with respect to the bounded region $\Omega = [0,1]^d$ one may approximate the Gaussian kernel by a Gaussian filter of suitable length, that is, to compute at each time step $\mathbf{u}^{k+1} = K_\sigma * \mathbf{f}(\mathbf{u}^k)$ the force convolved with a Gaussian filter K_σ with characteristic width σ. This approach is what Thirion calls *Demons 1: a complete grid of demons* (see [8]). However, he gives no hint on how to choose the parameter σ for a given application. It turns out in practice, that a proper choice of this free parameter is a tricky business. Also, it is hard to analyze the complexity of the Gaussian filter based implementation, as it is directly connected to the choice of σ and the treatment of the boundaries of the images.

Let us now present an alternative way to solve (7). We treat it as a parabolic partial differential equation. This point of view has several advantages. There exists an immense knowledge on the numerical solution of partial differential equations which often goes in hand with fast and stable implementations. Moreover, it is straightforward to incorporate the boundaries of the images within the code. Various boundary conditions are possible and easy accessible. As a representative example we illustrate these points by considering a finite difference discretization of (7). It is worth noticing that standard arguments show that this approach results in a better approximation to (7) as the Gaussian filter based implementation. Typically one chooses the intrinsic discretization provided by the pixel as computational grid. Then one approximates the time and space derivatives in (7) by finite differences taking into account the chosen boundary conditions. This results in a system of linear equations $\mathcal{A}\mathbf{u}^{k+1} = \mathbf{f}^{k}$, where, for convenience, $\mathbf{u}^{k+1}$ and $\mathbf{f}^{k}$ denote vectors of suitable length. Consequently, the main work of this approach is the repeated solution of this linear equation. A close inspection of the coefficient matrix $\mathcal{A}$ shows that it has a rich structure. Actually it is a block diagonal matrix with d identical blocks A, where the size of A corresponds to the number of pixel N. Consequently, the solution of the large system decouples into the solution of d systems with coefficient matrix A. Moreover and most important, it is possible to solve these systems directly by means of the so-called AOS-scheme which has a linear computational complexity $\mathcal{O}(N)$ (see, Weickert [11]). Moreover, the implementation in a parallel environment is straightforward.

3 Experiments

To illustrate the performance of the new approach based on the finite difference formulation we present the registration of two consecutive frontal sections from a series of histological tissue sections of a human brain (see [12] for further details). We are indebted to Dr. Oliver Schmitt (Institute of Anatomy, Medical University of Lübeck) for providing the medical data. Fig. 1 displays the arbitrarily chosen section 3799 of size 1024 × 1024 pixel and the difference to section 3800 before and after registration. Note that the difference has been reduced by about 32%. Table 1 shows the performance on a SGI OCTANE (175 MHz, MIPS R10000, 128 MB RAM under IRIX 6.5) using MATLAB 5.3. In accordance with our theory, the CPU-times resemble nicely the linear behavior of the proposed scheme. It is expected to improve the execution time by applying a multi-resolution approach and by writing a proper C-implementation.

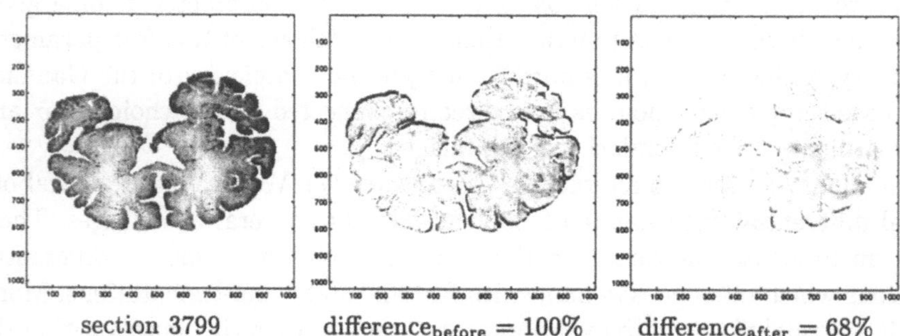

Fig. 1. Histological frontal section of a human brain (left), difference to the following section before (middle) and after (right) registration.

Table 1. Execution time and floating point operations per pixel (flops/pixel) for one time-step and for different image sizes.

images	128^2	256^2	512^2	1024^2
cpu time	0.6s	2.6s	9.7s	36.7s
flops/pixel	72.3	70.1	59.8	50.3

4 Conclusion

We have indicated that a large class of registration schemes may be phrased in terms of a variational problem. The minimizer of such a problem is provided by the solution of an associated partial differential equation. This point of view offers a variety of well-developed and efficient algorithms. Along this lines we have developed a new registration algorithm for multiple dimensions and analyzed its computational complexity which happens to be linear.

Beside this, we showed that Thirion's demon based approach turns out to be a special implementation of an inhomogeneous heat-equation which constitutes a necessary condition for the variational problem considered here.

References

1. Broit C: Optimal registration of deformed images. PhD thesis, Computer and Information Science, University of Pensylvania, 1981.
2. Bajcsy R, Kovačič S: Multiresolution elastic matching. Computer Vision, Graphics and Image processing, 46:1–21, 1989.
3. Amit Y: A nonlinear variational problem for image matching. SIAM J. Sci. Comp., 15(1):207–224, 1994.
4. Christensen GE: Deformable shape models for anatomy. PhD thesis, Sever Institute of Technology, Washington University, 1994.
5. Bro-Nielsen M: Medical image registration and surgery simulation. PhD thesis, IMM, Technical University of Denmark, 1996.
6. Bro-Nielsen M, Gramkow C: Fast fluid registration of medical images. Visualization in Biomedical Computing (VBC'96), Lecture Notes in Computer Science, Vol. 1131, Springer, 267–276, 1996.
7. Fischer B, Modersitzki J: Fast inversion of matrices arising in image processing. Numerical Algorithms, 22:1–11, 1999.
8. Thirion JP: Image matching as a diffusion process: an analogy with Maxwell's demons. Medical Image Analysis, 2(3):243–260, 1998.
9. Pennec X, Cachier P, Ayache N: Understanding the "demon's algorithm": 3d non-rigid registration by gradient descent. 2nd Int. Conf. on Medical Image Computing and Computer-Assisted Intervention (MICCAI'99), 597–605, 1999.
10. Folland GB: Introduction to partial differential equations. Princeton University Press, Princeton, New Jersey, 2nd edition, 1995.
11. Weickert J: Anisotropic diffusion in image processing. Teubner, Stuttgart, 1998.
12. Modersitzki J, Schmitt O, Fischer B: Effiziente, nicht-lineare Registrierung eines histologischen Serienschnittes durch das menschliche Gehirn. Beitrag auf der BVM 2001.

Registrierung einer hochaufgelösten histologischen Schnittserie eines Rattenhirns

Oliver Schmitt[a] und Jan Modersitzki[b]

Institute für Anatomie[a] und Mathematik[b]
Medizinische Universität zu Lübeck, 23538 Lübeck
Email: schmitt@anat.mu-luebeck.de, modersitzki@math.mu-luebeck.de

Zusammenfassung. Die dreidimensionale Darstellung von Bildfolgen, die auf makroskopischen oder mikroskopischen Serienschnitten basieren, ist ein in der Anatomie häufig auftauchendes Problem. Die meist linear und nicht-linear deformierten umfangreichen Bilddaten erfordern eine effiziente und morphologisch befriedigende Korrektur, um anatomisch relevante 3D-Rekonstruktionen zu erzeugen. Um eine mikroskopisch interessante Information zu erhalten, müssen histologische Schnitte hochaufgelöst digitalisiert werden. Es wurde ein Verfahren entwickelt, welches die Artefakt anfälligen hochaufgelösten Bilder effizient registriert, um so einen hinreichenden Ausgangsunkt für eine nicht-lineare elastische Registrierung zu erhalten. Die Ergebnisse verschiedener Parameter-Konfigurationen und eine Beurteilung der resultierenden 3D-Morphologie werden hier vorgestellt.

1 Einleitung

Die Registrierung von histologischen Schnitten beinhaltet besondere Probleme, die bei der Anpassung von tomographischen oder episkopischen Bildserien nicht auftreten. Hierbei handelt es sich z.B. um Einbettungs-, Schneide-, Streckungs-, Färbe- und Eindeckartefakte, die in den histologischen Schnitten unterschiedlich stark ausgeprägt sein können. Zu den nicht-linearen Artefakten zählen Einrisse, Ausrisse, Fragmentierungen und Faltenbildung des histologischen Gewebes (Abb. 2). Bei Schnittserien komplexer, windungsreicher Hirne, wie z.B. dem menschlichen Gehirn oder aber auch schon im Bereich des Kleinhirns einer Ratte, treten multiple Kappenanschnitte auf. In folgenden Schnitten ist dann eine Zusammenführung dieser multiplen Objekte auf ein einziges Objekt zu erwarten.
Hier werden drei Verfahren zur linearen Registrierung eines kompletten Hirnes untersucht. Das Resultat einer qualitativ hochwertigen linearen Registrierung kommt als Ausgang für eine anschließende nicht-lineare Registrierung, wie z.B. dem sogenannten Elastic-Matching, eine besondere Bedeutung zu.
Da aus den histologischen Schnitten monomodale Bilder erzeugt werden, die sich anhand statistischer Kenngrößen homogenisieren lassen, wurde der Registrierung ein Grauwert-basiertes Distanzmaß zugrunde gelegt. Auf einen rechenintensiveren Mutual-Information basierten Ansatz konnte daher verzichtet werden.

Abb. 1. Gehirn einer Ratte, nachdem es aus dem Schädel präpariert wurde. Die Hemisphären des Großhirns, das Kleinhirn und der Hirnstamm lassen sich auf den Rekonstruktionen eindeutig wiederfinden. Die für das Kleinhirn typische Faltenbildung ist in dieser Abbildung ebenfalls erkennbar. Der helle Pfeil (links) markiert die Lage des letzten und der graue Pfeil (rechts) des ersten histologischen Schnittes. Das Präparat ist also von hinten nach vorne in der sog. Frontalebene (=Koronarebene) aufgeschnitten worden.

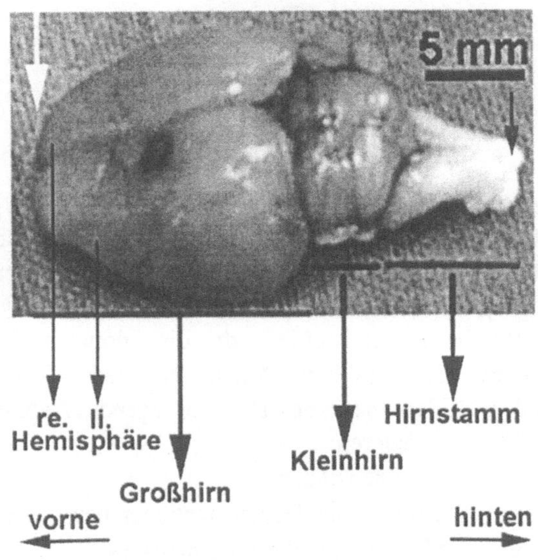

2 Material und Methode

Das Gehirn einer Sprague-Dawley Ratte (Abb. 1) wurde in einer 4% Formalinlösung fixiert und anschließend in Paraffin eingebettet. Eine Schnittserie von insgesamt 503 Schnitten mit einer Schnittdicke von ca. 20×10^{-6} m wurde mit Gallocyanin Chromalaun gefärbt [1, 2]. Die gefärbten Schnitte wurden mit einem hochauflösenden transparenten Flachbettscanner (Duoscan, Agfa) bei einer Auflösung von 4000 ppi digitalisiert (ca. 2300 x 2000 Pixel große Bilder) (Abb. 2).
Die Grauwertverteilungen der Bilder wurden anhand statistischer Kenngrößen homogenisiert. Die Grauwertcharakteristika Mittelwert und Varianz eines jeden Bildes wurden standardisiert. Als Referenzgröße diente eine Medianfilterung der Charakteristika der umgebenden Bilder. Kleinere Artefakte und abgerissene Gewebepartikel wurden mit einem morphologischen Opening-Filter entfernt. Das Gewebe wurde durch Schwellwertfilter segmentiert und in ein standardisiertes Bild eingebettet, so dass nun alle Bilder dieselbe Größe und vergleichbare Dynamik, Mittelwert und Hintergrundwert aufweisen.

Abb. 2. Beispiel eines hochaufgelösten histologischen Schnittes (426) durch das Rattenhirn. Typische Artefakte sind kursiv bezeichnet. In der gefensterten ROI lassen sich bei dieser Auflösung die unscharfen Umrisse sehr großer Nervenzellen (Neurone) erkennen.

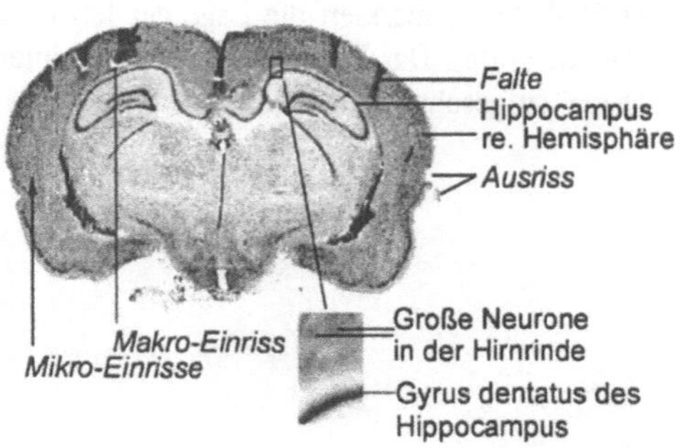

Die monomodalen Bilder 2-dimensionaler Projektionen weisen globale und lokale Verzerrungen auf. Zu den globalen Verzerrungen gehören insbesondere affin-lineare Verzerrungen, d.h. Translation (T), Rotation (R) aber auch Scherung und Skalierung (SS) [3]. Global projektive und nicht-lineare sowie lokale Verzerrungstypen sollen hier zunächst nicht betrachtet werden, da die globalen TRSS-Komponenten, physikalisch bedingt, den größten Anteil an den Verzerrungen zwischen aufeinanderfolgenden Bildern besitzen. Das vorliegende Anpassungsproblem lässt sich nach [4] wie folgt spezifizieren:

- Merkmalsraum: Bildintensitäten
- Suchraum: affin-lineare Transformationen bzw. geeignete Teilmengen
- Suchstrategie: Minimierung des Distanzmaßes

  $$\|T \circ \phi - R\|$$

  mittels Gauss-Newton-Verfahren (ϕ: Abbildung, T: Template-Bildes, R: Referenz-Bild),
- Ähnlichkeitsmaß: mittlere Grauwertdistanz der Bilder.

Zur Lösung des globalen Anpassungsproblems wurden vier Ansätze verfolgt:

(a) principal axis transformation (PAT) [5–9]
(b) PAT mit Minimierung der Scherung
(c) PAT mit Minimierung der Translation, Rotation und Scherung bei Vorgabe von statistischen geschätzten Skalierungskomponenten (α optimal)
(d) PAT mit Minimierung der Parameter Translation, Rotation, Scherung und Skalierung (partial optimal).

Als Startwerte für die Minimierungsverfahren dienten dabei die aus der PAT [5–9] gewonnenen Referenzgrößen. Hierbei wurde eine robuste Variante ausgenutzt. Diese basiert hier auf der Schätzung der unimodalen Dichten durch eine Cauchy-Dichte mittels der sogenannten Kullback-Leibler-Distanz [10, 11]. Im Vergleich zum Standardverfahren erwies sich dieser Ansatz bei den mit relativ großen Artefakten versehenen Rattenbildern als vorteilhaft. Zur Regularisierung der Optimierung wurde ein Haar-Wavelets Mehrskalenansatz verfolgt.

3 Ergebnisse

Alle vier Registrierungen des Rattenhirns zeigten in der dreidimensionalen Rekonstruktion ein morphologisch deutlich besseres Ergebnis als der nicht registrierte Datensatz (Abb. 3). Das anatomisch beste Ergebnis wurde mit Verfahren (c) erzielt. Exemplarisch ist ein feineres Detail des Hirns in einer 3D-ROI dargestellt (Abb. 4). Es zeigt eine realistische und konsistente Morphologie, wobei die Geometrie des konvergenten Interhemisphärenspaltens erhalten bleibt und die Ränder eine realistische Glattheit aufweisen.

Abb. 3. Links ist die 3D-Rekonstruktion des nicht registrierten Datensatzes dargestellt, auf der rechten Seite jene nach der PAT partial optimalen Anpassung.

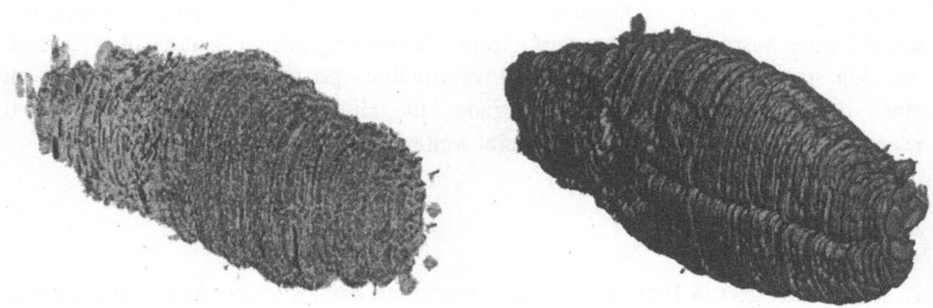

Abb. 4. Der Interhemisphärenspalt wurde als ROI von den Schnittbildern 229 bis 238 vergrößert. Das partial-optimale PAT Verfahren ergibt das morphologisch günstigste Resultat. Die unteren 3D-Rekonstruktionen wurden geglättet.

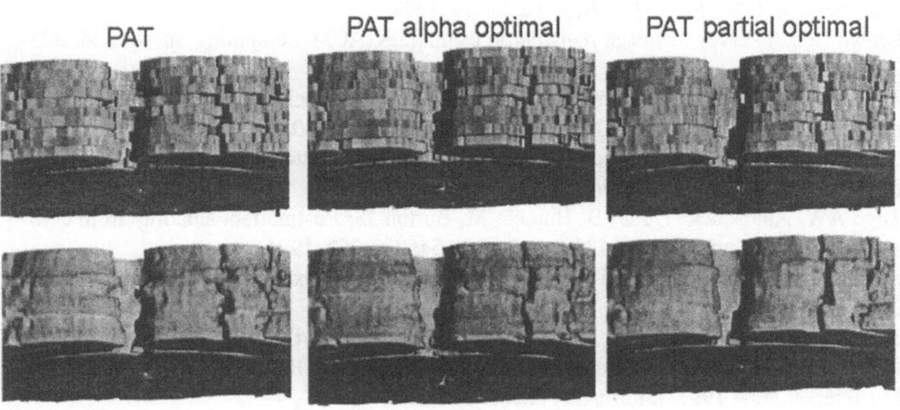

4 Diskussion

Alle drei Registrierungstechniken erzielten bei den mit relativ starken Artefakten versehenen Schnittbildern des Rattenhirns befriedigende Ergebnisse. Insbesondere konnte hier das gesamte Gehirn unter Berücksichtigung der Gewebegröße registriert werden. Für eine weitere nicht-lineare Registrierung, auf die bei dem Rattenhirn aufgrund der erwähnten Artefakte verzichtet wurde, ergibt insbesondere die Variante (c) eine gute Ausgangssituation für die nachfolgende nicht-lineare Registrierung. Dies zeigen auch erste Ergebnisse einer auf Gewebeelastizität beruhenden, nicht-linearen 3D-Registrierung von hochaufgelösten Schnitten eines Teils des menschlichen Gehirns.

Bevor jedoch eine Bildregistrierung durchgeführt wird, müssen die Bilddaten restauriert werden, um Fehler bei der Anpassung zu vermeiden und das Anpassungsergebnis zu verbessern. Noch erfordert dieser Schritt einen Experten, der sowohl über ausreichende morphologische Vorstellungskraft als auch über Wissen von den spezifischen Effekten von Bildverarbeitungsprozeduren verfügt. Inwieweit eine derartige Vorverarbeitung gerade in Hinblick auf Rissbildung und Fragmentierung automatisierbar ist, bleibt weiteren Untersuchungen vorbehalten.

5 Literatur

1. Schmitt O, Eggers R High contrast and homogeneous staining of paraffin sections of whole human brains for three dimensional ultrahigh resolution image analysis. Biotech Histochem 73: 44-51, 1997.
2. Schmitt O, Eggers R: Systematic investigations of the contrast results of histochemical stainings of neurons and glial cells in the human brain by means of image analysis. Micron 28: 197-215, 1997.
3. Elsen PA van den, Pol E-JD, Viergever MA: Medical image matching – a review with classification. IEEE Eng. Med. Biol. 12: 26-39, 1993.
4. Brown LG: A survey of image registration techniques. ACM Computing Surveys 24: 325-276, 1992.
5. Alpert NM, Bradshaw JF, Kennedy D, Correia JA: The principal axes transformation - a method for image registration. J Nuc Med 31: 1717-1722, 1990.
6. Banerjee PK, Toga AW: Image alignment by integrated rotational and translational transformation matrix. Phys Med Biol 39: 1969-1988, 1994.
7. Toga AW, Ambach K, Quinn B, Hutchin M, Burton JS: Postmortem anatomy from cryosectioned whole human brain. J Neurosci Meth 54: 239-252, 1994.
8. Schormann T, Zilles K (1997) Limitations of the principal axes theory. IEEE Trans Med Imag 16: 942-947
9. Schormann T, Darbinghaus A, Zilles K (1997) Extension of the principle axes theory for the determination of affine transformations Proceedings of the 19. DAGM-Symposium: Mustererkennung 1997. Informatik Aktuell: 384-391
10. Kullback S, Leibler RA: On information and sufficiency. Ann. Math. Statist. 22: 79-86, 1951.
11. Linhart H, Zuchini W: Model Sellection. Wiley, New York, 1986.

Effiziente, nicht-lineare Registrierung eines histologischen Serienschnittes durch das menschliche Gehirn

Jan Modersitzki[a)], Oliver Schmitt[b)] und Bernd Fischer[a)]

Institute für Mathematik[a)] und Anatomie[b)],
Medizinische Universität zu Lübeck, Ratzeburger Allee 160, 23538 Lübeck
Email: {modersitzki,fischer}@math.mu-luebeck.de,
schmitt@anat.mu-luebeck.de

Zusammenfassung Das Ziel des *Human Neuroscanning Projects* ist die dreidimensionale Rekonstruktion der neuronalen Verteilung in einem menschlichen Gehirn auf der Basis hochaufgelöster histologischer Schnittbilder. Eine Zuordnung der aus den Schnitten abgeleiteten Daten zu ihren originären Positionen erfordert eine nicht-lineare Registrierung der Schnitte.
Wir stellen ein auf globaler Bildinformation basierendes Verfahren zur Minimierung der mittleren Grauwertdistanz vor. Die Deformation wird, um die physikalischen Eigenschaften des Gewebes zu modellieren, als im physikalischen Sinne elastisch angenommen (*elastische Deformation*). Ein auf FFT-Techniken basierendes, schnelles Verfahren zur Berechnung der Deformation und dessen parallele Umsetzung wird präsentiert.

1 Einleitung

Die nicht-lineare, dreidimensionale Registrierung von hochaufgelösten Bildfolgen stellt hohe Anforderungen an Speicher und Rechenzeit. Derartige Bildfolgen entstehen z.B. im *Human Neuroscanning Project* des Instituts für Anatomie der Medizinischen Universität zu Lübeck. Das Ziel dieses Projektes ist die dreidimensionale Rekonstruktion eines menschlichen Gehirns auf der Basis einer hochaufgelösten histologischen Schnittfolge. Die Einzelbilder können dann mittels eines speziellen Mikroskops und einer anschliessenden Bildanalyse ausgewertet werden. Problematisch ist die Einordnung der durch das Mikroskop gewonnenen Objektdaten eines Schnittes in einen dreidimensionalen Datensatz für das gesamte Gehirn. Der Schneideprozess führt zu linearen und nicht-linearen Deformationen des Schnittgewebes, die eine direkte Zuordnung der Objektdaten verbieten, vgl. Abb. 1. Um derartige Deformationen der Bilddaten zu korrigieren, wurden hochaufgelöste Flat-Bed-Scans (FBS) der Gewebeschnitte hergestellt (zur Vereinfachung der Notation wird auf eine Unterscheidung zwischen den Schnitten und deren digitaler Bilder verzichtet).

So zeigt die Abb. 1 die Differenz der willkürlich gewählten Schnitte S_{3799} und S_{3800} (b) sowie die Differenz der linear (c) und nicht-linear (d) registrierten Bilder.

Abb. 1. (a) Paraffin-Block mit eingebettetem, präpariertem Gehirn im Mikrotom sowie ein Gewebeschnitt auf der Mikrotomklinge (Frontalschnitt aus dem Bereich des mittleren Gehirns); Differenzbild und Abweichung D, vgl. (1), zweier aufeinanderfolgender Schnitte R und S: (b) nicht, (c) linear und (d) nicht-linear registriert.

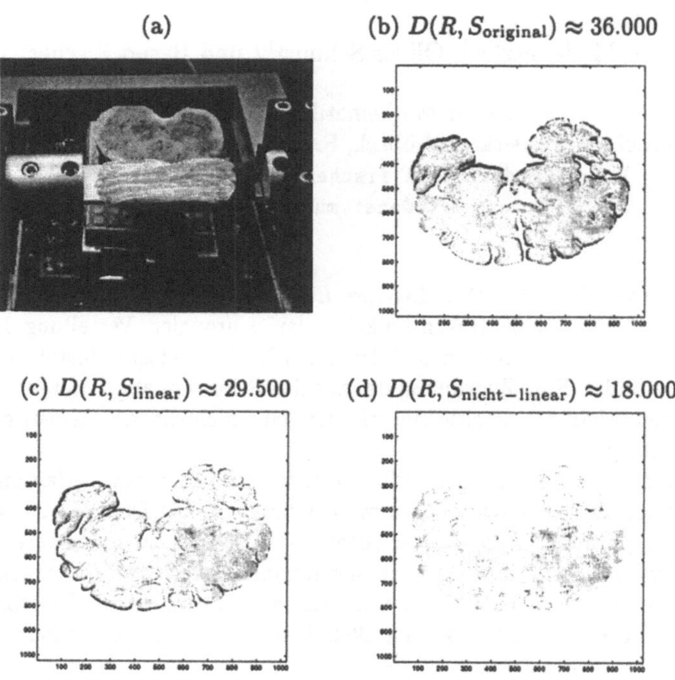

Die Bilder entstammen einer Schnittserie von ca. 5.000 Bildern in einer Auflösung von bis zu 8.000 × 12.000 Pixel. Die in Abb. 1 verwendeten Bilddaten wurden geeignet auf eine Auflösung von 1024 × 1024 Pixel skaliert. Die Deformationsfelder können schliesslich mittles Interpolation auf die mikroskopisch gewonnenen Objektdaten übertragen werden. Das bei der 2D-Registrierung der in Abb. 1 gezeigten Bilder aufkommende Datenvolumen entspricht dem einer 3D-Registrierung von 128 × 128 × 64 Voxel.

2 Methoden

Für die Registrierung wurde ein auf der Elastizität des in Paraffin eingebetteten Gewebes basierendes Modell zugrunde gelegt [1, 2]. Bei dieser auch als *Elastic-Matching* bekannten Registrierung wird ein auf Intensitätsdifferenzen basierendes Distanzmaß minimiert, welches über das elastische Potenzial der Deformation regularisiert wird [3, 4, 5, 6].

Für einen Serienschnitt mit Schnittbildern S_ν, $\nu = 1, \ldots, N$, werden folgende Modellannahmen zugrunde gelegt:

Abb. 2. (a) Nicht-null Einträge der Matrix einer diskreten Fassung von Gl. (3), jeder Diagonalblock (b) besteht aus einer 2 × 2 Blockmatrix mit blockzirkulanten Blöcken, die ihrerseits zirkulant sind.

(a) Blockdiagonal-Matrix

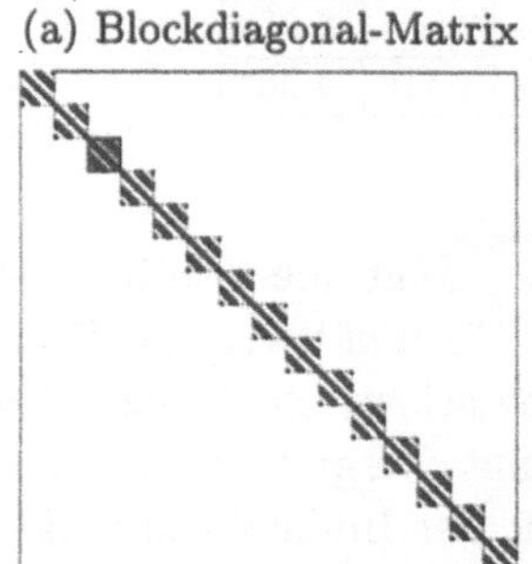

(b) Diagonalblock

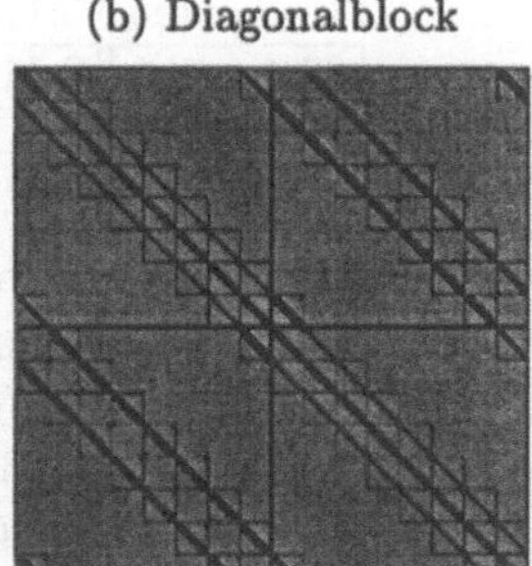

1. Räumlich benachbarte (monomodale) Bilder $S_\nu, S_{\nu+1}$ sind ähnlich bzgl. des intensitätsbasierten Distanzmaßes
$$D(S_\nu, S_{\nu+1}) = \frac{1}{2} \int_\Omega \Big(S_\nu(x,y) - S_{\nu+1}(x,y)\Big)^2 d(x,y) \qquad (1)$$
und $\cup_{\nu=1}^{N} \mathrm{supp}(S_\nu) \subset \Omega$ kompakt.
2. Die Planarität der Schnitte bleibt bei der Deformation erhalten.
3. Die Deformation ist im physikalischen Sinne elastisch.

Unter Ausnutzung der Planarität ergibt sich das folgende Problem. Gesucht sind planare Transformationen $\phi_\nu : \mathbb{R}^2 \to \mathbb{R}^2$, $\nu = 1, \ldots, N$, mit

$$\mathcal{D}(\phi_1, \ldots, \phi_N) := \sum_{\nu=2}^{N} D(S_{\nu-1} \circ \phi_{\nu-1}, S_\nu \circ \phi_\nu) + \sum_{\nu=1}^{N} E(\phi_\nu) \xrightarrow{\phi_\nu} \min, \qquad (2)$$

wobei E das elastische Potential für $\phi(x,y) = (\varphi(x,y), \psi(x,y))$ beschreibt,

$$E(\phi) = \int_\Omega \frac{\lambda}{2}(\varphi_x + \psi_y)^2 + \mu\Big(\varphi_x^2 + \psi_y^2 + \frac{1}{2}(\varphi_y + \psi_x)\Big) d(x,y),$$

vgl. [7]. Hierbei sind λ, μ die sogenannten *Lamé-Konstanten*, die die Eigenschaften des histologischen Gewebes beschreiben. Mit Hilfe der Euler-Lagrange Rechnung lässt sich das gesuchte Minimum charakterisieren und ergibt sich als Lösung der sogenannten *Navier-Lamé-Gleichung*,

$$\begin{aligned} \mathcal{A}\phi_\nu &:= \mu\Delta\phi_\nu + (\lambda + \mu)\nabla \operatorname{Div} \phi_\nu & (3) \\ &= f_\nu(S_{\nu-1}, S_\nu, S_{\nu+1}, \phi_{\nu-1}, \phi_\nu, \phi_{\nu+1}) & (4) \\ &:= (S_{\nu-1} \circ \phi_{\nu-1} - 2S_\nu \circ \phi_\nu + S_{\nu+1} \circ \phi_{\nu+1}) \cdot \nabla S_\nu \circ \phi_\nu, \end{aligned}$$

für $\nu = 1, \ldots, N$ (die Terme $S_0 \circ \phi_0$ bzw. $S_{N+1} \circ \phi_{N+1}$ entfallen).

Tabelle 1. Berechnungszeiten für das Lösen eines Blocksystems auf einer 16 bzw. 32 Knoten Konfiguration des PC-Clusters [11].

Bildgröße	128^2	256^2	512^2	1024^2
16 Knoten	0.12s	0.50s	2.08s	8.55s
32 Knoten	0.11s	0.31s	1.11s	4.38s

Die numerische Umsetzung des Problems erfolgt über Finite-Differenzen Approximation und führt schliesslich auf eine Fixpunktiteration für die gesuchte Deformation. Dabei muss in jedem Iterationsschritt ein lineares Gleichungssystem gelöst werden. Die Anzahl der Unbekannten ergibt sich aus der Anzahl der zu registrierenden Schnitte multipliziert mit der Bildauflösung. So beträgt die Anzahl der Unbekannten für die in Abb. 1 gezeigte 2D-Registrierung 2.097.152, für die in Abb. 3 gezeigte 3D-Registrierung 67.108.864 und für die Registrierung des originalen Datenvolumens ca. $2 \cdot 10^{12}$. Derartige Probleme lassen sich mittelfristig nicht mit Standardmethoden angehen. Die Abb. 2 zeigt exemplarisch die nicht-null Einträge einer Matrix für die Anpassung von 15 Schnittbildern von 12×8 Pixel. Die offensichtliche Blockstruktur der Matrix kann zur Reduktion in Teilprobleme ausgenutzt werden. Weiter können auch die Teilprobleme unter Ausnutzung von FFT-Techniken effizient gelöst werden [8].

Die Parallelisierung der Blocksysteme kann z.B. mit einem Block-Jacobi-Verfahren realisiert werden [9]. Unter Beachtung einer speziellen Kommunikationsstruktur konnten darüberhinaus auch die verwendeten FFT's parallelisiert werden [10]. Der typische Engpass einer parallelen FFT, die sogenannte *all-to-all* Kommunikation, wurde umgangen. Die Parallelisierung erfolgte auf einem PC-Cluster [11, 10] (48 Knoten, 96 Prozessoren, insgesamt 32 GFLOPS, 6 GByte Hauptspeicher, Myrinet/fast Ethernet interface; pro Knoten: 2×333 MHz PII, 128 MB RAM).

3 Ergebnisse

Die Abb. 1 zeigt exemplarisch das Ergebnis einer 2D-Registrierung. Die Rechnung erfolgte unter MATLAB 5.3 auf einer SGI OCTANE (175 MHz, MIPS R10000, 128 MB RAM unter IRIX 6.5) und benötigte ca. 60 sec für die lineare und ca. 160 sec für die nicht-lineare Registrierung. Durch Registrierung konnte die Bilddifferenz um ca. 50% (linear um ca. 18%) reduziert werden. Die Berechnungszeiten für das Lösen der linearen Gleichungssysteme auf dem PC-Cluster [11] sind in Tabelle 1 angegeben. Die Berechnungszeit ist in etwa proportional zur Bildgröße. Unterschiede zwischen den zwei betrachteten Konfigurationen werden erst ab einer Bildgröße von 256^2 Pixel deutlich, ab einer Bildgröße von 512^2 Pixel kann ein linearer und damit nahezu optimaler Speedup vermutet werden [10].

Schliesslich zeigt die Abb. 3 die Visualisierung einer 3D Rekonstruktion eines Teils des menschlichen Gehirns. Sie wurde ebenfalls auf einer SGI OCTANE

Abb. 3. Visualisierung einer 3D-Registrierung des Hinterhauptlappens eines menschlichen Gehirns (Ansicht der beiden Hemisphären von hinten), Schnitte $S_{100}, \ldots, S_{199}$ a 512 × 512 Pixel.

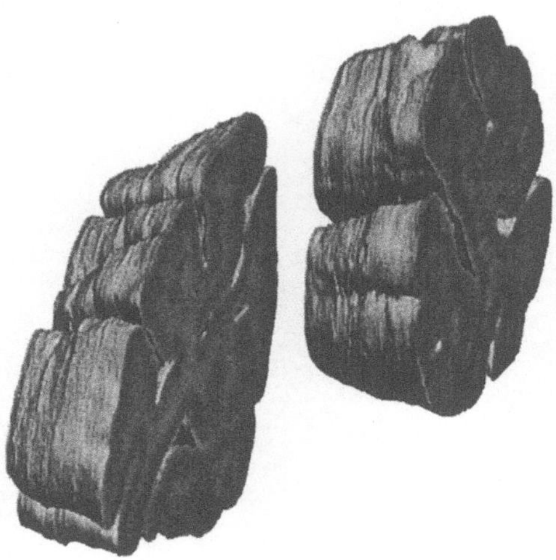

durchgeführt. Diese Darstellung zeigt ein aus morphologischer Sicht konsistentes Ergebnis, in dem strukturelle Details bei einer effizienten Registrierungsstrategie erhalten blieben.

Literatur

1. Broit C: *Optimal Registration of Deformed Images.* PhD thesis, Computer and Information Science, University of Pensylvania, 1981.
2. Bajcsy R, Kovačič S: Toward an individualized brain atlas elastic matching. Technical Report MS-CIS-86-71 Grasp Lap 76, Dept. of Computer and Information Science, Moore School, University of Philadelphia, 1986.
3. Amit Y: A nonlinear variational problem for image matching. *SIAM J. Sci. Comput.*, 15(1):207–224, 1994.
4. Bro-Nielsen M: *Medical Image Registration and Surgery Simulation.* PhD thesis, IMM, Technical University of Denmark, 1996.
5. Christensen GE: *Deformable Shape Models for Anatomy.* PhD thesis, Sever Institute of Technology, Washington University, 1994.
6. Christensen GE, Rabbitt RD, Miller MI: 3D brain mapping using a deformable neuroanatomy. *Physics in Medicine and Biology*, 39:609–618, 1994.
7. Budó A: *Theoretische Mechanik.* VEB, Berlin, 10 Aufl., 1980.
8. Fischer B, Modersitzki J: Fast inversion of matrices arising in image processing. *Numerical Algorithms*, 22:1–11, 1999.
9. Ortega JM, Rheinbold WC: *Iterative Solution of nonlinear equations in several variables.* Academic Press, 1970.
10. Böhme M, Hagenau R, Modersitzki J, Siebert B: Non-linear image registration on PC-clusters using parallel FFT techniques. In Vorbereitung, 2001.
11. Störtebeker cluster project: `http://www.iti.mu-luebeck.de/cluster`, 1998.

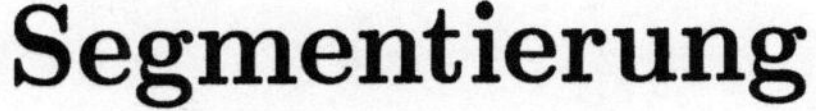

Segmentierung des Knochens aus T1- und PD-gewichteten Kernspinbildern vom Kopf

Stefan Burkhardt[1,2], Dietmar Saupe [1], Frithjof Kruggel [2] und Carsten Wolters [2]

[1]Institut für Informatik
Universität Leipzig, 04109 Leipzig
[2]Max-Planck-Institut für neuropsychologische Forschung, 04103 Leipzig
Email: burkhardt@informatik.uni-leipzig.de

Zusammenfassung. Es wird ein Verfahren vorgestellt, daß eine verbesserte Segmentierung des Knochens durch eine Kombination T1- und PD-gewichteter MR-Daten vom Kopf ermöglicht. Der Knochen wird durch seine Kante zur Hirnflüssigkeit und seine Kante zur Kopfhaut bzw. zum Gesichtsschädel beschrieben. Das Verfahren registriert die beiden Bilder, erstellt eine initiale Segmentierung für beide Kanten und paßt diese mit Hilfe eines elastischen Modells an. Es ist auf diese Bilder optimiert, benötigt keine Parameter und kommt ohne Interaktion aus.

1 Problemstellung

Ein korrektes Modell des Schädelknochens ist für viele Anwendungen von Bedeutung, beispielsweise bei der Lokalisation von Quellen elektromagnetischer Hirnaktivität oder bei der Simulation von biomechanischen Eigenschaften des Kopfes. Auf T1-gewichteten Kernspinbildern sind die Kopfhaut und das Gehirn mit grauer und weißer Substanz abgrenzbar, Knochen und Hirnflüssigkeit jedoch nicht. Steht nur dieses eine Bild zur Verfügung, dann muß die Kante zwischen Knochen und Hirnflüssigkeit geschätzt werden. Dafür bietet beispielsweise die Software CURRY [1] ein Verfahren, bei dem die Gehirnoberfläche segmentiert und geglättet wird. Die gesuchte Kante wird in einem konstanten Abstand von dieser geglätten Oberfläche angenommen. Das führt zu einer Kante, die oft erheblich von den realen Gegebenheiten abweicht. Daher soll zusätzlich ein PD-gewichtetes Kernspinbild aufgenommen werden, auf dem ein großer Kontrast zwischen protonenreichen Gewebetypen (Kopfhaut, Hirnflüssigkeit, Gehirn) und protonenarmen Regionen (Knochen und Luft) vorhanden ist. Der Knochen kann aus diesem Bild sehr gut segmentiert werden. Da aber kein Unterschied zwischen der Hirnflüssigkeit, der grauen und der weißen Substanz zu erkennen ist, soll dieses Bild nur zur Unterstützung der Segmentierung des T1-gewichteten Bildes herangezogen werden. Im folgenden wird ein Verfahren dafür vorgestellt [2].

2 Methoden

2.1 Registrierung

Da es zwischen der zeitlich getrennten Aufnahme des T1- und des PD-gewichteten Datensatzes zu Bewegungen des Patienten kommt, ist eine Registrierung der Bilder

Abb. 1. Originale (links) und intensitätskorrgierte (Mitte) Kernspinbilder und die Segmentierung mit dem AFCM-Algorithmus (rechts) für ein T1- (oben) und ein PD-gewichtetes (unten) Bild

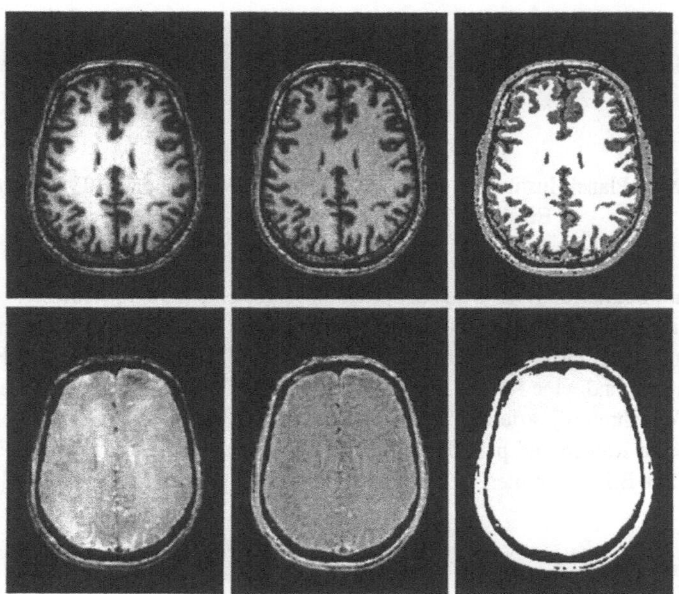

erforderlich. Dazu wird eine affine Abbildung verwendet, die sich durch je drei Parameter für die Skalierung, Rotation und Translation beeinflussen läßt. Die Bestimmung der optimalen Parameter erfolgt durch die Maximierung der Mutual-Information [3] im überschneidenden Bildbereich. Zur Optimierung wird ein Mehrgitterverfahren mit einem Downhill-Simplex-Algorithmus auf Basis der Freudenthal-Triangulierung [4] angewandt.

2.2 Segmentierung

In einem ersten Schritt werden die innere und äußere Kante des Knochens mit einem einfachen, voxelbasierten Verfahren näherungsweise bestimmt und danach im Sinne eines elastischen Modells optimiert. Das Ziel soll ein Verfahren sein, das die Segmentierung möglichst automatisch durchführt.

Als problematisch für eine Segmentierung stellen sich die in beiden Bildern auftretenden Intensitätsinhomogenitäten dar. Diese werden mit dem von Pham und Prince in [5] vorgestellten adaptiven Fuzzy-C-Means-Algorithmus (AFCM) korrigiert. Als Ergebnis erhält man ein intensitätskorrigiertes Bild, eine Zuordnung eines jeden Voxels zu einer Gewebeklasse (Abb. 1) und ein Klassenzentrum für jede Klasse. Für das T1-gewichtete Bild haben sich drei Klassen als sinnvoll herausgestellt, für das PD-gewichtete zwei.

Aus dem PD-gewichteten Bild wird unter Verwendung der Zuordnung zu den Gewebeklassen das Kompartment Gehirnflüssigkeit und Gehirn segmentiert, dessen Oberfläche die innere Kante des Schädels repräsentiert. Diese stellt eine unter Umständen

Abb. 2. Innere und äußere Kante des Knochens in einem T1- (links) und einem PD-gewichteten Bild (Mitte) sowie die Maske für den Knochen (rechts). Dargestellt sind ein axialer (oben) und ein sagitaler Schnitt (unten).

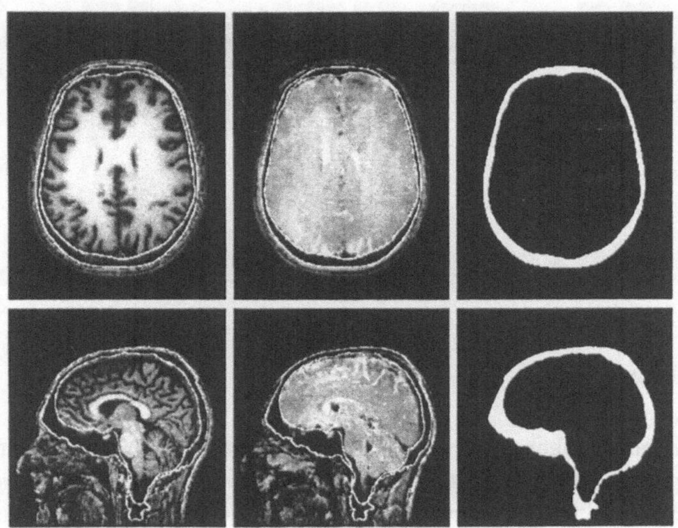

ungenaue Approximation der Kante dar. Da sich die Segmentierung der äußeren Kanten in den Bilddaten recht schwierig gestaltet, wird als Initialisierung für die äußere Kante des Knochens eine Kante verwendet, die 7mm außerhalb der inneren liegt.

Anschließend werden die Kanten im Sinne eines deformierbaren Modells optimiert. Zuerst werden mit Hilfe des Marching-Tetrahedra-Algorithmus [6] die Oberflächen beider Masken als Dreiecksnetze extrahiert. Die so erhaltenen Netze haben ungefähr eine Million Knoten und werden auf 30000 Knoten vereinfacht. Die Dreiecksnetze werden mit dem in [7] vorgestellten deformierbaren Modell optimiert. Ausgehend von den initialen Netzen werden die Knoten schrittweise bewegt, bis ein stabiler Zustand erreicht ist. Die externe Kraft ist so gestaltet, daß die Knoten in der Nähe eines Grauwertes I_{lim} gehalten werden. Für die Anpassung werden die intensitätskorrigierten Bilddaten benutzt. Das innere Netz wird im PD-gewichteten Bild angepaßt, für das äußere Netz wird das T1-gewichtete verwendet. Zur Bestimmung der Werte I_{lim} wird auf den AFCM-Algorithmus zurückgegriffen. Neben der Klassifizierung der Voxel und dem intensitätskorrigierten Bild liefert er auch noch ein Klassenzentrum v_i für jede Klasse. Für das PD-gewichtete Bild existieren zwei derartiger Zentren $v_1 < v_2$ und für das T1-gewichtete drei $v_1 < v_2 < v_3$. Anhand dieser Werte wird $I_{lim} = (v_1 + v_2)/2$ als Mittelwert der entsprechenden Werte v_1 und v_2 des jeweils verwendeten Bildes gesetzt.

Als problematisch hat sich gezeigt, daß sich das äußere Netz stellenweise aus dem Kopf heraus bewegt. Um diesen Effekt zu vermeiden, wird der Wert aller Hintergrundvoxel im T1-gewichteten Bild unter Verwendung einer vorher erstellten Kopfmaske auf den maximalen Wert gesetzt. Mit dieser Modifikation läßt sich das Netz für die äußere Kante anpassen. Nach Abschluß der Anpassung beider Netze ergibt sich die Maske für den Knochen durch das Füllen des Bereichs zwischen innerer und äußerer Kante.

Abb. 3. Innere Kante des Knochens in einem T1- und einem PD-gewichteten Bild. Dargestellt ist die Schätzung aus dem T1-gewichteten Bild in der Software CURRY (die beiden linken Bilder) und die akkurate Segmentierung mit dem vorgestellten Verfahren (die beiden rechten Bilder).

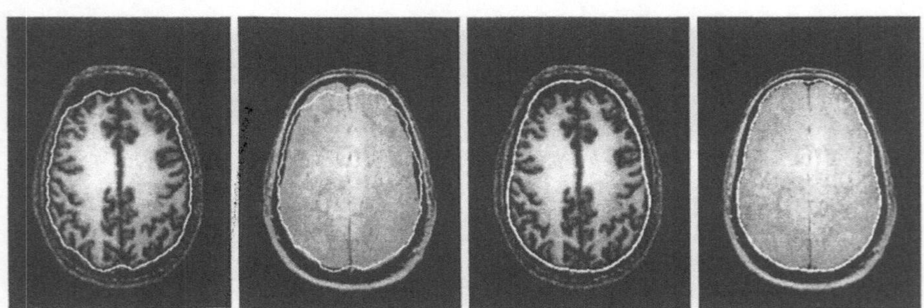

3 Ergebnisse

Das beschriebene Verfahren wurde auf fünf Datensätze (jeweils aus einem T1- und einem PD-gewichteten Bild bestehend) angewendet. Bei der Registrierung von geeigneten Phantombildern traten nur Fehler auf, die kleiner als die Diskretisierung im Voxelgitter waren. Nach der Intensitätskorrektur und der initialen Segmentierung wurden in allen verwendeten Bildern die Netze für die innere und die äußere Kante korrekt angepaßt. Das gesamte Verfahren benötigte bei diesen Bildern keinen Eingriff des Anwenders. Für einen Datensatz ist das Segmentierungsergebnis in Abb. 2 dargestellt.

4 Zusammenfassung und Diskussion

Der vorgestellte Algorithmus bietet eine automatische, akkurate Segmentierung des Knochens, auch an der Kante zwischen Knochen und Hirnflüssigkeit. In Abb. 3 ist auf den beiden linken Bildern die Segmentierung dieser Kante aus dem T1-gewichteten Bild mit CURRY dargestellt. Es ist zu erkennen, daß die wirkliche Kante des Knochens, die im PD-gewichteten Bild erkennbar ist, und die geschätzte im Bereich der Stirn erheblich voneinander abweichen. Die beiden rechten Bilder zeigen die Segmentierung bei zusätzlicher Verwendung des PD-gewichteten Bildes und des beschriebenen Verfahrens. Dort wird nun auch die innere Kante des Knochens korrekt segmentiert.

Als Nachteil ist der hohe Zeitbedarf des originalen AFCM-Verfahrens anzusehen. In unserer ersten Implementierung [2] unter Verwendung von acht Prozessoren einer SGI Origin 2000 wurden dafür bis zu acht Stunden Rechenzeit (d.h. vier Stunden pro Bild) benötigt, immerhin knapp 90% der gesamten Bearbeitungszeit. Dieser hohe Zeitbedarf ist durch das mehrfache Lösen großer linearer Gleichungssysteme bedingt. Durch die Verwendung eines Multigrid-Verfahrens läßt sich die Rechenzeit pro Bild auf ca. 30 Minuten auf einem Intel Pentium III (500 Mhz, Einprozessorsystem, Linux) bzw. ca. 90 Minuten bei der Verwendung von nur einem Prozessor der Origin 2000 reduzieren.

Weiterhin wird der Knochen als homogen zwischen der inneren und der äußeren Kante angesehen. In der Realität sind jedoch belüftete Kammern (beispielsweise die

Abb. 4. Innere und äußere Kante des Knochens in einem T1- (links) und einem PD-gewichteten Bild (Mitte) sowie die Maske für den Knochen (rechts) bei der Wahl der Kopfoberfläche als initiale äußere Kante. Dargestellt ist ein sagitaler Schnitt.

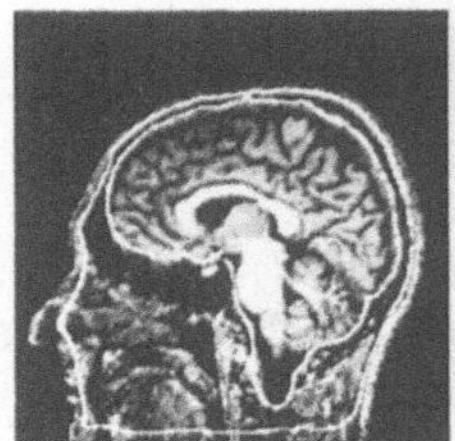
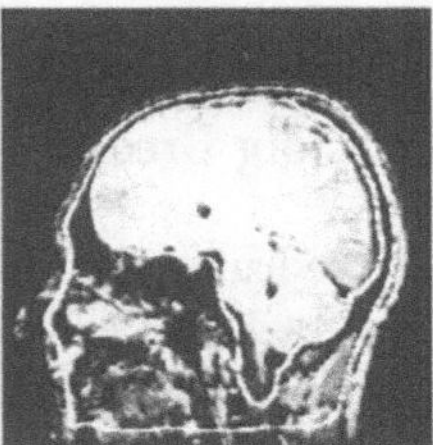
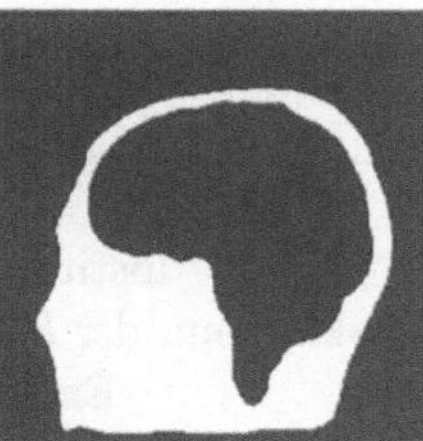

Stirnhöhlen) im Knochen enthalten. Der dadurch entstehende Einfluß auf Quellokalisationen und auf biomechanische Simulationen bleibt zu untersuchen.

Am Hirnstamm können sich die Netze durchdringen. Wenn das Modell für die Quellokalisation verwendet wird, kann dieses Problem umgangen werden, wenn als initiale äußere Kante die Kopfoberfläche verwendet wird. Die dabei entstehende Segmentierung (Abb. 4) ist kaudal ab dem Hirnstamm zwar sehr ungenau, der Einfluß auf die Ergebnisse der Quellokalisation kann aber vernachlässigt werden.

Literatur

1. Neuro Scan Labs: CURRY 4. http://www.neuro.com/neuroscan/prod05.htm.
2. Burkhardt S: Segmentierung des Knochens aus T1- und PD-gewichteten Kernspinbildern vom Kopf. Diplomarbeit, Institut für Informatik, Universität Leipzig, 2000. http://dol.uni-leipzig.de/pub/2000-32.
3. Maes F, Collignon A, Vandermeulen D, Marchal G, Suetens P: Multimodality image registration by maximization of mutual information. IEEE Trans. on Medical Imaging, 16(2):187–198, 1997.
4. Allgower EL, Georg K: Numerical Continuation Methods - An Introduction. Springer-Verlag, Berlin, 1990.
5. Pham DL, Prince JL: An adaptive fuzzy C-means algorithm for image segmentation in the presence of intensity inhomogenities. Patter Recognition Letters, 20(1):57–68, 1999.
6. Gueziec A, Hummel R: The wrapper algorithm: surface extraction and simplification. In: Workshop on Biomedical Image Analysis 204–213, IEEE Computer Society Press, Los Alamitos, 1994.
7. Kruggel F, von Cramon DY: Measuring the cortical thickness. In: Workshop on Mathematical Methods in Biomedical Image Analysis, Hilton Head Island 154–161, IEEE Computer Society Press, Los Alamitos, 2000.

Silberstandards aus Fourier-basierter Textursynthese zur Evaluierung von Segmentierungsalgorithmen

Thomas M. Lehmann, Jörg Bredno und Klaus Spitzer

Institut für Medizinische Informatik
Universitätsklinikum der RWTH Aachen, Pauwelsstr. 30, D – 52057 Aachen
Email: lehmann@computer.org

Zusammenfassung. Segmentierung ist eine wesentliche Aufgabe der medizinischen Bildverarbeitung, aber es fehlen einheitliche Methoden zu ihrer Evaluierung. Goldstandards stehen nur selten zur Verfügung und eine subjektive visuelle Inspektion ergibt keine reproduzierbaren Ergebnisse. Mit der hier vorgestellten Methode werden realistische Silberstandardbilder erzeugt, bei denen das richtige Ergebnis einer Segmentierung a-priori bekannt ist. Beispieltexturen aus realen Bildern werden gesammelt und in einer Fourier-Repräsentation gespeichert. Durch Neukombination der Amplituden- und Phasenspektren sowie der Mittelwerte werden synthetische Texturen gebildet. Diese werden dann in ein Bild mit vorgegebener Referenzkontur eingefügt. Mit der Methode wurde ein Ballon-Modell zur Segmentierung auf 2D Mikroskopien, 3D CT- und 4D MR-Bilddaten evaluiert. Dabei wurden auch systematische Abweichungen quantifiziert, die durch die Generierung der Silberstandards induziert werden. Sie liegen für alle Bilddimensionen im Subpixelbereich.

1 Einleitung

Obwohl die Segmentierung ein fundamentaler Schritt bei der automatischen Bildanalyse ist, existieren noch keine einheitlichen Methoden zur Evaluierung dieser Verfahren [1, 2]. Die theoretisch-analytische Betrachtung des Algorithmus ohne dessen Realisierung ist nicht praxisgerecht. Die empirische Bewertung durch den subjektiv-visuellen Eindruck eines Betrachters unterliegt einer inter- und intra-Beobachter-Variabilität. Zusätzlich ist die exakte Lage von Gewebegrenzen (Goldstandard) auf realem Bildmaterial meistens nicht bekannt [3]. Für die Segmentierung medizinischen Bildmaterials liegt bislang keine ausreichende Sammlung an Goldstandards vor [2]. Auf synthetischem Bildmaterial können zwar objektive Übereinstimmungsmaße bestimmt werden, diese sind aber nur bedingt verallgemeinerbar und kaum auf reale Probleme zu übertragen [4]. Oftmals werden zur Bildsynthese Modellannahmen getroffen, die auch der Segmentierung zugrunde liegen. Die Ergebnisse solcher Untersuchungen sind dann wertlos [5].

Der hier vorgestellte konsistente Ansatz erzeugt synthetische aber realistische Bilder, auf denen die Objektgrenzen a-priori bekannt sind. Diese Silberstandards sind zur Evaluierung unterschiedlichster Segmentierungsalgorithmen geeignet und werden hier exemplarisch für drei Modalitäten untersucht.

2 Methode

Ein Silberstandard wird aus drei synthetisierten Regionen im Bild zusammengesetzt: Dem Inneren und Äußeren eines dargestellten Objektes sowie einer optionalen Konturzone [6].

2.1 Referenztexturen

Zu allen Komponenten werden zunächst exemplarische Texturen aus realen Bildern extrahiert, die das charakteristische Erscheinungsbild des Gewebes mit allen auftretenden Artefakten widerspiegeln. Eine Texturausschnitt wird in beide Raumrichtungen gespiegelt. Das diskrete und stetige Textursignal $t(x, y)$ wird danach durch Subtraktion von μ_t in das mittelwertfreie Signal $t_0(x, y)$ überführt und Fourier-transformiert:

$$t(x,y) - \mu_t = t_0(x,y) \circ\!\!-\!\!\bullet\; T_0(u,v) = r_t(u,v) \cdot \exp\big(-j\,\varphi_t(u,v)\big) \qquad (1)$$

Zu jedem Texturbeispiel werden Amplitude $r_t(u, v)$ und Phase $\varphi_t(u, v)$ zusammen mit dem Mittelwert μ_t in einer Datenbank gespeichert.

Exemplarische Texturen einer Konturzone basieren auf einer manuellen oder automatischen Segmentierung ausgewählter Bilder. Entlang der bekannten Kontur wird ein schmales Band vorgegebener Dicke extrahiert und durch lineare Interpolation [7] in ein rechteckiges Bild z' umgewandelt. Dieses wird der Länge nach gespiegelt. Die so erhaltene Konturtextur $z(x, y)$ wird mit (1) nach Amplitude $r_z(u, v)$, Phase $\varphi_z(u, v)$ und Mittelwert μ_z zerlegt.

2.2 Textursynthese

Für eine flexible Generierung der Silberstandardbilder $s(x, y) = m_t(x, y) + m_g(x, y)$ wird eine mittelwertfreie Texturkarte m_t und eine Grauwertkarte m_g erstellt. Zur Bestimmung von m_t und m_g wird eine automatisch segmentierte oder manuell generierte Objektkontur vorgegeben. Die Segmentierung $m_s(x, y)$ enthält den Wert 1 für alle Punkte im Innern der Kontur und 0 außerhalb.

Für Inneres und Äußeres der Kontur wird je ein zufällig aus der Datenbank gewähltes Amplitudensignal $\hat{r}_t(u, v)$ mit einem zufällig gewählten $\hat{\varphi}_t(u, v)$ zum darzustellenden Gewebe kombiniert. Zusätzlich wird $\hat{\varphi}_t(u, v)$ mit additivem Rauschen $n_{0,\sigma}$ mit $\sigma = \frac{1}{10}\pi$ überlagert. Eine synthetische Textur $\tilde{t}(x, y)$ wird durch inverse Fourier-Transformation gebildet:

$$\tilde{t}(x,y) \;\bullet\!\!-\!\!\circ\; \hat{r}_t(u,v) \cdot \exp\Big(-j\big(\hat{\varphi}_t(u,v) + n_{0,\sigma}(u,v)\big)\Big) \qquad (2)$$

Texturkarte. Die synthetische Textur $\tilde{t}$ ist nicht mehr symmetrisch aber mittelwertfrei und kann stetig aneinandergesetzt werden. Die Texturkarte m_t wird jeweils mit der in m_s codierten Textur besetzt. Hierbei werden große Bildbereiche durch Wiederholung von $\tilde{t}$ gefüllt (Abb. 1a).

Entlang der Konturzone kann eine weitere synthetische Textur $\tilde{z}(x,y)$ in das Bild eingefügt werden. Diese linearisierte Konturzone entsteht analog durch Rücktransformation zufällig ausgewählter Amplituden- und Phasenspektren, wobei die Phase jedoch nicht verrauscht wird. Die synthetische Konturzone $\tilde{z}$ wird dann durch geometrische Transformationen entlang der Kontur des Silberstandards in die Texturkarte m_t eingefügt (Abb. 1c).

Grauwertkarte. Die Grauwertkarte m_g wird gebildet, indem zunächst zu den zu synthetisierenden Texturen passende Mittelwerte $\hat{\mu}_{\text{in}}$ und $\hat{\mu}_{\text{out}}$ zufällig aus der Datenbank gelesen werden. Für alle Pixel in m_g wird dann die kartesische Distanz zur Kontur selbst ermittelt. Wenn diese Distanz größer als ein vorgegebener Wert w ist, wird das Pixel gemäß dem Label aus m_s auf $\hat{\mu}_{\text{in}}$ oder $\hat{\mu}_{\text{out}}$ gesetzt. Für Punkte in der Nähe zur Kontur wird ein linearer Übergang der Grauwerte in einer Breite $2w$ über die Kontur erzeugt, damit im Silberstandard keine unrealistisch starken Gradienten auftreten (Abb. 1b). Wird eine eigene Konturzone synthetisiert, wird zusätzlich ein zufälliger Mittelwert $\hat{\mu}_{\text{zone}}$ aus der Datenbank gelesen. Der Bereich um die Kontur wird mit $\hat{\mu}_{\text{zone}}$ gefüllt. Dann wird jeweils ein linearer Übergang der Breite $2w$ von $\hat{\mu}_{\text{in}}$ nach $\hat{\mu}_{\text{zone}}$ sowie von $\hat{\mu}_{\text{zone}}$ nach $\hat{\mu}_{\text{out}}$ in m_g angelegt (Abb. 1d).

2.3 Höherdimensionale Siberstandards

Die Methode wurde auf drei- und vierdimensionales Bildmaterial übertragen. Dabei kann für alle Schichten eines Silberstandards eine gemeinsame, oder für jede Schicht eine individuelle Auswahl von $\tilde{t}$ und $\hat{\mu}$ erfolgen. Zusätzlich müssen Bildgebungseigenschaften wie Schichtabstand oder Bewegungsartefakte berücksichtigt werden. Für Farbbilder erfolgt die Generierung von Silberstandards unabhängig auf den einzelnen Farbkanälen, wenn in diesen eine Mittelwertbestimmung möglich ist, bspw. RGB-Bilder. Rotatorische Kanäle wie der H-Kanal in HSV-Bildern können derzeit nicht modelliert werden.

Das Ergebnis der Segmentierung eines Silberstandards kann immer als binäre Segmentierungskarte $m_r(x,y)$ dargestellt werden. Da die Kontur a-priori bekannt ist, können quantitative Übereinstimmungs- und Distanzmaße bestimmt werden, bspw. $O = |m_r \cap m_s| / |m_r \cup m_s| \cdot 100\%$. Liegt die Segmentierung als Kontur mit Stützstellen vor, kann zusätzlich eine mittlere Distanz $\bar{d}$ und die Hausdorff-Distanz (maximale Distanz) H der Knoten zur Referenzkontur ermittelt werden [6].

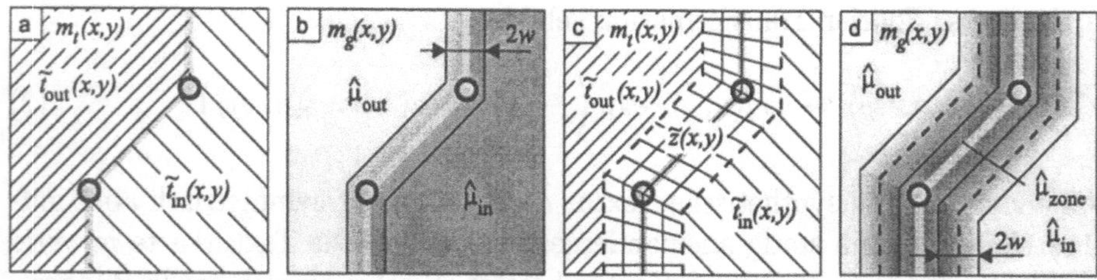

Abb. 1. Textur- und Grauwertkarten ohne (a,b) und mit (c,d) einer Konturzone.

Tabelle 1. Ergebnisse der Segmentierung von Silberstandardbildern.

Bild-	Referenzkontur				Silberstandard		
material	#	$\bar{d}$	H	O	#	$\bar{d}'$	Δ_d
2D	197	1,67	8,06	97,55 %	193	1,50	-0,17
3D	30	2,90	21,59	85,99 %	27	2,17	-0,73
4D	10	1,16	6,29	79,98 %	9	0,47	-0,74

3 Anwendung und Ergebnisse

Die Methode wurde zur kontextfreien Evaluierung eines Ballon-Modells [8] verwendet, das medizinisches Bildmaterial in 2, 3 und 4 Dimensionen segmentiert (Tab. 1, links). Die Tests erfolgten auf histochemisch gefärbten Dünnschnittmikroskopien von Neuronen (je 50 Silberstandards zu vier Vorlagen, Abb. 2), CT-Schichtbildern der Wirbelsäule (je 10 Standards zu drei Vorlagen) und MR-Zeitfolgen des linken Ventrikels über einen Herzzyklus (10 Silberstandards).

Im 2D-Fall war die Variabilität der erzeugten Silberstandards so hoch, daß die Ballon-Segmentierung bei drei Bildern scheiterte. Dies entspricht der Erkennungsrate von 96% auf realen Daten [9]. Die hohe Hausdorff-Distanz H für die CTs der Wirbelsäule zeigt, daß es dem Modell nicht fehlerfrei gelingt, die komplexe Geometrie abzubilden. Die geringe mittlere Distanz $\bar{d}$ zeigt aber gleichzeitig, daß solche Fehler nur vereinzelt auftreten. Zu beachten ist, daß das Übereinstimmungsmaß O aus Normierungsgründen über die Bilddimensionen hinweg nicht vergleichbar ist.

Um durch Silberstandards induzierte, systematische Abweichungen zu bestimmen, wurden die Ergebniskonturen auch mit je einer zufällig ausgewählten Silberstandard-Segmentierung verglichen (Tab. 1, rechts). Der Unterschied Δ_d zur mittleren Distanz dieser Kontur $\bar{d}'$ betrug im 2D-Fall nur 0.17 Pixel. Bei den 3D- und 4D-Silberstandards ist die methodisch bedingte Abweichung etwas größer, aber immer noch kleiner als ein Voxel bzw. Stixel.

4 Diskussion

Goldstandards stehen in der medizinischen Bildverarbeitung nur selten zur Verfügung, da sie häufig invasive Präparationen oder die Extraktion des dargestell-

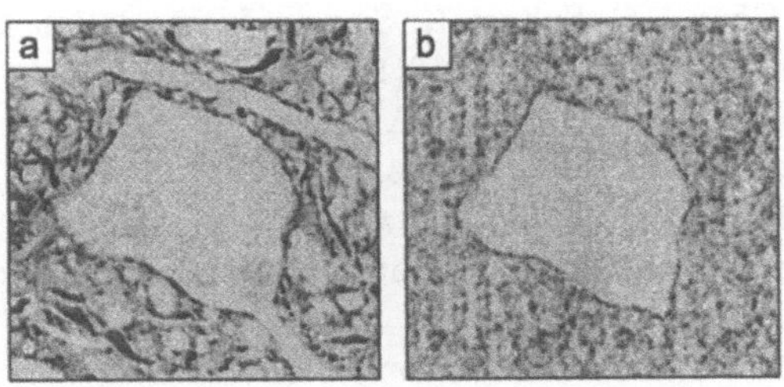

Abb. 2. Histochemisch gefärbtes Motoneuron (a) und ein Silberstandardbild (b).

ten Gewebes erfordern [1]. Fourier-Repräsentationen zur Textursynthese haben bereits beim Training von Klassifikatoren gute Ergebnisse gezeigt [10]. Unsere Fourier-basierte Methode zur Generierung von Silberstandards ist vielseitig, einfach zu handhaben und zur Evaluierung unterschiedlichster Segmentierungsmethoden geeignet. Die Variabilität der Silberstandardbilder erreicht oder überschreitet sogar die real vorkommende Variabilität heterogenen Bildmaterials, da Eigenschaften von jeweils drei Beispieltexturen kombinatorisch vereint werden. Bereits mit je 3 Texturmustern können 256 verschiedene Silberstandards generiert werden. Durch das Verrauschen der Phase wird diese Zahl beliebig gesteigert. Damit findet die Methode ein breites Anwendungsfeld, das lediglich Fourier-basierte Segmentierungsverfahren ausschließt.

Nach wie vor muß eine akzeptable Segmentierung auch dem subjektiven Eindruck eines Experten auf realen Bilddaten entsprechen. Um diese Forderung zu erfüllen, war bisher intensive Interaktion nötig. Mit unseren Silberstandards wird dieser Aufwand erheblich verringert, ohne daß unzulässige Vereinfachungen der Evaluierung auftreten. Die Ergebnisse solcher Evaluationen sind unabdingbar für die klinischen Nutzer [3].

Mit den Silberstandards wird es möglich, die Eigenschaften einer Referenzkontur gemäß einer vorgegebenen Verteilung zu variieren. Damit kann die von HARALICK geforderte Evaluierung auf Basis der statistischen Verteilung von Werten vorgenommen werden [4]. Zusätzlich kann ein fruchtbarer Methodenwettbewerb stattfinden, da mithilfe der Silberstandardbilder standardisierte Evaluationen möglich sind [2].

Literatur

1. Zhang YJ: A survey on evaluation methods for image segmentation. Pattern Recognition 29(8):1335–1346, 1996.
2. Gee JC: Performance evaluation of medical image processing algorithms. Procs. SPIE 3979:19–27, 2000.
3. Haynor DR: Performance evaluation of image processing algorithms in medicine: A clinical perspective. Procs. SPIE 3979:18, 2000.
4. Haralick RM: Validating image processing algorithms. Procs. SPIE 3979:2–16, 2000.
5. Chalana V, Kim Y: A methodology for evaluation of boundary detection algorithms on medical images. IEEE Trans. MI 16(5):642–652, 1997.
6. Lehmann TM, Bredno J, Spitzer K: Silver standards obtained from Fourier-based texture synthesis to evaluate segmentation procedures. Procs. SPIE 4322, in press.
7. Lehmann TM, Gönner C, Spitzer K: Survey: Interpolation methods in medical image processing. IEEE Trans. MI 18(11):1049–1075, 1999.
8. Bredno J, Lehmann TM, Spitzer K: A general finite-element model for segmentation in 2, 3, and 4 dimensions. Procs. SPIE 3979:1174–1184, 2000.
9. Lehmann TM, Bredno J, Metzler V, Brook G, Nacimiento W: Computer-assisted quantification of axo-somatic boutons at the cell membrane of motoneurons. IEEE Trans. BME, accepted.
10. Egmont-Petersen M, Schreiner U, Tromp SC, Lehmann TM, Slaaf DW, Arts T: Detection of leukocytes in contact with the vessel wall from in-vivo microscope recordings using a neural network. IEEE Trans. BME 47(7):941–951, 2000.

Using Deformable Models for the Localization of 3D Anatomical Point Landmarks in 3D Tomographic Images*

Sönke Frantz[1], Karl Rohr[2], and H. Siegfried Stiehl[1]

[1]Universität Hamburg, Fachbereich Informatik, Arbeitsbereich Kognitive Systeme, Vogt-Kölln-Str. 30, 22527 Hamburg frantz@informatik.uni-hamburg.de
[2]Internat. University in Germany, School of Information Technology, 76646 Bruchsal

Abstract. This paper describes a new approach to the localization of 3D anatomical point landmarks in 3D tomographic images on the basis of deformable models. It is demonstrated that compared to a purely differential approach, the localization accuracy is improved and also the number of false detections is reduced.

1 Introduction

We consider the problem of extracting 3D anatomical point landmarks from 3D tomographic images of the human head. The driving task is 3D image registration, which is fundamental to computer-assisted neurosurgery. Only a few (semi-)automatic differential approaches for extracting 3D point landmarks exist (e.g., [1, 2, 3]). A common problem with such, rather local, approaches is their sensitivity to noise. As a consequence, the localization accuracy is affected in a negative way and false detections occur. This paper describes a new approach to 3D landmark localization on the basis of deformable models, which takes into account more global image information in comparison to differential approaches and thus allows to alleviate the aforementioned problems. In medical image analysis, deformable models have been primarily used for object segmentation and tracking as well as for image-atlas matching (see [4] for a survey). However, the localization of 3D point landmarks on the basis of deformable models has not been considered so far.

Exemplarily, we focus on two different types of 3D point landmarks, viz., salient surface loci (curvature extrema) of tip- and saddle-like structures. Examples of such landmarks in the case of the human head are the tips of the ventricular horns (see Fig. 1) or the saddle points at the zygomatic bones. To describe such structures, we utilize 3D surface models. In the literature, a wide variety of surface models has been used (see, e.g., [4]). Note, however, that in contrast to earlier work on deformable models, we are here interested in the accurate localization of salient surface loci. Central to an efficient solution of this specific problem is that the model surface exhibits a unique point whose position can be directly computed from the model parameters. Addressing this problem, we use quadric surfaces as 3D shape prototypes, which additionally undergo global deformations such as to enlarge the range of shapes. The problem of landmark localization is thus reduced to the problem of finding optimal parameter values for describing the structure at hand in the 3D image data.

* This work was supported by Philips Research Hamburg, project IMAGINE.

2 Geometric Models of Tip- and Saddle-Like Structures

Tip-like structures. As 3D shape prototype, we consider a (half-)ellipsoid. To cope with bended structures such as the ventricular horns, the prototype undergoes a bending deformation $\mathcal{B}$ along the z-axis ([6]), $\mathcal{B}(\mathbf{x}) = (x + \delta z^2 \cos v, y + \delta z^2 \sin v, z)^T$, where δ determines the strength and v the direction of bending. Finally, to transform from object-centered coordinates to image coordinates, we apply a rigid transformation $\mathcal{R}(\mathbf{x}) = \mathbf{R}\mathbf{x} + \mathbf{t}$, where $\mathbf{t} = (X, Y, Z)^T$ denotes the translation vector and $\mathbf{R}$ the rotation matrix depending on the rotation angles α, β, γ. The parametric form of our model thus reads

$$\boldsymbol{x}_{\text{tip}}(\theta, \phi) = \mathcal{R} \circ \mathcal{B} \circ (a_1 \cos\theta \cos\phi, a_2 \cos\theta \sin\phi, a_3 \sin\theta)^T, \qquad (1)$$

where $0 \leq \theta \leq \pi/2$ and $-\pi \leq \phi < \pi$ are the latitude and longitude angle parameters, resp., and $a_1, a_2, a_3 > 0$ are scaling parameters. Hence, the model is fully described by the parameter vector $\mathbf{p}_{\text{tip}} = (X, Y, Z, \alpha, \beta, \gamma, a_1, a_2, a_3, \delta, v)$. The landmark position of our model, i.e., the position of the curvature extremum of the deformed ellipsoid, is given by $\mathbf{x}_l = \boldsymbol{x}_{\text{tip}}(\pi/2, 0) = \mathbf{R}(\delta\, a_3^2 \cos v, \delta\, a_3^2 \sin v, a_3)^T + \mathbf{t}$ (see Fig. 2 (left) for an example of a bended tip-like structure).

Saddle-like structures. Here, a (half-)hyperboloid of one sheet serves as 3D shape prototype. In addition, the prototype is rotated and translated:

$$\boldsymbol{x}_{\text{saddle}}(\theta, \phi) = \mathcal{R} \circ (a_1 \cos\phi / \cos\theta, a_2 \sin\phi / \cos\theta, a_3 \tan\theta)^T, \qquad (2)$$

where $|\theta| < \pi/2$ and $0 \leq \phi \leq \pi$. In this case, the model is fully described by $\mathbf{p}_{\text{saddle}} = (X, Y, Z, \alpha, \beta, \gamma, a_1, a_2, a_3)$. The landmark position is here given by $\mathbf{x}_l = \boldsymbol{x}_{\text{saddle}}(0, \pi/2) = \mathbf{R}(0, a_2, 0)^T + \mathbf{t}$ (see Fig. 2 (right) for an example).

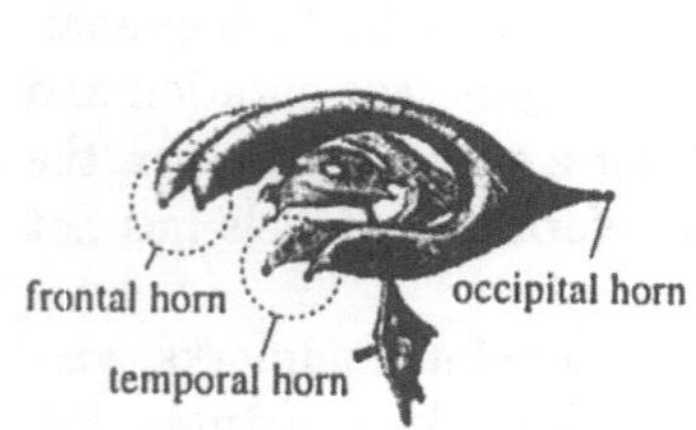

Fig. 1. Ventricular system of the human brain (from [5]).

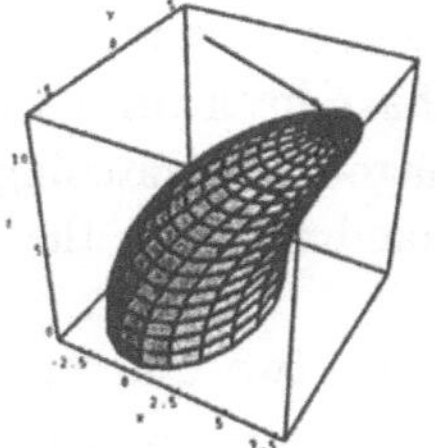

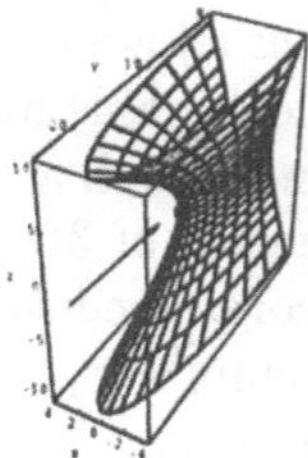

Fig. 2. Geometric models based on quadric surfaces as 3D shape prototypes.

3 Fitting the Geometric Models to the 3D Image Data

Model fitting is formulated as an optimization problem where a suitable fitting measure is optimized w.r.t. the model parameters. Here, we consider an edge-based fitting measure. Our fitting measure is a 3D generalization of the 2D fitting measure in [7] and exploits (a) the similarity between the directions of the intensity gradient and the normals of the model surface and (b) the strength of the intensity variations (a similar 3D fitting measure was used in [8]).

During fitting, we consider the contribution of the intensity gradient in the direction of the normal of the model surface:

$$M_{\text{fit}}(\mathbf{p}) = \pm \iint_{\theta,\phi} < \nabla g(\boldsymbol{x}(\theta,\phi;\mathbf{p})), \frac{\partial \boldsymbol{x}(\theta,\phi;\mathbf{p})}{\partial \theta} \times \frac{\partial \boldsymbol{x}(\theta,\phi;\mathbf{p})}{\partial \phi} > d\phi\, d\theta \rightarrow \text{min.}, \quad (3)$$

where g is the intensity function, $\boldsymbol{x}$ denotes the parametric form of the respective geometric model depending on θ, ϕ, and the model parameter vector $\mathbf{p}$, and $< \cdot, \cdot >$ is the inner product. The sign $\pm$ in (3) depends on the appearance of the structure at hand in the image: In the case of a dark (bright) structure compared to the surrounding, the sign is positive (negative). We minimize the fitting measure in (3) w.r.t. $\mathbf{p}$ by applying the conjugate gradient method.

Initial values for the model parameters are determined by a differential approach. For tip-like structures, we consider an ellipsoid as approximation. In the case of saddle-like structures, we restricted ourselves to an undeformed hyperboloid of one sheet. Thus, for both models from Sect. 2, we have to find initial values for nine parameters $(X, Y, Z, \alpha, \beta, \gamma, a_1, a_2, a_3)$. An initial estimate $\hat{\mathbf{x}}_l$ of the landmark position is obtained by a semi-automatic differential approach ([2, 3]). To initialize the rotation angles α, β, γ, we utilize the direction of the intensity gradient (estimate of the normal) as well as the principal directions of the isointensity surface at $\hat{\mathbf{x}}_l$ (see, e.g., [9, 1] for isointensity surface curvature computation). The scaling parameters a_1, a_2, a_3 are initialized based on the principal curvatures κ_1, κ_2 of the isointensity surface at $\hat{\mathbf{x}}_l$. Note, however, that we have only two principal curvatures, while we have three scaling parameters. To cope with this problem, we here initialize one scaling parameter manually.

4 Experimental Results and Discussion

In this section, we present experimental results of applying our new approach to different anatomical landmarks of the human head in 3D tomographic images.

Tip-like structures. We considered the tips of the frontal and occipital ventricular horns in a 3D T1-weighted MR image. Fig. 3 exemplarily shows the results obtained for the left frontal ventricular horn. The initialization result is depicted in Fig. 3a. Here, the translation parameters X, Y, Z, the rotation angles α, β, γ, and the scaling parameters a_1, a_2 were automatically determined (see Sect. 3); only the scaling parameter a_3 was manually initialized. Given the relatively large number of parameters, model fitting was then performed in two steps for reasons of robustness: To achieve a coarse adaption, we first fitted only the six parameters of the rigid transformation, while the other parameters were kept constant. In the second step, all parameters (translation, rotation, scaling, and bending) were considered during optimization. To diminish the influence of neighboring structures, model fitting was restricted to a spherical region-of-interest (ROI) centered at the estimated landmark position. The fitting result for the left frontal horn is shown in Fig. 3b, while Fig. 3c depicts the localized landmark position, which was directly obtained from the fitting result. For the other landmarks, we obtained similar results.

Saddle-like structures. Here, we considered the saddle points at the zygomatic bones in the same 3D T1-weighted MR image and in addition in a 3D CT image (same patient). In both modalities, we obtained reasonable initial

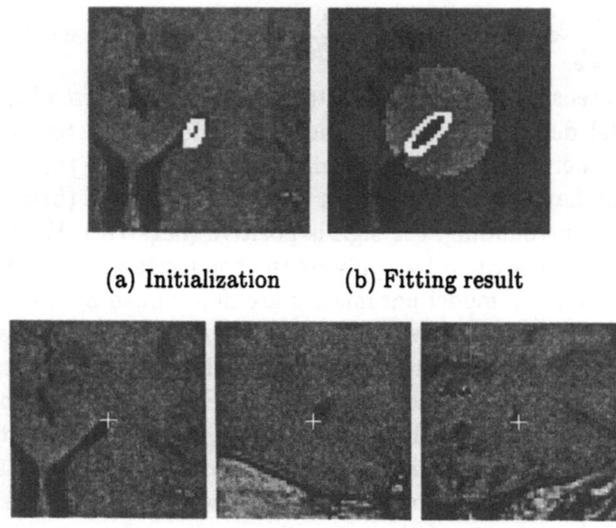

(a) Initialization (b) Fitting result

(c) Localized landmark position

Fig. 3. Localization of the tip of the left frontal ventricular horn in a 3D T1-weighted MR image. (a) and (b) Axial image sections at the ROI center (the considered spherical ROI for model fitting is highlighted in (b). (c) Orthogonal image sections at the localized landmark position obtained from the fitting results.

values for the model parameters. Only the scaling parameters were manually coarsely initialized. In contrast to the experiments using the ventricular horns, we here performed model fitting in a single step in which all parameters were simultaneously optimized. Fig. 4 shows the localized landmark position for the saddle point at the left zygomatic bone in MR and CT. Similar results were obtained for the saddle point at the right zygomatic bone.

Localization accuracy. To assess the localization accuracy of our new approach, we use as ground truth positions that were manually specified in the 3D MR image in agreement with up to four persons. For the six landmarks in the MR image, the mean Euclidean distance from the positions localized by our new approach to the ground truth positions was $\overline{e}_{\mathrm{new}} = 1.22$mm. In comparison, a purely differential approach ([2, 3]), which was here also used to determine initial estimates of the landmark positions, yielded a mean error of $\overline{e}_{\mathrm{differential}} = 2.11$mm. Thus, the localization accuracy was improved by 0.89mm.

False detections. One problem with differential approaches is that often more than one landmark candidate is detected, i.e., we have to ensure that a correct candidate is selected for model initialization. To this end, we studied the suitability of using the fitting results to automatically identify false detections. For each landmark from above, we used *all* detected candidates to determine a set of initial values for the model parameters: For the left and right frontal ventricular horn as well as for the right occipital horn in the MR image we obtained two candidates, while for the left (right) zygomatic bone in the MR image we obtained three (five) candidates. In the case of the other landmarks, only one

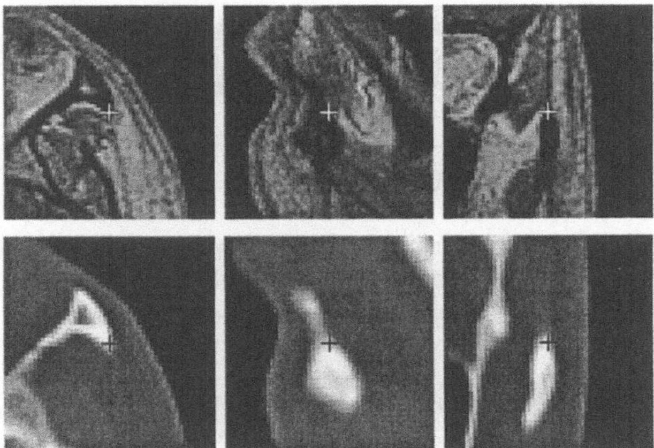

Fig. 4. Localization of the saddle point at the left zygom. bone in a 3D T1-weighted MR image (top) and a 3D CT image (bottom). Orthogonal image sections at the localized landmark position obtained from the fitting results.

correct candidate was detected. We then compared the fitting results obtained for each candidate based on the value of the fitting measure (3) divided by the surface area (the normalization was done to avoid a bias due to the surface area). We found that in all cases but one, the selection of a correct candidate actually resulted in the best fitting result. For the right occipital horn, it turned out that the detected two candidates are both correct in the sense that they refer to two prominent anatomical loci at the tip of the occipital horn.

In summary, it turned out that compared to a purely differential approach to landmark extraction, the combination of our new approach on the basis of deformable models with a differential approach (for model parameter initialization) improves both the localization accuracy and the detection performance.

References

1. J.-P. Thirion. New Feature Points based on Geometric Invariants for 3D Image Registration. *Internat. Journal of Computer Vision*, 18(2):121–137, 1996.
2. K. Rohr. On 3D differential operators for detecting point landmarks. *Image and Vision Computing*, 15(3):219–233, 1997.
3. S. Frantz et al. Improving the Detection Performance in Semi-automatic Landmark Extraction. In *Proc. MICCAI'99*, pp. 253–262. Springer-Verlag, 1999.
4. T. McInerney and D. Terzopoulos. Deformable Models in Medical Image Analysis: A Survey. *Medical Image Analysis*, 1(2):91–108, 1996.
5. J. Sobotta. *Atlas der Anatomie des Menschen. Band 1: Kopf, Hals, obere Extremität, Haut.* Urban & Schwarzenberg, 19th edition, 1988.
6. K. Delibasis and P.E. Undrill. Anatomical object recognition using deformable geometric models. *Image and Vision Computing*, 12(7):423–433, 1994.
7. M. Worring et al. Parameterized feasible boundaries in gradient vector fields. In *Proc. IPMI'93*, pp. 48–61. Springer-Verlag, 1993.
8. L. Floreby et al. Boundary Finding Using Fourier Surfaces of Increasing Order. In *Proc. ICPR'98*, pp. 465–467. IEEE Computer Society, 1998.
9. L.M.J. Florack et al. General Intensity Transformations and Differential Invariants. *Journal of Mathematical Imaging and Vision*, 4(2):171–187, 1994.

Optimierte semi-automatische Segmentierung von 3D-Objekten mit Live Wire und Shape-Based Interpolation

Andrea Schenk, Guido Prause, Heinz-Otto Peitgen

MeVis - Centrum für Medizinische Diagnosesysteme und Visualisierung
Universitätsallee 29, 28359 Bremen
Email: schenk@mevis.de

Zusammenfassung. In diesem Beitrag stellen wir ein halbautomatisches Verfahren zur Segmentierung von Objekten in medizinischen Volumendaten vor. Unsere Methode kombiniert die benutzergesteuerte Definition von Objektkanten auf ausgewählten 2D-Schichten mit der automatischen Interpolation der noch fehlenden Konturen auf den Zwischenschichten. Zusätzlich entwickelte Optimierungsmethoden dienen der Verbesserung interpolierter Konturen durch Berücksichtigung lokaler Kontureigenschaften sowie der Reduktion der Rechenzeit durch Einschränkung der Kostenfunktion auf relevante Bereiche.
In einer Studie mit CT-Aufnahmen der Leber konnte gezeigt werden, dass sich mit Hilfe der Interpolation und Optimierung die zur Segmentierung benötigte Interaktion bei geringen Fehlerraten wesentlich reduzieren lässt.

1 Einleitung

Die Segmentierung von Objekten in medizinischen Volumendaten stellt ein wichtiges Aufgabengebiet der Bildverarbeitung dar. Segmentierungsergebnisse sind Voraussetzung für zahlreiche weitere Analysen, wie z.B. die Quantifizierung oder lokale Beurteilung von Gewebe, und sie sind Grundlage einer objektbezogenen 3D-Visualisierung mit selektiver Hervorhebung und Ausblendung einzelner Strukturen. Diese Art der Visualisierung kann z.B. zur Klärung von Lageverhältnissen zwischen verschiedenen anatomischen und pathologischen Strukturen sehr hilfreich sein.

In vielen Fällen ist eine vollautomatische Segmentierung aufgrund der Bild- oder Objekteigenschaften nicht möglich. Auch müssen oftmals die Ergebnisse von automatischen Verfahren korrigiert, oder sogar das Verfahren selbst mit modifizierten Parametern neu gestartet werden. Für Segmentierungen in Volumendaten, die sich für ein vollautomatisches Verfahren nur teilweise oder gar nicht eignen, haben wir eine effiziente halbautomatische Segmentierungsmethode entwickelt. Dieses Verfahren enthält einen interaktiven und sofort kontrollierbaren Segmentierungsvorgang auf 2D-Schichten, der durch eine automatische Interpolation und weitergehende Optimierungen ergänzt und wesentlich beschleunigt wird.

2 Methoden

Auf ausgewählten Schichten eines Volumendatensatzes wird mit dem *Live Wire*-Verfahren [1, 2, 3] - auch ***Intelligent Scissors*** [4, 5, 6] genannt - benutzergesteuert und in wenigen Sekunden das interessierende Objekt eingezeichnet. Dabei berechnet der Algorithmus jeweils zwischen einem interaktiv gesetzten Konturpunkt (Saatpunkt) und der aktuellen Mausposition einen sogenannten Pfad minimaler Kosten. Die Gesamtkosten eines Pfades ergeben sich dabei als Summe lokaler Kosten, die vorab über eine auf Bild- und Objekteigenschaften (Grauwert, Gradienten) abgestimmte Kostenfunktion definiert wurden. Wesentliche Eigenschaften des Verfahrens sind die Echtzeit-Interaktion, die sofortige Kontrolle des Segmentierungsergebnisses und die weitgehende Flexibilität gegenüber verschiedenen Objekten und Bildmodalitäten.

Da der Live Wire-Algorithmus schichtbasiert arbeitet, ist es angesichts der zunehmenden Schichtanzahl heutiger Volumendatensätze sinnvoll, die interaktive Segmentierung einzuschränken und einen Teil der Konturen automatisch bestimmen zu lassen. Bei unserem Ansatz erfolgt die Berechnung von Objektkonturen auf Schichten zwischen benutzer-definierten Konturen mit der sogenannten *Shape-Based Interpolation* [7, 8]. Dieses Verfahren kann insbesondere topologische Änderungen, wie die Aufzweigung einer Struktur in zwei Objektteile, verarbeiten und ist sehr effizient implementierbar [7, 9]. Die Kombination der beiden etablierten Verfahren (Abb. 1) führt zu sehr guten Segmentierungsergebnissen bei relativ geringem Interaktionsaufwand [10].

Ergänzend wurden von uns verschiedene Optimierungsansätze entwickelt, die zur Verbesserung der interpolierten Konturen, aber auch zur Reduktion der Bearbeitungszeit eingesetzt werden können [10, 11].

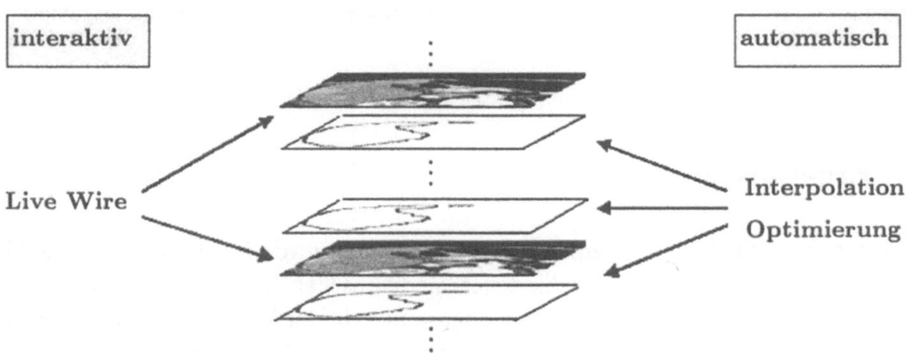

Abb. 1. Schema der Segmentierungsschritte: Zwischen interaktiv mit Live Wire bestimmten Konturen werden neue Objektkonturen automatisch durch Shape-based Interpolation berechnet und durch eine nachfolgende Optimierung verbessert.

Eines der Optimierungsverfahren besteht darin, auf die interpolierten Konturen die Kostenminimierung des Live Wire-Verfahrens anzuwenden. Dazu werden vorab auf den Pixeln der interpolierten Zwischenkonturen neue Saatpunkte definiert und der Konturrichtung folgend geordnet. Zwischen jeweils zwei Saatpunkten wird nach Berechnung der aktuellen Kostenfunktion eine Pfadoptimierung durchgeführt [10].

Ein weiterer Optimierungsansatz, die *lokale Optimierung* [11], hat zwei Ziele. Zum einen die Reduktion der Rechenzeit durch eine Beschränkung der Kostenfunktion auf einen lokalen, distanzabhängigen Bereich entlang der aktuell interpolierten Kontur, bzw. entlang der nächstgelegenen Kontur auf einer benachbarten Schicht. Zum anderen die Optimierung der Kostenfunktion selbst, indem bei der Bestimmung der aktuellen Kostenparameter lokale Eigenschaften benachbarter Konturen berücksichtigt werden. Die Kostenparameter des Objektrandes werden dazu auf vorab segmentierten Schichten automatisch gelernt, und verringern anschließend durch die bessere, lokal angepasste Kostenfunktion den erforderlichen Interaktionsaufwand für den Benutzer.

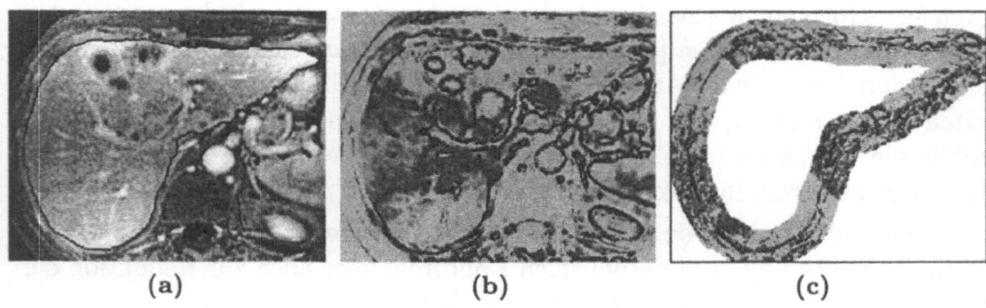

(a) (b) (c)

Abb. 2. Lokale Optimierung: **(a)** Leber-MRT mit Parenchymkontur. **(b)** Kostenbild der Nachbarschicht basierend auf globalen Kostenparametern, die anhand der Kontur in (a) bestimmt wurden. **(c)** Kostenbild der Nachbarschicht basierend auf regional angepassten Kostenparametern und mit einem stark reduzierten Berechnungsgebiet.

3 Ergebnisse

Das von uns entwickelte Segmentierungsverfahren wurde im Forschungsumfeld auf CT- bzw. MR-Daten verschiedener medizinischer Objekte (z.B. Herzventrikel, Leber, Gallenblase) erfolgreich angewandt. In der klinischen Routine wird es derzeit bei der Planung von Leberoperationen [12, 13, 14] zur Segmentierung des Leberparenchyms, aber auch zur Definition von Tumorgrenzen eingesetzt.

Ein systematischer Test wurde an fünf Leber-CTs aus drei Kliniken durchgeführt. Die Ergebnisse der Parenchymsegmentierung von drei Anwendern haben gezeigt, dass sich die benötigte Benutzer-Interaktion stark reduzieren lässt. So kann die Interaktionszeit im Vergleich zur interaktiven Segmentierung auf allen

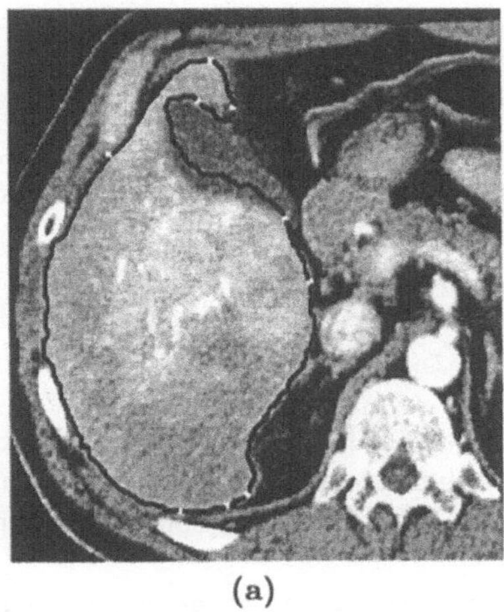

(a)

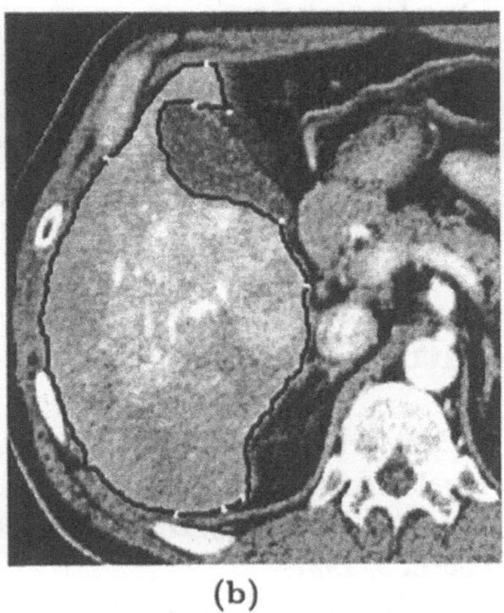

(b)

Abb. 3. Leber-CT mit segmentiertem Parenchym: **a)** Bild mit Shape-based interpolierter Kontur und Saatpunkten, die von den beiden umgebenden benutzerdefinierten Schichten approximiert wurden. Größere Abweichungen treten im Bereich der Gallenblase auf (dunkelgrau). **b)** Kontur nach der vollautomatischen Pfadoptimierung.

Schichten um mehr als 50% bei Shape-based Interpolation allein, und um mehr als 60% bei zusätzlicher Optimierung reduziert werden, wenn Fehlerraten im Bereich der Abweichungen zwischen verschiedenen Benutzern toleriert werden [10]. Diese bei Datensätzen mit 4 mm Abstand zwischen den einzelnen Bildern gewonnenen Einsparungen erhöhen sich entsprechend bei Datensätzen mit kleinerem Schichtabstand, wie sie u.a. beim Multislice-CT erzeugt werden können.

4 Diskussion

Aufgrund der Eigenschaften der beiden Basismethoden unseres Verfahrens, dem Live Wire-Algorithmus und der Shape-Based Interpolation, ist dieser Ansatz insbesonders für größere Objekte, bzw. für Strukturen mit relativ glatten Oberflächen gut geeignet. Für stark gewundene Strukturen, wie z.B. die graue oder weiße Gehirnmasse, sind regionenorientierte Verfahren zu bevorzugen.

Die erfolgreiche Anwendung schneller und vollautomatischer Verfahren ist der Ausnahmefall bei der Segmentierung von Objekten in medizinischen Volumendaten. Daher sind interaktive und semi-automatische Segmentierungsmethoden wichtige Werkzeuge für die klinische Routine. Das von uns vorgestellte halbautomatische Segmentierungsverfahren stellt mit seiner Kombination aus Live Wire, Shape-Based Interpolation und Optimierung eine Methode dar, die den Segmentierungsvorgang weitestgehend automatisiert und damit die Reproduzierbarkeit erhöht. Durch die einfache und intuitive Steuerung und die sofortige Kontrolle des Segmentierungsergebnisses ist dieser Ansatz in der klinischen Anwendung auf große Akzeptanz gestoßen.

5 Danksagung

Hiermit möchten wir uns herzlich bei unseren klinischen Partnern in Hannover, Krefeld und Hof für die gute Zusammenarbeit bedanken. Besonderer Dank gilt Prof. M. Galanski und seinen Mitarbeitern an der Medizinischen Hochschule Hannover.

Literatur

1. E. N. Mortensen, B. S. Morse, W. A. Barrett, and J. K. Udupa. Adaptive boundary detection using live-wire two-dimensional dynamic programming. *IEEE Computers in Cardiology*, Durham, North Carolina, IEEE Computer Society Press, pp. 635–638, 1992.
2. J. K. Udupa, S. Samarasekera, and W. A. Barrett. Boundary detection via dynamic programming. In *Visualization in Biomedical Computing '92*, Chapel Hill, North Carolina, pp. 33–39, 1992.
3. A. X. Falcao, K. Jayaram, J. K. Udupa, and Miyazawa F. K. An ultra-fast user-steered image segmentation paradigm: Live-wire-on-the-fly. *SPIE Medical Imaging*, vol. 3661, Newport Beach, CA, pp. 184–191, 1999.
4. E. N. Mortensen and W. A. Barrett. Intelligent scissors for image composition. *Computer Graphics (SIGGRAPH '95)*, Los Angeles, CA, pp. 191–198, 1995.
5. D. Stalling and H.-C. Hege. Intelligent scissors for medical image segmentation. *Digitale Bildverarbeitung für die Medizin*, Freiburg, pp. 32–36, 1996.
6. E. N. Mortensen and W. A. Barrett. Interactive Segmentation with Intelligent Scissors. *Graphical Models and Image Processing* 60(5), pp. 349–384, 1998.
7. S. P. Raya and J. K. Udupa. Shape-based interpolation of multidimensional objects. *IEEE Transactions on Medical Imaging* 9(1), pp. 32–42, 1990.
8. G. T. Herman, J. Zheng, and Bucholtz C. A. Shape-based interpolation. *IEEE Computer Graphics and Applications* 12(3), pp. 69–79, 1992.
9. G. Borgefors. Distance Transformations in Arbitrary Directions. *Computer Vision, Graphics and Image Processing* 27(3), pp. 321–345, 1984.
10. A. Schenk, G. Prause, H.-O. Peitgen. Efficient semiautomatic segmentation of 3D objects in medical images. *Medical Image Computing and Computer-Assisted Intervention - MICCAI 2000*, Springer-Verlag, pp. 608-617, 2000.
11. A. Schenk, G. Prause, H.-O. Peitgen. Local cost computation for efficient segmentation of 3D objects with live wire. *SPIE Medical Imaging*, vol. 4322, to appear in February 2001.
12. D. Selle, T. Schindewolf, C. J. G. Evertsz, and H.-O. Peitgen. Quantitative analysis of CT liver images. *Computer-Aided Diagnosis in Medical Imaging*, Chicago, Elsevier, pp. 435–444, 1999.
13. D. Högemann, G. Stamm, H. Shin, K.-J. Oldhafer, H.J. Schlitt, D. Selle, and H.-O. Peitgen. Individuelle Planung leberchirurgischer Eingriffe an einem virtuellen Modell der Leber und ihrer Leitstrukturen. *Radiologe* 40, Springer-Verlag, pp. 267–273, 2000.
14. D. Selle, W. Spindler, A. Schenk, B. Preim, D. Böhm, K. J. Oldhafer, M. Galanski, J. H. D. Fasel, K. J. Klose, and H.-O. Peitgen. Computerized models minimize surgical risk. *Diagnostic Imaging Europe*, 12/2000, pp. 16–20, 2000.

Intensitätssegmentierung von T1-gewichteten MR Gehirndaten über die Homogenisierung der grauen oder der weißen Materie - eine vergleichende Studie

K. Hahn[1], K. Rodenacker[1], A. Kempe[1] und D.P. Auer[2]

[1] Institut für Biomathematik und Biometrie des GSF-Forschungszentrums für Umwelt und Gesundheit, Ingolstädter Landstr. 1, D-85764 Neuherberg
[2] Max Planck Institut für Psychiatrie, München
Email: hahn@gsf.de

Zusammenfassung Es wird eine neue Variante der überwachten Intensitätssegmentierung vorgestellt, welche auf der Homogenisierung des Cortex basiert. Da bei T1-gewichteten Aufnahmen lokale und gewebetypische Distortionen auftreten können, sollte dieser Zugang den Cortex besser segmentieren als die standardmäßigen Verfahren. Die Methode wird anhand eines Phantoms validiert; ihr spezieller Vorteil läßt sich an realen Daten demonstrieren. Methodisch werden vor allem dreidimensionale Radiale Basisfunktionen, nichtlineare Filterketten und „Active Contours" eingesetzt.

1 Einleitung

Die Segmentierung von MR Gehirndaten wird heute im wesentlichen durch zwei Zugänge erforscht. Die intensitätsbasierte Methode verwendet fast ausschließlich die Information des gemessenen Bilddatensatzes, während bei der modellbasierten Segmentation zusätzliche Annahmen über die Geometrie bzw. Topolgie des Gehirns eingehen. Die Intensitätssegmentierung ist für pathologische wie für gesunde Gehirne gleichermaßen geeignet, während die Verwendung von Modellen oft starke Einschränkungen an die spezifische Form der gesuchten Gewebeklassen voraussetzt, dabei aber Mängel des Datensatzes besser ausgleichen kann [1]. Wir stellen eine neue Variante der überwachten Intensitätssegmentierung von T1-gewichteten Messungen vor, welche die Ausgangsbasis für eine Komplexitätsanalyse von Cortexstrukturen mittels fraktaler Dimensionen bei gesunden und erkrankten Patienten bilden soll [2].

Jede Intensitätssegmentierung muß die Beseitigung bzw. Überbrückung von Intensitäts- und Rauschartefakten, welche durch die Aufnahmetechnik verursacht werden, behandeln. Dabei gehen bisherige Verfahren davon aus, dass die Intensitätsartefakte, die durch die Spulengeometrie oder durch Schwankungen in den Hochfrequenzfeldern erzeugt werden, unabhängig vom Gewebetypus und großskalig sind. So wird im parametrischen Zugang von Wells et al. [3] ein globales Biasfeld geschätzt, welches unabhängig von einer speziellen Gewebeklasse

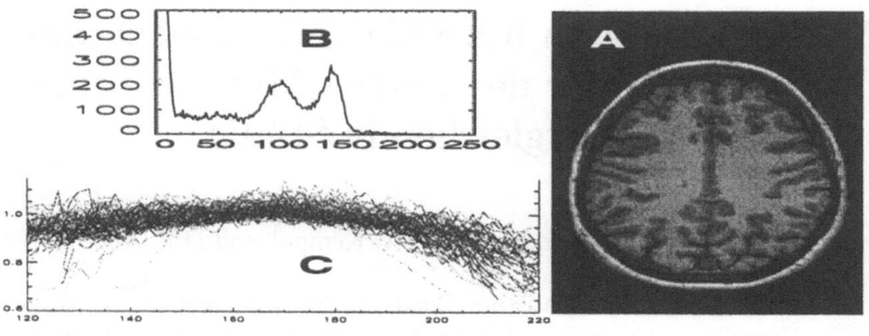

Abb. 1. Die wichtigsten Schritte bei der axialen Korrektur. A: axialer Schnitt, B: Intensitätshistogramm eines Schnittes, C: Ratio der Korrekturfunktionen (60 Gehirne)

(CSF, Cortex, weiße Materie) ist, während im nichtparametrischen Verfahren von Dale et al. [4] auf der Basis der weißen Materie das Biasfeld des ganzen Gehirns geschätzt wird. Gewebetypische Suszeptibilitätsunterschiede oder lokal variierende Biasfelder, welche von der Region der weißen Materie zum Cortex hin nicht extrapoliert werden können, werden ignoriert. Eine Methode, die es erlaubt, die Segmentierung, und damit die Schätzung des Biasfeldes, direkt auf dem Cortex aufzubauen, müsste für diesen Bereich des Gehirns bessere Resultate liefern. Wir stellen im folgenden eine Methode vor, welche die Korrektur entweder auf den Cortex oder die weiße Materie gestützt durchführen kann. Die Zugänge werden anhand eines Phantommodells validiert. Der Vorteil der Cortexsegmentierung wird an realen Daten gezeigt.

2 Korrektur von Artefakten

Der von uns verwendete MR-Scanner (IR prep. SPGR) erzeugt wie zahlreiche andere Geräte in axialer Richtung Inhomogenitäten in den magnetische Radiofrequenzfeldern. Diese Inhomogenitäten erzeugen Intensitätsdistortionen in den Daten, welche folgendermaßen korrigiert bzw. homogenisiert werden: Für jeden axialen Schnitt z wird ein Histogramm der Intensitäten i erzeugt, vgl. Abb. 1/A,B. Jedes dieser Histogramme wird in Regionen zerlegt, die zu den jeweiligen lokalen Häufigkeitsmaxima gehören. Ausgehend von einem interaktiv ausgewählten (z_0, i_{max})-Tupel und damit der zugehörigen Region wird nun in zu- und abnehmender z-Richtung die Folge der benachbarten Regionen und daraus die Folge der zugehörigen Maxima bestimmt. Geglättet und auf 1 normiert ergibt diese Folge die multiplikative Korrekturfunktion für die axialen Distortionen. An

60 Gehirnen (50% normal, 50% atypisch) wurde diese Korrektur für die weiße und die graue Materie berechnet, den Quotienten zeigt Abb. 1/C. Vergleicht man den Zentralbereich mit dem oberen und unteren Teil der Gehirne, so ist die weiße Materie um bis zu 10% stärker abgedunkelt als die graue. Dies kann einmal durch horizontale Komponenten des großskaligen Störfeldes verursacht werden, zum anderen aber auch durch lokale gewebetypische Biasfelder.

Die weiteren Korrekturen von räumlich irregulären Biasfeldern sollten gewebespezifisch erfolgen und können mit den in [5] definierten Filterketten, welche nur über der jeweiligen Trainingsmenge (Cortex oder weiße Materie) agieren, durchgeführt werden. Vorteile bei Rechenzeit und Interpolationsqualität legen jedoch die Verwendung 3-dimensionaler „Radialer Basisfunktionen" nahe. Dabei handelt es sich um einen Regressionsschätzer durch eine nichtorthogonale Entwicklung, welcher als Verallgemeinerung eines linearen Gaußfilters betrachtet werden kann. Bei allen für die Validierung untersuchten Gehirnen wurden für die nichtlinearen Parameter, RBF-Zentren $\mathbf{m_i} = (m_i^1, m_i^2, m_i^3)$ und Breite s, die Werte $|m_i^j - m_{i+1}^j| = 25$ mm und $s = 25$ mm bei einer Auflösung der MR-Daten von $1 \times 1 \times 1$ mm^3 verwendet. Die etwa 1000 linearen Gewichte wurden über eine Optimierung mittels konjugierten Gradienten bestimmt. Der Gewichtungskoeffizient der penalty-Regularisierung kann an die jeweilige Datensituation angepasst werden, war aber bei den untersuchten Fällen etwa derselbe. Die damit gefundenen lokalen Trends der Biasfelder werden dann als multiplikativer Faktor verwendet, um die Distortionen zu korrigieren [5]. Eine Kette solcher Korrekturen konvergiert in der Regel in wenigen Schritten, vgl. Abb. 2. Die Anwendbarkeit dieses Verfahrens auf beide Gewebetypen setzt voraus, dass deren Intensitäten deutlich abgestuft sind und vor der Korrektur durch ad hoc Schwellen konservativ abgegrenzt werden können. Dies hängt natürlich von der Aufnahmequalität ab, war aber bei allen verfügbaren Datensätzen erfüllt.

Im nächsten Schritt werden die korrigierten Aufnahmen geglättet. Wegen der Abstufung der drei Materialklassen werden nichtlineare Filter, welche kantenerhaltend glätten und homogenisieren, verwendet. Aus Gründen der Robustheit in der Parametrisierung und zur Reduktion der Rechenzeit wurde eine dreidimensionale nichtlineare Filterkette verwendet, die eine Weiterentwicklung des Sigma-Filters darstellt [6].

3 Validierung und Vergleich zweier Segmentierungen

Nach der beschriebenen Artefaktkorrektur zeigen die globalen Intensitätshistogramme eine gute Trennung der drei Gewebeklassen, vgl. Abb. 2, und es werden empirisch, wobei medizinisches „know how" eingeht, zwei globale Schwellen bestimmt, welche Liquor, Cortex und weiße Materie optimal trennen. Eine Automatisierung dieser Schwellenbestimmung über das Gaußsche-Mixture-Modell erbrachte weniger gute Resultate, weil die Annahme von Gaußverteilungen für die einzelnen Komponenten nur sehr grob erfüllt ist.

Ein zentrales Problem jeder Segmentierungsmethode stellt die Validierung dar. Im Falle von T1-gewichteten Aufnahmen existieren realitätsnahe Phantom-

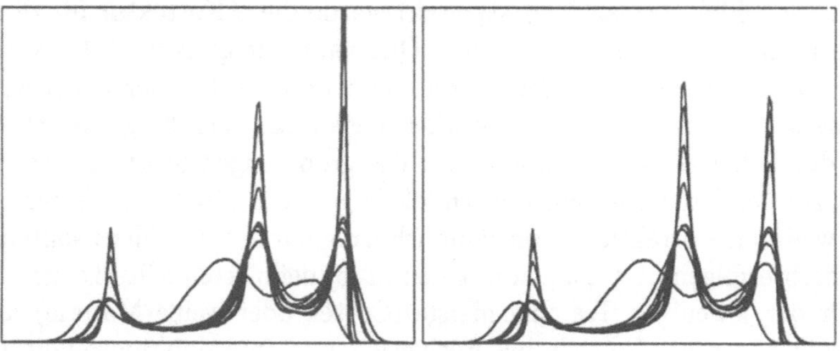

Abb. 2. Globale Intensitätshistogramme eines Phantomgehirns (links: w.M. Hom., rechts: g.M.H.); dargestellt werden: Rohdaten, axiale Korrektur, Biaskorrektur (4×), nichtlineare Filterkette (4×)

gehirne [7], welche künstlich mit gewebeunabhängigen Distortionen und Rauschen verfälscht wurden. Die Anwendung des beschriebenen Verfahrens müßte eine gute Wiederherstellung der ursprünglichen bekannten Gewebeverteilungen liefern. Als Maß für die Übereinstimmung wird der κ-Koeffizient [8] verwendet. Zusätzlich wird $\kappa \in [0,1]$ für die Segmentierung von Friston [8], welche heute in zahlreichen Anwendungen als Standard verwendet wird, angegeben. Für den Fall einer maximal 40%-igen Distortion und eines Rauschens von 3% (bezogen auf die maximale Intensität der weißen Materie) ergab die Segmentierung auf der Basis einer Homogenisierung der weißen und der grauen Materie folgende Werte: $\kappa_{\text{w.M.H.}} = 0.961$, $\kappa_{\text{g.M.H.}} = 0.962$, $\kappa_{\text{Friston-Methode}} = 0.95$

Das beschriebene Verfahren, das auch im Vergleich einzelner Schnitte überzeugt, scheint in der Präzision einem anerkannten Standard wenigstens ebenbürtig zu sein und zeigt in beiden Varianten etwa gleiche Qualität. Allerdings ist der spezielle Vorteil des Cortexzuganges anhand des Phantoms nicht ermittelbar, da die künstlichen Distortionsfelder nur sehr großskalig und gewebeunabhängig sind.

4 Anwendung auf reale Daten

Soll das beschriebene Verfahren auf reale Daten angewandt werden, muß in den gemessenen Aufnahmen zuerst das Gehirn aus dem umgebenden Schädel herausgetrennt werden. Hier hat sich eine dreidimensionale „Active Contours“ Methode bewährt [4]. Interessiert man sich speziell für den Cortex, so sind nach der Segmentierung das Kleinhirn sowie Gewebebrücken zum Stützgewebe abzutrennen. Hier werden durch orthogonale Schnitte die zusammenhängenden Volumina abgetrennt [5].

Es wurden mehrere reale Aufnahmen T1-gewichteter Gehirne auf beide Arten segmentiert, um die Unterschiede beider Segmentierungen zu studieren. Abb. 3 zeigt Typisches: Im oberen Kopfbereich produziert die w.M. Segmentierung eine deutliche Fehlklassifikation des Cortex auf Grund eines Schätzfehlers im Biasfeld,

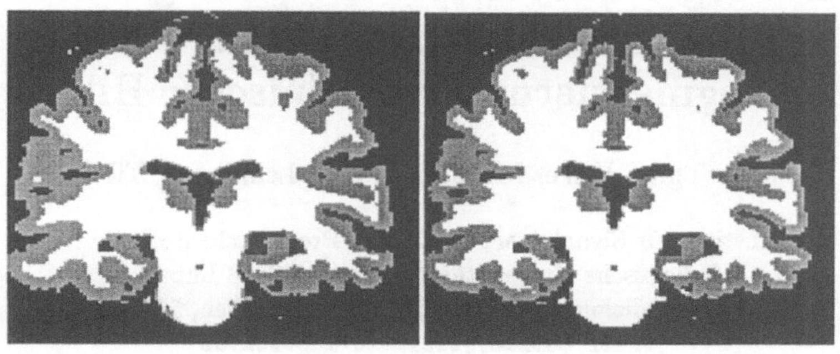

Abb. 3. Coronaler Schnitt eines realen Gehirns, links: w.M. Segmentierung, rechts: g.M. Segmentierung

diese Region wird von der Alternative korrekt segmentiert. Ebenso ist im unteren Bereich die Auflösung des Cortex durch die g.M. Segmentierung besser.

5 Ausblick

Die Cortexsegmentierung soll die Ausgangsbasis einer morphologischen Studie bilden und wurde bisher für 20 Gehirne durchgeführt, 5 davon wurden von einem medizinischen Experten positiv begutachtet. Erste Berechnungen der fraktalen Cortexdimensionen [2] zeigten signifikante Komplexitätsunterschiede sowohl zwischen normalen und erkrankten Gehirnen als auch bei größeren Altersunterschieden.

Literatur

1. G. Szekeley and G. Gerig. Model-based segmentation of radiological images. *KI-Zeitschrift Künstliche Intelligenz*, 3:18–23, 2000.
2. V. G. Kiselev, D. P. Auer, and K. Hahn. A fast method for calculating the fractal dimension of the brain. *NeuroImage, Proc. 6-th Int. Conf. On Functional Mapping of the Human Brain*, 11(5):624, 2000.
3. W.M. Wells, W.E.L. Grimson, R. Kikins, and F.A. Jolesz. Adaptive Segmentation of MRI Data. *IEEE Trans. on Medical Imaging*, 15(6):429–442, 1996.
4. A.M. Dale, B. Fischl, and I. Sereno. Cortical Surface-Based Analysis, I. Segmentation and Surface Reconstruction. *NeuroImage*, 9:179–194, 1999.
5. K. Hahn, K. Rodenacker, and D.P. Auer. Segmentierung des Gehirns auf der Basis von MR-Daten. *Bildverarbeitung für die Medizin*, pages 86–90, 2000.
6. V. Aurich and J. Weule. Non-linear Gaussian filters performing edge preserving diffusion. *Proc. 17. DAGM-Symposium, Bielefeld*, pages 538–545, Springer 1995.
7. K.S. Kwan, A.C. Evans, and G.B. Pike. An extensible MRI Simulator for Post-Processing Evaluation. *Proc. Conference on Visualisation in Biomedical Computing*, pages 135–140, 1996.
8. J. Ashburner and K.J. Friston. Voxel-Based Morphometry - The Methods. *NeuroImage*, 11:805–821, 2000.

Ein regionenbasiertes morphologisches Multiskalenverfahren zur Segmentierung medizinischer Bilder

Christian Thies, Volker Metzler, Thomas Lehmann*, Til Aach

Institut für Signalverarbeitung und Prozeßrechentechnik
Medizinische Universität zu Lübeck, 23538 Lübeck
*Institut für Medizinische Informatik, RWTH Aachen, 52057Aachen
{thies|metzler}@isip.mu-luebeck.de

Zusammenfassung. Die Komplexität biomedizinischen Bildmaterials und die darin oftmals schlecht dargestellten Konturen erschweren die Segmentierung relevanter Bildregionen. Deshalb betrachtet der Multiskalenansatz die Bilder in verschiedenen Skalen (Auflösungsstufen). Die morphologische Partitionierung ermöglicht hierbei die größenselektive Dekomposition des Bildes anhand form- und intensitätsspezifischer Kriterien. Die lokale Information feiner Skalen wird dann zur Segmentierung kleiner Objekte genutzt, während grobe Skalen die globale Information zur Extraktion großer Objekte bereitstellen. Dieser Beitrag beschreibt die unüberwachte Segmentierung mittels eines form- und positionsstabilen morphologischen Skalenraums, der die Einschränkungen des linearen Skalenraumes, wie Kantenverwischung und -verschiebung, kompensiert und zu verbesserten Ergebnissen führt.

1 Einleitung

Der Multiskalenansatz zur Bildsegmentierung geht davon aus, daß komplexe Bilder in einer Ausflösung nicht adäquat segmentiert werden können, da jedes Objekt einen individuellen optimalen Skalenbereich zur Detektion besitzt. Dieser Ansatz, der in der menschlichen Perzeption sein Vorbild findet, basiert auf der Erzeugung eines Skalenraums durch die sukzessive Anwendung detailreduzierender —meist linearer— Filter [1], so daß feine Skalen noch Details enthalten, während grobe Skalen homogene Regionen beschreiben. Die Segmentierung erfolgt dann anhand der Analyse des Skalenverhaltens geeigneter bildbeschreibender Merkmale, die dazu ein reproduzierbares monotones Verhalten über die Skalen aufweisen müssen.

Da kein lineares Filter existiert, daß diese Kausalität für Bilder sicherstellt [2], wird hier ein morphologischer Skalenraum vorgeschlagen, der aufgrund der formerhaltenden Eigenschaften rekonstruktiver Filter die Kausalität der Bildextrema garantiert [3]. Da sich die Extrema im Skalenraum ortsinvariant verhalten, repräsentieren die zugehörigen Wendestellen kausale Regionen mit ortsstabilen Konturen. Das Skalenverhalten dieser Merkmale wird durch geeignete statistische und morphologische Attribute ermittelt und zur Segmentierung ausgenutzt. Dabei kann vorausgesetzt werden, daß Merkmale, die über große Skalenbereiche stabile Attribute aufweisen, signifikante Bildregionen repräsentieren.

2 Morphologische Skalenraumfilterung

Die Multiskalen–Segmentierung läßt sich in drei Arbeitsschritte einteilen: (*i*) Aufbau der Skalen durch ein detailreduzierendes Filter, (*ii*) Extraktion kausaler Merkmale aus den Skalen und schließlich (*iii*) die Segmentierung aufgrund der Analyse des Skalenverhaltens der Merkmale.

Aufbau der dualen Teilräume. Die Detailreduktion wird mit morphologischen Rekonstruktionsfiltern durch die sukzessive Vergrößerung der Templates erreicht. Die Erosion und anschließende bedingte Dilatation bis zur Idempotenz entspricht dem rekonstruktiven Opening ($\mathcal{RO}$) mit dem rekonstruktiven Closing ($\mathcal{RC}$) als dualem Filter [4]. Aufgrund dieser Dualität morphologischer Filter erhält man zwei duale Teilräume [5], wobei im $\mathcal{RO}$–Teilraum helle Strukturen und im $\mathcal{RC}$–Teilraum dunkle Strukturen ortsstabil manipuliert werden (Abb. 1). Daraus resultiert die Kausalität der regionalen Maxima/Minima bezüglich des $\mathcal{RO}/\mathcal{RC}$–Filters, wodurch die gesammte Bildinformation erfaßt wird.

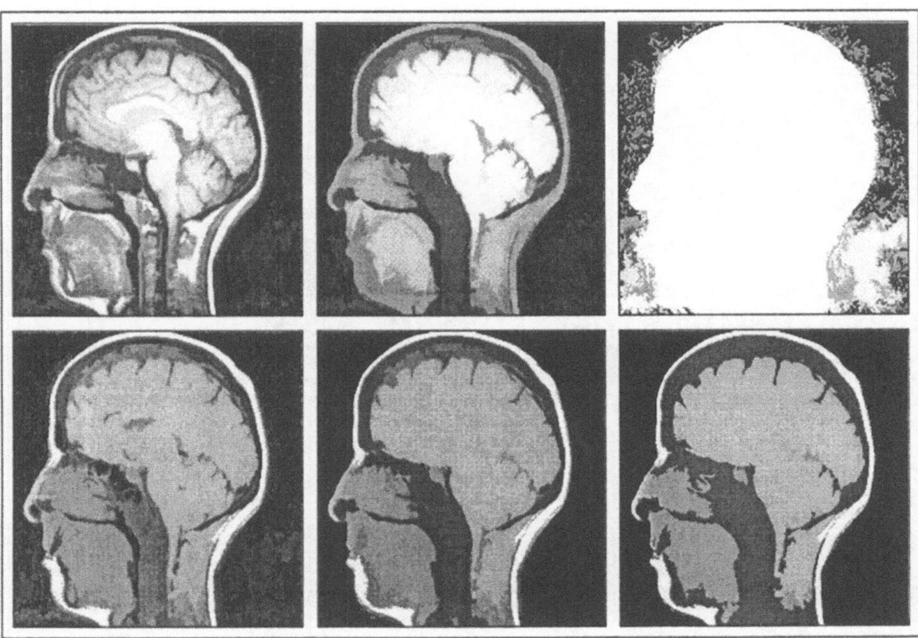

Abb. 1. Der rekonstruktive Skalenraum besteht aus dem $\mathcal{RO}$–Teilraum (*oben*) und dem $\mathcal{RC}$–Teilraum (*unten*). Die Detailreduktion wird durch die dualen Skalen 2 (*links*), 9 (*Mitte*) und 29 (*rechts*) veranschaulicht.

Merkmalsextraktion in den Skalen. Prinzipiell ist zur Segmenierung die Partitionierung eine geeignetere Bildbeschreibung als die Menge der regionalen Extrema, deren Kausalität die Rekonstruktionsfilter sicherstellen. Aus diesem Grund werden den Extrema eines Teilraums eineindeutige Regionen zugeordnet, die bei Kombination mit den Regionen der dualen Skala eine vollständige

Partitionierung des Bildes ergeben. Dazu werden im $\mathcal{RO}$–Teilraum die Maxima durch den positiven morphologischen Gradienten umschrieben und im $\mathcal{RC}$–Teilraum entsprechend die Minima durch den negativen. Anschließend errechnet die Watershed–Transformation (WST) eindeutige Extremumkonturen dieser skalenweisen Ableitungen. Diese Wendestellenkonturen entsprechen der zweiten Ableitung des Bildes, und können durch die eineindeutige Zuordnung zu den Extrema als kausale bildbeschreibende Merkmale interpretiert werden [3], die im Skalenraum form– und ortsstabil sind (Abb. 2).

Beginnend mit der gröbsten Skala, werden die WST–Skalenräume zur Analyse des Skalenverhaltens in zwei duale Teilbäume umgesetzt. Der Zerfall einer Region der Skala $n+1$ in einige Teilregionen der Skala n ist ein Skalenraumereignis, welches in einem Baumknoten dokumentiert wird. Durch diese eindeutigen räumlichen und skalaren Relationen unter den Regionen eines Skalenraums, enthält man zwei wichtige Attribute zur Analyse des Skalenverhaltens: Den Geburtszeitpunkt der Region und ihre Überlebenszeit, also die Anzahl der Skalen in denen sie ungeteilt existiert. Darüberhinaus werden zur nachfolgenden Analyse weitere geometrische, statistische und histogrambasierte Attribute ermittelt.

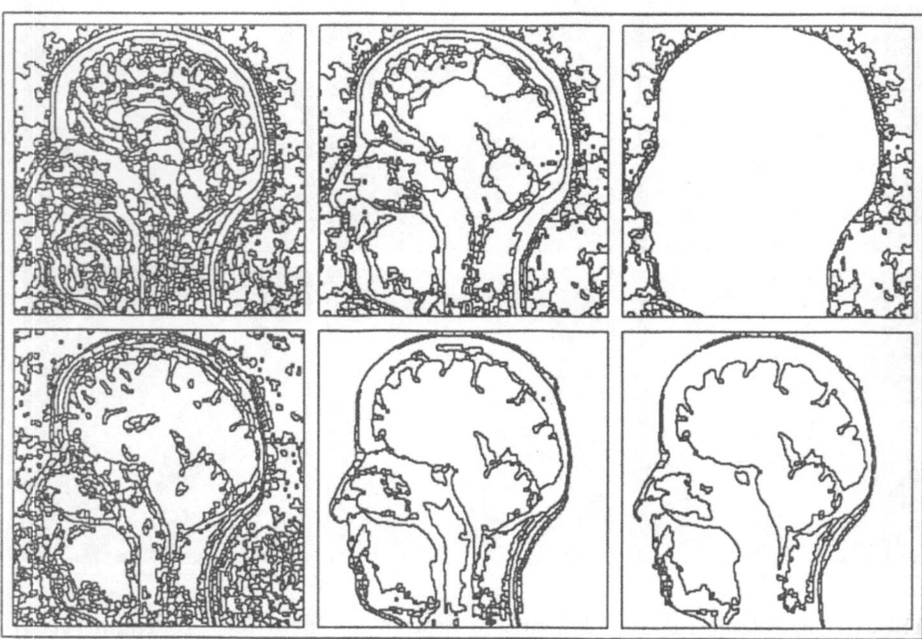

Abb. 2. Die WST der dualen Teilräume extrahiert für den $\mathcal{RO}$–Teilraum helle (*oben*) und für den $\mathcal{RO}$–Teilraum dunkle Regionen (*unten*) als Wendestellenkonturen der entsprechenden Extrema. Die Skalen entsprechen denen aus Abb. 1.

Die duale Merkmalsanalyse. Zur Segmentierung eines Bildes werden die Regionen der beiden Teilbäume schließlich in einer zweiphasigen Auswahl rekombiniert. Dazu werden die Teilbäume zunächst top–down durchlaufen, um die

Regionen mit maximaler Signifikanz auszuwählen. Die Signifikanz einer Region ergibt sich aus den Attributausprägungen und allgemeinen Regeln, wie dem Verhältnis von Regionenalter zur Skalenanzahl. Um das Verfahren zu spezialisieren, können durch weitere Regeln Regionen mit bestimmten Attributwerten ausgeschlossen oder bevorzugt werden, indem man beispielsweise die Größe der zu segmentierenden Regionen einschränkt. Abbildung 3 zeigt das Ergebnis einer solchen Teilbaumanalyse. Das Teilergebnis des $\mathcal{RO}$–Raums enthält die bezüglich der gewählten Attribute signifikanten hellen Regionen (*links*), während das Teilergebnis des $\mathcal{RO}$–Raums dual dazu die dunklen Regionen berücksichtigt (*rechts*).

In der zweiten Phase werden die beiden Teilergebnisse kombiniert. Dabei ermöglichen die ortsstabilen Regionen die konturerhaltende Kombination beliebiger Regionen der beiden Teilräume zu einer Segmentierung. Die geringfügigen Überlappung von Regionen werden dabei intensitätsspezifisch bezüglich ihres Teilraumes bewertet. Das Ergebnis wird in einer bottom–up Analyse verfeinert.

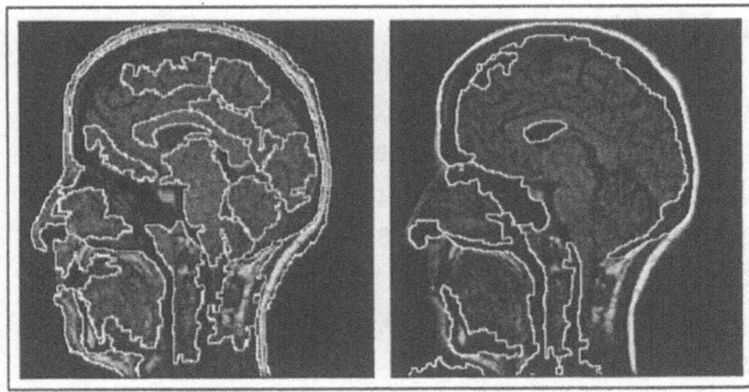

Abb. 3. Ergebnisse der top–down Analyse des $\mathcal{RO}$ Teilbaumes (*links*) und des $\mathcal{RC}$–Teilbaumes (*rechts*).

3 Verifikation und Ergebnisse

Die im Baum repräsentierten Konturen entsprechen weitestgehend den im Bild zu findenden Einzelobjekten, da sie sich durch Form und Kontrast von ihrer Umgebung abheben. Die automatische Analyse wählt also relevante Konturen durch spezifische Regeln aus, die der entsprechenden Anwendung angepaßt sind. Hierzu werden die Attributwerte einer Region in der vom Anwender vorgegebenen Weise zu einem Signifikanzmaß akkumuliert. Die Segmentierung wird dann automatisch durch Vergleich der Signifikanzmaße ermittelt. Dieses Vorgehen ist in Abbildung 4 exemplarisch veranschaulicht. Die Segmentierung der sagittalen Schädeltomographie (*links*) ergibt sich direkt als Kombination der Teilergebnisse aus Abbildung 3. Die Skalenräume umfaßten jeweils 30 Skalen und die Attribute Fläche (200–3000 Pixel), Alter (2–13 Skalen) und Geburt (in Skala 1–5) wurden sinnvoll eingeschränkt. Eine Region wurde ins Endergebnis übertragen, wenn bei der top–down Analyse alle Attributwerte innerhalb der spezifizierten Intervalle lagen. Für andere Anwendungen sind jeweils entsprechende Regelwerke zu formulieren. So wurden zur Segmentierung des Thorax–CT (*Mitte*) ausschließlich Formattribute und Größenverhältnisse ausgewertet, wärend zur Segmentierung der Zellpopulation (*rechts*) nur der $\mathcal{RC}$–Teilbaum analysiert werden mußte.

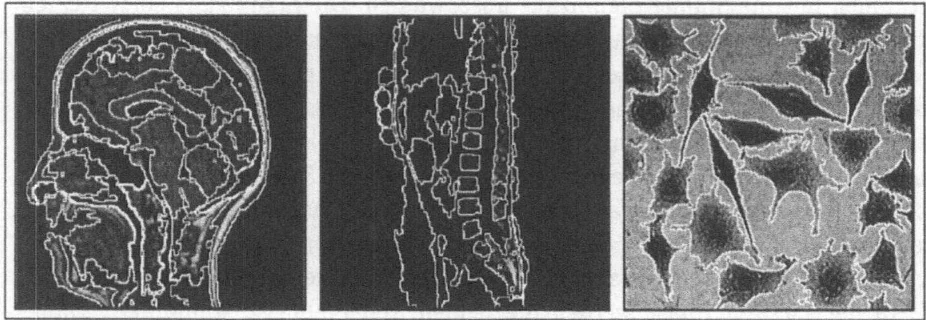

Abb. 4. Segmentierung einer sagittalen MR–Tomographie eines menschlichen Kopfes (*links*), eines Thorax–CTs (*Mitte*) und einer lichtmikroskopisch aufgenommene Zellpopulation (*rechts*).

4 Diskussion und Ausblick

Das vorgestellte Segmentierungsverfahren basiert auf der morphologischen Dekomposition eines Bildes in visuell relevante Regionen. Die kantenerhaltende morphologische Filterung im Rahmen der dualen Bildanalyse erlaubt die robuste Segmentierung auch kontrastschwachen Bildmaterials aufgrund einer größen– und formselektiven Dekomposition. Dabei findet die automatische Extraktion von Formparametern beispielsweise in der quantitativen Mikroskopie oder der morphologischen Gewebebeurteilung Anwendung.

Oftmals ist eine befriedigende Segmentierung bereits mit allgemeingültigen Regeln zu erzielen. Durch spezialisierte anwendungsbezogene Regelsätze können die Ergebnisse allerdings noch verfeinert werden.

Derzeit werden unterschiedliche Regelsätze für verschiedene medizinische Fragestellungen untersucht. Langfristig soll eine systematische Regelabstraktion kombiniert mit einem automatischen Lernverfahren zur einfachen Verfahrensanpassung verwendet werden.

Literatur

1. Witkin AP: Scale space filtering - A new approach to multi-scale description. Ullman S, Richards W (Eds.), *Image Understanding*, Ablex, Norwood, NJ, 79–95, 1984.
2. Lifshitz LM, Pizer SM: A multiresolution hierarchical approach to image segmentation based on intensity extrema. *IEEE PAMI* 12(6):529–540, 1990.
3. Metzler V, Thies C, Lehmann T, Aach T: Segmentation of medical images by feature tracing in a self–dual morphological scale–space, *SPIE Proc.* 4322, 2001, in Druck.
4. Salembier P, Serra J: Morphological multiscale image segemtation. Visual Communication and Image Processing, *SPIE Proc.* 1818, 620–631, 1992.
5. Jackway PT, Deriche M: Scale–space properties of the multiscale morphological dilation–erosion. *IEEE PAMI* 18(1):38–51,1996.

Finite-Elemente-Segmentierung mit Formwissen: Hybridisierung aus Aktiver Kontur und Point-Distribution-Modell

Jörg Bredno, Reinhold Schwippert, Thomas M. Lehmann
und Walter Oberschelp*

Institut für Medizinische Informatik
Universitätsklinikum der RWTH Aachen
Pauwelsstr. 30, 52057 Aachen
Email: jbredno@mi.rwth-aachen.de
*Lehrstuhl Informatik VII der RWTH Aachen
Ahornstr. 55, 52056 Aachen

Zusammenfassung. Bei der Segmentierung medizinischer Bilder können Algorithmen robuster gestaltet werden, wenn Wissen über die Form dargestellter Strukturen in eine Erkennung einfließt. In unserer Methode wird ein Ballon-Modell hybrid mit einem Point-Distribution-Modell (PDM) verknüpft. Dabei wird in jeder Iteration des Ballon-Modells der zur Kontur ähnlichste zulässige Formprototyp des PDM geschätzt, eine elastische Anbindung führt zu einer Formkraft, die als neuer Anteil der Einflüsse das Ballon-Modell deformiert. Die gegenseitige Annäherung beider Modelle unter gleichzeitigem Einfluß von Bildinformationen führt zu einer robusten Objekterkennung auf artefaktbehaftetem Bildmaterial. Tests auf synthetischen Bildern quantifizieren die Verbesserung einer Segmentierung durch Einsatz von Formwissen. Auf 52 realen Bildern eines sprechenden Mundes konnte die subjektiv bewertete Erkennungsrate von 3,8% auf 80,8% gesteigert werden.

1 Einleitung

Die Segmentierung ist ein essentieller Schritt zur quantitativen Auswertung medizinischer Bilddaten. Eine aktive Kontur auf Basis finiter Elemente kann als Ballon-Modell beliebig geformte Objekte detektieren [1], verfügt aber nur über lokales Wissen bezüglich der aufzufindenden Strukturen. Bei medizinischen Bildern ist üblicherweise bekannt, welche Objekte enthalten sind und welche Formen diese annehmen können. Durch den Einsatz dieses Formwissen kann die Segmentierung robust gegenüber undeutlichen Objektkanten oder Artefakten gestaltet werden [2]. Da die Objekte in medizinischen Bildern einer starken globalen und lokalen Variabilität unterliegen, führt der Einsatz starrer Modelle oder solcher mit algorithmisch festgelegter Variabilität zu unakzeptablen Segmentierungsergebnissen [3]. Die im folgenden vorgestellte Methode soll insbesondere nicht auf einen zweidimensionalen Bildraum festgelegt zu sein, keine Einschränkungen der repräsentierbaren Formen geben und die zu erkennende Form und die auftretenden Formvariabilitäten automatisch aus Trainingsbeispielen ermitteln.

2 Methode

Auf Basis dieser Anforderungen wurde das hybride Modell konzipiert und implementiert. Konturen werden im folgenden als Simplex-Netze, also Listen von Knoten und linearen Verbindungselementen repräsentiert. Diese Datenstruktur ist für Bildmaterial beliebiger Dimension d geeignet.

2.1 Training

In einer mehrstufigen Trainingsphase werden Informationen über auftretende Formen und Formvariabilitäten aus einem Satz von Beispielkonturen entnommen und dann zur Unterstützung eines Ballon-Modells genutzt.

- Zuerst wird der Median I der Knotenzahl aller Trainingskonturen bestimmt, alle Konturen werden auf diese Knotenzahl gesampelt.
- Die Konturen werden auf einen mittleren Schwerpunkt und eine mittlere Größe (Anzahl der eingeschlossenen Pixel, Voxel oder Stixel) normiert.
- Dann wird der Konturensatz global RST-ausgerichtet. Der hierbei verwendete iterative-closest-points-Algorithmus (ICP) [4] wurde um eine Skalierungskomponente erweitert, um statt ausschließlich rigider auch affine Transformationen durchführen zu können. Zusätzlich werden die RST-Parameter der durchgeführten Transformationen mit einer unimodalen, univariaten Gaussverteilung modelliert. Die Ausrichtung erfolgt dabei auf eine fest gewählte Kontur der Trainingsmenge. Der ICP minimiert die mean-squares-distance (MSD) der Knoten zweier Konturen, die Ergebniskonturen müssen nicht mehr schwerpunkts- und größengleich sein.
- Anschließend werden durch eine Oberflächenregistrierung lokale Punktkorrespondenzen aufgefunden. Die Knoten der ausgewählten Vorlagenkontur werden auf alle anderen Konturen übertragen. Um dies zu erreichen, werden zu allen Konturen binäre Segmentbilder erzeugt, die Inneres und Äusseres trennen. Das Ballon-Modell verwendet dann die Vorlagenkontur als Initialisierung und segmentiert diese Binärbilder mit regionenorientierten Kräften, die Knoten im Innern nach außen drücken und umgekehrt. Dabei wird durch eine schwach parametrierte Deformationskraft gleichzeitig eine Regulierung der Knotenabstände erreicht.

Als Ergebnis dieser Schritte erhält man einen affin ausgerichteten Konturensatz mit korrespondierenden Punkten, die auch lokale Variationen widerspiegeln. Solche Kontursätze sind Voraussetzung zur Generierung eines PDMs [5], für das bisher meist eine manuelle Wahl korrespondierender Punkte auf Basis einer Handsegmentierung nötig war. Mit dem PDM werden die mittlere Form und durch eine Principal-Component-Analysis die relevanten Variabilitäten ermittelt. Dazu werden die Komponenten der I Knotenpositionen $(x_{i1}, x_{i2}, ..., x_{id})^{\mathrm{T}}$ im d-dimensionalen Bildraum zu einem Formvektor

$$\mathcal{A} = (x_{11}, x_{12}, \ldots, x_{1d}, x_{21}, \ldots, x_{Id})^{\mathrm{T}} \tag{1}$$

der Dimension $I \cdot d$ zusammengefaßt, für den eine unimodale, multivariate Verteilung angenommen wird. Zulässige Formprototypen ergeben sich dann als Summe des mittleren Formvektors $\mathcal{M}$ mit einer Linearkombination der ermittelten Eigenvektoren $\vec{e}_j$ zu den J größten Eigenwerten λ_j.

$$\mathcal{A} = \mathcal{M} + \sum_{j=1}^{J} b_j \cdot \vec{e}_j \qquad (2)$$

Die Komponenten von $\mathcal{A}$ werden anschliessend mit einer Skalierung α, Rotationsmatrix M und Translation $\vec{t}$ transformiert, um einen Formprototypen $\mathcal{P}$ zu erhalten.

2.2 Segmentierung

Während einer Segmentierung beeinflussen sich das Ballon-Modell und das PDM gegenseitig, um gemeinsam eine Segmentierung durchzuführen (Abb. 1). Zunächst wirken auf die Kontur die für Ballon-Modelle typischen Einflüsse aus Druck, externen und internen Kräften, die für Bildmaterial in 2, 3 und 4 Dimensionen bestimmt werden können [6]. Zusätzlich wird beim hybriden Modell nach jeder Iteration des Grundmodells mit einem genetischen Algorithmus die ähnlichste Repräsentation des Formwissens gefunden, die auf Basis des Trainings zulässig ist. Zur Bestimmung dieses Formprototypen $\mathcal{P}$ müssen die affinen Transformationsparameter α, M und $\vec{t}$ sowie die Vorfaktoren b_j der Eigenvektoren $\vec{e}_j$ geschätzt werden. Der genetische Algorithmus variiert diese Parameter zur Optimierung einer gewichteten Summe aus der MSD der Knoten von $\mathcal{P}$ zur aktuellen Kontur und dem Kehrwert der aus dem Training bekannten Wahrscheinlichkeiten von Transformationsparametern und Vorfaktoren der Eigenvektoren. Wie im Training wird dann zur aktiven Kontur die lokale Punktkorrespondenz zum Formprototypen ermittelt. Die Knoten werden dann zusätzlich zu allen anderen Kräften elastisch zu den korrespondierenden Knoten auf dem Formprototypen hingezogen. Während der Segmentierung nähern sich so der jeweilige Formprototyp und die aktive Kontur einander und gleichzeitig den im Bild enthaltenen Objekten an und konvergieren schließlich.

3 Ergebnisse

Die Leistungsfähigkeit unseres Hybrid-Ansatzes wurde auf synthetischen Bildern untersucht. Dazu wurden 100 artefaktgestörte, verrauschte Bilder eines syn-

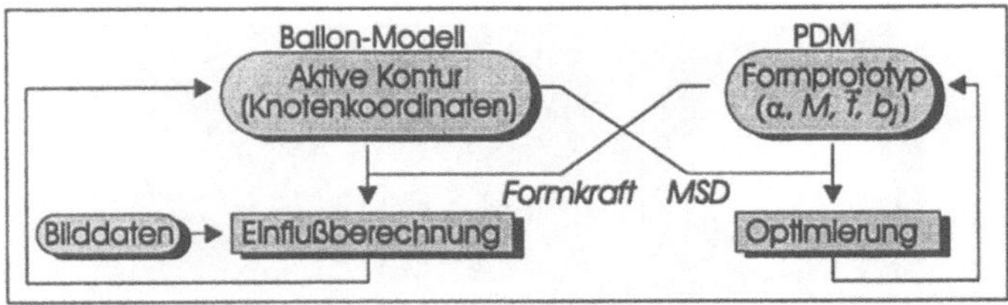

Abb. 1. Gegenseitiger Einfluß der aktiven Kontur des Ballonmodells und des Formprototypen $\mathcal{P}$ des PDM durch Formkraft und MSD.

thetischen Objekts erzeugt. Dieses Objekt enthält die Kontur zu $r(\varphi) < r_0 + d_r \sin(\varphi_0 + k \cdot \varphi)$ zentriert in Bildern mit 128 × 128 Pixeln, $k = 5$ und r_0, d_r und φ_0 jeweils gleichverteilt aus [40, 50], [5, 10] bzw. [−10, 10] (Abb. 2a). Das Formwissen wurde auf acht Konturen trainiert, die je als Segmentierung der nicht verrauschten Bilder zu den möglichen Extremwerten von r_0, d_r und φ_0 ermittelt wurden. Zur Modellierung von 95% der auftretenden Variabilität wurden $J = 3$ Eigenvektoren exportiert.

Inneres und Äußeres der Konturen erhielten dann unterschiedliche Mittelwerte mit $\Delta_\mu = 10$ und additives normalverteiltes Rauschen zu $\sigma = 25$. Dies ergibt ein Amplituden-Signal-zu-Rausch-Verhältnis von -3.98dB (Abb. 2b). Am Rand des Objekts wurden die Mittelwerte über einen Bereich von 5 Pixeln Breite angepaßt, um allzu deutliche Gradienten entlang der Objektkontur zu vermeiden. Weiterhin wurden Bilder mit einem schwächeren Rauschen zu $\sigma = 2$ erzeugt, dann wurden in jedem Bild je 5 helle und dunkle additiv überlagerte Artefakte in Form einer 2D-Gaussverteilung mit $\sigma_x = \sigma_y = 5$ und einer maximalen Intensität von +10 bzw. -10 Grauwerten überlagert, die Lage der Artefakte war gleichverteilt über den Bildraum (Abb. 2c). Als Bewertung der Segmentierungen wurde jeweils die mittlere asymmetrische Hausdorff-Distanz H (Maximaler Abstand von Knoten oder der Mitte von Kanten zur tatsächlichen Kontur) bestimmt. Hier ergab sich durch Einsatz des Formwissens nach Mittelung über alle 100 Testbilder mit starkem Rauschen ein Rückgang von $\overline{H} = 20,11$ auf $12,7$. Für die artefaktgestörten Bilder mit geringerem Rauschanteil wurde die mittlere Hausdorff-Distanz $\overline{H}$ von 14,88 auf 5,19 reduziert.

In einer ersten Anwendung auf Videosequenzen des artikulierenden Mundes wurde ein Trainingsdatensatz aus Lippenaußenkonturen bei Artikulation der Vokale a,e,i,o,u sowie bei geschlossenem Mund (2 Aufnahmen) erzeugt. Zur Darstellung von 95% der Formvariabilität werden hier $J = 4$ Eigenvektoren exportiert. Anschließend wurde für je vier Einzelbilder aus 13 unterschiedlichen Sequenzen der Grünkanal extrahiert und die Segmentierung auf diesen 52 Bildern getestet. Bei ausschließlicher Verwendung des Grundmodells der aktiven Kontur entsprachen nur zwei Segmentierungsergebnisse dem subjektiven visuellen Eindruck eines Betrachters (Erkennungsrate 3, 8%). Die Segmentierung scheitert, weil durch Schattenwurf Kanten im Bild enthalten sind, die nicht die Lippenkontur widerspiegeln. Unter dem Einfluß von Formwissen werden dagegen 42 Bilder akzeptiert (80, 8%, Abb. 3). Bei den verworfenen 10 Bildern fand zwar eine korrekte Lokalisation des Mundes statt, die Konturen wurden allerdings nicht präzise genug detektiert.

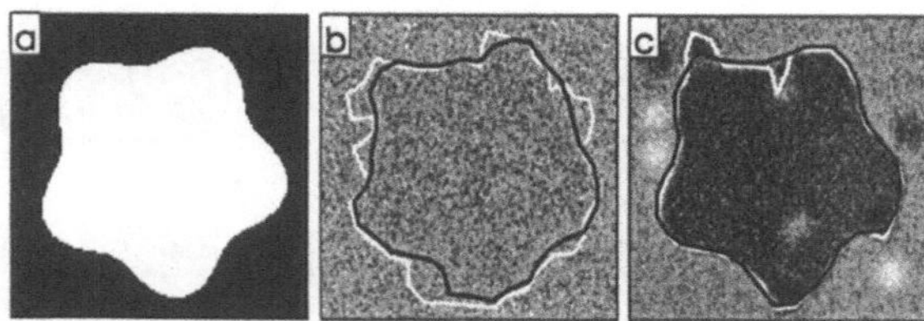

Abb. 2. Eine synthetische Form (a), stark mit Rauschen (b) oder mit lokalen Artefakten (c) überlagert. Ergebnisse des Ballon-Modells ohne Formwissen sind weiß dargestellt, Ergebnisse des hybriden Modells in schwarz.

4 Diskussion

Die Hybridisierung aus Ballon-Modell und PDM verbindet die Vorteile beider Modelle. Es ist möglich, beliebig geformte Strukturen ohne eine manuelle Initialisierung zu detektieren und dabei Wissen über deren Form und auftretende Variabilitäten einzubringen, um die Erkennung robust gegen Rauschen und Artefakte zu machen. Durch die elastische Ankopplung der Modelle werden ihre jeweiligen Nachteile gemindert: Das Formwissen verhindert katastrophale Ausbrüche oder die vorzeitige Konvergenz des Ballon-Modells, das gemeinsame Wirken von konkurrierenden Formkräften und Bildeinflüssen ermöglich aber auch die Detektion von lokalen Strukturen, die nicht durch den Trainingsdatensatz abgedeckt sind. So können auch diagnostisch relevante subtile Formänderungen vom hybriden Modell erkannt werden. Im Vergleich zu anderen Ansätzen, wie beispielsweise dem Active Shape- oder Active Appearance Model [7], ist das automatisierbare Training ein weiterer Vorteil, der den routinemäßigen Einsatz von Formwissen in der medizinischen Bildverarbeitung überhaupt erst ermöglicht.

Literatur

1. Cohen LD, Cohen I: Finite-element methods for active contour models and balloons for 2-D and 3-D images. IEEE Trans. PAMI 15(11): 1131-1147, 1993.
2. McInerney T, Terzopoulos D: Deformable models in medical image analysis: A survey. Medical Image Analysis 1(2): 91-108, 1996.
3. Jain AK, Zhong Y, Dubuisson-Jolly MP: Deformable template models: A review. Signal Processing 71(2): 109-129, 1988.
4. Brett AD, Taylor CJ: A method of automated landmark generation for automated 3D PDM construction. Image and Vision Computing 18: 739-748, 2000.
5. Cootes TF, Taylor CJ, Cooper DH, Graham J: Active shape models - Their training and application. Computer Vision and Image Understanding 61(1): 38-59, 1995.
6. Bredno J, Lehmann T, Spitzer K: A general finite element model for segmentation in 2, 3, and 4 dimensions. Proc. SPIE 3979: 1174-1184, 2000.
7. Cootes TF, Edwards GJ, Taylor CJ: Active appearance models. In Burkhardt H, Neumann B (Hrsg.): 5th European Conference on Computer Vision, Springer-Verlag, Berlin: 484-498, 1998.

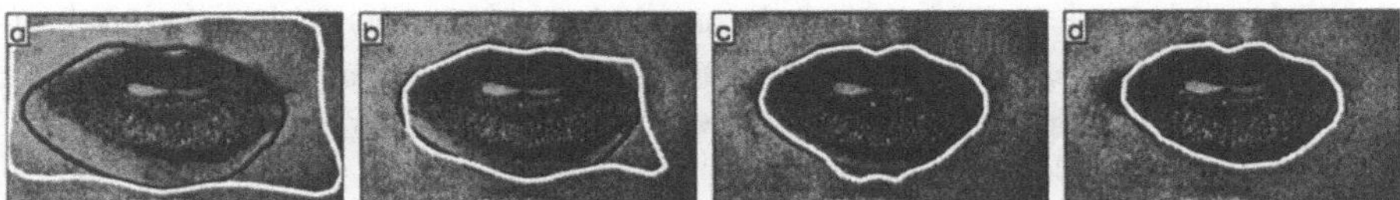

Abb. 3. Aktive Kontur (weiß) und der geschätzte Formprototyp $\mathcal{P}$ (schwarz) nach 12(a), 24(b), 38(c) und 63(d) Iterationen.

Verfolgung von aktiven Konturen in der Ultraschalldiagnostik mit Hilfe von Bewegungsmerkmalen

Oliver Ziermann, Christoph Schmitt und Dietrich Meyer-Ebrecht

Lehrstuhl für Messtechnik und Bildverarbeitung
Rheinisch-Westfälische Technische Hochschule (RWTH), 52056 Aachen
Email: ziermann@lfm.rwth-aachen.de

Zusammenfassung. Zur automatischen Auswertung von Ultraschallsequenzen sind konturbasierte Verfahren und Verfahren zur lokalen Bewegungsbestimmung bekannt. Vorteile von konturorientierten Verfahren sind die guten Glättungseigenschaften und die kompakte Beschreibung der Bewegung. Ein Vorteil von Verfahren zur lokalen Bewegungsschätzung ist die Ausnutzung der Korrelation zeitlich aufeinanderfolgender Specklemuster. In dem vorliegenden Beitrag wird ein Verfahren zur Verfolgung aktiver Konturen mit Hilfe von Bewegungsmerkmalen vorgestellt, das die Vorteile der beiden Verfahren miteinander verbindet.

1 Einleitung

Die Echokardiographie ist ein weit verbreitetes, kostengünstiges, nicht-invasives Verfahren zur Untersuchung von Form und Dynamik des Herzens. Die klinische Auswertung erfolgt bislang noch qualitativ-visuell, was den Nachteil geringer Genauigkeit und mangelnder Reproduzierbarkeit mit sich bringt.
Die automatische Analyse basiert zur Zeit alternativ auf konturorientierten Verfahren und Verfahren zur lokalen Bewegungsschätzung. Ein verbreitetes konturorientiertes Verfahren ist das Modell der aktiven Konturen, das das elastische Verhalten einer Biegelinie im Feld von Bilderkräften simuliert. In den bislang bekannten Modellen werden diese Bilderkräfte kantenorientiert bestimmt. Diese Modelle haben gute Glättungseigenschaften, nutzen aber durch die ausschließliche Verwendung von Kantenmerkmalen nicht die gesamte Bildinformation aus.
Ein Problem des Aufnahmeverfahrens sind die Specklemuster, deren Korrelation zwischen zeitlich benachbarten Einzelbildern von Verfahren zur lokalen Bewegungsbestimmung aber auch ausgenutzt werden kann. Da die Bewegungsbestimmung rauschbehaftet ist, wird ein Modell zu ihrer Glättung benötigt. In diesem Beitrag wird gezeigt, wie man ein Modell zur Glättung eines Geschwindigkeitsvektorfeldes in Analogie zu den aktiven Konturen formulieren kann, und wie man die Kontur mit Hilfe dieses Geschwindigkeitsvektorfeldes über die Zeit verfolgen kann.

2 Aktive Konturen

Eine Möglichkeit zur Beschreibung der Herzbewegung ist die Rekonstruktion einer zeitabhängigen Kontur der Herzinnenwand, des Endokards. Zur konturbasierten Segmentierung von Einzelbildern hat Kass [1] das Modell der aktiven Konturen vorgestellt, das Segmentierung als einen Kompromiss zwischen einer durch eine innere Energie

$$E_i = 1/2 \int \alpha \vec{x}_s(s) + \beta \vec{x}_{ss}(s) ds \tag{1}$$

repräsentierte Glattheitsforderung und einer durch eine Datenenergie

$$E_d = \sum (\vec{x}(s_i) - \vec{x}_{di})^2 \tag{2}$$

repräsentierte Forderung der Nähe der Konturpunkte $\vec{x}(s_i)$ zu Kantenkandidaten $\vec{x}_{di}$ beschreibt. Kantenkandidaten können z.B. Maxima des Gradientenbildes sein.
Die Konturrekonstruktion wird auf das Problem der Minimierung der Gesamtenergie $E_{ges} = E_i + E_d$ aus innerer und Datenenergie abgebildet.
Zur numerischen Lösung des Problems wird die Kontur mit Finiten Elementen diskretisiert [2] und ausgehend von einer Initialkontur das Minimum der Gesamtenergie iterativ mit einem Gradienten-Abstiegs-Algorithmus gefunden.
Das Konzept kann um die Forderung nach zeitlicher Kontinuität der zeitabhängigen Kontur $\vec{x}(s,t)$ durch eine innere Energie

$$E_i = 1/2 \int \alpha \vec{x}_s(s,t) + \beta \vec{x}_{ss}(s,t) + \mu \vec{x}_t(s,t) + \gamma \vec{x}_{tt}(s,t) dsdt, \tag{3}$$

erweitert werden, die neben Dehnungs- und Biegeenergietermen geschwindigkeits- und beschleunigungsabhängige Terme enthält. Da die Herzbewegung periodisch ist, ist es sinnvoll, die Zeitabhängigkeit der Kontur durch periodische Fourier-Basisfunktionen zu beschreiben. Das Auffinden des Minimums der Gesamtenergie mit einem Gradienten-Abstiegs-Algorithmus erfolgt analog zu dem Vorgehen bei der Konturrekonstruktion aus Einzelbildern.

3 Bewegungsbestimmung

Die Konturkandidaten, die in die Berechnung der Datenenergie (2) eingehen, sind Maxima des Gradientenbildes. Ihre Bestimmung wird durch das ultraschalltypische Speckle-Rauschen gestört. Verfahren zur lokalen Bewegungsbestimmung nutzen die Korrelation der Speckle-Muster zwischen zeitlich aufeinander folgenden Aufnahmen [3].

In diesem Beitrag soll gezeigt werden, wie lokale Bewegungsschätzungen genutzt werden können, um aktive Konturen zu verfolgen.
Da auch lokale Bewegungsschätzungen von Störungen überlagert sind, benötigt man ein Modell , um aus den lokalen Bewegungsschätzungen glatte Bewegungsvektorfelder zu berechnen.
Dazu kann man dieselben Energieminimierungsprinzipien anwenden wie bei dem Modell der aktiven Konturen. Eine entsprechende innere Energie zur Beschreibung der Glattheitsforderung an das Geschwindigkeitsvektorfeld $\vec{u}(s,t) = \vec{x}_t(s,t)$ entlang der Kontur ist:

$$E_{iu} = 1/2\int \alpha \vec{u}_s(s,t) + \beta \vec{u}_{ss}(s,t) + \mu \vec{u}_t(s,t) + \gamma \vec{u}_{tt}(s,t)\, ds dt \qquad (5)$$

Es stellt sich die Frage der Formulierung eines geschwindigkeitsabhängigen Datenenergieterms.
Dazu soll von den Eigenvektoren des Strukturtensors:

$$[J_{\vec{x}t}] = \begin{bmatrix} \langle \partial_x g \partial_x g \rangle & \langle \partial_x g \partial_y g \rangle & \langle \partial_x g \partial_t g \rangle \\ \langle \partial_x g \partial_y g \rangle & \langle \partial_y g \partial_y g \rangle & \langle \partial_y g \partial_t g \rangle \\ \langle \partial_x g \partial_t g \rangle & \langle \partial_y g \partial_t g \rangle & \langle \partial_t g \partial_t g \rangle \end{bmatrix} \qquad (6)$$

ausgegangen werden, die die günstige Eigenschaft haben, sich bei einer Überlagerung der Sequenz mit unkorreliertem Rauschen nicht zu verändern [4,5]. Die eckigen Klammern symbolisieren die Mittelung in einem gefensterten Ausschnitt der Sequenz.
Bei der Analyse des Strukturtensors muss man zwischen räumlicher Orientierung und verteilten räumlichen Strukturen unterscheiden. Bei verteilten räumlichen Strukturen kann man die tatsächliche Geschwindigkeit aus dem Eigenvektor zum kleinsten Eigenwert berechnen [4,5]. Bei räumlicher Orientierung kann nur die Geschwindigkeitskomponente in Richtung des Vektors der räumlichen Orientierung, die scheinbare Geschwindigkeit, aus dem Eigenvektor zum größten Eigenwert bestimmt werden [4,5]. Problematisch ist die Festlegung eines Schwellwerts für die Entscheidung, die sich nach dem mittleren Eigenwert richtet.
Die Entscheidung kann umgangen werden, wenn man in jedem Fall von den Eigenvektoren und zu den beiden kleineren Eigenwerten ausgeht. Aus ihren jeweiligen Neigung gegen die Zeitachse kann man Beträge der Geschwindigkeitskomponenten u_{1d} und u_{2d} berechnen, aus den normierten Ortskomponenten $\vec{f}_1$ und $\vec{f}_2$ ihre Richtungen. Es gilt:

$$\vec{u}\,\vec{f}_1 = u_{d1} \text{ und } \vec{u}\,\vec{f}_2 = u_{d2} \qquad (7)$$

Sortiert man die Eigenwerte λ_i in absteigender Reihenfolge und definiert man Qualitätsmaße

$$q_1 = \left(\frac{\lambda_1 - \lambda_3}{\lambda_1 + \lambda_3}\right)^2 \text{ und } q_2 = \left(\frac{\lambda_2 - \lambda_3}{\lambda_1 + \lambda_3}\right)^2, \tag{8}$$

so kann man eine geschwindigkeitsabhängige Datenenergie definieren, die kontinuierlich von einer verteilten räumlichen Struktur ($\lambda_2 \neq \lambda_3; q_2 \neq 0$) zu einer orientierten Struktur ($\lambda_2 = \lambda_3; q_2 = 0$) übergeht:

$$E_{du}(\vec{u}) = \sum q_1(\vec{u}\,\vec{f}_1 - u_{d1})^2 + q_2(\vec{u}\,\vec{f}_2 - u_{d2})^2 \tag{9}$$

Ein Problem des Aufnahmeverfahrens ist die Unterabtastung der Specklebewegung, das heißt ein Geschwindigkeitsfilter, das auf die auftretenden Maximalgeschwindigkeiten abgestimmt ist, glättet über die Korngröße der Speckles hinweg. Um mit diesem Problem umgehen zu können wurde zunächst eine zeitabhängiges aktives Konturmodell auf Basis von Ortsmerkmalen eingesetzt, das als zeitabhängige Initialkontur diente. Geschwindigkeitsmerkmale werden relativ zu dieser Initialkontur bestimmt. Für die Differenzgeschwindigkeiten ist das Abtasttheorem bei einer feineren Ortsauflösung noch erfüllt. Dieses Konzept der Differenzgeschwindigkeiten wurde um eine coarse-to-fine Strategie erweitert. Das Geschwindigkeitsvektorfeld passt sich während der Iteration der Finite-Elemente-Approximation zunehmend genaueren Geschwindigkeitsmerkmalen an.

Die Verfolgung der approximierten Kontur ergibt sich über die Integration der Approximation des Geschwindigkeitsvektorfeldes. Die Anpassung der aktiven Kontur an die Ortsmerkmale und die Anpassung des Geschwindigkeitsvektorfeldes an die Bewegungsmerkmale erfolgen iterativ. In dem vorgestellten Verfahren der gemeinsamen Bestimmung von Geschwindigkeitsvektorfeldern und zeitabhängiger Kontur wird so vorgegangen, dass abwechselnd die Konturapproximation in Richtung der Ortsmerkmale bewegt und das dazugehörende Geschwindigkeitsvektorfeld durch Differentiation bestimmt wird und anschließend das Bewegungsvektorfeld sich in Richtung der Bewegungsmerkmale verschiebt und der entsprechende Konturverlauf durch Integration über die Sequenz bestimmt wird.

4 Ergebnisse

Das vorgestellte Verfahren wurde in seinem Verhalten auf Modelldaten und realen Daten untersucht. Den Modelldaten war ein Muster als Modell der Specklestruktur tangential zur Kontur aufgeprägt.

Zur Rekonstruktion der Kontur und ihrer Bewegung wurde eine zeitabhängige aktive Kontur und der beschriebene Algorithmus miteinander verglichen.

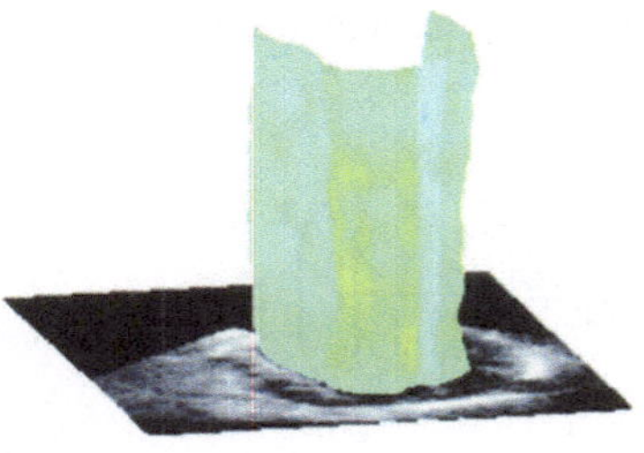
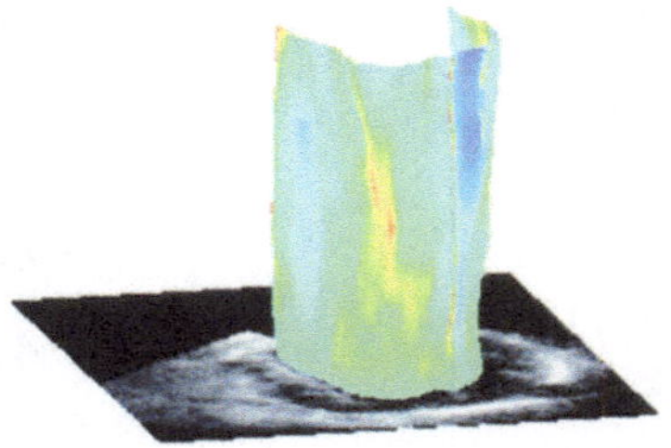

Abb. 1. Konturverlauf und lokale Kontraktion. Kontraktion ist gelb-rot, Dilatation blau dargestellt. Rechts: Ohne Berücksichtigung der lokalen Bewegungsschätzungen. Links: Verfolgung der Kontur mit Hilfe der lokalen Bewegungsschätzungen. Die Zeitachse zeigt nach oben.

Der Rekonstruktionsalgorithmus konvergierte in beiden Fällen und die rekonstruierte zeitabhängige Kontur stimmte mit der vorgegebenen Modellkante bis auf wenige Pixel überein. Bei der zeitabhängigen aktiven Kontur ohne Ankopplung der geschwindigkeitsabhängigen Energieterme wurde die Tangentialkomponente der Bewegung jedoch nicht richtig erkannt. Bei der Ankopplung der Bewegungsmerkmale nach dem beschriebenen Algorithmus stimmten die rekonstruierten Bahnkurven mit den Linien konstanten Grauwerts des Modells auch in der Tangentialkomponente der Bewegung miteinander überein. Aus dieser Tangentialkomponente der Bewegung konnte die lokale Kontraktion der Kontur über die Zeit bestimmt werden. Die Berechnung der Kontraktion aus der Tangentialkomponente war auch bei der Anwendung des Algorithmus auf reale Daten möglich (Abb. 1 rechts). Es können kontrahierende Bereiche (gelb-rot) und dilatierende Bereiche (blau) unterschieden werden. Ohne Berücksichtigung der lokalen Bewegungsschätzungen verteilt sich die Kontraktion über die gesamten Konturverlauf (Abb. 1 links).

5 Literatur

1. Kass M, Witkin A, Terzopoulos D: Snakes: active contour models. International Journal of Computer Vision, 3:259-268, 1987
2. Cohen LD, Cohen I: Finite element methods for active contour models and balloons for 2-D and 3-D Images IEEE Trans. on Pattern Analysis and Machine Intelligence, 5(11): 1131-1147, 1993.
3. Giachetti A: On-line analysis of echocardiographic image sequences. Medical Image A-nalysis, 2(5): 261-284, 1998
4. Jähne B: Digitale Bildverarbeitung. Springer Verlag, Berlin, 1997.
5. Jähne B: Spatio-temporal image processing :theory and scientific applications. Springer Verlag, Berlin, 1993.

Ermittlung von Koronargefäßverläufen in 3D-Kontrastechokardiogrammen

Uwe Graichen[1], Rainer Zotz[2], Philipp Wild[2]und Dietmar Saupe[1]

[1] Institut für Informatik, Universität Leipzig
04109 Leipzig, Augustusplatz 10 – 11
{graichen, saupe}@informatik.uni-leipzig.de

[2] Herzzentrum, Universität Leipzig
04289 Leipzig, Russenstr. 19
zotr@medizin.uni-leipzig.de

Zusammenfassung Im vorliegenden Artikel wird ein Volumerenderingverfahren vorgestellt, das für Visualisierung von stark gerichteten, röhrenförmigen Strukturen konzipert ist. In einem Analyseschritt wird mit Hilfe von Strukturtensoren für jedes Voxel des Volumens ein Maß für Kohärenz (Ähnlichkeit mit einer Röhre) ermittelt. In Abhängigkeit dieses Maßes wird der Transparenzwert der Voxel gesetzt. Das Visualisierungsverfahren wird für die Darstellung der Verläufe von Koronarien in 3D-Kontrastechokardiogrammen verwendet.

1 Einleitung

Haupttodesursache in den westlichen Ländern sind koronare Herzerkrankungen. Momentan ist die Röntgenangiographie Goldstandard und einziges Verfahren bei der Beurteilung der Koronargefäße. Die Röntgenangiographie ist ein invasives, röntgenbasiertes Verfahren, das der Infrastruktur eines Herzkathederlabors bedarf. Das Untersuchungsverfahren ist mit einer Belastung durch ionisierende Strahlung für Patient und untersuchenden Arzt verbunden und kann nicht beliebig oft wiederholt werden.

Ultraschall gewinnt in der Kardiographie als bildgebendes Verfahren zunehmend an Bedeutung. Im Gegensatz zu dem auf Röntgen basierenden Verfahren erfolgt keine Belastung des Patienten und des Arztes durch ionisierende Strahlung. Echogeräte sind, verglichen mit anderen bildgebenden Geräten, preiswert und sehr stark verbreitet.

Mit dem hier vorgestellten Verfahren können röhrenförmige Strukturen dargestellt werden. Das Verfahren wird mit Ultraschalldatensätzen verwendet. Texturen in Ultraschallaufnahmen enthalten wichtige Informationen für die Befundung. Sie werden bei diesem Visualisierungsverfahren mit dargestellt.

2 Strukturanalyse des Datensatzes und Bestimmung des Kohärenzmaßes

2.1 Strukturtensor

Die lokale Struktur eines Volumendatensatz $u(x)$ kann mittels Strukturtensoren [1–3] analysiert werden. Ein Volumendatensatz $u(x)$ ist eine Abbildung $u : \Omega \rightarrow \mathbb{R}$, Ω ist eine dreidimensionale Domäne $\Omega = (0, a_1) \times (0, a_2) \times (0, a_3)$. Das Volumen $u(x)$ wird mit einem Gaußkern K_σ der Standardabweichung σ gefaltet.

$$u_\sigma(x) = K_\sigma * u(x) \tag{1}$$

Dadurch werden Störungen in der Größenordnung σ aus dem Volumen entfernt. Aus dem geglätteten Volumen $u_\sigma(x)$ werden die Gradienten $\nabla u_\sigma(x)$ berechnet. Bildet man aus den Gradienten $\nabla u_\sigma(x)$ das Tensorprodukt, erhält man eine symmetrische, positiv semidefinite Matrix.

$$J(\nabla u_\sigma(x)) = \nabla u_\sigma(x) \otimes \nabla u_\sigma(x) = \nabla u_\sigma(x) \nabla u_\sigma(x)^T \tag{2}$$

Den Strukturtensor $J_\rho(\nabla u_\sigma)$ erhält man durch komponentenweise Faltung von $J(\nabla u_\sigma)$ mit einem Gaußkern K_ρ der Standardabweichung ρ.

$$J_\rho(\nabla u_\sigma) = K_\rho * J(\nabla u_\sigma) \tag{3}$$

Der Parameter ρ ist ein Skalenparameter, mit dem der Durchmesser der Strukturen angegeben werden kann, die dargestellt werden sollen. Die Eigenwerte μ_1, μ_2, μ_3 des Strukturtensors $J_\rho(\nabla u_\sigma)$ mit $\mu_1 \geq \mu_2 \geq \mu_3$ entsprechen den Kontrasten in Richtung der Hauptorientierungen. Die zugehörigen Eigenvektoren $\boldsymbol{v_1}, \boldsymbol{v_2}, \boldsymbol{v_3}$ weisen in Richtung der lokalen Hauptorientierung, siehe Abbildung 1(a). Der Vektor $\boldsymbol{v_1}$ verläuft parallel zum Gradienten, $\boldsymbol{v_3}$ weist in die Kohärenzrichtung (orthogonal zu $\boldsymbol{v_1}$) und $\boldsymbol{v_2}$ steht senkrecht auf $\boldsymbol{v_1}$ und $\boldsymbol{v_3}$.

2.2 Das Maß für Kohärenz

Das Maß für die Kohährenz τ wird aus den Eigenwerten μ_1, μ_2, μ_3 des Strukturtensors, mit $\mu_1, \mu_2, \mu_3 \in (0, \mu_{max})$ und $\mu_1 \geq \mu_2 \geq \mu_3$, berechnet. Alle möglichen Wertekombinationen (μ_1, μ_2, μ_3) werden von einem Tetraeder mit den Eckpunkten $(0,0,0)$, $(\mu_{max}, 0, 0)$, $(\mu_{max}, \mu_{max}, 0)$ und $(\mu_{max}, \mu_{max}, \mu_{max})$ (Abbildung 1(b)) eingegrenzt. Die einzelnen Eckpunkte haben dabei folgende Bedeutung:

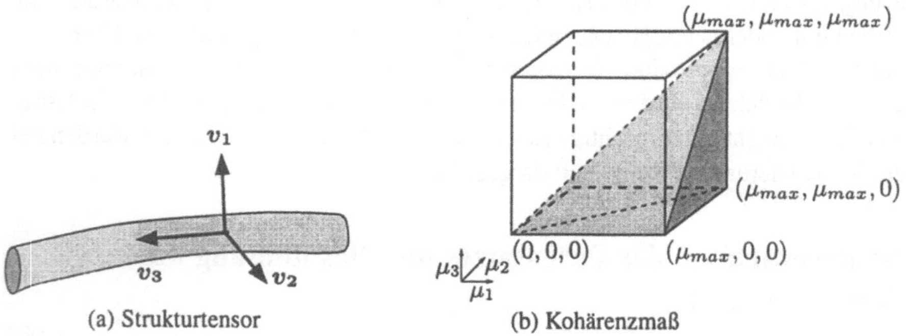

(a) Strukturtensor (b) Kohärenzmaß

Abbildung 1. (a) Strukturtensor an einer kohärenten Struktur, (b) Ermittlung des Kohärenzmaßes aus den Eigenwerten des Strukturtensors

- $(0, 0, 0)$ – kontrastloser Punkt in Umgebung mit identischen Grauwerten
- $(\mu_{max}, 0, 0)$ – Punkt in Ebene, der maximalen Kontrast zur Umgebung aufweist
- $(\mu_{max}, \mu_{max}, 0)$ – Punkt in Struktur, mit maximaler Kohärenz
- $(\mu_{max}, \mu_{max}, \mu_{max})$ – Punkt mit maximalem Kontrast zur Umgebung

Die Punkte $(0, 0, 0)$, $(\mu_{max}, 0, 0)$ und $(\mu_{max}, \mu_{max}, \mu_{max})$ beschreiben eine Ebene E_0, der das Kohärenzmaß $\tau = 0$ zugeordnet wird. Die Ebene E_0 ist in Abbildung 1 hellgrau dargestellt. Als Kohärenzmaß τ für röhrenförmige Strukturen schlagen wir das Quadrat des Abstandes von der Ebene E_0 vor.

$$\tau = \frac{1}{2}(\mu_2 - \mu_3)^2 \tag{4}$$

3 Implementation

Der Schätzer für das Maß der Kohärenz ist als C++ Klasse implementiert und wird mit dem Volumerenderer der VTK Klassenbibliothek [4] verwendet. Die Transparenz der Voxel wird mit Hilfe einer Lookup-Table in Abhängigkeit vom Maß der Kohärenz gesetzt. Zum Testen wurde eine grafische Benutzerschnittstelle programmiert.

4 Test des Verfahrens

Das Verfahren wurde an einem künstlichen Datensatz und an Ultraschallvolumendatensätzen getestet.

4.1 Künstlicher Datensatz

Der künstliche Datensatz hat die Größe $272 \times 200 \times 76$ Voxel. Im Datensatz sind einige geometrische Gebilde angeordnet, Abbildung 2(a):

- drei Gruppen von je drei Tori mit $d = 3, 5, 12$ und $D = 20, 60, 100$
- drei Zylinder mit $d = 60$ und $h = 3, 5, 12$
- drei Zylinder mit $d = 3, 5, 12$ und $h = 50$
- drei Zylinder mit je zwei abzweigenden Zylindern $d = 3, 5, 12$
- drei Kugelschalen mit $d = 17, 37, 57$ und Schalenstärke je $s = 3$

Den geometrischen Objekten im Testdatensatz wurde der Grauwert 120, dem Hintergrund der Grauwert 150 zugeordnet (Abbildung 2(a)). Zum Datensatz wurde ein additives, Gaußsches Rauschen mit Mittelwert 0 und einer Standardabweichung 10 hinzugefügt. In Abbildung 2(c) ist ein Schnittbild durch den künstlichen Volumendatensatz zu sehen. Die Antwort τ des Kohärenzmaßschätzers, mit den Parametern $\sigma = 1$ und $\rho = 4$, für dieses Schnittbild ist in Abbildung 2(d) dargestellt. Die röhrenförmigen Objekte mit $d = 5$ (die Tori und der Zylinder) liefern eine starke Antwort. In Abbildung 2(b) ist der Datensatz volumegerendert dargestellt. Die Transparenz der Voxel wurde in Abhängigkeit vom Kohärenzmaß τ gesetzt. Das Kohärenzmaß wurde mit den Parametern $\sigma = 1$ und $\rho = 4$ ermittelt. Die röhrenförmige Objekte mit $d = 5$ werden sehr gut dargestellt. Leichte Störungen werden durch die Kanten der Zylinder mit $d = 60$ verursacht. Bei den Zylindern mit Abzweigungen, erhält man an den Abzweigungen nur eine sehr schwache Antwort. Für die Kugelschalen liefert der Kohärenzschätzer keine Antwort. Sie werden nicht mit abgebildet.

Der Datensatz wurde auf einem Rechner mit Pentium III Prozessor, 450 Mhz Taktfrequenz und 512 MByte Arbeitsspeicher in ca. 2.5 Minuten gerendert.

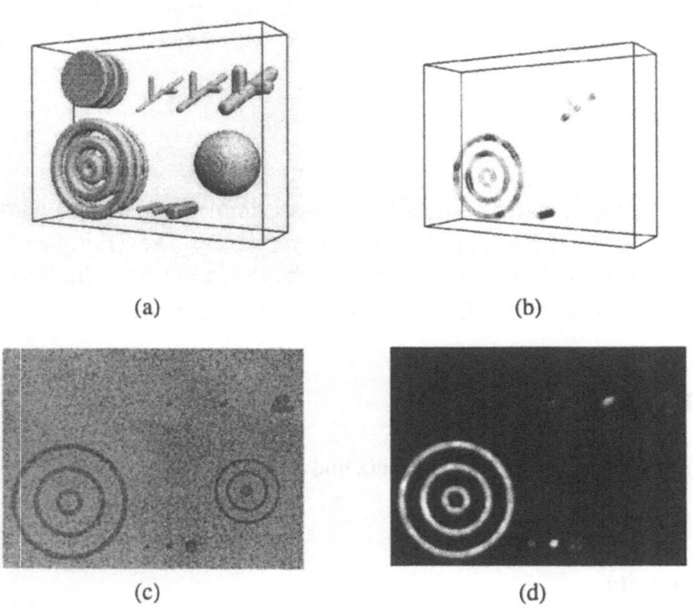

(a) (b) (c) (d)

Abbildung 2. (a) Künstlicher Datensatz, (b) Volumegerenderter künstlicher Datensatz mit additiven Gaußschem Rauschen, (c) Schnitt durch künstlichen Datensatz mit additiven Gaußschem Rauschen, (d) Antwort des Kohärenzschätzers im Schnitt von (c)

4.2 Ultraschalldatensatz

Das Verfahren wurde auch an Ultraschallvolumendatensätzen getestet. Die Ultraschallbilder wurden mit einem HP Sonos 5500 und einer Omniplane TEE-Sonde (5Mhz) aufgenommen. Während der Aufnahme wird der Kopf der Sonde in 2°Abständen gedreht. Die Aufzeichnung der 2D Einzelbilder erfolgt herzphasengetriggert. Die Volumendatensätze wurden aus den 2D Bildsequenzen mit Hilfe des Programms InVivoNT der Firma Medcom erstellt.

Mit Hilfe des vorgestellten Verfahrens ist es möglich, Gefäße abschnittsweise in Volumendatensätzen zu verfolgen. In der Abbildungen 3(a) ist ein Schnittbild durch einen Volumendatensatz abgebildet. In der Ecke links oben ist ein Gefäßstück zu sehen. Die Antwort des Kohärenzschätzers für dieses Schnittbild ist in der Abbildung 3(b) dargestellt. In Abbildung 3(c) ist ein volumegerenderter 3D-Ultraschalldatensatz zu sehen.

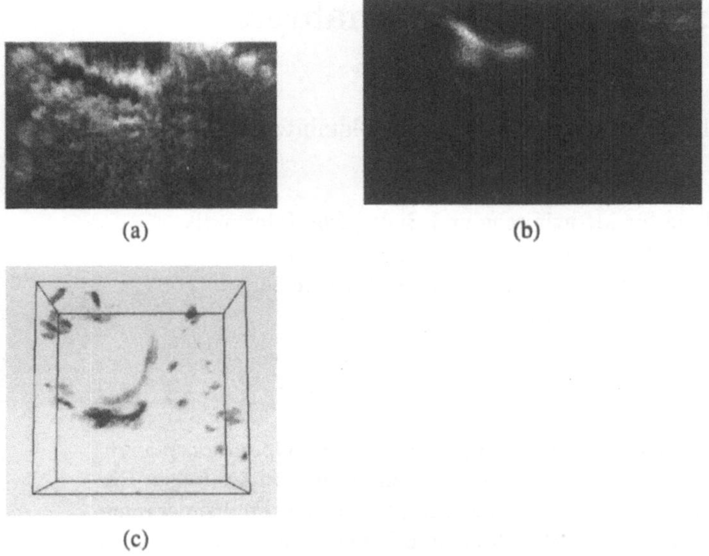

(a) (b) (c)

Abbildung 3. (a) Schnitt durch 3D-Ultrschalldatensatz, (b) Antwort des Kohärenzschätzers, (d) Volumegerenderter 3D-Ultraschalldatensatz

5 Zusammenfassung und Ausblick

Mit dem vorgestellten Verfahren lassen sich Gefäße in Ultraschallvolumendatensätzen abschnittsweise verfolgen und darstellen. Für die Darstellung der Gefäße werden die Grauwerte der Voxel des Ultraschalldatensatzes verwendet. Die Transparenz der Voxel wird in Abhängigkeit vom Kohärenzmaß gesetzt.

Das Verfahren kann verbessert werden durch die Verwendung eines Kohärenzschätzers der in der Lage ist, helle und dunkle röhrenartige Strukturen voneinander zu unterscheiden. Bei der Rekonstruktion der Volumendatensätzen aus den 2D-Einzelbildern wird davon ausgegangen, daß der Aufnahmekopf der Ultraschallsonde während der gesamten Aufnahmezeit um eine feste Achse rotiert. Bedingt durch die starke Eigenbewegung des Herzens und einer Aufnahmezeit von einigen Minuten ändert sich aber die Lage der Achse. Die Qualität der Volumendatensätze kann verbessert werden, indem die Ultraschalleinzelbilder vor der Rekonstruktion der Volumen registriert werden.

Literatur

1. J. Weickert. Coherence-enhancing diffusion filtering. *International Journal of Computer Vision*, 31(2/3):111–127, 1999.
2. J. Weickert. *Anisotropic Diffusion in Image Processing*. ECMI. Teubner, 1998.
3. B. Jähne. *Spatio-temporal image processing: theory and scientific applications*, volume 751 of *Lecture Notes in Computer Science*. Springer-Verlag, Berlin, Heidelberg, New York, 1993.
4. Will Schroeder, Ken Martin, and Bill Lorensen. *The Visualization Toolkit: An Object-Oriented Approach to 3D Graphics*. Prentice Hall Inc., 2nd edition edition, 1998.

Evaluierung von interaktiven, texturanalytischen Segmentierungsverfahren

M.Hastenteufel, C.Cárdenas, Ch. Giess, G.Glombitza, P.Hassenpflug, H.-P. Meinzer

Abteilung für Medizinische und Biologische Informatik
Deutsches Krebsforschungszentrum
Im Neuenheimer Feld 280, 69120 Heidelberg
Email: M.Hastenteufel@dkfz.de

Zusammenfassung Vor einer computergestützten Operationsplanung steht immer der wichtige Schritt der Segmentierung. Im klinischen Einsatz kommen hierzu momentan neben zeitaufwendigen Freihandsegmentierungen meist interaktive Verfahren zum Einsatz. In der vorliegenden Arbeit wurden in einen vektoriellen Region-Growing Algorithmus Texturmaße aus der Cooccurencematrix sowie der Wavelettransformation integriert und anhand medizinischer Bilddaten auf Praxistauglichkeit für die klinische Routine evaluiert.

1 Einleitung

Eine computergestützte Operationsplanung setzt in einem ersten Schritt immmer eine Segmentierung der betroffenen Organe voraus. Im klinischen Einsatz kommen hierzu momentan neben zeitaufwendigen Freihandsegmentierungen meist interaktive Verfahren wie das Region-Growing oder aktive Konturen zum Einsatz. In unserer Abteilung wird für die Operationsplanung in der Leberchirurgie zur Segmentierung der Leber und des Tumors ein skalares Region-Growing Verfahren eingesetzt, welches in einigen Fällen keine hinreichend genaue Segmentierung liefert. Fehlsegmentierungen müssen in einem zeitaufwendigen Schritt manuell nachgebessert werden. Genauere Segmentierungsverfahren würden den Zeitaufwand der Operationsplanung erheblich reduzieren. Es sollte nun evaluiert werden, ob eine Integration von Texturmerkmalen in die interaktive Segmentierung den Segmentierungsvorgang hinsichtlich Genauigkeit und Zeitbedarf verbessern kann. Hierfür wurden Softwarekomponenten zur texturanalytischen Segmentierung entwickelt, in ein vorhandenes Segmentierungstools integriert und anhand realer Bilddaten evaluiert. Ziel dieser Arbeit war eine Untersuchung der Eignung von interaktiven, texturbasierten Segmentierungsverfahren für den klinischen Einsatz sowie des Einflusses der Parameter der verschiedenen Methoden auf das Segmentierungsergebnis.

2 Methoden

2.1 Interaktive, texturanalytische Segmentierung

Texturbasierte oder texturanalytische Segmentierungsverfahren werden den regionenorientierten Verfahren zugeordnet. Bei diesen Verfahren werden in einem ersten Schritt, der sogenannen Merkmalsextraktion, lokale Texturmerkmale berechnet und jedem Pixel ein Merkmalsvektor zugeordnet. In einem zweiten Schritt werden die berechneten Merkmalsvektoren in Klassen ähnlicher Vektoren eingeteilt. Haben die Klassen keine Bedeutung, spricht man von einer Clusteranalyse. Wird den Klassen eine Bedeutung zugeordnet (z.B. Lebergewebe, Herzgewebe,...) spricht man von Klassifikationsverfahren. Findet vor oder während der Clusteranalyse bzw. der Klassifikation eine Benutzerinteraktion statt, spricht man von interaktiven, ansonsten von automatischen Verfahren. Den gesamten zweistufigen Prozess der Merkmalsextraktion und Clusteranalyse bzw. Klassifikation bezeichnet man als texturanalytische Segmentierung.

2.2 Merkmalsextraktion

Es existieren eine Reihe von Verfahren zur Merkmalsextraktion, von denen für die aktuelle Problemstellung das jeweils geeignetste auszuwählen ist. In der Literatur werden die Merkmalsextraktionsverfahren meist in automatische Cluster- bzw. Klassifikationsverfahren integriert, welche für praktischen Aufgaben jedoch in den seltensten Fällen zu verwenden sind. Zu jeder Methode sind eine Reihe von Parametern zu spezifizieren, welche für den Benutzer oft schwierig zu überschauen sind. Als Merkmalsextraktionsmethoden kamen in dieser Arbeit klassische Cooccurencematrizen mit den daraus abgeleiteten Merkmalen *Entropie, Kontrast, Homogenität* und *Korrelation* [1] sowie Verfahren basierend auf einer diskreten Wavelettransformation zum Einsatz [2, 3, 4]. Bei letzteren Verfahren wurden verschiedene Funktionen (z.B. Absolutwert, Quadrierung, lokale Energie,...) auf die Waveletkoeffizienten sowie die Tiefpassbilder angewandt und die daraus resultierenden Merkmalsbilder auf Ausgangsgröße hochinterpoliert, um eine eins-zu-eins Zuordnung von Pixel zu Merkmalsvektor zu gewährleisten. Zu Vergleichszwecken wurden desweiteren die trivialen Merkmale *lokaler Mittelwert* und *lokale Varianz* implementiert.

2.3 Klassifikation

Als Klassifikationsverfahren wurde ein interaktiver, vektorieller Region-Growing Algorithmus implementiert. Grundlage hierfür war ein skalarer Region-Growing Algorithmus basierend auf [5]. Die Interaktion besteht in dem Einzeichnen einer Saatregion innerhalb des zu segmentierendes Objektes. Der komplette Merkmalsraum wird anhand der Merkmalsvektoren dieser Saatregion normiert, um einen gleichmäßigen Einfluss der einzelnen Merkmalskomponenten auf die Segmentierung zu gewährleisten. Hierzu kamen die z-Normierung sowie die min-max-Normierung zum Einsatz. Bei Verwendung der z-Normierung ergibt sich für den

Mittelwertsvektor der Saatregion $\mu = (\mu_0, \cdots, \mu_{k-1}) = (0, \cdots, 0) \in \mathbb{R}^k$ und für den Standardabweichungsvektor $\sigma = (\sigma_0, \cdots, \sigma_{k-1}) = (1, \cdots, 1) \in \mathbb{R}^k$. Nach Anwendung der alternativen min-max-Normierung liegen die Komponenten der Merkmalsvektoren der Saatregion im Intervall $[-1, 1]$. Die z-Normierung setzt also normalverteilte, die min-max-Normierung gleichverteilte Merkmale voraus.

Als Homogenitätskriterien kamen das Euklidkriterium, das Intervallkriterium sowie ein abgewandeltes Intervallkriterium zum Einsatz. Beim Euklidkriterium werden alle Pixel vom Region-Growing akzeptiert, für deren Merkmalsvektoren $f_i \in \mathbb{R}^k$ $d(f_i, \mu) \leq \gamma$ gilt, wobei $\gamma \in \mathbb{R}$ ein vom Benutzter anzugebender Parameter und $d(\cdot, \cdot)$ der euklidische Abstand zweier Vektoren ist. Beim Intervallkriterium muss jede Merkmalskomponente $f[i]$ des Merkmalsvektors f innerhalb des Intervalls $[-\gamma, \gamma]$ liegen, um vom Region-Growing als positiv gewertet zu werten. Das Euklidkriterium spannt also eine Kugel im mehrdimensionalen Raum auf, das Intervallkriterium ein Rechteck. Beim abgewandelten Intervallkriterium müssen nur die Hälfte der Komponenten des Merkmalvektors f im Intervall $[-\gamma, \gamma]$ liegen.

Der entwickelte vektorielle Region-Growing Algorithmus ist nicht auf die texturanalytische Segmentierung beschränkt, sondern kann allgemein für Mehrkanalbilder, wie z.B. registrierte multimodale Aufnahmen, eingesetzt werden.

2.4 Implementierung

Die entwickelten Merkmalsextraktions- und Segmentierungskomponenten wurden innerhalb eines in unserer Abteilung entworfenen, objektorientierten Frameworks in C/C++ implementiert [6] und in ein bereits in der klinischen Routine eingesetztes Segmentierungstool integriert.

2.5 Evaluierungsmethoden

Ein Problem beim Einsatz von texturanalytischen Segmentierungsverfahren besteht in der Auswahl der Merkmalsextraktionsmethode sowie den zur Methode gehörenden Parametern. Zur Unterstützung des Benutzers bei der Auswahl der Methode und den einzustellenden Parametern wurde eine Evaluation an medizinischen Bilddaten unterschiedlicher Modalitäten durchgeführt. Anhand von CT-Aufnahmen der Leber (512 × 512), US-Aufnahmen des Herzens (360 × 256) sowie getaggten MR-Aufnahmen (MR-Aufnahme mit überlagerten Streifen zur Bewegungsverfolgung) eines Schweineherzens (256 × 256) wurden für die implementierten Merkmalsextraktionsverfahren verschiedene Parameterkombination evaluiert.

Zur Beurteilung der Segmentierungsgüte wurden die Werte Sensitivität $S_e = \frac{rp}{rp+fn}$ und Spezitivität $S_p = \frac{rn}{rn+fp}$ des Segmentierungsergebnisses berechnet, wobei rp die richtig positiv, rn die richtig negativ, fp die falsch positiv und fn die falsch negativ segmentierten Pixel bezeichnen. Grundlage hierfür war eine von einem Mediziner durchgeführte Freihandsegmentierung (Gold-Standard). Die Ergebnisse des vektoriellen Region-Growings wurden zudem mit den Ergebnissen eines herkömmlichen, skalaren Region-Growings verglichen.

Untersuchte Parameter der Merkmalsextraktion mittels Cooccurencematrizen waren *Fenstergröße, Grauwertquantifizierung, Displacement* δ sowie *Winkel* α.

Bei der Merkmalsextraktion mittels Wavelettransformation wurde der Einfluss *der Tiefpassanteile, der Waveletbasis (Daubechies18:10, Daubechies9:7), der verwendeten Waveletkoeffizienten (identisch, quadriert, absolut, lokale Energie, Mittelwert, Varianz)*, sowie *der Berechnung von Cooccurencematrizen auf den Tiefpassanteilen* untersucht.

Für das vektorielle Region-Growing wurde der Einfluss *des Homogenitätskriteriums, des Abstandsmaßes* γ sowie *der Normierungsmethode* untersucht.

3 Ergebnisse

Bei Verwendung von Merkmalen aus der Cooccurencematrix stellte sich eine Fenstergröße von 3×3 sowie eine Grauwertquantifizierung von 16-32 Grauwerten am geeignetsten heraus. Durch größere Fenster wird zwar potentiell die Genauigkeit der Texturmaße erhöht, Übergänge zwischen verschieden texturierter Regionen werden allerdings zu stark verwischt. Durch die Wahl eines Fensters von 3×3 resultiert gleichzeitig ein optimales Displacement von $\delta = 1$ für die Aufstellung der Cooccurencematrix. Winkel von $\alpha = 0°$ und $\alpha = 45°$ Grad erzielten die besten Ergebnisse, rotationsunabhängige Matrizen brachten keine nennenswerte Verbesserung. Die Verwendung von kleinen Fenstern, niedrigen Grauwertquantifizierungen sowie rotationsabhängigen Coocurrencematrizen bringt zudem eine erhebliche Ersparniss an Rechenzeit.

Bei Verwendung der Wavelettransformation hatte eine zusätzliche Berechnung von Cooccurencemerkmalen auf den Tiefpassanteilen der einzelnen Iterationstufen keine Verbesserung der Segmentierung zur Folge. Für die Leber-CT sowie die Ultraschallaufnahmen des Herzens lieferte eine Kombination von Daubechies18:10-Wavelet, quadrierten Waveletkoeffizienten sowie Verwendung der Tiefpassanteilen auf allen Iterationslevel die besten Ergebnisse. Für die getaggten MR-Aufnahmen wurde mit der Kombination von Daubechies18:10-Wavelet, identischen Waveletkoeffizienten sowie Verwendung aller Tiefpassanteile die besten Ergebnisse erzielt.

Bei der Parameteruntersuchung des vektoriellen Region-Growings lieferte die Kombination von Euklidkriterium und z-Normierung die stabilsten und genauesten Ergebnisse. Für das Abstandsmaß γ erwies sich ein Wert von $\gamma = 2$ am geeignetsten.. Für $\gamma = 1$ kam es zu Untersegmentierungen, für $\gamma = 3$ zu Übersegmentierungen.

Wesentliche Unterschiede hinsichtlich Genauigkeit waren zwischen Cooccerencebasierten sowie waveltbasierten Verfahren waren nicht festzustellen, beide Verfahren waren jedoch den Merkmalen aus lokalem Mittelwert und lokaler Varianz überlegen. Beim Vergleich mit einem skalaren Region-Growing konnten keine Vorteile der texturbasierten Verfahren beobachtet werden. Einzig bei den Tagging-MR Bildern konnten die texturbasierten Verfahren dominieren, da das skalare Region-Growing bedingt durch die Tagging-Linien in einigen Fällen zum Auslaufen führte. Bei optimal eingestelltem Grauwertintervall konnte jedoch auch das Tagging-Bild mit dem skalaren Region-Growing zufriedenstellend segmentiert werden.

4 Diskussion

Die Ergebnisse an dem betrachteten Bildmaterial zeigen, dass eine Verwendung von texturanalytischen Verfahren für die interaktive Segmentierung keine nennenswerte Vorteile bringt. Zum einen resultierten daraus keine signifikant besseren Segmentierungsergebnisse, zum anderen sind die Rechenzeiten zur Merkmalsextraktion momentan zu hoch. Problematisch ist auch die Vielzahl an Methoden und zugehörigen Parametern, die für jedes zu segmentierende Organ und von Modalität zu Modalität anders einzustellen und zu optimieren sind. Für spezielle Bilddaten wie dem Tagging-MR, welches charakteristische Texturen bedingt durch die Tagging-Linien aufweist, können texturbasierte Verfahren jedoch durchaus wertvoll sein. Eine Evaluation an weiterem Bildmaterial insbesondere mit schwierig zu segmentierenden Organregionen wie z.B. die Grenze zwischen Leber- und Herzgewebe, wo ein herkömmliches skalares Region-Growing versagt, soll weiteren Aufschluss über den Nutzen von interaktiven, texturanalytischen Segmentierungsverfahren geben.

5 Danksagung

Von MeVis Technology aus Bremen wurde uns freundlicherweise die MT-WICE Bibliothek zur Berechnung der Wavelettransformationen zur Verfügung gestellt. Die Forschungsarbeit wurde von der Deutschen Forschungsgemeinschaft im Rahmen des SFB 414 "Informationstechnik in der Medizin - Rechner und Sensorgestützte Chirurgie" gefördert.

Literatur

1. Haralick R.M., Shanmugan K., Dinstein I.: Texture Features for Image Classification. IEEE Trans. on Systems, Man and Cybernetics, 3(6): 610–621, 1973.
2. Mallat S.: A theory for multiresolution signal decomposition. IEEE PAMI, 11: 674–693, 1989
3. Chang T., C.C.Kuo: Tree-structured Wavelet Transform for Textured Image Segmentation. IEEE Trans. on Image Processing, 2(4):429–441, 1993
4. Busch Ch.: Wavelet Based Texture Segmentation of Multi-Modal Tomographic Images. Computer and Graphics, 21(3): 347–358, 1997
5. Zahlten C., Jürgens H., Peitgen H.O.: Portal vein reconstruction based on topology. European Journal of Radiology, 19: 96–100, 1995
6. Cárdenas C.E., Braun V., Hassenpflug P., Thorn M., Hastenteufel M., Kunert T., Vetter M., Fischer L., Lamade W., Meinzer H.P.: Ein framework für die Implementierung von Anwendungssystemen zur Verarbeitung und Visualisierung von medizinischen Bildern. Bildverarbeitung für die Medizin. Algorithmen, Systeme, Anwendungen. Springer Verlag, Berlin, Auflage 2001

Spezielle Morphologische ,Watersheds' zur Segmentierung 3-dimensionaler Chromosomen-Domänen von fluoreszenz-markierten Zellkernen in verrauschten Bildern

Wilfried Böcker und Thomas Radtke*

Institut für Medizinische Strahlenphysik
Universitätsklinikum Essen, Hufelandstr. 55
45122 Essen,
*Inst. f. Med. Physik u. Biophysik
Robert-Koch-Str. 3148149 Münster
Email: wilfried.boecker@uni-essen.de

Zusammenfassung Zellkerne, die mittels spezieller DNA-Sonden (Chromosomen-Painting) und Fluoreszenz-in-Situ-Hybridisierung präpariert wurden, zeigen unter dem Laser-Scanning-Mikroskop distinkte Territorien der angefärbten Chromosomen. Über die Morphologie dieser Domänen ist bisher nicht viel bekannt. Insbesondere die Frage nach morphologischen Veränderungen z.B. nach Einwirkung von ionisierender Strahlung ist nicht bekannt. Mit Hilfe eines Laser-Scanning-Mikroskops und einer Bildverarbeitung , die auf morphologischen *watersheds* basiert werden Chromosomendomänen automatisch segmentiert und anschließend rekonstruiert. Die so gewonnenen Daten können genutzt werden um beispielsweise Veränderungen der Interphasechromosomen nach Bestrahlung zu untersuchen.

1 Einleitung

Einen wichtigen Teil in der Bildverarbeitung stellt die automatische Segmentierung dar. Dabei wird das Bild in verschiedene, sinnvolle, separate Regionen aufgeteilt. Die Resultate können dann markiert und für anschließende Merkmals-Analysen benutzt werden. Üblicherweise werden Segmentierungs-Verfahren in zwei Kategorien eingeteilt: 1. regionen-basierte Algorithmen: Hier wird nach Bildbereichen gesucht, die homogen sind im Sinne von messbaren Eigenschaften wie Grauwerte, Farbe, Kontrast oder Textur. 2. kontur-abhängige Verfahren: Hier wird dagegen nach lokalen Grauwertsprüngen (Gradienten) gesucht. In dieser Präsentation wird zur Segmentierung von Interphase-Chromosomendomänen ein Verfahren vorgestellt, das eine Kombination aus den beiden vorhergenannten Kategorien darstellt: ein konturbasierter, *region-growing* Algorithmus aus dem Bereich der Mathematischen Morphologie.

Chromosomen-Domänen stellen die Aufenthaltsbereiche der verschiedenen Chromsomen während der Interphase des Zellzyklus innerhalb des Zellkerns dar.

Erst durch die Möglichkeit mit Hilfe der sogenannten *Fluoreszenz-in-Situ-Hybridisierung* (FISH) Untersuchung weiß man, dass die einzelnen Chromosomen während der Interphase des Zellzyklus distinkte räumliche Bereiche innerhalb des Zellkerns aufweisen [1]. Bei dieser Methode werden die jeweiligen Chromosomen mit einer spezifischen DNA-Sonde markiert, die ihrerseits mit einem Fluoreszenzfarbstoff gekoppelt ist. Mit einem Fluoreszenz-Mikroskop lassen sich dann die jeweiligen Chromosomen-Domänen beobachten. Über die Morphologie dieser Domänen ist bisher nicht viel bekannt. Zwar wurde die alte Annahme, dass Chromosomen sich jeweils im gesamten Zellkern ausbreiten und sich gegenseitig durchdringen Ende der 70er Jahre experimentell widerlegt, aber genaue Informationen über räumliche Ausdehnung bzw. gegenseitiger Abgrenzung können zur Zeit nur anhand von biophysikalischen Modellen vorgenommen werden. Insbesondere die Frage nach morphologischen Veränderungen z.B. nach Einwirkung von ionisierender Strahlung ist nicht bekannt.

Weiterhin ist es bislang nicht gelungen reproduzierbar Domänenbereiche zu segmentieren und anschließend quantitative Aussagen bzgl. ihrer Formfaktoren (z.B. Volumen und Domänenoberfläche) zu machen. Erst in letzter Zeit konnte erfolgreich Domänen-Volumen und Oberfläche mittels Laser-Scanning-Mikroskopie und digitaler Bildverarbeitung erfasst und rekonstruiert werden [2]. Jedoch stellt gerade die Domänenoberfläche prinzipiell eine schwer quantifizierbare Größe dar [3].

2 Methoden

Um die 3-dimensionale Struktur der Domänen zu erfassen, ist ein Laser-Scanning-Mikroskop notwendig. Hiermit lassen sich die Zellkerne –ähnlich des tomographischen Prinzips- in einzelne optische Schnittbilder entlang der optischen Achse zerlegen. Der so gewonnene Bildstapel enthält die Information über die 3-dimensionale Morphologie der Domäne. Für unsere Untersuchungen haben wir humane Lymphozyten des peripheren Blutes mit einer DNA-Sonde markiert, die spezifisch an das Chromosom 11 bindet und ihrerseits an einen grün fluoreszierenden Farbstoff gekoppelt ist. Zusätzlich wurde der gesamte Zellkern mit einem rot fluoreszierenden DNA-Farbstoff markiert, um den gesamten DNA-Gehalt des Kerns zu messen. Aufgrund physikalischer und biologischer Randbedingungen wurden in dieser Präsentation die einzelnen Zellkerne in 20 separate optische Schnittbilder zerlegt, die entlang der optischen Achse aufgenommen wurden (Zellkerndurchmesser ca. 10 μm). Die Bildverarbeitungsaufgabe besteht im ersten Schritt darin, automatisch für jedes Bild des Bildstapels die Konturen des angefärbten Chromosomenpaars (diploide Zellen) zu extrahieren.

2.1 Bildrestrauration

Systembedingt weisen diese Bilder aufgrund des schwachen Fluoreszenzlichtes sowie unspezifischer Färbungen einen hohen Rauschanteil auf. Zusätzlich ist die räumliche Intensitätsverteilung durch eine asymmetrische, ortsabhängige Punktverwaschungsfunktion (PSF) verschmiert. Die Bild-Vorverarbeitung besteht aus einem rauschunterdrückenden Restaurationsfilter. Neben dem Wienerfilter kommt auch ein iterativer Tikhonov-Miller Algorithmus (ICTM) zum Einsatz. Durch letzteren lassen sich bei der inversen Filterung -besser als mit dem Wiener-Filter- Artefakte unterdrücken. Eine ausführliche Beschreibung der Bildrestauration ist in [4] zu finden.

2.2 Segmentierung

Die Konturen werden von einem marker-gesteuerten *watershed*-Algorithmus extrahiert (Ausgangsbasis ist dabei ein Gradientenbild) und das Regionenwachstum von einem *dual-greylevel reconstruction* Algorithmus durchgeführt. Ein einfacher *wa*

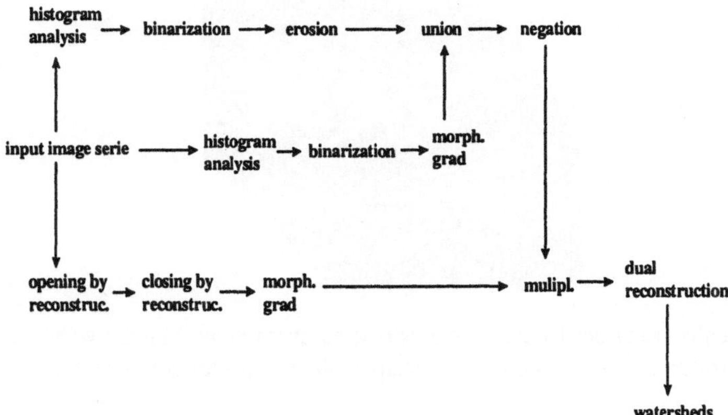

Abb. 1 Chromosomendomänen Segmentierung durch einen speziellen marker-gesteuerten *watershed* Algorithmus. Die *Open-by-Reconstruction* und *Closing-by-Reconstruction* stellen eine besondere Form eines *asf*-Filters dar. Die Verarbeitung kann in 2-D und in 3-D erfolgen.

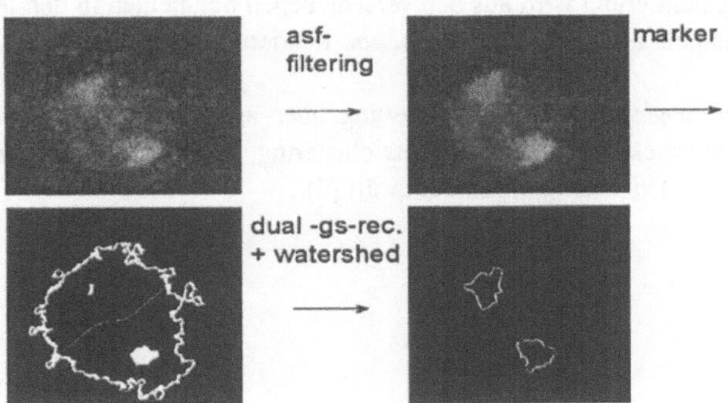

Abb 2. 2-D Segmentierung zweier Chromosomendomänen (Chromosom 1) mit Hilfe des markergesteuerten *watershed*-Algorithmus. Das Eingangsbild stammt aus einem Bildstapel (etwa aus der Mitte) von 30 Einzelbildern.

tershed-Algorithmus führt üblicherweise zu einer Übersegmentierung, da jedes regionale Minimum im Bild als eigene Region segmentiert wird. Insbesondere bei verrauschten Bildern führt dieser Weg zu einer dramatischen Übersegmentierung.

Durch die Einführung von binären Markern in Verbindung mit morphologischen Grauwert-Rekonstruktionen lässt sich diese Übersegmentierung unterdrücken, und der *watershed*-Algorithmus extrahiert nur das größte regionale Extrema zwischen den Markern. Üblicherweise benötigt man einen Marker innerhalb und einen Marker außerhalb des zu segmentierenden Objektes.

Es werden dann keine zusätzlichen Forderungen an die Größe oder die Position der Objekt- und der Hintergrund-Marker gestellt. Die automatische Bestimmung der Marker kann im Einzelfall eine nicht-triviale Aufgabe darstellen. Jedoch lassen sich durch den gezielten Einsatz von a priori Wissen auf relativ einfache Weise zuverlässige Marker finden.

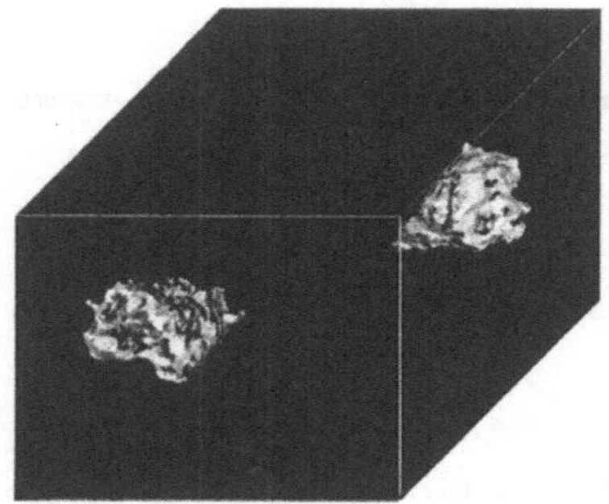

Abb. 3 Visualisierung der Domänenrekonstruktion durch einen Marching-Cube Algorithmus. Die Rekonstruktion wurde aus einem Bildstapel mit 20 Einzelbildern erstellt.

2.3 Visualisierung

Nach Abschluss der Segmentierung wird aus den verschiedenen Segmenten in den jeweiligen Einzelbildern des Bildstapels durch ein *marching-cube*-Rendering 3-dimensionale Domänestrukturen erzeugt.

Die Qualität der marker-gesteuerten Segmentierung über *watersheds* wird abschließend durch ein zweites, statistisches Verfahren (*k-means* clustering, ISODATA-Programm) sowie ein manuelles Festlegen der Domänengrenzen überprüft [4].

3 Ergebnisse

Zunächst wurde, wie bereits oben erwähnt, eine inverse Filterung für jedes Bild des Bildstapels durchgeführt. Hierdurch wird die optische Verschmierung durch die PSF teilweise restauriert. Anschließend erfolgte für jedes Bild des Bildstapels die eigentliche Segmentierung nach oben beschriebenem Schema. Als Domänen-Marker wurden die hellsten Bildbereiche genutzt. Ein globaler Schwellenwert = 90% des hellsten Pixels im Grauwerthistogramm liefert dabei einen stabilen Marker für die Chromosomen-Domäne. Als Hintergrund-Marker wurde die geschlossene Kontur des gesamten Zellkerns benutzt. Der Ausgangspunkt hierfür ist ein zusätzliches Bild im zweiten Fluoreszenzkanal (Gegenfärbung der gesamten Kern-DNA, rote Fluoreszenz). Bevor das Gradientenbild für die marken-gesteuerte Segmentierung erzeugt wurde, mussten durch zwei morphologische Algorithmen (*opening by reconstruction* mit anschließendem *closing by reconstruction*) Grauwertschwankungen innerhalb der Domäne homogenisiert werden, ohne jedoch dabei die Morphologie zu verändern. Im Anschluss daran erfolgte die eigentliche Segmentierung mittels morphologischen Gradienten, *dual greylevel reconstruction* und anschließender *watershed* Detektierung. Das Ergebnis ist eine geschlossene Kontur, die den Domänenrand im jeweiligen Bild markiert. Nachdem die Segmentierung für alle Bilder des Bildstapels abgeschlossen war, ließ sich aus den Einzelsegmenten 3-dimensionale Aufenthaltsbereiche für die beiden angefärbten Chromosomen erstellen und volumenspezifische Aussagen berechnen (Gesamtfluoreszenz, Oberfläche etc.).

Als ein Qualitätsmaß wurde die Gesamtfluoreszenz des Chromosomenpaars herangezogen, da es für Chromosomenpaare der diploiden Zellen keinerlei Abweichung im DNA-Gehalt geben sollte. Untersucht wurden 30 verschiedene Zellkerne. Dabei zeigte sich, dass für den oben beschriebenen morphologischen Algorithmus im Vergleich zur manuellen Bestimmung und zu dem statistischen Verfahren die Segmentierungsresultate die kleinsten Abweichungen zwischen den beiden Chromosomen auftraten. Für die manuelle Auswertung ergab sich eine mittlere Abweichung der Fluoreszenzintensität von 6.2 %, für die statistische Methode: 7.2 % und für die *watershed* Segmentierung: 2.1 % [4].

4 Diskussion

Abschließend lässt sich feststellen, dass durch die Kombination aus regionen- und kontur-basierten Verfahren mittels erweiterten *watershed*-Algorithmus eine sehr robuste Möglichkeit gegeben ist, Chromosomen-Domänen in verrauschten Fluoreszenzbildern zuverlässig zu detektieren, die im Vergleich zur manuellen Segmentierung deutlich bessere Resultate liefert.

5 Literatur

1. T.Cremer, A. Kurz, R. Zirbel, S. Dietzel, B. Rinke, E. Schröck, M.R. Speicher, U. Mathieu, A. Jauch, P. Emmerich, H. Scherthan, T. Ried, C. Cremer and P. Lichter, „Role of chromosome teritories in the functional compartmentalization of the cell nucleus", *Cold Spring Harbor Symp. Quant. Biol,* **58**, pp. 777-792, 1993.
2. Eils R, Ditzel S, Bertin E, Schröck E, Speicher MR, Ried T, Robert-Nicoud C, Cremer C, Cremer T: Three-dimensional reconstruction of painted human interphase chromosomes: Actice and inactive X chromosome Territories have similar volumes but differ in shape and surface structure, J. Cell Biol., 6:1427:1440, 1996.
3. Radtke T: Rekonstruktion und Quantifizierung von Chromosomendomänen in Interphasezellen, Dissertation, Essen, 1999.
4. Böcker W.; Radtke T.; Streffer C.: „Three-dimensional imaging of interphase cell nuclei with laser scanning microscopy", p.46-57, SPIE 3460: Applications of Digital Image Processing XXI, 19-24.7 San Diego 1998.

Texturadaptive Parametrierung aktiver Konturmodelle

Jörg Bredno, Thomas M. Lehmann und Klaus Spitzer

Institut für Medizinische Informatik
Universitätsklinikum der RWTH Aachen
Pauwelsstr. 30, 52057 Aachen
Email: jbredno@mi.rwth-aachen.de

Zusammenfassung. Zu den Aufgaben vieler Bildverarbeitungsapplikationen gehört die unüberwachte Segmentierung. Ein Ballon-Modell kann beliebig geformte Objekte in medizinischen Bildern erkennen, benötigt aber eine geeignete Parametrierung für jedes Bild. Unsere Methode wählt diese Parameter automatisch auf Basis einer globalen Texturanalyse. Cooccurrence-Matrizen von Bildern einer Trainingsmenge werden synergetischen klassifiziert, um dann ihre Ähnlichkeit zu neuen Bilder zu bestimmen. Ein individueller Parametersatz wird aus denen der Prototypen mit Ähnlichkeitsmaßen der Texturmerkmale interpoliert. Die mit der Methode erreichbare Verbesserung wurde auf synthetischem Bildmaterial quantifiziert. Bei der Anwendung auf 1616 realen Radiographien stieg die Erkennungsrate mit adaptiver Parametrierung von 31% auf 71%.

1 Einleitung

Die Quantifizierung medizinischer Bilddaten erfordert meist eine Segmentierung dargestellter Objekte [1]. Oft ist eine manuelle oder nutzergesteuerte Konturerkennung nicht akzeptabel. Bislang ist für eine unüberwachte automatische Segmentierung ein ähnliches Erscheinungsbild dargestellter Objekte nötig. Die daraus resultierende Anforderung reproduzierbarer Bildwerte zur Darstellung unterschiedlicher Gewebetypen wird jedoch nur von wenigen Modalitäten wie beispielsweise der Computertomographie erfüllt. Das Erscheinungsbild von Objekten auf medizinischen Bildern unterliegt starken Variabilitäten und die Parameter eines Segmentierungsalgorithmus müssen meist individuell von Experten eingestellt werden. Die hier vorgestellte Methode zur texturadaptiven Parametrierung aktiver Konturmodelle verwendet einen synergetischen Klassifikator, um die Ähnlichkeit von Bildern zu Prototypen in Bezug auf deren globale Textur zu bestimmen. Anhand dieser Ähnlichkeiten werden dann adaptiv die Parameter für das aktive Konturmodell gewählt, um eine unüberwachte Segmentierung zu ermöglichen.

Diese Arbeit ist eine Erweiterung der von uns bereits vorgestellten automatischen Parametrierung von Ballon-Modellen [2], die bisher nur auf einem Prototypen basierte.

2 Methode

Das zur Segmentierung verwendete Ballon-Modell auf Basis finiter Elemente [3] kann beliebig geformte Objekte in medizinischen Bilddaten detektieren, wenn die Stärke der mechanisch simulierten Einflußgrößen für ein Erscheinungsbild parametriert ist. Für jeweils ein Beispielbild und eine exemplarische Handsegmentierung können diese Parameter automatisch bestimmt werden [2], um dann Objekte auf vergleichbaren Bildern zu segmentieren. Wenn eine ausreichende Ähnlichkeit des Erscheinungsbildes nicht gegeben ist, muß eine individuelle Parametrierung des Verfahrens vorgenommen werden. Dazu werden globale Texturmerkmale trainiert, die die Ähnlichkeit von Bildern zu Prototypen aus einer Trainingsmenge quantifizieren. Zum Training werden zunächst Prototypbildern zu signifikant unterschiedlichen Erscheinungsbildern einer Bildmenge identifiziert. Zu jedem dieser Prototypen wird dann eine gültige Parametrierung $\vec{P}$ bestimmt, die als Vektor alle Parameter enthält.

Als globales Texturmerkmal wird die Cooccurrence-Matrix verwendet [4]. Alle Prototypbilder werden auf 256 × 256 Pixel skaliert und die Grauwerttiefe auf 6 Bit reduziert. Die Cooccurrence-Matrix wird mit einem Displacement von 5 aus diesen Bildern extrahiert. Da es Aufgabe des Ballon-Modells ist, irrelevante Bildstrukturen zu überwandern aber an der Objektgrenze zu stoppen, liegen relevante Einträge abseits der Hauptdiagonalen der Cooccurrence-Matrix. Die Einträge auf der Hauptdiagonalen übersteigen jedoch selbst bei großem Displacement die eigentlich relevanten Daten um Größenordnungen (Abb. 1a). Viele Diskriminanzmaße zwischen diesen Matrizen unterliegen damit der Gefahr mathematischer Unstabilität. Daher werden die Matrizen logarithmiert (Abb. 1b), bevor sie als normierter Textur-Merkmalsvektor $\vec{c}$ der Dimension 64 × 64 in einem synergetischen Klassifikator auf Basis einer Adjunkten-Bestimmung [5] trainiert werden. Dieser Klassifikator bestimmt zu den n Texturmerkmalen $\vec{c}_i$ eine orthonormale Basis aus Adjungierten $\vec{c}_j^{\,+}$:

$$\vec{c}_i \cdot \vec{c}_j^{\,+} = \delta_{ij} \qquad (1)$$

mit der Kronecker-Funktion $\delta_{ij} = 1 \ \forall \ i = j$, 0 sonst. Die Adjungierten $\vec{c}_j^{\,+}$ stehen senkrecht auf allen Merkmalsvektoren $\vec{c}_i$, wenn $i \neq j$. Dabei müssen sie

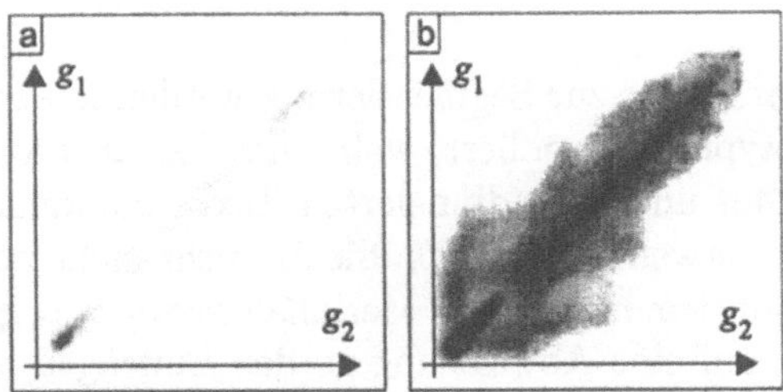

Abb. 1. Cooccurrence-Matrix der Grauwerte g_1 und g_2 einer Radiographie vor (a) und nach (b) der Logarithmierung. Beide Histogramme wurden unabhängig für einen kontrastreichen Ausdruck optimiert.

nicht selbst die Länge eins aufweisen oder in Richtung von $\vec{c}_j$ weisen. Die $\vec{c}_j^{+}$ werden als Linearkombination aller $\vec{c}_i$ gebildet:

$$\vec{c}_j^{+} = \sum_{k=1}^{n} a_{jk}\vec{c}_k \tag{2}$$

Nach Multiplikation von (2) mit allen $\vec{c}_i$ und dem Einsetzen von (1) auf der linken Seite erhält man ein lineares Gleichungssystem aus n^2 Gleichungen:

$$I = \begin{pmatrix} 1 & \vec{c}_1 \cdot \vec{c}_2 & \cdots & \vec{c}_1 \cdot \vec{c}_n \\ \vec{c}_2 \cdot \vec{c}_2 & 1 & & \vec{c}_2 \cdot \vec{c}_n \\ \vdots & & \ddots & \vdots \\ \vec{c}_n \cdot \vec{c}_1 & \vec{c}_n \cdot \vec{c}_2 & \cdots & 1 \end{pmatrix} \cdot \begin{pmatrix} a_{11} & a_{12} & \cdots & a_{1n} \\ a_{21} & a_{22} & \cdots & a_{2n} \\ \vdots & & \ddots & \vdots \\ a_{n1} & a_{n2} & \cdots & a_{nn} \end{pmatrix} \tag{3}$$

Hier ist I die Identitätsmatrix. Die a_{jk} können also durch Invertierung der aus den Skalarprodukten aller Prototypmerkmale gebildeten Matrix ermittelt werden.

$$\begin{pmatrix} a_{11} & a_{12} & \cdots & a_{1n} \\ a_{21} & a_{22} & \cdots & a_{2n} \\ \vdots & & \ddots & \vdots \\ a_{n1} & a_{n2} & \cdots & a_{nn} \end{pmatrix} = \begin{pmatrix} 1 & \vec{c}_1 \cdot \vec{c}_2 & \cdots & \vec{c}_1 \cdot \vec{c}_n \\ \vec{c}_2 \cdot \vec{c}_2 & 1 & & \vec{c}_2 \cdot \vec{c}_n \\ \vdots & & \ddots & \vdots \\ \vec{c}_n \cdot \vec{c}_1 & \vec{c}_n \cdot \vec{c}_2 & \cdots & 1 \end{pmatrix}^{-1} \tag{4}$$

Nach dem Training stehen Parametersätze $\vec{P}_j$ und adjungierte Prototypmerkmale $\vec{c}_j^{+}$ zur Verfügung. Für jedes zu bearbeitende Bild wird jetzt vor der Segmentierung der Textur-Merkmalsvektor $\vec{c}_{\text{bild}}$ gebildet, um dann den individuellen Parametersatz $\vec{P}_{\text{bild}}$ zu bestimmen.

$$\vec{P}_{\text{bild}} = \frac{\sum_{j=1}^{n} w_j \cdot \vec{P}_j}{\sum_{j=1}^{n} w_j} \quad \text{mit} \quad w_j = \begin{cases} \vec{c}_{\text{bild}} \cdot \vec{c}_j^{+} & \forall \quad 0 \leq \vec{c}_{\text{bild}} \cdot \vec{c}_j^{+} \leq 1 \\ 1 - \vec{c}_{\text{bild}} \cdot \vec{c}_j^{+} & \forall \quad 1 \leq \vec{c}_{\text{bild}} \vec{c}_j^{+} \cdot \leq 2 \\ 0 & \text{sonst} \end{cases} \tag{5}$$

Die individuellen Parameter zur Segmentierung werden linear aus den Parametersätzen der Prototypen interpoliert, wobei das Skalarprodukt aus dem Texturmerkmal des Bildes und der adjungierten Texturmerkmale der Prototypen als Wichtungsfaktor verwendet wird. Da die $\vec{c}_j^{+}$ nicht mehr normiert sind, kann das Skalarprodukt mit dem normierten Merkmalsvektor $\vec{c}_{\text{bild}}$ größer als eins werden, dies weist aber auf eine Abweichung zu den Einträgen in $\vec{c}_j$ hin und wird daher in obiger Fallunterscheidung gesondert betrachtet. Die Methode ist auch für Farbbilder einsetzbar, wenn der Merkmalsvektor aus Within- und Cross-Cooccurrence-Matrizen der Farbkanäle [6] kombiniert wird.

3 Ergebnisse

Zunächst wurde experimentell das Postulat untersucht, daß die Logarithmierung der Einträge der Cooccurrence-Matriz die numerische Stabilität von Distanzmaßen auf diesen Merkmalen erhöht. Zum Test wurden vier Farbbilder aus einer laryngoskopischen Bildsequenz verwendet, diese Bilder zeigen keine stark ausgeprägten Texturen. Als Maß der numerischen Stabilität wurde das Fehlermaß $e = \max_{i,j=1}^{n}(\vec{c}_i \cdot \vec{c}_j^{+} - \delta_{ij})$ verwendet, das die maximale Abweichung der Skalarprodukte aus Prototypmerkmalen und Adjungierten von den in Training geforderten Werten angibt. Bei einem Test mit Fließkomma-Arithmetik einfacher Rechengenauigkeit eines Pentium-II-Prozessors und der Matrix-Invertierung des Bildverarbeitungssystems Khoros 2 war der Fehler $e = 0.78$ unakzeptabel hoch, wenn keine Logarithmierung vorgenommen wurde. Nach der Logarithmierung wurde der Fehler auf $e = 0.006$ reduziert.

Da für medizinische Bilddaten üblicherweise kein Goldstandard zur Segmentierung existiert, wurden zum Test der Methode zunächst synthetische Bilder segmentiert. In Bildern der Größe 128 × 128 Pixel ist das Objekt zu $r(\varphi) < r_0 + d_r \sin(\varphi_0 + k \cdot \varphi)$ mit $r_0 = 50$, $d_r = 10$ und $k = 5$ enthalten. Das Innere und Äußere des Objekts wurden mit normalverteiltem Rauschen mit den Mittelwerten μ_{in} bzw. μ_{out} und einer Standardabweichung σ gefüllt, am Rand des Objektes wurden die mittleren Grauwerte über einen Bereich von 5 Pixeln Breite linear angepaßt, um starke Gradienten zu verhindern. Die Parameter für die synthetischen Bilder wurden aus $\mu_{\text{in}} \in \{130, 140, 150\}$, $\Delta = \mu_{\text{out}} - \mu_{\text{in}} \in \{5, 10, 20\}$ und $\sigma \in \{2, 6, 10\}$ kombiniert. Für jede Kombination wurden 3 Testbilder erzeugt (Abb. 2). Das dabei auftretende Ampliduten-Signal-zu-Rauschverhältnis variiert von −6dB bis 20 dB. Eine Segmentierung erfolgte entweder mit einem einzelnen Parametersatz, trainiert für ein Bild mit $\mu_{\text{in}} = 140$, $\Delta = 10$ und $\sigma = 6$, oder adaptiv mit obiger Methode nach einem Training mit 4 bzw. 8 Prototypen aus dieser Bildmenge. Die Ergebnisse wurden mit dem Übereinstimmungsmaß $O = (A \cap B)/(A \cup B) \cdot 100\%$ beurteilt. Hierbei sind A und B das binäre Eingangsbild und das binarisierte Segmentierungsergebnis. Bei Segmentierung mit einem Parametersatz schlug die Segmentierung fehl, O wurde bei den 81 Bildern zu $45,1\% \pm 38,5\%$ bestimmt. Durch Training mit 4 Prototypen wurde dieses Maß

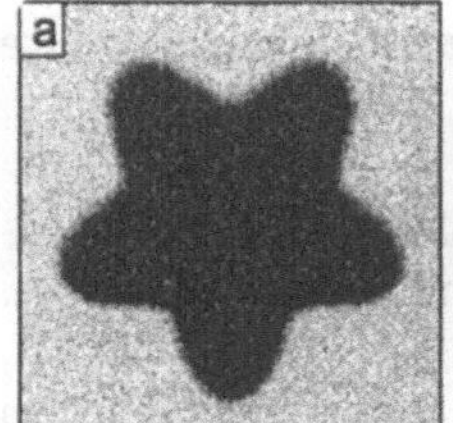

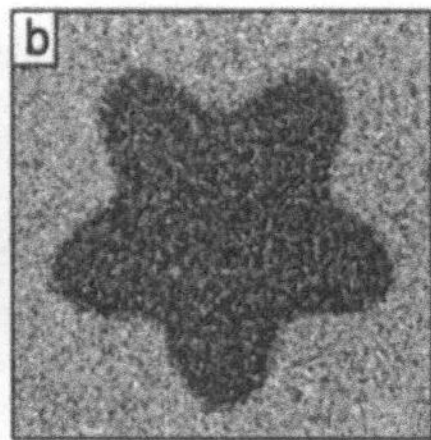

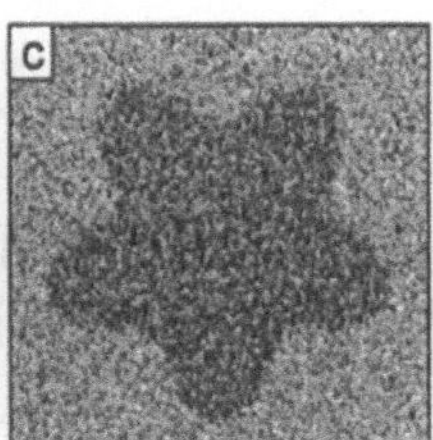

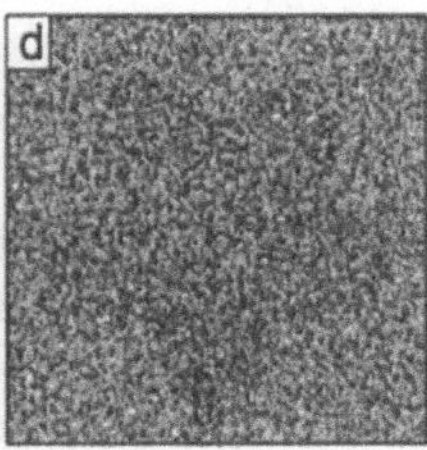

Abb. 2. Synthetische Bilder im Test: Die Darstellungen (a) bis (d) entsprechen den Kombinationen (Δ,σ) = (20,2), (20,6), (10,6) und (5,10). Die einzelnen Histogramme wurden für einen kontrastreichen Ausdruck optimiert.

auf $87,7\% \pm 22,7\%$ erhöht, bei 8 Prototypen stieg das Übereinstimmungsmaß auf $O = 90,9\% \pm 9,3\%$.

Das Verfahren wurde weiterhin zur Segmentierung von 1616 Radiographien eingesetzt, die im Rahmen des IRMA-Projektes vollautomatisch klassifiziert werden sollen [7]. Hier wurden 19 Prototypen identifiziert und ein Training auf Basis dieser Prototypen vorgenommen. Während mit festem Parametersatz nur 496 Segmentierungen (31%) mit dem subjektiven visuellen Eindruck eines Betrachters übereinstimmten [8], wurde diese Anzahl bei adaptiver Parametrierung auf 1145 (71%) erhöht.

4 Diskussion

In vielen Bereichen der medizinischen Bildverarbeitung müssen heterogene Archive automatisch verarbeitet werden. Mit der texturadaptiven Parametrierung von Auswertungsalgorithmen besteht jetzt die Möglichkeit, solche Aufgaben unüberwacht durchzuführen. Die Methode wurde für die Segmentierung mit einer aktiven Kontur eingesetzt, es besteht aber prinzipiell keine Beschränkung in Hinblick auf den Einsatz der beschriebenen Voranalyse. Einzige Voraussetzung ist, daß bei den Parametern eine Interpolation von Werten zwischen verschiedenen Bildprototypen zulässig ist. Das zum Test verwendete IRMA-Archiv enthält stark variables Bildmaterial, bei dem keine Auswahl nach gut erkennbaren Konturen erfolgt ist. Daher ist die Erhöhung von 31% auf 71% akzeptierter vollautomatischer Segmentierungsergebnisse ein äußerst zufriedenstellendes Ergebnis.

Literatur

1. Duncan JS, Ayache N: Medical Image Analysis: Progress over two decades and the challenges ahead. IEEE Trans. PAMI 22(1): 85-106, 2000.
2. Bredno J, Lehmann T, Spitzer K: Automatische Parameterwahl für Ballon-Modelle. Procs. BVM 2000: 71-75, 2000.
3. Bredno J, Lehmann T, Spitzer K: A general finite element model for segmentation in 2, 3, and 4 dimensions. Procs. SPIE 3979: 1174-1184, 2000.
4. Haralick R, Shanmugam K, Dinstein I: Texture features for image classification. IEEE Trans. SMC 3: 610-621, 1973.
5. Haken H: Synergetic Computers and Cognition. Springer-Verlag, Heidelberg, 1991.
6. Palm C, Metzler V, Mohan B, Dieker O, Lehmann T, Spitzer K: Co-Occurrence Matrizen zur Texturklassifikation in Vektorbildern. Procs. BVM 1999: 367-371, 1999.
7. Lehmann T, Wein B, Dahmen J, Bredno J, Vogelsang F, Kohnen M: Ein strukturiertes Konzept zum inhaltsbasierten Zugriff auf medizinische Bildarchive. Procs. BVM 2000: 218-222, 2000.
8. Bredno J, Brand S, Dahmen J, Wein B, Lehmann T: Kategorisierung von Röntgenbildern mit aktiven Konturmodellen. Proc. BVM 2000: 356-360, 2000.

Vorteile globaler Optimierungsstrategien bei der unüberwachten Auswertung medizinischer Bilddaten mittels Clusteranalyse am Beispiel des fMRI

Ulrich Möller [‡,*], Marc Ligges [*], Carolin Grünling [*], Petra Georgiewa [*], Bernhard Blanz [*] und Herbert Witte [‡]

[‡] Institut für Medizinische Statistik, Informatik und Dokumentation
[*] Klinik für Kinder- und Jugendpsychiatrie
Friedrich-Schiller-Universität (FSU), 07740 Jena
Email: u.moeller@imsid.uni-jena.de

Zusammenfassung. Die Interpretation von Hirnaktivierungen aus fMRI-Experimenten auf der Basis einer Clusteranalyse läßt sich wesentlich verbessern, wenn dafür neuere Clusteralgorithmen mit einer Strategie zur globalen Optimierung verwendet werden. Die Vorzüge dieser Algorithmen gegenüber Methoden der lokalen Optimierung sind allgemein für explorative Untersuchungen medizinischer Bilddaten relevant.

1 Einleitung

Die Technik des functional Magnetic Resonance Imaging (fMRI) spielt eine wichtige Rolle bei der Untersuchung von Hirnfunktionen. Bei der Auswertung von fMRI-Daten nutzt man häufig Ansätze, die auf a priori erstellten Modellen basieren. Da solche Modelle für viele individuelle fMRI-Messungen nur eingeschränkte Gültigkeit besitzen, werden zunehmend auch Methoden zur explorativen, unüberwachten Auswertung erprobt, insbesondere die Clusteranalyse mittels Vektorquantisierung (VQ) [1]. Bei der Interpretation eines Clusters von fMRI-Mustern orientiert man sich gewöhnlich an den Merkmalen eines Clusterrepräsentanten (meist des Zentroids). Eine optimale Inferenz setzt voraus, daß die Abstände der Clustermitglieder zum Repräsentanten minimal sind. Eine entsprechende Zielfunktion läßt sich mit VQ-Algorithmen minimieren [2]. Ein typisches Problem bei der VQ besteht darin, daß die Zielfunktion nicht stetig differenzierbar ist und viele lokale Minima aufweist [3]. Bislang sind zur fMRI-Auswertung VQ-Methoden erprobt worden, die im Regelfall gegen ein lokales Minimum konvergieren.

Der vorliegende Beitrag informiert darüber, daß die Anwendung von VQ-Algorithmen mit globaler Optimierung [3,4] entscheidende Vorteile bringen kann, wenn die (Cluster-) Ergebnisse schließlich durch einen Experten im medizinischen Kontext interpretiert werden. Erste Erfahrungen in diese Richtung für die Biosignalanalyse [5] wurden nunmehr für die medizinische Bildverarbeitung (fMRI-Auswertung) bestätigt.

2 Methoden

Für die Evaluation der VQ-Methoden wurden zunächst geeignete Testdatensätze mit einer definierten, a priori bekannten Clusterstruktur generiert. Die Simulation repräsentierte, in vereinfachter Form, Daten aus einem fMRI-Experiment mit Block-Design, d.h. Stimulus-Antwort-Signale für einen blockweisen Wechsel zwischen zwei Typen von Stimuli, A und B. Die Meßwerte für A und B wurden simuliert durch zwei standardnormalverteilte Stichproben, wobei der Mittelwert der Stichprobe *B* um einen Wert μ_B angehoben wurde. Durch blockweise, periodische Verkettung der Werte für A und B wurde eine Aktivierung modelliert (vgl. Abb. 2). Die Stärke der Aktivierung, μ_B, wurde dabei nach dem Wert einer *t*-Statistik gewählt (bei gleichem Stichprobenumfang *n* für A und B sowie $\mu_A = 0$ ergibt sich $\mu_B = (2/n)^{1/2} \cdot T$). Für verschiedene Werte *T* wurde dann jeweils ein Cluster von Signalen erzeugt.

Zur Datenanalyse dienten die stochastische Suche unter Zentroiden (ZSZ) im Vergleich mit dem K-means-Algorithmus. ZSZ ist eine VQ-Methode mit einer Strategie zur globalen Optimierung, für die eine gute Performanz empirisch belegt ist und für die darüber hinaus ein Konvergenztheorem existiert [4]. K-means ist als effiziente VQ-Methode für lokale Optimierung allgemein bekannt (vgl. z.B. [1,3,4]).

Beide Verfahren wurden zunächst mit Parametern hinsichtlich ihrer statistischen Performanz evaluiert: i) Güte einer Lösung in Bezug auf die Zielfunktion (VQ-Fehler), ii) Effizienz des Algorithmus (Rechenaufwand in Iterationen) und iii) Zuverlässigkeit (empirische Wahrscheinlichkeit, mit der der Algorithmus das globale Minimum der Zielfunktion erreichte). Das globale Minimum wurde geschätzt, indem das Minimum aus einer Serie von Clusterversuchen mit verschiedenen Startwerten bestimmt wurde. Die Evaluierungsstrategie ist in [4] ausführlich beschrieben.

Ferner wurde untersucht, ob die von den VQ-Methoden gebildeten Cluster den zu erwartenden, simulierten Clustern entsprachen bzw. ob aus dem Signalverlauf der Clusterzentren für fMRI-Daten eine stimulus-induzierte Hirnaktivierung ablesbar ist.

3 Ergebnisse

Die Simulationen erstreckten sich über mehrere Studien mit unterschiedlich vielen Clustern und unterschiedlich vielen Mustern pro Cluster. Sowohl bei simulierten Signalen als auch bei fMRI-Daten lieferte die globale VQ-Methode ZSZ bessere Ergebnisse als die lokale Methode K-means. D.h., in Serien von VQ-Versuchen mit zufälligen Startwerten war bei globaler Optimierung der kleinste, mittlere und größte VQ-Fehler niedriger, das Minimum wurde häufiger bzw. überhaupt erst erreicht, und es ergab sich ein niedrigerer Gesamtrechenaufwand (Iterationen pro VQ-Versuch × Anzahl der notwendigen Versuche).

Nachfolgend sind zwei Performanzvorteile der globalen Optimierung an einem leicht überschaubaren Beispiel darstellt. Untersucht wurde die Detektion von zwei Clustern zu je 10 Mustern (vgl. Abb. 2ab). Ein Cluster repräsentierte eine ‚Aktivierung' ($T > 0$), der andere Cluster ‚Nicht-Aktivierung' ($T = 0$). *T* wurde als unabhängige Variable verwendet, d.h. es wurden Zwei-Cluster-Aufgaben gebildet mit je einem Aktivierungscluster für $T = 4, 6, .., 20$. Außer bei $T = 4$ waren die simulierten Cluster linear trennbar und repräsentierten die ideale Partition. Die ZSZ-Methode erreichte diese Partition ab dem Wert $T = 6$ bei fast allen und ab $T = 8$ bei allen 10000 verschiedenen Startwerten (Abb. 1). Der mittlere normierte VQ-Fehler (Abstände der Muster vom Zentroiden) entsprach in fast allen Fällen dem globalen Minimum. Aus Abb. 1 erkennt man weiter, daß der K-means-Algorithmus die Idealpartition mehrheitlich erst ab einer t-Statistik von 10 erreichte und sie selbst für $T = 20$ (d.h., eine starke Aktivierung) in fast 20% der Fälle verfehlte. Dabei zeigte sich sogar ein Anstieg des mittleren VQ-Fehlers für größer werdende Clusterabstände.

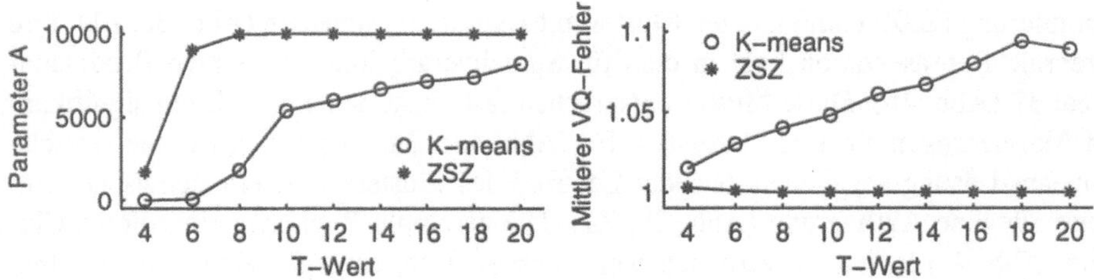

Abb. 1 VQ-Performanz für die Zwei-Cluster-Simulation mit dem T-Wert als unabhängiger Variable. Der Parameter A bezeichnet die Anzahl der VQ-Versuche mit zufällig gewählten Startwerten, in denen die Idealpartition mit dem globalen VQ-Fehlerminimum erreicht wurde.

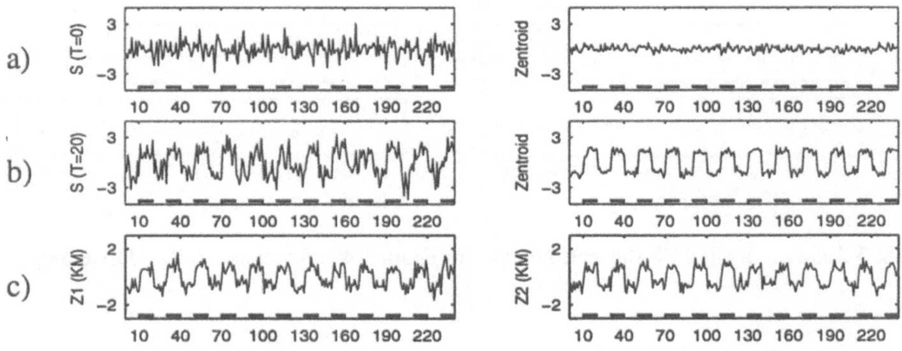

Abb. 2 Beispiele für die Simulation von fMRI-Anwortsignalen (S) und die dazugehörigen Clusterzentroiden für zwei Cluster mit je 10 Mitgliedern, a) für $T = 0$ und b) für $T = 20$. c) Clusterzentren (Z1, Z2) der Lösung des K-means-Algorithmus mit dem größten VQ-Fehler.

Die Konsequenzen aus der Wahl der Optimierungsstrategie werden für den Fall $T = 20$ demonstriert. Während aus den Clusterzentren der Idealpartition (Abb. 2ab, rechts) die Struktur der Daten ablesbar ist, war dies bei vielen lokal optimalen VQ-Lösungen nicht möglich. Das schlechteste K-means-Ergebnis z.B. entsprach einer Partition, bei der jeder Cluster gleich viel ‚Aktivierung' und ‚Nichtaktivierung' repräsentierte. Die Zentroide (Abb. 2c) geben Anlaß zu der falschen Interpretation, daß die Daten aus zwei Clustern mit ähnlichen Aktivierungen bestehen. Dieses Resultat ist bemerkenswert, weil die Daten mit $T = 20$ (Mittelwertdifferenz der normalverteilten

Stichproben: $\Delta\mu = 2.52$) eine Aktivierung simulieren, die ‚stärker' ist als viele Aktivierungen, welche in modellgeleiteten fMRI-Studien signifikant werden.

Während im Beispiel nach Abb. 2c der Anteil der Aktivierungen in den Daten überschätzt werden würde, führten weitere Untersuchungen mit lokaler Optimierung auch zur Unterschätzung vorhandener Aktivierung. Solche Befunde ergaben sich ebenfalls für reale fMRI-Daten. Aus Analysen über zehn Probanden zeigen wir ein typisches Beispiel, welches sich gut eignete, um Aktivierungen mit parametrischer Modellierung [6] statistisch nachzuweisen. Der Proband verglich blockweise im Wechsel je zwei Wörter bzw. Muster aus Schrägstrichen. Die fMRI-Daten einer Schicht wurden mittels VQ in 10 Cluster unterteilt. Das beste Ergebnis bei globaler Optimierung (ZSZ) enthielt einen Cluster mit Aktivierungsmustern (Abb. 3a, Z1). Ihre zerebrale Repräsentation liegt in dem für Sprachverarbeitung bekannten Brodmann-Areal 37 (Abb. 4b). Diese Muster entsprachen fast exakt den am höchsten signifikanten Aktivierungen einer SPM-Analyse [6] (Abb. 4a). Zum Vergleich ist eine typische K-means-Lösung angegeben. Nur der Zentroid des Clusters 1 lieferte schwache Hinweise für eine Aktivierung (Abb. 3b, Z1). Die zerebrale Repräsentation dieses Clusters (Abb. 4c) ist jedoch vergleichsweise unspezifisch, entgegen aktuellen Hypothesen zur Sprachverarbeitung.

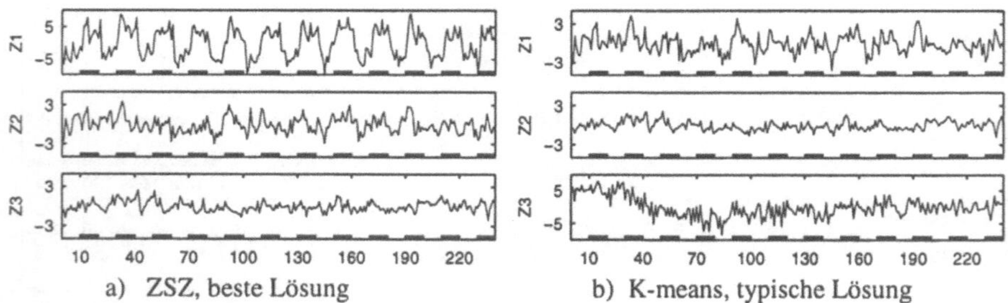

a) ZSZ, beste Lösung b) K-means, typische Lösung

Abb. 3 Auswahl der drei Clusterzentroide mit den deutlichsten Anzeichen einer Aktivierung

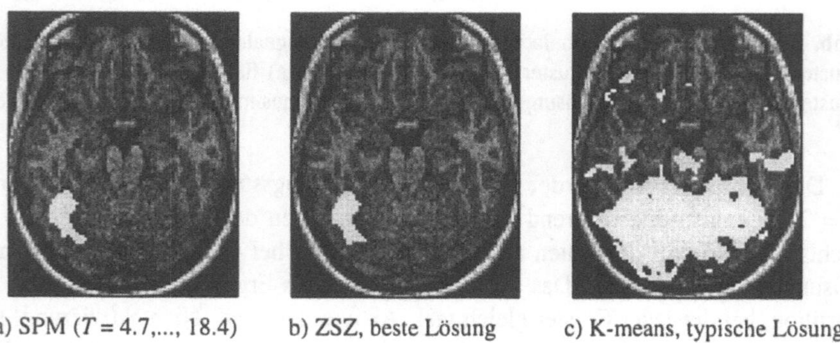

a) SPM ($T = 4.7, ..., 18.4$) b) ZSZ, beste Lösung c) K-means, typische Lösung

Abb. 4 Ergebnisse der fMRI-Auswertung, dargestellt auf einem anatomischen MRI-Bild

4 Diskussion

Mit der hier an Beispielen dargestellten unüberwachten Datenanalyse durch Vektorquantisierung wurde – nach unserer Kenntnis erstmalig – auf Konsequenzen hingewiesen, die sich aus der Wahl der Optimierungsstrategie (global versus lokal) für die Interpretation von Clusterergebnissen medizinischer Bilddaten ergeben können. Am Beispiel der fMRI-Auswertung wurde demonstriert, daß es mit globalen VQ-Methoden besser gelingt, Gruppen aus ähnlichen Aktivierungsmustern optimal in K Cluster zu partitionieren, so daß aus den K Clusterzentren die für die Daten charakteristischen Muster erkennbar werden. Insbesondere kann so die Gefahr einer Über- oder Unterschätzung funktionell aktivierter Hirnareale vermindert werden.

Außer dem hier verwendeten ZSZ-Algorithmus gibt es weitere globale Optimierungsverfahren wie z.B. genetische Algorithmen [7] oder die stochastische Relaxation (SR) [3]. Empirische Ergebnisse, die eine bessere Performanz von ZSZ gegenüber SR bei der Clusteranalyse belegen [4], wurden in den eigenen Untersuchungen auch für fMRI-Daten bestätigt.

Globale VQ-Methoden sind – wie die meisten Clusterverfahren – nicht auf bestimmte Daten beschränkt. In der medizinischen Bildverarbeitung sind sie von potentiellem Interesse für die Segmentierung anatomischer Bilder (MRI, SPECT oder PET) [8]. Insbesondere kann man mit unüberwachten Verfahren Aufzeichnungen analysieren, bei denen den Probanden das Timing ihrer Handlungen freigestellt wurde, so daß es schwer mit einem allgemeinen Modell spezifizierbar ist.

In den letzten Jahren erschien eine Reihe von Vorschlägen für MRI- und fMRI-Datenanalysen, welche auf Grundlagen der Vektorquantisierung basieren. Die Studien mit global optimierenden VQ-Algorithmen sind somit Bestandteil einer aktuellen Entwicklung auf dem Gebiet der Bildverarbeitung in der Medizin.

5 Literatur

1. Goutte C, Toft P, Rostrup E, Nielsen F Å, Hansen L K: On clustering fMRI time series. Neuroimage 9: 298-310, 1999
2. Gersho A, Gray R M: Vector quantization and signal compression. Kluwer Academic Publishers, Boston, 1997
3. Zeger K, Vaisey J, Gersho A: Globally optimal vector quantizer design by stochastic relaxation. IEEE Trans. on Signal Processing 40: 310-322, 1992
4. Möller U, Galicki M, Barešová E, Witte H: An efficient vector quantizer providing globally optimal solutions. IEEE Trans. on Signal Processing 46: 2515-2529, 1998
5. Möller U, Witte H, Galicki M, Krajca V: Verbesserte Strukturierung von vorsegmentierten EEG-Abschnitten durch Clusterbildung mit globaler Optimierung. Eine methodische Studie. Z. EEG-EMG 27: 105-110, 1996
6. SPM. Statistical Parametric Mapping. Siehe http://www.fil.ion.ucl.ac.uk/spm
7. Scheunders P: A genetic c-means clustering algorithm applied to color image quantization. Pattern Recognition 30(6): 859-866, 1997
8. Suckling J, Sigmundsson T, Greenwood K, Bullmore E T: A modified fuzzy clustering algorithm for operator independent brain tissue classification of dual echo MR images. Magn. Reson. Imag. 17: 1065-1076, 1999

Einsatz eines adaptiven Regionenwachstumsverfahrens zur semiautomatischen und automatischen Segmentierung von medizinischen Bilddaten

Regina Pohle und Klaus D. Tönnies

Institut für Simulation und Graphik
Otto-von-Guericke Universität Magdeburg, 39106 Magdeburg
Email: regina@isg.cs.uni-magdeburg.de

Zusammenfassung. Die erfolgreiche Spezifikation einer Struktur in medizinischen Bildern durch ein Regionenwachstumsverfahren erfordert neben der Eingabe eines Startpunktes auch die Vorgabe der Homogenitätscharakteristik. Letzteres ist häufig ein Problem. Deshalb wird in dem Beitrag ein Verfahren vorgestellt, bei dem ausgehend vom manuell gesetzten Startpunkt dieses Kriterium schrittweise gelernt wird. Die Evaluation des Verfahrens erfolgte sowohl an künstlichen Testbildern als auch an realen CT-Bildern.

1 Einleitung

Häufig beinhaltet die Auswertung medizinischer Bilddaten zum Zweck der computergestützten Diagnostik und Therapieplanung eine Segmentierung des Bildmaterials als Vorstufe zur Visualisierung bzw. Quantifizierung. In den einzelnen zur Segmentierung von CT-Datensätzen genutzten Verfahren [1,2,3] werden ausgehend von den zur Verfügung stehenden Bildinformationen unterschiedlich komplexe Modelle der vorliegenden a-priori Information über den zu erwarteten Bildinhalt genutzt. Je mehr man die eingebrachte Modellinformation kontrollieren und in Form von Algorithmen beschreiben kann, desto größer ist die Möglichkeit zur Automatisierung des Verfahrens und zur Ableitung von Aussagen über die Qualität der Segmentierung. Wenn sich z.B. die dem Modell zugrunde liegende Information aus dem Bild exakt extrahieren lässt, kann das Ergebnis des Algorithmus genau vorhergesagt werden. Gerade bei medizinischen Segmentierungsaufgaben ist jedoch die Modellinformation oft zu komplex bzw. nicht genau zu spezifizieren, so dass sie nicht vollständig automatisch extrahiert werden kann. Ziel bei der Entwicklung eines Segmentierungsverfahrens sollte es deshalb sein, den Anteil an schwer kontrollierbar manuell eingebrachter Modellinformation zu minimieren und den Anteil automatisch ausgewerteter Modellinformation zu maximieren. Betrachtet man unter diesem Gesichtspunkt das herkömmliche Regionenwachstumsverfahren, das Pixel auf Grund der Erfüllung eines Homogenitätskriteriums zu Regionen zusammenfasst, so ist dort neben der Eingabe eines Startpunktes auch die Vorgabe der Homogenitätscharakteristik erforderlich. Während das Setzen des Startpunktes dem medizinischen Anwender keine Schwierigkeiten bereitet, ist die Vorgabe der Homogenitätscharakteristik selbst für den erfahrenen Nutzer ein Problem. Deshalb wurde von uns ein Verfahren entwickelt, bei dem das Homogenitätskriterium bei der Segmentierung schrittweise ausgehend vom manuell gesetzten Startpunkt gelernt wird.

2 Adaptives Regionenwachstumsverfahren zur semiautomatischen Segmentierung

Ausgehend von der Annahme, dass die Variation der Grauwerte innerhalb von Gewebestrukturen in CT-Bildern geringer ist als zwischen benachbarten Geweben, wurden zur Abschätzung der Grauwerthomogenität ähnlich wie in [4] der mittlere Grauwert und die Standardabweichung verwendet. Aufgrund der Anpassung der Homogenitätsbedingung an die Regionencharakteristik während des Suchprozesses ergeben sich im Vergleich zum herkömmlichen Regionenwachstumsverfahren bei der Gestaltung des Algorithmus einige Konsequenzen:

1. Es sind immer zwei Durchläufe erforderlich. Der erste Durchlauf dient ausschließlich der Schätzung des Homogenitätskriteriums. Das Finden der Region erfolgt anschließend beim zweiten Durchlauf mit festem Kriterium.
2. Die Suchreihenfolge muss im Gegensatz zum herkömmlichen Verfahren anders gestaltet werden. Ausgehend von der These, dass das gesuchte Gebiet eher kompakt ist, muss versucht werden, möglichst viele Pixel des unbekannten Gebiets zu erfassen, bevor zum ersten Mal der Rand gefunden wird.
3. Neben stabilen Merkmalen müssen heuristische Komponenten eingefügt werden, um die anfängliche Schätzunsicherheit bei geringer Pixelanzahl auszugleichen.

Bei dem realisierten Verfahren erfolgt nach dem Setzen des Startpunktes die Initialisierung der Schwellwerte über eine Schätzung des mittleren Grauwertes (mgv) und der Standardabweichung (σ) in der 3x3-Nachbarschaft des Startpunktes. Aufgrund der häufig eher schiefen Verteilung der Grauwerte im Histogramm werden getrennt ein oberer und ein unterer Schwellwert für das Homogenitätskriterium ermittelt.

$$T_u = mgv(n) - [\sigma(n) \cdot w + c(n)] \text{und } T_o = mgv(n) + [\sigma(n) \cdot w + c(n)] \qquad (1)$$

Der Wichtungsfaktor für die Standardabweichung w wird im ersten Durchlauf auf w=1.5 gesetzt, was bei einer Gaußverteilung der Grauwerte um den Mittelwert der Einbeziehung von 86% der zum Objekt gehörenden Pixel zur Schätzung entspricht. So soll verhindert werden, dass der Wachstumsprozess die Objektgrenzen nicht überschreitet. Der Wert des Korrekturterms c hängt von der Anzahl der bereits erfaßten Pixel ab und wurde wegen der Anfangsunsicherheit der Schätzung eingeführt. Er berechnet sich nach der Gleichung $c(n)=1/n^{1/4}$. Um eine annähernd korrekte Schätzung der Schwellwerte vornehmen zu können, musste der Wachstumsprozess so gestaltet werden, dass ein möglichst gleichmäßiges Wachstum der Region in alle Richtungen stattfindet. So wird gewährleistet, dass die aus den vorhergehenden Wachstumsschritten ermittelten Schwellwerte die Charakteristik des gesamten Objekts widerspiegeln. Deshalb wurde ein randomisiertes Wachstumsverfahren entwickelt, bei dem im Gegensatz zur herkömmlichen rekursiven Vorgehensweise in jedem Wachstumsschritt die Reihenfolge der abzuarbeitenden Nachbarschaftspixel zufällig ausgewählt wird. Dadurch erfolgt ein zufälliges Durchlaufen des Objekts um den Startpunkt (Abb.1). Aus Rechenzeitgründen erfolgt die Aktualisierung der Schwellwerte jeweils bei einer Verdopplung der Objektpixelanzahl. Am Anfang, wenn die Schätzwerte infolge geringer Pixelanzahl noch ungenau sind, findet eine häufigere Anpassung statt. Wenn aufgrund der geschätzten Schwellwerte keine neuen Pixel mehr der Region zugeordnet werden können, startet ausgehend vom gesetzten Startpunkt ein zweiter Durchlauf mit festen Schwellwerten, wobei der Wichtungsfaktor w im Vergleich zum ersten Durchlauf so erhöht wird, dass bei einer Gaußverteilung 95 % der Pixel erfasst werden [5].

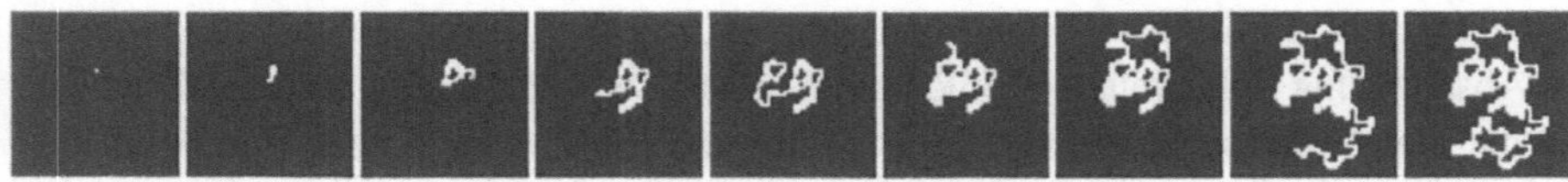

Abb.1: Ablauf des randomisierten Regionenwachstumsverfahrens (Setzen des Startpunktes, Region mit 9, 40, 100, 150, 200, 300, 400 und 475 Pixeln)

3 Erweiterung zu einer vollautomatischen Segmentierung

Das entwickelte Verfahren des adaptiven Regionenwachstums wurde anschließend so erweitert, daß eine vollautomatische vollständige Segmentierung des Bildes erfolgt. Dazu werden als Startpunkte für das Regionenwachstum die Bildpunkte mit der jeweils geringsten Gradientenlänge in den noch nicht segmentierten Bildbereichen verwendet. Bei dieser Vorgehensweise kann davon ausgegangen werden, daß sich der Startpunkt innerhalb einer Region befindet, da die Variation der Grauwerte innerhalb homogener Regionen geringer ist als zwischen verschiedenen Regionen. Das Regionenwachstum kann maximal bis an die Grenze der schon in den vorangegangenen Schritten segmentierten Regionen erfolgen. Eine Überlappung wird ausgeschlossen. Der Algorithmus terminiert, wenn alle Pixel des Bildes einer Region zugeordnet wurden. Da in den Bereichen von Kanten das Homogenitätskriterium aufgrund der Kantenverwaschung oft nicht erfüllt ist, kommt es dort zur Bildung eigener Regionen und damit zu einer Übersegmentierung. Diese muß in einem nachfolgenden Schritt beseitigt werden. Dazu wird für jede Region eine Regionenwahrscheinlichkeit berechnet, die von der Größe, der Homogenität und der mittleren Gradientenlänge abhängt. Regionen, die eine geringe Regionenwahrscheinlichkeit aufweisen, werden aufgelöst. Die Bildpunkte dieser Regionen werden in einem Pixelklassifikationsprozeß einer ihrer Nachbarregionen zugeordnet. Diese Klassifizierung basiert auf der Regionenwahrscheinlichkeit und der Wahrscheinlichkeit des Pixels, Teil einer Nachbarregion zu sein [5]. Die Schritte des vollautomatischen Verfahrens sind für ein Beispiel in Abb. 2 demonstriert.

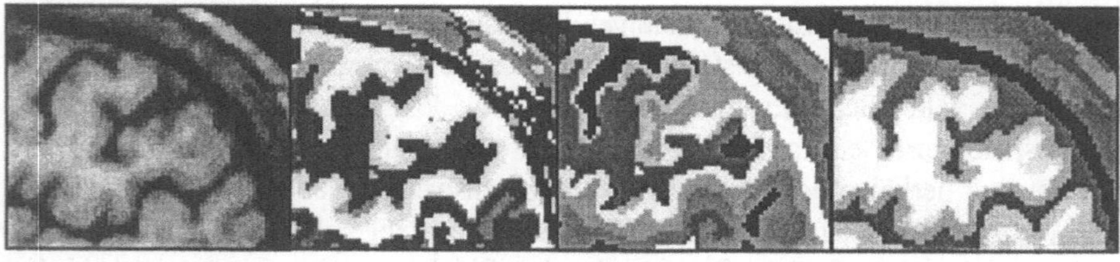

Abb. 2: Schritte des vollständigen Segmentierungsprozesses, von links nach rechts: Ausschnitt aus einem MR-T1-Bild des Gehirns, Ergebnis nach dem Regionenwachstum, Beseitigung der Übersegmentierung, Kodierung der Ergebnisregionen mit ihrem mittleren Grauwert

4 Bewertung der Leistungsfähigkeit des Algorithmus

Die Evaluation des adaptiven Regionenwachstumsverfahrens erfolgte durch empirische Diskrepanzmethoden, bei denen ein Qualitätsmaß indirekt anhand der Ergebnisse des Algorithmus an Testbildern bestimmt wird. Sie wurden von uns ausgewählt, weil sie eine objektive und quantitative Bewertung des Segmentierungsverfahrens mit einem engen Bezug zur konkreten Anwendung erlauben. Als Fehlermaße wurden die mittlere Abweichung der Konturpixel von der Kontur im Goldstandard, der Hausdorf-Abstand und die Anzahl der über- und untersegmentierten Pixel in Relation zur Objektgröße verwendet. In einer ersten Testreihe ging es darum, zu untersuchen, inwieweit Abweichungen vom vorgegebenen Modell durch den Algorithmus toleriert werden. Hierzu wurden künstliche Testbilder erzeugt, die die zu untersuchenden Einflüsse in vorgegebenen Abstufungen enthielten. Als wichtige Kriterien, die eine Segmentierung in CT-Bildern beeinflussen, wurden die Variation des Signal-Rausch-Verhältnisses, die Variation der Objektform und die Veränderung der Kantensteilheit zur Simulation des Partialvolumeneffekts untersucht. Neben diesen drei Kriterien wurde außerdem noch die Modifikation des Shadings betrachtet, um festzustellen, ob auch gewisse Abweichungen von den Modellbedingungen von dem Verfahren noch zugelassen werden. Ein Beispiel für die verwendeten Testbilder zeigt Abb. 3.

Bei allen Tests zeigte sich, daß die einzelnen Fehlermetriken jeweils ähnliche Tendenzen aufzeigten. Bei der Untersuchung der Abhängigkeit des Algorithmus vom SNR konnte festgestellt werden, dass oberhalb eines SNR von 1.5:1 die mittlere Abweichung der Konturpixel weniger als 0.5 Pixel betrug, wobei die maximale Abweichung bei weniger als 3 Pixeln lag. Bei der Untersuchung der Abhängigkeit des Segmentierungsergebnisses von der Objektform, der Kantensteilheit und vom Shading zeigte sich, dass bei sehr schmalen Objekten, mit zunehmender Kantenunschärfe und mit Überlagerung steiler werdender Graukeile der ermittelte Fehler jeweils zunahm. Beispiele für die Ergebnisse der Diskrepanzmessung sind in Abb. 4 zu sehen. Eine umfassendere Darstellung ist in [5] zu finden.
Weitere Tests der Methode erfolgten an realen CT-Bildern. Hier wurden die Leber (SNR von 1.5:1) und das passierbare Lumen im Aortenaneurysma (SNR von 5:1) jeweils fünfmal mit unterschiedlichen Startpunkten segmentiert (Abb. 5). Die Qualität der Ergebnisse wurde mit den manuell von einem klinisch tätigen Chirurgen segmentierten Regionen verglichen. Die Ergebnisse des Vergleichs finden sich in Tabelle 2. Die Erweiterung zu einer vollständigen Segmentierung lieferte bei visueller Bewertung gute Ergebnisse auf CT und MRT Beispielbildern. Im Gegensatz zu anderen vollständigen Segmentierungsmethoden, wie z.B. bei der Wasserscheidentransformation oder dem Split-and-Merge-Ansatz, blieb der Zusammenhang von Strukturen besser gewahrt.

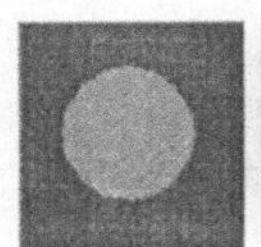 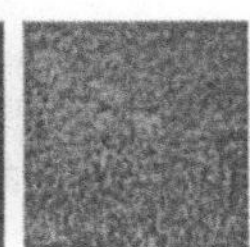 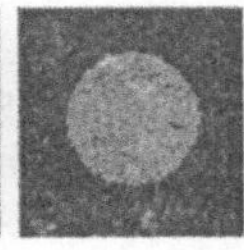 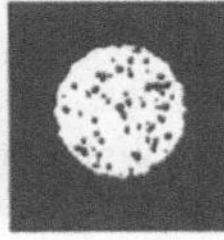 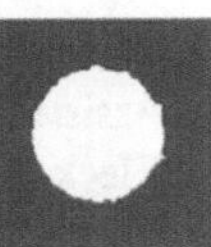

Abb. 3: Ausgangsbild (Objektdurchmesser: 60 Pixel), Rauschanteil, Testbild mit einem SNR von 1.5:1, Ergebnis des 1. Laufs, endgültiges Segmentierungsergebnis

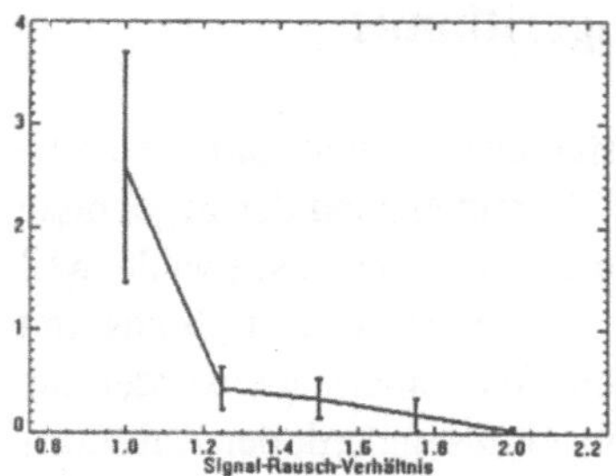

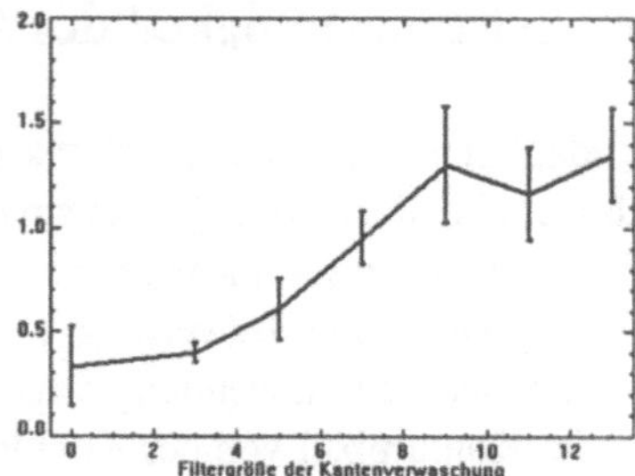

Abb. 4: Ergebnisse der Segmentierung bei Variation des SNR und der Kantensteilheit bei Verwendung des mittleren Fehlers als Diskrepanzmaß (gemittelt über 6 Läufe pro Meßpunkt)

Metriken zur Fehlermessung	Leber	Aneurysma
Mittlere Abweichung der Konturpixel	1.09 ± 0.06	1.45 ± 0.17
Hausdorfabstand	3.62 ± 0.34	4.63 ± 0.62
Anteil zuviel segmentierter Pixel in %	1.46 ± 0.30	0.08 ± 0.00
Anteil fehlender Pixel in %	5.66 ± 0.71	10.28 ± 1.27

Tabelle 2: Messwerte für den Vergleich der Ergebnisse mit den manuell bestimmten Bereichen

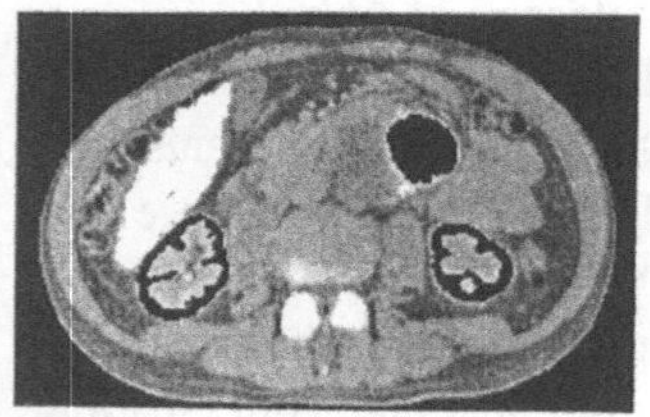

Abb. 5: Segmentierungsergebnis des adaptiven Regionenwachstumsverfahrens für die Leber, das passierbare Lumen im Aortenaneurysma und für die Nierenrinden (weiße bzw. schwarze Überlagerung)

5 Zusammenfassung

Die Robustheit des Verfahrens bei Nutzung eines einfachen Homogenitätsmodells wurde in zahlreichen Tests nachgewiesen. Fehler traten immer genau dann auf, wenn die formulierten Modellannahmen über Homogenität und Regionenform nicht mehr zutrafen. In zukünftigen Arbeiten werden wir versuchen, komplexere Homogenitätsmodelle in das Verfahren einzubringen. Dabei wird zu untersuchen sein, ob die anfängliche Stichprobengröße für komplexere Schätzwerte ausreicht.

6 Literatur

1. McInerney T, Terzopoulos D: Deformable Models in Medical Image Analysis: A Survey, Medical Image Analysis, 1(2), 1996, 91-108.
2. Höhne KH, Hanson WA: Interactive 3D segmentation of MRI and CT volumes using morphological operations, J. Comp. Assisted Tomogr., vol. 16, no. 2, pp. 285-294, 1992.
3. Wegner S, Harms T, Oswald H, Fleck E, The Watershed Transformation on Graphs for the Segmentation of CT Images, Proc. of the 13th ICPR, 1996, pp. 498-502.
4. Haralick RM, Shapiro LG: Image Segmentation Techniques. CVGIP, 29(1):100-132, 1985.
5. Pohle R, Toennies KD: Segmentation of medical images using adaptive region growing. Medical Imaging 2001, Proc. of SPIE, Vol. 4322, in press.

Interaktive Segmentierung von zweidimensionalen Datensätzen mit Hilfe von Aktiven Konturen

Tobias Kunert, Marc Heiland, Hans-Peter Meinzer

Deutsches Krebsforschungszentrum, Abt. MBI / H0100
Im Neuenheimer Feld 280, 69120 Heidelberg
Email: T.Kunert@dkfz.de

Zusammenfassung. In der klinischen Routine werden Segmentierungsverfahren benötigt, die sich leicht bedienen lassen, einen geringen Interaktionsaufwand besitzen und sich für viele medizinische Fragestellungen einsetzen lassen. Es wird ein semi-automatisches Verfahren vorgestellt, das den Forderungen sehr nahe kommt. Es besitzt alle Vorzüge einer manuellen Segmentierung, die bereits alle Forderungen bis auf die zweite erfüllt. Um den Interaktionsaufwand zu senken, basiert das Rechenverfahren auf einem Modell einer Aktiven Kontur. Gegenüber einer manuellen Segmentierung können die Punkte nun sehr viel weiter auseinander gesetzt werden.

1 Einleitung

Für viele medizinische Fragestellungen ist eine automatische Segmentierung nicht möglich. Da die manuelle Konturierung der relevanten anatomischen Strukturen mit einem sehr großen Aufwand verbunden ist, sind interaktive oder semiautomatische Verfahren sehr wichtig. Im Gegensatz zu einer automatischen Segmentierung ist der medizinische Experte mit Hilfe verschiedener Interaktionsformen in der Lage, auf das Ergebnis Einfluß zu nehmen. In [1] werden die wichtigsten Arten einander gegenübergestellt.

Aktive Konturen stellen einen modellbasierten Ansatz dar und ermöglichen es dem Experten in besonderer Weise, sein Wissen in den Segmentierungsprozeß zu integrieren. Einen Überblick über die existierenden Modelle gibt [2]. Das bekannteste Modell sind die Snakes [3]. In dem Modell kann zum einen die Form der anatomischen Struktur berücksichtigt werden. Zum anderen sind Interaktionen möglich, die eine Korrektur des Segmentierungsergebnisses zulassen [3, 4, 5].

Dennoch haben sich die Aktiven Konturen in der klinischen Routine noch nicht durchsetzen können. Ein Grund dafür ist, daß die Interaktion das Segmentierungsergebnis nur indirekt beeinflußt, da sie meist auf physikalischen Modellen beruht. Desweiteren kann sie sich auf das gesamte Ergebnis auswirken, auch wenn im allgemeinen nur eine lokal begrenzte Korrektur erforderlich ist.

2 Benutzerschnittstelle

Ob ein Segmentierungsverfahren vom medizinischen Anwender akzeptiert und eingesetzt wird, hängt zu einem großen Teil von der Benutzerschnittstelle ab. Da diese bei sehr vielen Verfahren unzureichend ist, werden in der klinischen Routine medizinische Aufnahmen häufig noch manuell segmentiert. Die anatomische Struktur wird dazu mit einem geeigneten Eingabegerät, beispielsweise einer Maus oder einem Graphiktablett, eingezeichnet. Auch wenn der Interaktionsaufwand dabei sehr groß ist, ist diese Vorgehensweise für den medizinischen Anwender sehr attraktiv. Zum einen ist die Art der Interaktion für ihn leicht nachvollziehbar, zum anderen erlaubt sie, sein Expertenwissen in das Segmentierungsergebnis miteinfließen zu lassen.

2.1 Reduktion des Interaktionsaufwands

Aus den oben genannten Gründen haben wir uns entschieden, die Art der Interaktion im wesentlichen beizubehalten, deren Umfang aber deutlich zu reduzieren. Ein erster Schritt besteht darin, zwischen einzelnen Punkten, die der Benutzer entlang der Kontur setzt, zu interpolieren. Je nachdem, wie komplex die anatomische Struktur ist, sind sehr viele Interaktionen notwendig, um die Aufnahme zufriedenstellend zu segmentieren. Der nächste Schritt führt von einer manuellen Segmentierung weg, hin zu einem semi-automatischen Verfahren. Die Segmentierung erfolgt nun zwischen den einzelnen Punkten automatisch. Dazu wurden von uns Aktive Konturen verwendet, die einen zum Teil sehr großen Abstand der Punkte zulassen. Die beiden Methoden werden in Abb. 1 miteinander anhand eines Beispiels verglichen.

2.2 Korrektur und Feedback

Da der Benutzer unter Umständen mit der automatisch durchgeführten Segmentierung nicht einverstanden ist, sind Mittel notwendig, mit denen er korrigierend eingreifen kann. Es lassen sich daher jederzeit weitere Punkte einfügen. Falls der Benutzer bereits gesetzte Punkte nachbearbeiten möchte, ist auch dies möglich. Einzelne Punkte lassen sich verschieben oder auch ganz entfernen.

Die Interaktion wird dem Benutzer vor allem dadurch erleichtert, daß er, ganz ähnlich zu der manuellen Segmentierung, nach jeder Interaktion als Feedback das Segmentierungsergebnis erhält. Das Ergebnis wird dabei nahezu in Echtzeit berechnet, so daß der Benutzer mit dem Verfahren zügig interagieren kann.

3 Rechenverfahren

Damit das Segmentierungsergebnis so schnell aktualisiert werden kann, werden die Abschnitte zwischen den gesetzten Punkten voneinander unabhängig betrachtet. Da von einer Interaktion höchstens zwei Abschnitte betroffen sind, ist es ausreichend, nur diese neu zu segmentieren. Dazu wurde für einen einzelnen Abschnitt ein Modell einer Aktiven Kontur erstellt, das seinen Ursprung in den Snakes [3] hat.

Abb. 1. Vergleich des Interaktionsaufwand am Beispiel eines Transversalschnittes des Herzens: Die manuelle Segmentierung (a) benötigt gegenüber dem semi-automatischen Verfahren (b) wesentlich mehr Punkte, um die Aufnahme zufriedenstellend zu segmentieren.

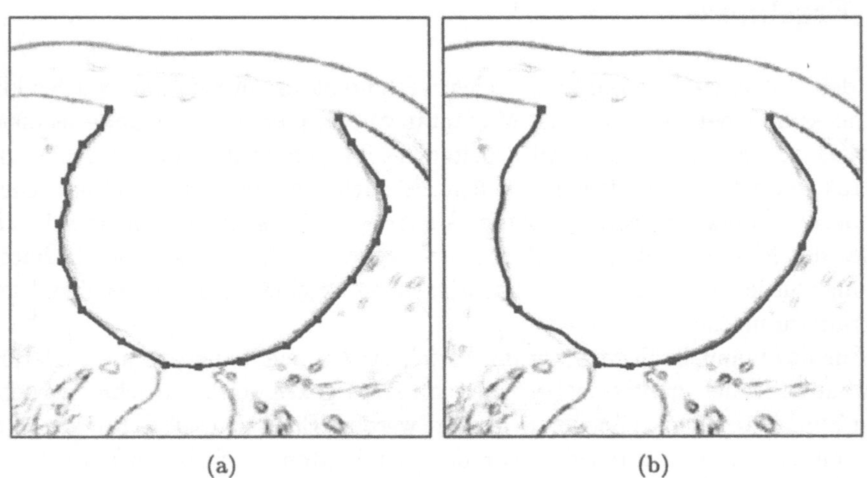

(a) (b)

3.1 Modell

Die Kontur wird im Gegensatz zu den Snakes nicht mit Hilfe einer parametrischen Kurve modelliert, sondern durch einen funktionalen Zusammenhang beschrieben. Sie wird durch eine gerade Linie initialisiert, die durch die beiden gesetzten Punkte bestimmt ist. Die funktionale Beschreibung ergibt sich daraus, daß nur eine eindimensionale Variation der Kontur senkrecht zur Initialisierung zugelassen wird.

Um die innere Energie der Kontur zu bestimmen, wurde ähnlich wie bei den Snakes auf Dehnungs- und Krümmungsmaße zurückgegriffen. Für die äußere Energie wurde dagegen ein neues Maß entwickelt, daß die vom Benutzer gesetzten Punkte berücksichtigt. Es wird angenommen, daß sich klein gewählte Umgebungen der Punkte, die die anatomischen Struktur in dem betrachteten Abschnitt begrenzen, sich in ihren Grauwerten nur gering voneinander unterscheiden. Die Umgebung der Punkte, die der Benutzer gesetzt hat, stellen nun Muster bereit, mit denen sich die dazwischenliegenden Punkte durch einen Vergleich ihrer Umgebung finden lassen. Die äußere Energie wird mit Hilfe der Grauwertabstände dieses Vergleichs definiert. Als Umgebung wird ein eindimensionales Grauwertprofil mit einer festen Länge verwendet. Es wird symmetrisch zum betrachten Konturpunkt und senkrecht zur Initialkontur gewählt.

3.2 Algorithmus

Die Minimierung der Energie geschieht auf Basis des Greedy-Algorithmus [4]. Der Algorithmus wurde von uns um den in [6] vorgestellten Ziplock-Mechanismus erweitert, so daß die initiale Kontur von der Lösung auch weiter entfernt liegen kann.

4 Ergebnisse

Um den Nutzen des semi-automatischen Verfahrens zu untersuchen, wurden klinische Aufnahmen verschiedener Modalität von unserer Arbeitsgruppe segmentiert. Dazu hatten sich acht Mitarbeiter zur Verfügung gestellt, an denen die Interaktion sowohl mit dem manuellen als auch mit dem semi-automatischen Verfahren beobachtet werden konnte. Als Aufnahmen wurden einzelne Schnittbilder der Modalitäten CT, MR und US verwendet. Vor Beginn der Segmentierung wurde allen Teilnehmern die Gelegenheit gegeben, sich mit den Verfahren vertraut zu machen.

Für das manuelle Segmentierungsverfahren wurde eine lineare Interpolation verwendet. Daher mußten insbesondere an stark gekrümmten Abschnitten sehr viele Punkte von den Teilnehmern gesetzt werden. Einmal gesetzte Punkte wurden nur sehr selten korrigiert. Mit dem semi-automatischen Verfahren wurden dagegen sehr viel weniger Punkte benötigt (Abb. 2). Diese konnten in einem weitaus größeren Abstand voneinander gesetzt werden. Allerdings waren zusätzliche Interaktionen notwendig, um die Lage der Punkte zu korrigieren, da das zugrundeliegende Rechenverfahren für diese sehr empfindlich ist. Der Interaktionsaufwand der beiden Verfahren war damit ungefähr gleich groß.

Alle Aufnahmen konnten mit einer für den Benutzer ausreichenden Genauigkeit segmentiert werden. Die Ergebnisse des semi-automatischen Verfahrens wurden von den Teilnehmern allerdings subjektiv als genauer wahrgenommen. Insbesondere konnten die Bereiche, die in der Aufnahme visuell nur schwer differenzierbar waren, mit dem semi-automatischen Verfahren leicht und zufriedenstellend segmentiert werden.

5 Diskussion

Die semi-automatische Segmentierung verlangt von dem Benutzer wesentlich weniger Punkte. Allerdings wird der Aufwand für die Interaktion durch häufige Korrekturen erhöht. Diese sind notwendig, da das zugrundeliegende Modell eine sehr genaue Positionierung der Punkte von dem Benutzer erwartet. Aus diesem Grund wird eine Unterstützung des Benutzers angestrebt, mit der viele Korrekturen vermieden werden könnten. Es ist zu erwarten, daß diese zu einem gegenüber der manuellen Segmentierung deutlich geringeren Aufwand für die Interaktion führt. Daneben erhoffen wir uns auch von unseren klinischen Partnern Anregungen, um die Benutzerinteraktion weiter zu verbessern.

Das Modell der Aktiven Kontur hat zu einem sehr robusten Rechenverfahren geführt. Da sich die Segmentierung weder auf eine bestimmte Modalität noch eine bestimmte anatomische Struktur beschränkt, kann das Verfahren für ganz unterschiedliche, medizinische Fragestellungen eingesetzt werden.

Abb. 2. Zwei Ergebnisse der semi-automatischen Segmentierung anhand einer MR-Aufnahme der Leber (a) und einer Ultraschall-Aufnahme des linken Vorhofs (b).

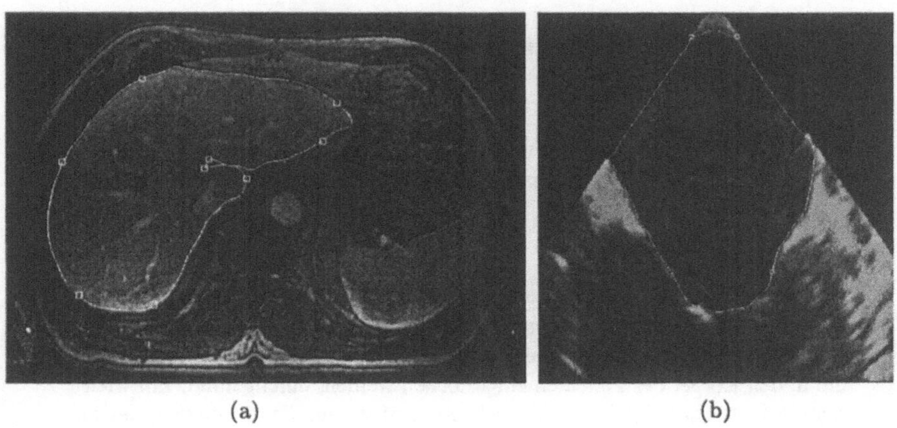

(a) (b)

6 Danksagung

Diese Arbeit wird von der Deutschen Forschungsgesellschaft im Rahmen des Sonderforschungsbereiches 414, Informationstechnik in der Medizin – Rechner- und sensorgestützte Chirurgie, gefördert.

Literatur

1. Olabarriaga SD: Human-computer interaction for the segmentation of medical images. Dissertation, Universität Amsterdam, 1999.
2. McInerney T, Terzopoulos D: Deformable models in medical image analysis: a survey. Medical Image Analysis, 1(2):91–108, 1996/7.
3. Kass M, Witkin A, Terzopoulos D: Snakes: Active Contour models. International Journal of Computer Vision, 1(4):321–331, 1988.
4. Williams DJ, Shah M: A fast algorithm for active contours and curvature estimation. CGIP-Image Understanding, 55(1):14–26, 1992.
5. McInerney T, Terzopoulos D: T-snakes: Topology adaptive snakes. Medical Image Analysis, 4(2):73–91, 2000.
6. Neuenschwander W, Fua P, Székely G, Kübler O: From Ziplock Snakes to Velcro Surfaces. Ascona95, 105–114, April 1995.

Semi-automatische Segmentierung der Prostata mit Hilfe von 3D Ultraschallaufnahmen

Evelyn Firle

Fraunhofer Institut Graphische Datenverarbeitung
Rundeturmstr. 6, 64283 Darmstadt
Email: efirle@igd.fhg.de

Zusammenfassung. Die Konturierung der Prostata ist ein sehr wichtiger Schritt in der Behandlung des Prostatakarzionoms mittels Brachytherapie. Diese Strahlentherapie wird u. a. mit Hochenergie-Strahlenquellen in Hohlnadeln, die in den Körper des Patienten eingestochen werden, durchgeführt. Ein wichtiger Arbeitsschritt hierbei ist die schnelle und genaue Segmentierung des zu bestrahlenden Gewebes, d.h. in diesem Falle der Prostata, und der umliegenden Organe. Die bisherige Arbeitsweise, bei der das Prostatavolumen manuell Schicht für Schicht ermittelt wird, ist sehr arbeits- und zeitaufwendig. Die hier vorgestellte Entwicklung ermöglicht eine semi-automatische Segmentierung des kompletten Prostatavolumens basierend auf einem aktiven-Konturen Modell.

1 Einleitung

Der bösartige Tumor der Prostata ist einer der am meisten auftretenden Krebsarten bei Männern über 50 Jahren. Er ist die häufigste Todesursache unter den urologischen Tumoren und ab dem 80. Lebensjahr die häufigste tumor-bedingte Todesursache überhaupt.

Die Brachytherapie ist eine Kurzzeit-Strahlentherapie, die unter anderem mit Hilfe von interstitiellen Hohlnadeln durchgeführt werden kann. Anders als bei der perkutanen Strahlentherapie, bei der ein Tumor von außerhalb des Körpers bestrahlt wird, wird hier eine Hochenergie Strahlenquelle (Iridium) innerhalb des Körpers plaziert und bestrahlt den Tumor auf kurze Distanz. Die Iridium Strahlenquelle wird mit Hilfe eines sogenannten Afterloaders durch die Hohlnadel geschoben beziehungsweise gezogen und an festgelegten Positionen für eine festgelegte Zeit angehalten um das umliegende Gewebe zu bestrahlen. Dies ist eine sich im Vordringen befindende Alternative zur radikalen Prostatatektomie. Ein wichtiger Arbeitsschritt bei dieser Strahlenbehandlung ist die Segmentierung der Prostata und der umliegenden Organe. Sowohl zur Planung der optimalen Position als auch zur Bestimmung der Dosis zur Bestrahlung der Prostata ist eine Berechnung des Volumens der Prostata unablässig. Transrektale 3D Ultraschall (3D-TRUS) Aufnahmen können hierbei im Vergleich zur Verwendung von CT Bildern die Plazierung der Nadeln präzisieren, die Dauer der Behandlung verkürzen sowie die Kosten der Behandlung signifikant senken.

Verschiedene Techniken wurden bereits vorgestellt, um den Prozeß der Konturfindung der Prostata in 2D-Ultraschallbildern zu erleichtern. Hierunter fallen v.a. Methoden der Verwendung neuronaler Netze [1] und snakes [2].

Dabei erscheinen die Active Contour Models (ACM) als der vielversprechendste Ansatz. ACM werden in der medizinischen Bildverarbeitung vielfach zur Segmentierung verwendet [3,4]. Das Auftreten von Speckles oder anderen Artefakten erschwert bedauerlicherweise die Erkennung der Konturen ohne weitere Vorverarbeitung der Ultraschalldaten und so wird vielfach im ersten Schritt eine Vorverarbeitung der Ultraschalldaten durchgeführt [5].

Im Gegensatz zu den anderen in der Literatur vorgestellten Techniken haben wir hier das Prostatavolumen nicht durch ein paar wenige Schichten bzw. durch zwei senkrecht aufeinander gefundenen Konturen approximiert, sondern anhand der Konturen der gesamten Prostata berechnet.

Des weiteren wurden die bisherigen Ansätze durch uns erweitert, indem wir zwei verschiedene Ansätze zum Aufbau eines externen Kräftefeldes für das ACM benutzen [5,6], um so alternativ 2 mögliche Konturen mit Hilfe der aktiven Konturen zu berechnen. Dies führt zu einer genaueren Bestimmung der Kontur im Vergleich zu den bisherigen Techniken, die keine oder nur eine einzige Vorverarbeitung der Ultraschalldaten verwenden. Hieraus wird dann in einem weiteren Schritt die mittlere Kontur bestimmt und so iterativ das Volumen der Prostata ermittelt.

2 Implementierung

Die Grundlage für diese Entwicklung System bildet eine Software zur Visualisierung von Volumendaten aus medizinischen Aufnahmeverfahren (z.B. CT, MRI, 3D-Ultraschall), die über mehrere Jahre im Fraunhofer IGD entwickelt wurde. Die Software bietet verschiedene Darstellungsmöglichkeiten für die in dieser Anwendung benutzten CT Daten: Darstellung als transversale, sagittale und coronale Schnittebenen, als beliebig orientierte Schnittebenen oder 3D Volume Rendering als Oberflächendarstellung (z.B.: Iso-Surface) oder als Transparenzdarstellung (z.B.: Maximum Instensity Projection oder X-Ray Simulation). Für die Volume Rendering Darstellung kommt eine Direct Volume Rendering Methode basierend auf dem Ray Casting Algorithmus zum Einsatz. Die Software ist lauffähig auf einem Handelsüblichen PC mit Windows NT Betriebssystem. In der bisherigen Anwendung konnten interessante Bereiche in den transversalen Schnittbildern manuell konturiert und in allen anderen Darstellungen - auch im Volume Rendering - farbig dargestellt werden. Beispielsweise konnten so Tumore als Zielgebiete oder Organe als Risikoregionen markiert werden. Das bestehende System wurde für diese Entwicklung um eine Komponente zur semi-automatischen Segmentierung der Tumore und Risikoorgane erweitert. Dies wurde im ersten Schritt speziell zur Konturierung der Prostata entwickelt.

Im folgenden werden die einzelnen Schritte in der Segmentierung näher erläutert. Hierbei hat sich jedoch gezeigt, daß bei der Segmentierung der relativ klaren Phantomdaten (siehe Abb. 1) keiner weiteren Bearbeitung von Nöten ist, so daß der Schritt der Kantenverstärkung zugunsten einer erheblich schnelleren ausgelassen werden kann.

2.1 Kantenverstärkung

Nachdem die Ultraschalldaten in das System eingelesen sind, können sie mittels einer Gaussfilterung geglättet und dann anhand verschiedener Verfahren zur Kantenverstärkung unabhängig voneinander bearbeitet werden. Wir haben hier 2 verschiedene Verfahren implementiert.

Als erste Methode haben wir auf eine sogenannte "Stick Transformation" zurückgegriffen [6]. Diese Transformation bewirkt in stark verrauschten Ultraschallaufnahmen eine Verstärkung der Kanten bei einer gleichzeitigen Reduzierung der Speckles. Hierbei wird das Ultraschallbild mit kurzen Liniensegmenten variabler Richtungen überlagert, die Werte entlang dieser Liniensegmente aufsummiert und dem zentralen Pixel der maximale Wert aller Summen zugewiesen. Das mittlere Bild in Abb. 2 zeigt das Ergebnis einer Transformation mit Länge 15.

Das zweite Verfahren, welches wir in diesen Prozeß integriert haben, ist die Berechnung einer sogenannten "Saliency Map" [5]. Diese dient der Erkennung global hervorstechender Strukturen, d.h. Strukturen welche unmittelbar die Aufmerksamkeit des Betrachter auf sich ziehen, in verrauschten Bildern. Dazu werden sogenannte "orientation elements" betrachtet, welche benachbarte Pixel miteinander verbinden, und dahin gehend untersucht, ob sie auf einer Kante liegt oder nicht. Ausgehend von jedem Bildpunkt werden nun Kurven betrachtet, welche aus diesen "orientation elements" zusammengesetzt sind. Für diese Kurven wird iterativ ein Saliency Wert berechnet, der das Auftreten von Lücken zwischen Segmentstücken und starke Krümmungen bestraft. Der Saliency Wert eines Bildpunktes ist dann letztendlich als Maximum der Saliency Werte aller Kurven, die von ihm ausgehen, definiert. Ein Ergebnis dieser Saliency Map nach 20 Iterationen ist im mittleren Bild der Abb. 3 zu sehen.

2.2 Segmentierung

Nun kann der Konturfindungs-Prozeß mit Hilfe des ACM basierend auf 2 verschiedenen Kräftefeldern gestartet werden.

Die aktive Kontur wird hierbei als Energie-minimierender B-Spline realisiert Als Energie Minimierungs Algorithmus wurde die Euler Time Integration, wie bei Großkopf et al. [3] beschrieben, verwendet. Dieser wird durchgeführt, indem jedem Vertice der B-Sline Kurve ein fixer Massewert, eine Beschleunigung und eine Geschwindigkeit zugewiesen wird. Durch die Berechnung eines Bewegungs- und eines Dämpfungsvektors (auf Basis der in 2.1 gegebenen Kräftefelder statt der normalen Patientendaten) wird die auf die einzelnen Vertices wirkende Kraft angegeben und so die neue Position der Vertices sowie die Beschleunigung und Geschwindigkeit berechnet. Dies geschieht so lange, bis entweder alle Vertices zum Stillstand kommen oder eine maximale Anzahl an Iterationen erreicht ist.

Daraus ergeben sich 2 Konturen, die je nach Kontraststärke in den Ultraschall Bildern mehr oder weniger variieren (siehe Abb. 3). Die Begrenzung der Prostata wird dann durch Ermittlung der mittleren Kontur der beiden Ergebnisse angegeben.

Diese in einem Schichtbild gefundene Kontur wird dann automatisch auf die umliegenden transversalen Schichten der Prostata übertragen und dort als Startpunkt für die weitere Segmentierung verwendet. So wird sukzessiv das komplette Prostatavolumen konturiert.

3 Ergebnisse

Die vorgestellte Entwicklung liefert eine schnelle, semi-automatisch ablaufende Möglichkeit zur Segmentierung des Prostata Volumens, die verglichen mit der manuellen Segmentierung eine deutlich geringere Benutzerabhängigkeit aufweist. Sie besteht aus mehreren Phasen: 1. Verbesserung des Kontrasts der Ultraschallbilder, 2. Initialisierung einer Kontur als Startpunkt für das Active Contour Model, 3. Minimierung der Energie der Initialkontur mit Hilfe der in 1 definierten externen Kräftefelder, 4. Bestimmung der optimalen Kontur anhand der in 3 gefundenen Konturen, 5. Wiederholung der Punkte 3 und 4 auf allen Schichten der Prostata zur Bestimmung des kompletten Volumens. Hierbei wurde der interaktive Aufwand des Benutzers möglichst gering gehalten, so daß dieser nur eine Initialkontur angeben muß.

Diese Methode erfordert eine sorgfältige Initialisierung, damit die Startkontur sich den tatsächlichen Organgrenzen annähert. Eine weitere Möglichkeit, die in dieser Entwicklung noch nicht vorgesehen ist, wäre die Einbeziehung der typischen elliptischen Form der „normalen" Prostata bei der Definition der Startkontur.

Das hier beschriebene Verfahren zur Segmentierung von Ultraschalldaten (und im besonderen der Prostata) befindet sich zur Zeit in der Entwicklungsphase und zeigt vielversprechende Erfolge am Ultraschallphantom der Prostata sowie bei ersten Versuchen an reellen Patientendaten.

4 Danksagung

Mein besonderer Dank gilt Herrn Stefan Großkopf. Indem er mir seine Forschungsergebnisse aus dem Bereich der Segmentierung mittels aktiver Konturen zur Verfügung stellte, hat er wesentlich zum Gelingen dieser Arbeit beigetragen.

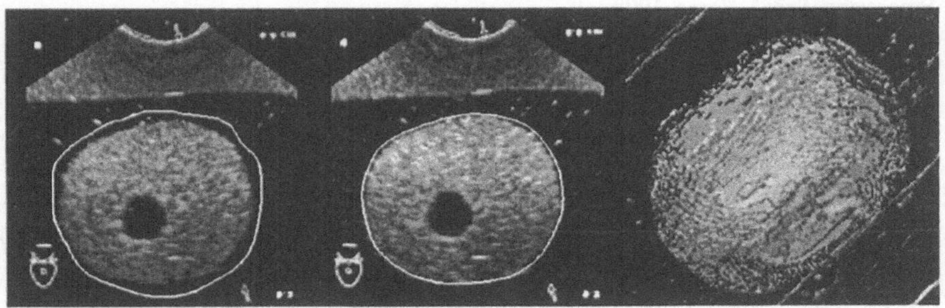

Abb. 1 Segmentierung der Phantomdaten mittels aktiver Konturen (Startkontur (links), Kontur nach 30 Iterationen (mitte), 3D Ansicht des Prostata Volumina nach vollständiger Segmentierung(rechts)).

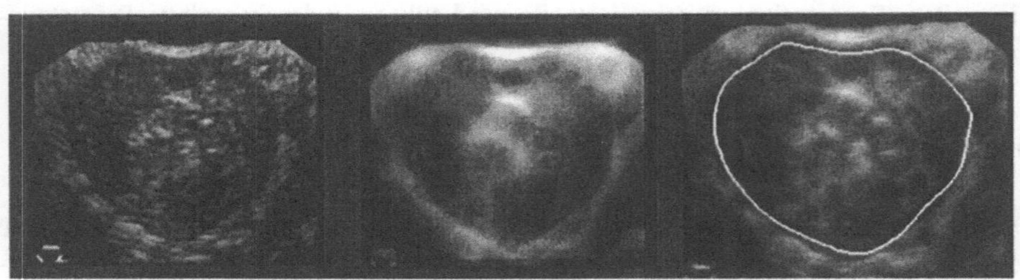

Abb. 2 Segmentierung der Patientenprostata auf Basis der Stick Transformation: Original Patientendaten (links), Stick Transformation der Länge 15 (mitte), gefundene Kontur (rechts)

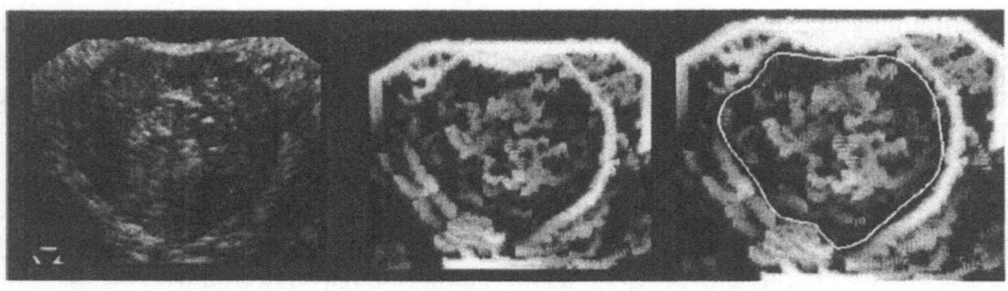

Abb. 3 Segmentierung der Patientenprostata auf Basis der Saliency Map: Original Patientendaten (links), Saliency Map nach 20 Iterationen (mitte), gefundene Kontur (rechts)

5 Literatur

1. Prater JS and Richard WD: Segmenting ultrasound images of the prostate using neural networks, Ultrason. Imaging 14: 159-185, 1992.
2. Ladak HM, Mao F, Wang Y, Downey DB, Steinman DA, Fenster A: Prostate boundary segmentation from 2D ultrasound images, Medical Physics, 27 (8): 1777-1788, 2000.
3. Großkopf S, Park SY, Kim MH: An improved Active Contour Model for Segmentation of Medical Images, Proc. 3rd Korea-Germany Joint Conference on Advanced Medical Image Processing, Seoul, Korea, 1998.
4. Großkopf S, Park SY, Kim MH: Segmentation of Ultrasonic Images by Application of Active Contour Models, Proc. CAR 98 – Computer Assisted Radiology and Surgery, Tokyo, Japan: 871, 1998
5. Wang J, Li X: A System For Segmenting Ultrasound Images, IEEE Conference on Pattern Recognition 1: 456-461, 1998.
6. Czerwinski RN, Jones DL, O'Brien WD: Detection of lines and boundaries in speckle images – application to Medical Ultrasound, IEEE Trans. on Medical Imaging 18: 126-136, 1999.

Automatische Bestimmung der Cortexoberfläche aus einem T1 gewichteten MRT-Datensatz

Hartmut Mohlberg [1] und Karl Zilles [1,2]

[1] Institut für Medizin
Forschungszentrum Jülich GmbH, 52425 Jülich
[2] C. und O. Vogt Institut für Hirnforschung
Heinrich-Heine Universität, 40001 Düsseldorf
Email: {h.mohlberg,k.zilles}@fz-juelich.de

Zusammenfassung. Wir stellen eine neue weitesgehend automatische Methode vor, um eine geometrisch exakte explizite Repräsentation der Oberfläche der menschlichen Großhirnrinde aus einem T1 gewichteten invivo MRT-Datensatz zu erzeugen. Durch ein neues aktives Flächendeformationsmodell können wir insbesondere im Gegensatz zu vielen anderen Modellen trotz vorhandener Partialvolumeneffekte auch tief im Sulcusgrund liegende Flächenanteile erfassen, ohne auf eine voxelbasierende und damit stark simplifizierende Vorklassifizierung zurückgreifen zu müssen. Stattdessen verwenden wir mehrere über die gesamte Breite der Großrinde verteilte Isopotenzialflächen als eine subvoxelgenaue Repräsentation, an der eine aktive Fläche iterativ angepasst wird.

1 Einleitung

Die Magnetresonanztomografie (MRT) erlaubt die Erzeugung einer 3 dimensionalen impliziten Repräsentation von einer neuroanatomischen Struktur. Aufgrund ihrer begrenzten räumlichen Auflösung von ca. $1mm^3$ treten jedoch insbesondere bei der nur wenige Millimeter dicken aus grauer Substanz bestehenden menschlichen Großhirnrinde wegen ihrer komplizierten geometrischen Eigenschaften Partialvolumeneffekte auf. Diese erschweren wesentlich eine automatische reproduzierbare Erzeugung einer geometrisch und strukturell korrekten expliziten Repräsentation ihrer äußeren Oberfläche. Da *a priori* vorausgesetzt werden kann, dass sie mit hinreichender Genauigkeit mathematisch abstrahiert werden kann durch eine sehr stark gefaltete, jedoch überschneidungsfreie zu einer Kugeloberfläche homöomorphe kompakte 2 dimensionale Mannigfaltigkeit, wurden insbesondere in den letzten 2 Jahren verstärkt aktive Deformationsmodelle verwendet [1,2,4,5]. Eine nach topologischen Gesichtspunkten geeignet gewählte Ausgangsfläche wird entsprechend einem mechanischen Modell deformiert, bis sie die äußere Oberfläche der Großhirnrinde erreicht hat. Sie erfordern jedoch eine voxelbasierte und daher stark simplifizierende Vorklassifizierung in graue und weiße Substanz sowie in CSF, da ansonsten nur ein lokales Minimum erreicht und die tiefer innen liegende Flächenanteile nicht bestimmt werden können [1,2]. Das bekannte Marching-Cubes Verfahren erzeugt dagegen zu einem vorzugebenden Schwellwert leicht eine subvoxelgenaue Repräsentation der Großhirnrinde, die auch tiefer innen liegende Bereiche erfasst, dafür jedoch nicht notwendigerweise auch die topologischen Voraussetzungen erfüllt. Wir wollen daher einen neuen Ansatz vorstellen, der die beiden Methoden miteinander vereint und so die Vorteile des einen (topologisch korrekt) mit den Vorteilen der anderen (subvoxelgenau und Berücksichtigung von innen liegenden Strukturen) kombiniert.

2 Datenvorverarbeitung

Eine T1 gewichtete invivo MRT-Aufnahme, die im Forschungszentrum Jülich am Institut für Medizin von einem 1,0 Tesla Siemens Magnetom Vision Tomographen erzeugt wurde, dient als Ausgangsdatensatz. Zuerst müssen die durch Inhomogenitäten im Magnetfeld und den magnetischen Hochfrequenzfelder hervorgerufenen Artifakte beseitigt werden. Sie erzeugen unspezifisch orientierte lokale Schwankungen in den Intensitäten und würden sich daher störend auf die intensitätsbasierten nachfolgenden Bearbeitungsschritte auswirken. Wir verwenden dazu einen einfachen Algorithmus, der in [1] beschrieben wurde und eine Normierung von dem Grauwert der weißen Substanz in aufeinanderfolgenden Schichten durchführt. Um den Kontrast zwischen der grauen und weißen Substanz zu erhöhen, führen wir zusätzlich eine Filterung mit einem anisotropen Diffusionsfilter durch, der eine Glättung bei gleichzeitiger Erhaltung der Kanten durchführt.

3 Aktives Deformationsmodell

Da bei einer invivo MRT-Aufnahme der ganze Kopf abgebildet wird, muß zuerst das Gehirn herausgetrennt und schließlich auch noch das Kleinhirn entfernt werden. Wir verwenden dazu ein einfaches diskretes Flächendeformationsmodell. Als Startfläche benötigen wir eine triangulierte topologisch korrekte Fläche Γ. Diese muß nur einmal für ein manuell segmentiertes Gehirn bestimmt und kann dann direkt auf ein neu zu verarbeitenden MRT-Datensatz übertragen werden, indem man sie zuerst miteinander koregistriert. Die Fläche umschließt das gesamten Gehirn und wird iterativ in Richtung der Außennormalen $\mathbf{n}_i$ deformiert, bis der mit einer Gaußfunktion g gefaltete Grauwert $(g_\sigma * \mathbf{I})(\mathbf{x})$, $\mathbf{x} \in \Gamma$ einem vorzugebenden Schwellwert $\mathbf{T}$ entspricht. Die Position von Vertex i nach der n-ten Iteration sei $\mathbf{x}_i(n)$, dann bestimmt sich seine neue Position $\mathbf{x}_i(n+1)$ aus

$$\begin{aligned} \mathbf{x}_i(n+1) - \mathbf{x}_i(n) = {} & \lambda \tanh(\gamma(\mathbf{T} - (g_\sigma * \mathbf{I})(\mathbf{x}_i(n)))) + \\ & (\eta_N \mathbf{n}_i + \eta_T(\mathbf{t}_i + \mathbf{b}_i))(\bar{\mathbf{x}}_i(n) - \epsilon\, \mathbf{n}_i - \mathbf{x}_i(n)) \end{aligned} \quad (1)$$

Der erste Kraftanteil auf der rechten Seite führt zu einem Verschiebungsanteil, dessen Größe von der lokal am Flächenpunkt $\mathbf{x_i}$ gemessenen Grauwertdifferenz bestimmt wird, während der zweite Anteil die Krümmung der Fläche und den Unterschied der Vertexabstände minimiert. Zusätzlich ist eine Überschneidungstest erforderlich, der eine Selbstdurchdringung von Dreiecken der Fläche Γ im Verlauf der Deformation verhindert. Das Verfahren wird im ersten Schritt beim

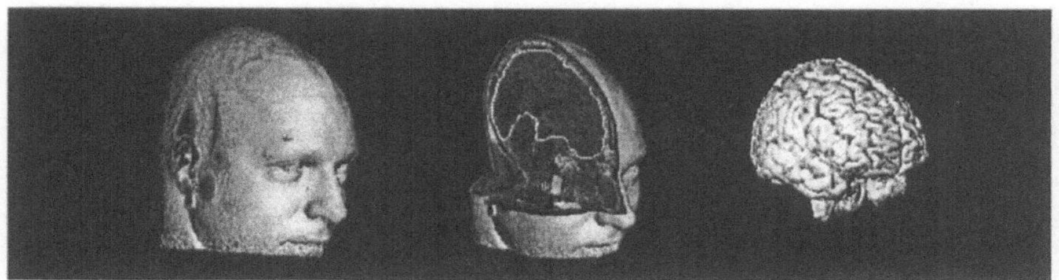

Abb. 1. links: MRT-Datensatz, mitte: aufgeschnittener Datensatz mit eingezeichneter Konturlinie der aktiven Deformationsfläche, rechts: Volumen gerenderte Ansicht vom segmentierten Gehirn.

Erreichen des Intensitätsabfalls im Liquorbereich zwischen Gehirn und Schädel beendet. Wegen nicht eindeutiger Grenzen in den unteren Bereichen sowie zwischen dem Kleinhirn und dem Gehirn können jedoch Fehler auftreten, die in besonders schwerwiegenden Fällen eine manuelle Korrektur erforderlich machen (Abb. 1). Nach erfolgter manueller Nachbearbeitung wird eine Anpassung an die äußere Oberfläche der Großhirnrinde durchgeführt. Da nur Grauwerte lokal in der unmittelbaren Umgebung der sich vorwärtsbewegenden Flächenfront ihre Dynamik beeinflussen, wird eine genaue Bestimmung nicht erreicht (Abb. 2). Oft entfernt man daher zuerst die graue Substanz. Dann sind die Sulci zwar weit geöffnet und es kann leicht eine Anpassung an die innere Grenzfläche durchgeführt werden, jedoch wird bei einer nachträglichen Aufblähung unzulässigerweise vorausgesetzt, dass die Großhirnrinde konstant dick ist.

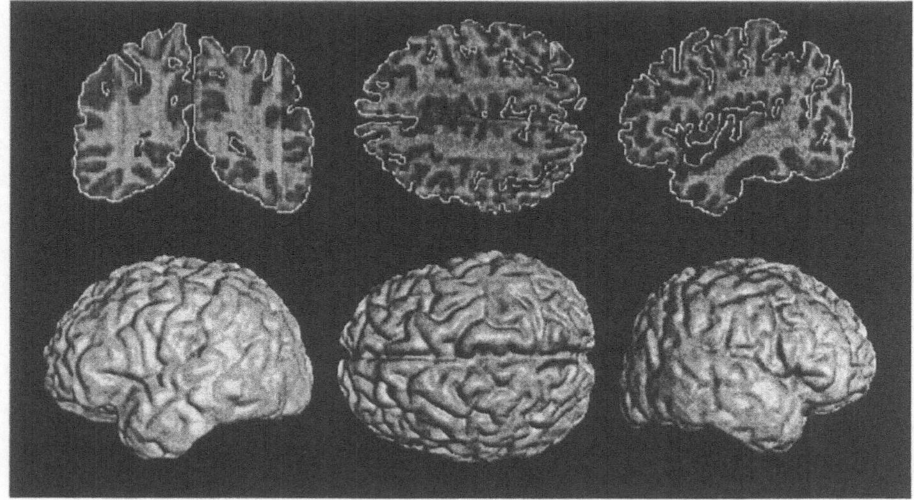

Abb. 2. Ergebnis nach dem aktiven Deformationsmodell. Man erreicht nur eine ungenaue Anpassung, da tiefer innen liegende Sulcusbereiche nicht erreicht werden.

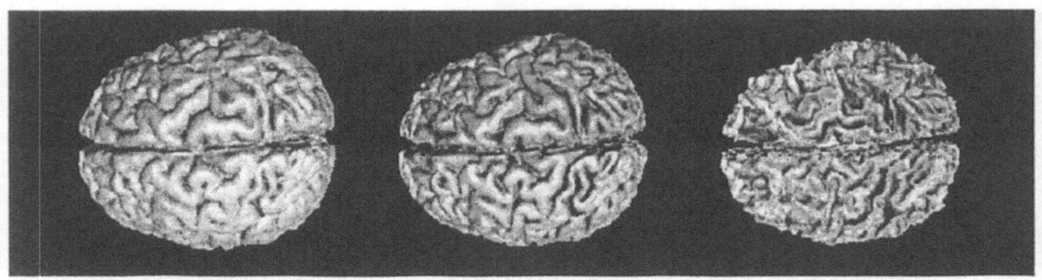

Abb. 3. Mit Marching-Cubes Verfahren erzeugte Isopotenzialflächen. Die Schwellwerte wurden so gewählt, dass die links dargestellte Fläche die äußere, während die rechts dargestellte die innere Grenzfläche approximiert.

4 Implizites Membran-Deformationsmodell

Mit Hilfe vom Marching-Cubes Verfahren können wir einen Satz von Isopotenzialflächen (MC-Flächen) erzeugen, welche die Großhirnrinde in ihrer gesamten Breite umfassen (Abb. 3). Prinzipiell stellen aber MC-Flächen zwar eine subvoxelgenaue, jedoch topologisch nicht korrekte Repräsentation der Großhirnrinde dar. Wir wollen diese MC-Flächen in ihrer Gesamtheit trotzdem als Anpassungsziel für ein neues aktives Deformationsmodell benutzen, dass physikalisch an dem Modell einer fluiden Membran angelehnt ist. Diese zeichnen sich durch eine zu vernachlässigende Oberflächenspannung aus, wodurch ihre innere Energie nur von dem Quadrat ihrer mittleren Krümmung bestimmt wird und sie daher eine ungewöhnliche grosse Vielfalt an Formen annehmen können. Mathematisch bezeichnet man sie als Minimalflächen. Da eine eindeutige explizite mathematische Abbildung zwischen Flächen unterschiedlicher Topologie ausgeschlossen ist, verwenden wir ein Morphing-Verfahren, das auf einem impliziten Isopotenzialflächenmodell (Level Set Method) basiert. Die Grundidee besteht in der Einbettung von Flächen in einen 3 dimensionalen diskretisierten Raum durch Berechnung des minimalen Abstands von jedem Raumpunkt zu der Fläche. Man gelangt zu einer impliziten Darstellung, die den Vorteil einer numerisch besser zu kontrollierenden, topologisch flexiblen und einfacher zu beschreibenden Dynamik besitzt [3]. Da der Erhalt der Topologie nicht mehr gewährleistet ist, werden Transformationen zwischen zwei in ihren topologischen Eigenschaften abweichenden Flächen möglich. Wir nutzen diese Eigenschaft, um Transformationen zwischen der aktiven Fläche, deren implizite Darstellung berechnet wird, und den MC-Flächen zu bestimmen, wobei wir uns aus Effektivitätsgründen auf die unmittelbare Umgebung der aktiven Fläche beschränken können. Die erhaltenen Transformationsvorschriften in Form von 3 dimensionalen Strömungsvektorfelder werden anschliessend gemeinsam zur Deformation der Fläche in ihrer expliziten Darstellung unter strikter Beibehaltung ihrer Topologie und der Überschneidungsfreiheit verwendet. Da alle MC-Flächen berücksichtigt werden, wird die Dynamik der aktiven Fläche auch durch weiter innen liegende MC-Flächen bestimmt. Erst die Berücksichtigung dieser MC-Flächen ermöglicht eine korrekte Bestimmung der tief im Sulcusgrund liegenden Flächenbestandteile (Abb. 4).

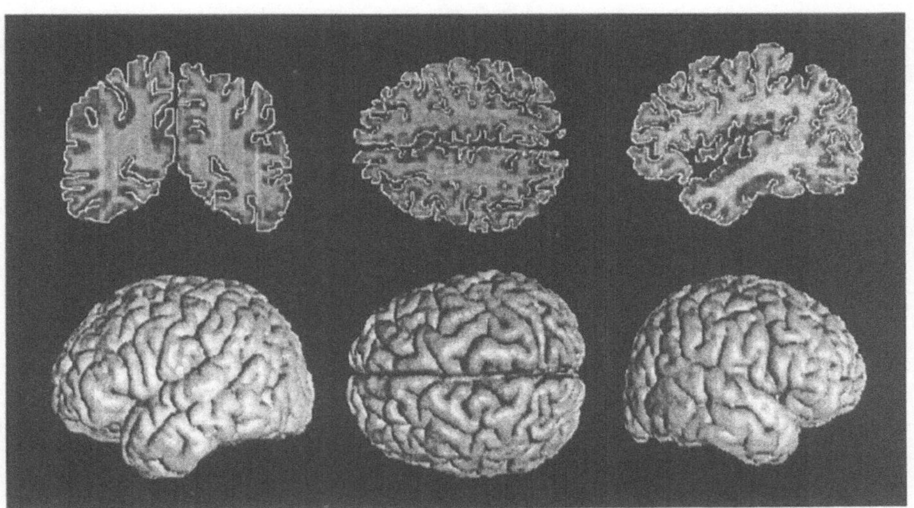

Abb. 4. Ergebnis nach dem impliziten Membran-Deformationsmodell. Wir erreichen eine wesentlich genauere Oberflächendarstellung, die insbesondere auch innen liegende Sulcusbereiche erfasst.

5 Resumé

Mit dem vorgestellten Verfahren gelingt uns die automatische Erzeugung einer topologisch korrekten hochauflösenden expliziten Flächenrepräsentation der äusseren Oberfläche der menschlichen Großhirnrinde. Damit können in Zukunft genaue quantitative Untersuchungen an postmortem und invivo MRT-Aufnahmen über die örtlich stark variierende Dicke der Großhirnrinde durchgeführt werden. Diese strukturell wichtige Information kann mit bereits an einigen kortikalen Arealen bestimmten cytoarchitektonischen und funktionellen Befunden korreliert werden, um somit einen weiteren Beitrag zur Struktur-Funktionsbeziehung im menschlichen Gehirn zu leisten.

Literatur

1. Dale A, Fischl B, Sereno M: Cortical Surface-Based Analysis I: Segmentation and Surface Representation, NeuroImage, 9:188-194, 1998.
2. MacDonald D, Kabani A, Avis A, Evans A: Automated 3-D Extraction of Inner and Outer Surfaces of Cerebral Cortex from MRI, NeuroImage, 12, 340-356, 2000.
3. Sethian, JA: Level Set Methods and Fast Marching Methods, Cambridge University Press, 1999
4. Xu W, Pham A, Rettmann B, Yu C, Prince D: Reconstruction of the Human Cerebral Cortex from Magnetic Resonance Images, IEEE Trans. on Medical Imaging, 18(0);467-480, 1999.
5. Zeng A, Staib L, Schultz A, Duncan D: Segmentation and Measurement of the Cortex from 3-D MR Images Using Coupled-Surfaces Propagation, IEEE Trans. on Medical Imaging, 18(0), 927-937, 1999.

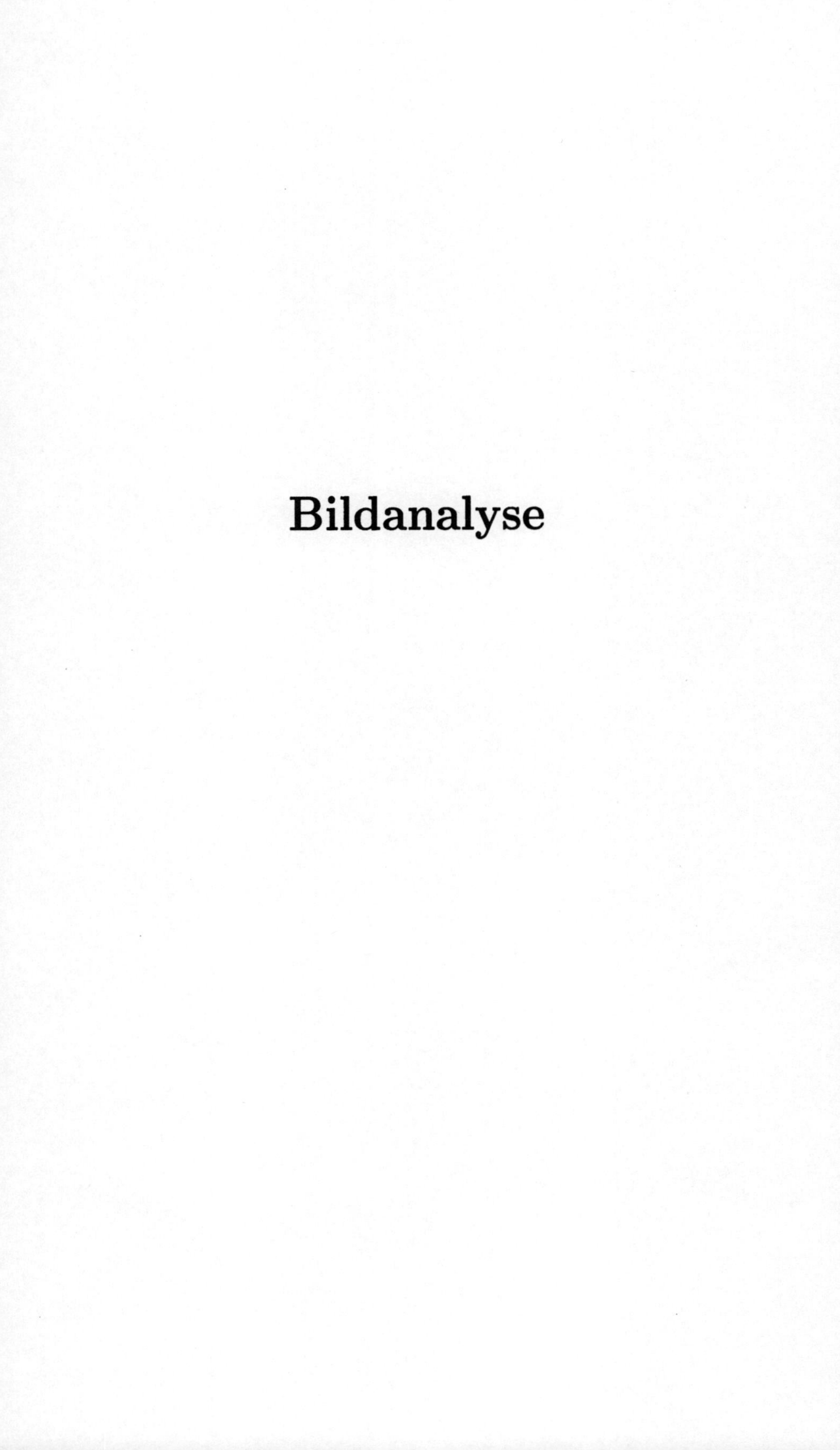

Bildanalyse

Analyse von pathologischen Veränderungen in MRT-Zeitreihenaufnahmen

G. Wollny und F. Kruggel

Max-Planck-Institut für Neuropsychologie
04103 Leipzig, Inselstr. 1a
Email: wollny@cns.mpg.de

Zusammenfassung. Pathologische Prozesse können in MRT - Zeitreihenaufnahmen charakterisiert werden. Für die Analyse solcher Datensätze ist der Einsatz automatisierter Werkzeuge, wie sie in diesem Artikel vorgestellt werden, sinnvoll. Dabei werden zuerst durch affine Registrierung und Intensitätsangleich Unterschiede ausgeglichen, die nur auf den Bedingungen der Bildgebung beruhen. Anschließend erfolgt durch eine auf Visko-Elastizität basierende nicht-affine Registrierung eine quantitative Analyse, und schließlich eine qualitative Analyse der gewonnenen Deformationsfelder hinsichtlich Quellen und Senken. Abgerundet wird dies durch eine Software zur Visualisierung der gewonnenen Daten.

1 Motivation

Der zeitliche Ablauf struktureller pathologischer Veränderungen im menschlichen Gehirn, hervorgerufen durch Krankheitsbilder wie Neoplasmen oder Morbus Alzheimer, läßt sich durch Verfahren wie Magnetresonanztomographie (MRT) oder Positron Emissions Tomographie (PET) gut dokumentieren.

Eine Analyse der Daten kann dabei als Hilfsmittel bei der Diagnose verwendet werden. Empirische Aussagen über den Verlauf einer Erkrankung können gewonnen und damit Vorhersagen ermöglicht bzw. verbessert werden. Neben der Verwendung von Verfahren der nicht-affine Registrierung zur Erfassung quantitativer Veränderung, wird hierbei auch das Augenmerk auf die qualitativen Analyse zur Lokalisierung von Zentren des Gewebeverlustes/-zuwachses sowie auf eine adäquate Visualisierung gelegt.

Eine manuelle Vermessung von Zeitreihenveränderungen in 3D und die nachfolgende qualitative Analyse erscheinen nicht praktikabel, daher ist eine Automatisierung des Prozesses mit dem Ziel, Parameter für eine weitere statistische Aufarbeitung zu gewinnen, von hohem Interesse.

2 Methode

Für die Durchführung einer automatischen Analyse von Zeitreihenaufnahmen erweisen sich folgende Schritte als notwendig:

2.1 Affine Registrierung

Um Positionsunterschiede des Untersuchungsobjektes in der Zeitreihe zu eliminieren ist eine affine Registrierung durchzuführen. Im Gegensatz zu älteren Verfahren verwenden die voxel-basierten alle vorhandenen Bildinformationen und haben sich dadurch als die zuverlässigsten erwiesen. Als Kostenfunktionen wird ein Maß für die Gleichheit von Voxeln zugrunde gelegt: z.B. Kreuzkorrelation für Bilder gleicher Wichtung oder ***mutual Information*** für Bilder unterschiedlicher Wichtung. Wir orientieren uns an einem Multigitter-Ansatz [1], weil so lokale Minima bei der Optimierung der Transformationsparameter vermieden werden.

2.2 Intensitätsangleich

Da bei MR-Aufnahmen im Gegensatz zu CT keine normierte Intensitätsskala angeboten werden kann, muß ein Intensitätsangleich vorgenommen werden. Dabei werden bereits affin registrierte Bilder verwendet, so daß durch die Wahl eines geeigneten Schwellenwertes der Intensitätsangleich nur auf der Grundlage der Bereiche erfolgt, in denen beide Bilder Daten enthalten. Falls die pathologischen Veränderungen im Verhältnis zum Gesamtvolumen nicht zu groß sind, bietet sich damit als Kostenfunktion F_k die Summe der Quadrate der Identitätsdifferenzen von Voxeln mit gleichen Koordinaten an.

Um die Intensität eines Pixels x eines Bildes mit N Graustufen mit der Helligkeit b und dem Kontrast c zu ändern, wird folgende Formel verwendet:

$$x_{adj} = adj(x, b, c) := \left(\left(\left(\frac{x}{N}\right)^{2^{-b}} - 0.5\right) * 2^c + 0.5\right) * N \qquad (1)$$

Durch eine Minimierung der Kostenkunktion F_k bezüglich Helligkeit b und Kontrast c wird damit für Scans gleicher Modalität sichergestellt, daß gleiche Materialien tatsächlich durch nahezu gleiche Intensitäten repräsentiert werden.

2.3 Nicht-affine Registrierung

Zur Gewinnung eines Deformationsfeldes, welches die pathologischen Veränderungen beschreibt, wird ein von Christensen [4] entwickeltes Verfahren verwendet, welches auf einem visko-elastischen Modell beruht und damit große Verformungen nachbilden kann. Durch Erweiterung des Verfahrens um einen multigitter Ansatz und die Einführung eines adaptiven Aktualisierungs-Schemas, waren wir in der Lage, die Verabeitungsgeschwindigkeit gegenüber der Originalimplementation erheblich zu beschleunigen.

Da zur Zeit wenig über die physikalischen ***in vivo*** Eigenschaften des Gehirn bekannt ist, wird z. Zt. im Modell nicht zwischen verschiedenen Materialien unterschieden.

2.4 Extraktion kritische Punkte

Um eine qualitative Charakterisierung der interessanter Bereiche des Deformationsfeldes zu ermöglichen, werden im gewonnenen Deformationsfeld kritische Punkte (Quellen, Senken und Sattelpunkte) des Vektorfeldes extrahiert. Dabei bezeichnen Quellen z.B. Wachstumszentren und Senken Gebiete mit Substanzverlust.

Der Algorithmus zum Auffinden solcher Punkte beruht dabei auf einem von Phillippou et al. [5] vorgestelltem Verfahren zur Analyse von Vektorfeldern durch *Phasenportäts*. Dabei wird ein Phansenporträt durch eine 3x3 Matrix A repräsentiert. Anhand ihrer Eigenwerte λ_i kann das Phasenporträt als Attraktor, Repellor oder Sattelpunkt klassifiziert werden (vgl. [6]).

Zum Auffinden kritischer Punkte wird nun zuerst basierend auf den Richtungen der Vektoren in zwei Schritten ein Wahrscheinlichkeitsfeld erstellt. Alle Punkte (x,y,z), für die sich eine gewisse Mindestwahrscheinlichkeit ergibt, werden als kritische Punkte betrachtet. Schließlich wird für jeden dieser gewählten Punkt anhand seiner Umgebung das Phasenporträt berechnet.

2.5 Visualisierung

Die gemeinsame Visualisierung der anatomischen Daten mit dem Deformationsfeld und den kritischen Punkten gibt schließlich dem Mediziner Hinweise auf die Physik des Krankheitsverlaufs. Ein graphisches Benutzerinterface ermöglicht dabei dem Anwender, die Ausgabe interaktiv anzupassen. (Abb. 1).

3 Ergebnisse

Die Anwendung des Verfahrens zur affinen Registration erweist sich als stabil und hat eine Verarbeitungszeit von weniger als 30 min gemessen mit einem Intel Pentium II 450 MHz Prozessor für Volumendatensätze der Größe 200x200x256. Die nicht-affine Registrierung benötigt ca. $3\frac{1}{2}$ Stunden und liefert ebenfalls gute Ergebnisse. Da aber noch keine verschiedenen Materialparameter verwendet werden, sind diese nicht notwendigerweise physikalisch sinnvoll.

Während bei der Analyse von synthetisch generierten Vektorfeldern die erzeugenden kritischen Punkte gut gefunden werden, sind die Ergebnisse für die durch Registration gewonnenen Vektorfelder nicht zufriedenstellend, da hier meist nur ein Punkt gefunden wird, obwohl die Stromlinien-Darstellung des gewonnenen Deformationsfeldes weitere kritische Punkte vermuten läßt.

4 Diskussion und Resümee

Wir haben eine Bildverarbeitungskette vorgestellt, die eine automatische Analyse von MR Zeitreihenaufnahmen des Gehirns ermöglicht und sie visuell gut in-

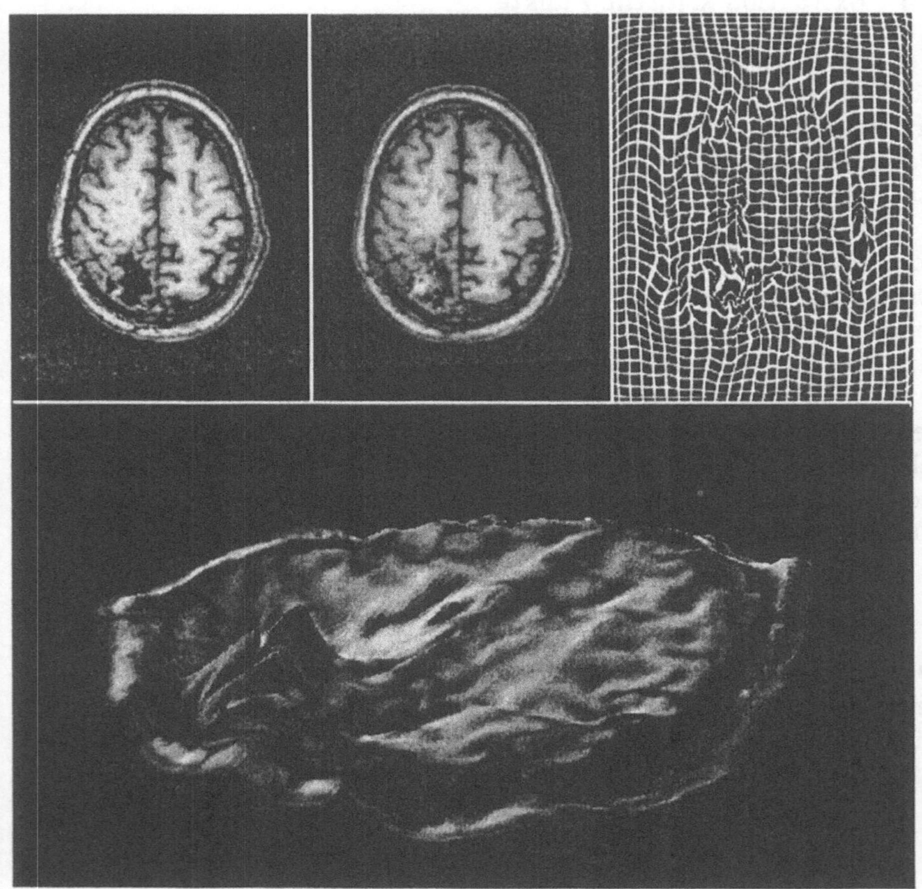

Abb. 1. oben: v.l.n.r. Referenzbild, zu registrierendes Bild, entsprechend der Registrierung deformiertes Gitter, unten: entsprechend der Registration deformierte Scheibe des zu registrierenden Bildes

terpretierbar aufbereitet. Diese Resultate können zur Verbesserung von Vorhersagemodellen und ähnlich einem anatomischen Atlas zur Erstellung eines Atlanten der inneren Kräfte des Gehirns herangezogen werden.

Ein offenes Probleme und damit Aufgabe für die weitere Forschung ist die Verbesserung der nicht affinen Registrierung durch Hinzufügen von weiteren Randbedingungen (verschiedene Materialien, realistische Materialkonstanten, Einbeziehung von Ergebnisse der diffusionsgewichteten Bildgebung). Weiterhin bedarf die Methode zum Auffinden kritischer Punkte einer Überprüfung. Als mögliche Erweiterungen werden ein Multigitter-Ansatz, die Einbeziehung von lokalen Maxima und Minima im Vektorfeld, sowie das Verhalten der Jacobi-Matrix über den Koordinaten des Vektorfeldes diskutiert.

Literatur

1. Thévenaz P., Ruttimann U. E., Unser M. (1998) "A Pyramid Approach to Sub-Pixel Registration Based on Intensity" IEEE Transactions on Image Processing 7, 27-41
2. Maes F., Collignon A., Vandermeulen D., Marchal G. and Suetens (1997) 'Multimodality Image Registration by Maximization of Mutual Information' IEEE Transactions on Medical Imaging 16, 187-198
3. Studholme C., Hill D. L. G., Hawkes D. J. (1995) "Multiresolution Voxel Similarity Measures For MR-PET Registration" Information Processing On Medical Images, Kluwer Academic, 287-298
4. Christensen G.E.(1994), "Deformable shape models for anatomy", Washington University Ph.D. thesis.
5. Philippou P. A., Strickland R. N. (1997) "Vector Field Analysis and Synthesis Using Three-Dimensional Phase Portraits" Graphical Models And Image Processing 59, 466-462
6. Abraham R. H. and Shaw C. D., "Dynamics, The Geometry of Behavior", Aerial Press, Inc. Santa Cruz, CA.

Schnelle Messung der lokalen Hirnperfusion zur Diagnoseunterstützung bei zerebrovaskulären Erkrankungen

Volker Metzler[1], Günter Seidel[2]
Daniel Toth[1], Lars Claassen[2], Til Aach[1]

[1]Institut für Signalverarbeitung und Prozeßrechentechnik
[2]Klinik für Neurologie
Medizinische Universität zu Lübeck, 23538 Lübeck
metzler@isip.mu-luebeck.de

Zusammenfassung. Die zuverlässige und schnelle Messung der zerebralen Mikrozirkulation ist entscheidend für die Diagnose und Behandlung akuter zerebrovaskulärer Erkrankungen. Die Perfusionsmessung mittels intrakranieller Ultraschallbildgebung bietet hierfür eine zeitsparende und mobil einsetzbare Alternative zu den aufwändigen tomographischen Verfahren. Der kombinierte Einsatz von Harmonic–Imaging Bildgebung und geeigneten Signalverstärkern erlaubt die Bestimmung der lokalen Hirnperfusion aus der Kontrastmittelkinetik über ein Perfusionsmodell. Die resultierenden Flußbilder ermöglichen die schnelle Lokalisierung minderdurchbluteter Bereiche bei minimaler physischer und psychischer Patientenbelastung. Die diagnostische Relevanz der Flußbilder konnte in einer Probandenstudie nachgewiesen werden.

1 Einleitung

Die erfolgreiche Behandlung zerebrovaskulärer Erkrankungen ist in erster Linie von der frühzeitigen und zuverlässigen Diagnose minderdurchbluteter Hirnbereiche des Patienten abhängig. Derzeit wird die Messung der zerebralen Mikrozirkulation vorwiegend mit Hilfe zeit– und kostenintensiver tomographischer Verfahren (CT/NMR) durchgeführt. Die Meßstationen sind darüberhinaus ortsgebunden, so daß Transfer und eventuelle Wartezeiten zum Teil erhebliche Belastungen des Patienten mit sich bringen.

Die Ultraschallbildgebung (US) bietet hierzu eine schnelle und flexible Alternative. Leider führt die transkranielle US–Bildgebung aufgrund der starken Schallreflektion am Schädelknochen zu einer zusätzlichen Qualitätsverschlechterung des ohnehin für seinen hohen Rauschanteil bekannten Verfahrens. Jedoch können diese Effekte durch den Einsatz der Harmonic–Imaging Bildgebung (HI) in Kombination mit geeigneten signalverstärkenden Kontrastmitteln minimiert und die Mikrozirkulation in ausreichender Qualität dargestellt werden [1]. Die lokale Perfusion wird aus der Kontrastmittelkinetik mittels eines Perfusionsmodells abgeleitet. Die Echodensitometrie ist also potentiell als mobile "Bedside"–Methode zur quantitativen Erfassung der lokalen Mikrozirkulation geeignet.

2 Harmonic–Imaging

In der Regel ist die Qualität von Ultraschallbildern stark eingeschränkt. Bei intrakraniellen B–Mode Echosequenzen ist sie zusätzlich durch die starke Reflektion des Schalls am Schädelknochen reduziert. Um den Blutfluß im Gehirn dennoch darzustellen, wird mit Hilfe eines Kontrastmittels eine Signalverstärkung der Mikrozirkulation erzielt. Dazu werden dem Patienten gasgefüllte Bläschen konstant injiziert, die einen hohen Schallwiderstand besitzen und bei Auftreffen des Ultraschalls linear oder nicht–linear streuen, bzw. bei höheren Schalldrücken schadensfrei zerplatzen. Die Resonanzfrequenz des Kontrastmittels liegt im Bereich des diagnostischen Ultraschalls (Mittenfrequenz 1.8 MHz). Bei der nicht-linearen Streuung entstehen harmonische Schwingungen, also Vielfache dieser Grundfrequenz.

Ultraschallbilder resultieren aus Impedanzunterschieden an Gewebeübergängen. Im Gegensatz zu herkömmliche B–Mode Bildern werden von HI–Bildern zusätzlich zur Grundfrequenz auch harmonische Oberschwingungen (vorwiegend 3.6 MHz, in geringem Maße auch 7.2 MHz) erfaßt, die vor allem von Resonanzphänomenen des Kontrastmittels stammen [2]. Dies führt zu einem wesentlich verbesserten Signal/Rausch–Verhältnis, wodurch im Vergleich mit B–Mode Ultraschall eine erhöhte Sensitivität der Kontrastmitteldarstellung erreicht wird.

Der kombinierte Einsatz von Kontrastmitteln zur Signalverstärkung und Harmonic–Imaging Bildgebung ermöglicht die quantitative Messung der lokalen intrakraniellen Perfusion.

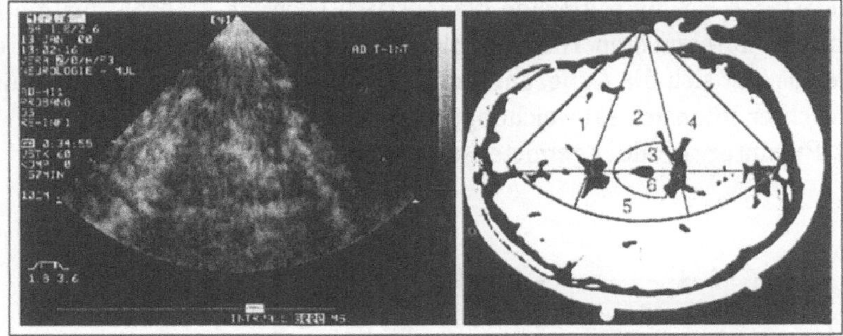

Abb. 1. Harmonic–Imaging Aufnahme einer horizontalen Hirnschicht (*links*) und deren Lokalisierung anhand eines schematisierten MR–Bildes (*rechts*). Die Areale 3 und 6 kennzeichnen den Hypothalamus.

3 Messung der lokalen Hirnperfusion

Die Durchblutung eines Gefäßes ergibt sich aus dem Produkt der Flußgeschwindigkeit v des Blutes und der Durchschnittsfläche a. Zur Quantifizierung der

Perfusion in einer bestimmten Hirnregion kann für beide Parameter eine proportionale Maßzahl aus den US–Sequenzen ermittelt werden: Die Geschwindigkeit $\beta \approx v$, mit der sich das Kontrastmittel in der betreffenden Region anreichert und die maximal meßbare Konzentration $A \approx a$ des Kontrastmittels.

Bei Auftreffen eines Schallpulses werden die Mikrobläschen des Kontrastmittels weitestgehend zerstört. Um ein weiteres Bild zu erzeugen, muß sich das Kontrastmittel also erst wieder in der Mikrozirkulation anreichern. Die Konzentration des Kontrastmittels in den Gefäßen hängt also vom Zeitintervall t zwischen zwei Aufnahmen ab. Daher ist die zerebrale Durchblutung erst ab einem bestimmten minimalen Pulsintervall bestimmbar, das a priori nicht bekannt ist. Zur Bestimmung der Flußgeschwindigkeit des Kontrastmittels ist es wiederum nötig unterschiedliche Pulsintervalle zu betrachten, um die zeitliche Änderung der Konzentration zu erfassen. Aus diesen Überlegungen ergibt sich, daß beide Parameter nur bei stetig steigendem Pulsintervall t ermittelt werden können.

Die Integration über einen lokalen Bildbereich liefert ein Maß für die Konzentration des Kontrastmittels im Gewebe. Das Auftragen dieser regional gemessenen Intensität $\gamma(t)$ über dem steigenden Pulsintervall (PI) t weist einen exponentiellen Verlauf auf, der die Konzentrationsveränderung deutlich macht. Die Meßwerte liegen auf einer Kurve, die durch die Funktion

$$\gamma(t) = A(1 - \exp(-\beta t)) + \gamma_0 \quad (1)$$

modelliert werden kann (Abb. 2). Hierbei gibt A die Sättigung des Kontrastmittels an, β beschreibt dessen Einströmgeschwindigkeit und γ_0 die Schallreflektion des Gewebes ohne Blutfluß [3]. Da A proportional zu a und β proportional zu v ist, liefert das Produkt $A\beta$ eine diagnostisch wichtige Maßzahl für die lokale Perfusion im untersuchten Hirnbereich. Über die Größe des zu integrierenden Bildbereichs läßt sich die Auflösung des Flußbildes bestimmen. Zur Minimierung unerwünschter Intensitätsabweichungen in diesen Bereichen werden jeweils sechs bis acht Pulsintervallbilder gemittelt (Abb. 3).

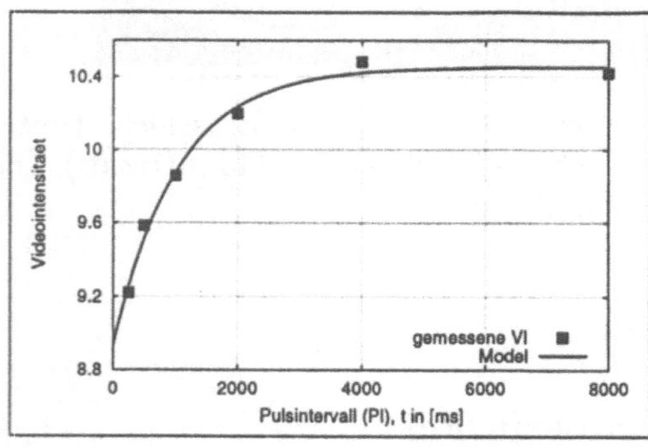

Abb. 2. Exemplarische Modellierung der Kontrastmittelkinetik durch das Perfusionsmodell für ausgewählte Pulsintervalle.

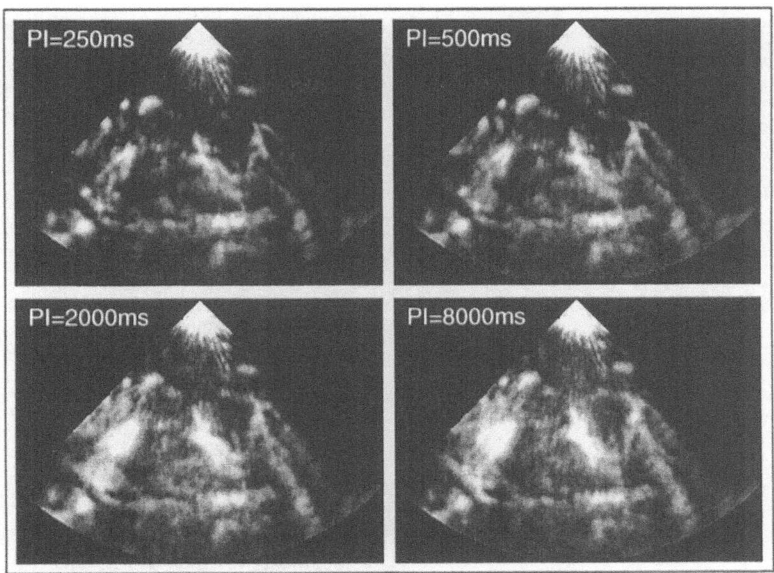

Abb. 3. Die zeitlich gemittelten HI–Bilder für ausgewählte Pulsintervalle (PI) veranschaulichen die intervallabhängige Intensitätssteigerung.

4 Quantitative Darstellung

Aufgrund der tiefenabhängigen Abschwächung der vom Gewebe reflektierten Schallwellen schwächt sich das Intensitätsmaß A, und somit auch das Perfusionsmaß $A\beta$, mit wachsender Entfernung des Gewebes von der Schallquelle ab (Abb. 4a). Dieser Effekt tritt bei der Flußgeschwindigkeit β jedoch nicht auf, da sie sich als relative Intensitätsänderung, also als zeitliche Ableitung, aus der US–Sequenz ergibt [4] (Abb. 4b). Aus diesem Grund kann zur Quantifizierung das β–Bild einer Normierung der lokalen Meßwerte auf die individuellen physiologischen Werte des Patienten unterzogen werden, die durch die mittlere Flußgeschwindigkeit der Thalamusregion gegeben sind (Abb. 4c). Um die Artefakte des pixelweisen Fittings zu reduzieren und eine zweckmäßigen Darstellung zu erreichen, wurden die Wertebereiche durch Clipping und Thresholding auf $0 \leq A\beta \leq 0.8$ bzw. $0 \leq \beta \leq 0.13$ eingeschränkt.

Das Verfahren wurde im Rahmen einer Probandenstudie evaluiert. Sowohl die $A\beta$– als auch die β–Bilder zeigten die erwarteten physiologischen Perfusionsverhältnisse und konnten den anatomischen Strukturen in aufgenommenen Hirnbereich eindeutig zugeordnet werden.

5 Diskussion

Im Gegensatz zu den derzeit verwendeten Verfahren ermöglicht die vorgestellte Methode die Quantifizierung der Hirnperfusion aufgrund von Echobildsequenzen

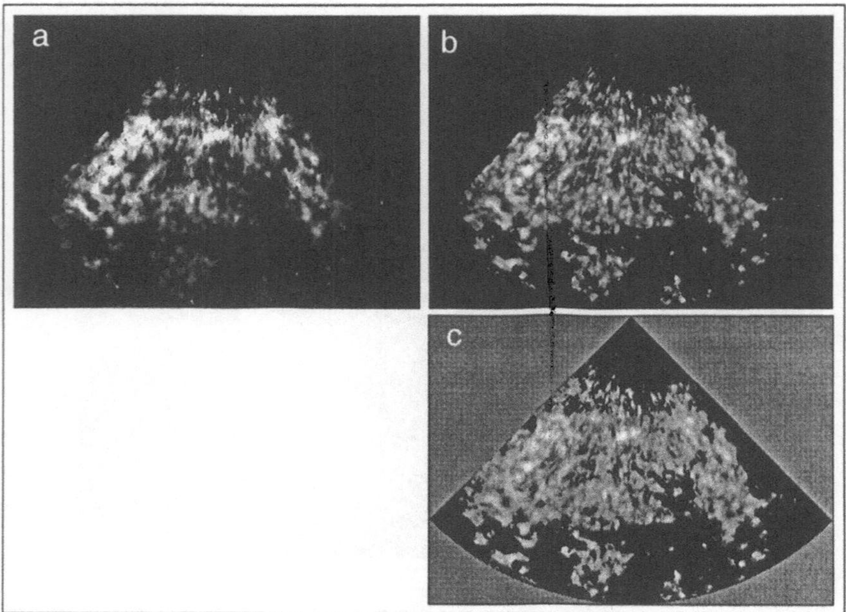

Abb. 4. Das $A\beta$–Bild visualisiert die tiefenabhängige lokale Perfusion (a), während das β–Bild die tiefenunabhängige Flußgeschwindigkeit zeigt (b). Aus diesem Grund wird das β–Bild zusätzlich auf die mittlere Flußgeschwindigkeit im Hypothalamus (Abb. 1, *rechts*) des Patienten normiert (c). Bereiche, die heller als der graue Hintergrund des Schallkegels sind entsprechen höheren β Werten.

mit mobilen Meßeinheiten direkt am Patientenbett. Die Flußbilder sind vom medizinischen Personal schnell und leicht zu interpretieren und erlauben anhand der normierten β–Bilder individuelle quantitative Aussagen. Das Verfahren ermöglicht die schnelle und kostengünstige Diagnostik bei minmaler physischer und psychischer Patientenbelastung. Es liefert zeitkritische diagnostische Hinweise auf akute zerebrovaskuläre Erkrankungen und erlaubt die Lokalisierung der betroffenen Hirnbereiche. Dabei führt das "Zerschallen" des injizierten Kontrastmittels zu keinerlei nachweisbarer Schädigung.

Literatur

1. G Seidel, C Algermissen *et al*: Harmonic Imaging of the human brain — Visualization of brain perfusion with ultrasound. *Stroke* 31:151-154, 2000.
2. C Schölgens: Native tissue harmonic imaging. *Radiologie* 38:420–423,1998.
3. V Metzler, G Seidel *et al*: Quantitative Messung der Hirnperfusion in intrakraniellen Ultraschall Bildsequenzen. *Bildverarbeitung für die Medizin*, Springer–Verlag, Berlin, pp. 309–313, 2000.
4. V Metzler, G Seidel *et al*: Messung der zerebralen Mikrozirkulation mit intrakranieller Harmonic-Imaging Bildgebung. *Biomedizinische Technik* 45 (Ergänzungsband): 63–64, 2000.

Globale und regionale Krümmungsanalyse menschlicher Gelenke aus MRT-Schichtbildern

[1,2]Jan Hohe, [2]Karl-Hans Englmeier, [1]Felix Eckstein

[1]Forschungsgruppe Muskuloskelettales System, Anatomische Anstalt München, Ludwig-Maximilians-Universität München, Pettenkoferstr. 11, 80336 München
[2]Institut für Medizinische Informatik und Systemforschung, GSF Forschungszentrum Neuherberg, Oberschleißheim
Email: hohe@writeme.com

Zusammenfassung. Die Verbesserung der Diagnose, Therapie und Prognose der Osteoarthrose erfordert eine exakte In-vivo-Analyse morphometrischer und struktureller Knorpeleigenschaften. Neben morphologischen Eigenschaften, dem Knorpelvolumen, der Knorpeldicke und der Gelenkflächengröße stellt auch die Gelenkflächenkrümmung einen wichtigen Parameter dar. Es wurden zwei Techniken zur Berechnung globaler und lokaler Krümmungseigenschaften des Gelenkknorpels entwickelt. Bei der Gaußschen Krümmungsanalyse wird eine B-Spline Fläche durch die Stützpunkte der Knorpelfläche gelegt und deren Krümmung berechnet. Bei der Krümmungsbestimmung durch Oberflächenexpansion wird aus dem Maß der Flächenzunahme bei Expansion auf die Krümmung geschlossen. Beide Verfahren wurden auf Testkörper und die MRT Datensätze 28 gesunder Probanden angewendet. Erste Ergebnisse deuten darauf hin, dass es beim Patellaknorpel eine relativ konstante mittlere Krümmung gibt, die unabhängig von der Gelenkflächengröße ist.

1 Einleitung

Degenerative Gelenkerkrankungen (Osteoarthrose) stellen eine der am weitesten verbreiteten chronischen Erkrankungen der älteren Bevölkerung dar. Nahezu 190 Mio. Menschen sind weltweit betroffen. Aus diesem Grund werden große Anstrengungen unternommen, die Diagnose- und Therapiemöglichkeiten der Osteoarthrose sowie ihre Prognose zu verbessern. Die Magnetresonanztomographie (MRT) bietet als nicht-invasives, bildgebendes Verfahren die Möglichkeit, Knorpelgewebe direkt und dreidimensional darzustellen. Aus den 3D Schichtdatensätzen lässt sich der Knorpel segmentieren [1] und daraus sowohl morphometrische (Volumen, Dicke, Oberfläche)[2] als auch strukturelle (Knorpelzusammensetzung) Eigenschaften ermitteln. Auch in der Form der überknorpelten Gelenkfläche (Krümmung) wird ein wichtiger Faktor bei der frühzeitigen Erkennung eines Osteoarthroserisikos gesehen, da sich aus ihr Aussagen über die Lastverteilung und somit physikalische Beanspruchung des Knorpels ergeben. Auch kann eine detailierte Krümmungsanalyse Hinweise auf eine regionale Knorpeldegeneration liefern, da hierdurch fokale Defekte sichtbar gemacht werden können. Aus diesem Grund wurde ein Verfahren entwickelt, welches, auf Basis des aus segmentierten MRT-Schichtbildern rekonstruierten Knorpels, Aussagen über das regionale und globale Krümmungsverhalten liefern soll.

2 Methoden

Als Basis für die Knorpelkrümmungsanalyse wurde ein trianguliertes 3D Modell des Knorpels aus den segmentierten Schichtbildern [1] erzeugt. Es wurden zwei verschiedene Verfahren implementiert, mit der die regionale und globale Krümmung der Knorpelplatten mit Hilfe ihres Dreieckmodells berechnet wurde:

- Gaußsche Krümmungsanalyse
- Krümmungsanalyse durch Oberflächenexpansion

2.1 Gaußsche Krümmungsanalyse

Die Gaußsche Krümmungsanalyse stellt ein genaues Verfahren zur Berechnung lokaler Flächenkrümmungen dar, aus welchen sich dann gemittelte Werte für die gesamte Fläche berechnen lassen. Auf diese Weise erhält man eine sehr genaue Beschreibung sowohl lokaler als auch globaler Krümmungseigenschaften der Fläche. Für den Knorpel wurde diese Vorgehensweise erstmals von Ateshian et al. [3] für stereophotogrammetrisch gewonnenen Datensätze vorgestellt. Es wird zunächst eine kontinuierliche B-Spline Fläche durch die diskreten Oberflächenpunkte des Knorpelmodells gelegt. Von dieser wird dann lokal die Gaußsche Krümmung berechnet wird. Ein wichtiger Arbeitsschritt bei dieser Methode liegt darin, die ursprünglich nur approximativen B-Spline Flächen durch die Berechnung neuer, virtueller Oberflächenpunkte (parametrische Knoten) den Originalpunkten anzupassen [4]. Die B-Spline Fläche durch den Punkt $P_{i,j}$ wird dann beschrieben durch:

$$
\begin{aligned}
P(\frac{i}{N},\frac{j}{M}) = {} & \frac{1}{36}(A_{i-1,j-1} + A_{i-1,j+1} + A_{i+1,j-1} + A_{i+1,j+1}) + \\
& \frac{1}{9}(A_{i-1,j} + A_{i+1,j} + A_{i,j-1} + A_{i,j+1}) + \frac{4}{9}A_{i,j} \qquad (1)
\end{aligned}
$$

Die Punkte $A_{i,j}$ stellen die aus den Originalpunkten berechneten parametrischen Knoten dar. Mittels der kontinuierlichen Flächenbeschreibung aus Formel 1 war es möglich [5], an jedem Oberflächenpunkt die mittlere Krümmung sowie die minimale und maximale Hauptkrümmung abzuleiten und diese farb- oder grauwertkodiert auf der Knorpelfläche darzustellen.

Eine entscheidende Rolle spielt dabei die Wahl der Oberflächenpunkte, die für die Berechnung der B-Spline Fläche herangezogen werden. Werden diese Punkte in zu dichtem Abstand voneinander gewählt, bestimmen die Sprünge zwischen den diskreten Datenpunkten die lokalen Krümmungseigenschaften. Dieser Effekt tritt sowohl innerhalb der Schicht als auch, in abgeschwächter Form, zwischen den Schichten auf (Abb. 1a). In Abbildung 1b ist die lokale, grauwertkodierte

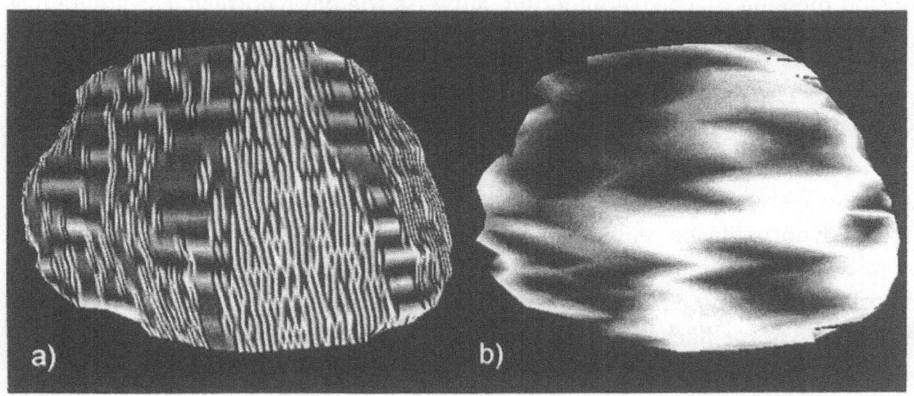

Abb. 1. Krümmungsdarstellung mit kleiner a) und grober b) Auflösung. Je dunkler der Grauwert, desto konkaver ist die Oberfläche an dieser Stelle.

mittlere Krümmung der patellaren Gelenkfläche bei gröberer Auflösung innerhalb und über die Schichten dargestellt.

Dass eine B-Spline Fläche in der Lage ist, trotz weniger gegebener Stützpunkte die Originalfläche zu reproduzieren und deren Krümmung zu berechnen, wurde anhand verschiedener Testflächen (Kugel, Zylinder, Paraboloid, hyperbolisches Paraboloid) validiert.

Als erster Anwendungsfall wurde die mittlere Krümmung der Gelenkfläche des patellaren Knorpels von 28 Probanden (14 weibl., 14 männlich, Alter > 50 Jahre) berechnet. Um Unabhängigkeit von der jeweiligen Flächengröße des Knorpels zu erzielen, wurden in einem zweiten Schritt alle Flächen auf eine einheitliche Größe normiert und deren mittlere Krümmung nochmals berechnet.

2.2 Krümmungsanalyse über Oberflächenexpansion

Basis der Krümmungsanalyse über Oberflächenexpansion war die Annahme, dass die Änderung der Oberfläche eines Objektes durch Expansion bzw. Kontraktion entlang seiner Oberflächennormalenvektoren im Zusammenhang mit seiner Krümmung steht. Dieser Ansatz wurde in Arbeiten von Hahn et al. [6] verwendet, um einen "Trabecular Bone Pattern factor" (TBPf) vom trabekulären Knochen zu berechnen. Die Grundidee basiert darauf, dass schwach gekrümmte Flächen bei Expansion bzw. Kontraktion eine geringere Oberflächenveränderung erfahren als stärker gekrümmte. Für eine Ebene wird z.B. gar keine Flächenveränderung zu detektieren sein, während ein singulärer Punkt eine unendlich große Flächenveränderung aufweist. Dies wurde genutzt, um eine Aussage über die allgemeine Krümmung der Gelenkfläche treffen zu können. Es wurde zu jedem Oberflächenpunkt des 3D Knorpelmodells ein Flächenormalenvektor berechnet und die Fläche entlang dieser Normalenvektoren expandiert. Die relative Größenänderung Q der Fläche wurde als Quotient aus der Flächengröße vor und nach der Expansion angegeben. Die Krümmung einer Kugel, die bei Expansion dieselbe Flächenveränderung aufweist wie die Knorpelfläche stellte das Krümmungsmaß dieser Fläche dar.

$$Q = Q_{Kugel} = \frac{A_{Kugel,nach}}{A_{Kugel,vor}} = \frac{4\pi r_1^2}{4\pi r_0^2} = \frac{4\pi(r_0 + \Delta r)^2}{4\pi r_0^2} \rightarrow r_0 = \frac{\Delta r}{1-Q}(\pm\sqrt{Q} - 1)$$

Auf diese Weise erhält man einen Gesamtkrümmungswert ($\frac{1}{r_0}$) für die zu analysierende Knorpelfläche, wobei anzumerken ist, dass dieser genaugenommen nicht der mittleren Krümmung der Fläche, sondern der der korrespondierenden Kugel entspricht. Auch diese Methode wurde an Testflächen (Kugel, Zylinder) und den patellaren Knorpelflächen der 28 Probanden erprobt.

3 Ergebnisse

Die Ergebnisse der Gaußschen Krümmungsanalyse für die Testflächen zeigte eine sehr genaue Übereinstimmung mit den theoretischen Werten. Selbst eine aus lediglich 5 Oberflächenpunkten rekonstruierte Halbkugel zeigte maximal 2% Abweichung von der tatsächlichen mittleren Kugelkrümmung. Alle anderen Testflächen lieferten noch bessere Übereinstimmung (± 0.2%) mit dem theoretischen Krümmungswert. Der Zylinder und das hyperbolische Paraboloid zeigten, dass auch die beiden Hauptkrümmungen exakt (±0.2%) berechnet werden. Die über alle 14 Frauen gemittelte patellare Knorpelkrümmung lag bei 33.4/m und die der 14 Männer bei 33/m. Für die normierten Flächen ergaben sich für die Frauen Werte von 32.8/m und für die Männer 35.4/m. Männliche und weibliche Probanden zeigten also vor der Normierung im Mittel sehr ähnliche Krümmungswerte (1.2% Differenz) und nach der Normierung einen wesentlich größeren Unterschied (7.8%). Eine typische Visualisierung der lokalen Krümmungswerte ist in Abbildung 1b zu sehen.

Die Krümmungsanalyse über Oberflächenexpansion zeigte bei den Testflächen eine weniger exakte Übereinstimmung mit den theoretischen Werten. Schon bei der Kugel traten Abweichungen von ca. 5% auf, beim Zylinder sogar von bis zu 42%. Die Krümmungswerte der 28 Probanden lieferten vergleichbare Ergebnisse wie die Gaußschen Krümmungsanalyse. Die Werte betrugen bei Frauen und Männern unnormiert 45.8/m bzw. 41,1/m und nach Normierung 45,9/m bzw. 44,8/m. Bei dieser Analysemethode erreichten die Männer erst nach der Normierung ähnliche Krümmungswerte wie die Frauen.

4 Diskussion

Die Gaußsche Krümmungsanalyse ließ sich sehr genau validieren und lieferte für die gemessenen patellaren Gelenkflächen bei 28 Probanden Ergebnisse, die sich in ihrer Größenordnung mit Literaturangaben aus stereophotogrammetrischen Untersuchungen deckten [3][7]. Obwohl die patellare Gelenkfläche der Männer im Schnitt größer ist, zeigen sie im Mittel eine sehr ähnliche Krümmung wie die weiblichen Probanden. Das lässt darauf schließen, dass ein größerer Knorpel nicht eine maßstabsgetreue Vergrößerung derselben Knorpelform darstellt, denn unter diesen Umständen müsste die Krümmung abnehmen. Es stellt sich damit die Frage, ob eine optimale mittlere Krümmung der Gelenkfläche existiert, die unabhängig von der Knorpelgröße ist. Auch die regionale Analyse zeigt, dass die eher konkave laterale Seite des Knorpels auch als solche identifiziert wird, während im zentralen und medialen Bereich, wie erwartet, eher konvexe Krümmungen auftreten (Abb. 1b). Die Flächenrekonstruktion mittels B-Splines präsentiert sich damit als geeignete Methode, aus MRT Datensätzen die regionale und gemittelte Knorpelkrümmung zu berechnen.

Die Vorteile der Krümmungsanalyse über Oberflächenexpansion liegen nicht in der exakten Berechnung der Oberflächenkrümmung. Sie kann aber helfen, die Gaußsche Krümmungsanalyse qualitativ zu überprüfen. Eine weitere Anwendung könnte sich aus der Formabhängigkeit ihrer Krümmungsergebnisse ergeben. So könnten beispielsweise die Expansionseigenschaften der zu analysierenden Fläche mit den Expansionseigenschaften verschiedener Kontrollformen (Kugel, Zylinder, Paraboloid, usw.) verglichen werden. Die Kontrollform, die dieselbe oder eine ähnliche Flächenexpansion zeigt, kommt dann der analysierten Fläche am nächsten. Auf diese Weise wäre eine automatische Klassifizierung in verschiedener Knorpelflächengrundformen möglich.

Durch die hier vorgestellten Krümmungsanalysemethoden ergibt sich ein breites Spektrum möglicher Anwendungen. So können z.B. Krümmungseigenschaften von gesundem und arthrotischem Knorpelgewebe verglichen werden. Eine besondere Bedeutung kommt der Gelenkflächenkrümmung als prognostischer Faktor bei der Initiation und Progression von Knorpelschäden in epidemiologischen Studien zu.

Literatur

1. Stammberger T, Eckstein F, Michaelis M, Englmeier K-H, Reiser M. Interobserver reproducibility of quantitative cartilage measurements: comparison of B-spline snakes and manual segmentation. Magn Reson Imaging, 64:1033–42, 1999.
2. Eckstein F, Schnier M, Haubner M, Priebsch J, Glaser C, Englmeier K-H, Reiser M. Accuracy of cartilage volume and tickness measurements with magnetic resonance imaging. Clin Orthop, 352:137–148, 1998.
3. Ateshian GA. A b-spline least-squares surface-fitting method for articular surfaces of diarthrodial joints. J Biomechanical Engineering, 115:366–373, 1993.
4. Burger P, Gillies DF. *Interactive Computer Graphics.* Addison Wesley, 1989.
5. Bronstein I, Semendjajew KA, Grosche G, Ziegler V, Ziegler D. *Teubner Taschenbuch der Mathematik.* BG Teubner, 1996.
6. Hahn M, Vogel M, Pompesius-Kempa M, Delling G. Trabecular bone pattern factor–a new parameter for simple quantification of bone mircoarchitecture. Bone, 13:327–330, 1992.
7. Kwak SD, Colman WW, Ateshian GA, Grelsamer RP, Henry JH, Mow VC. Anatomy of the human patellofemoral joint articular cartilage: surface curvature analysis. J Orthop Res, 15:468–472, 1997.

3D-Analyse medizinischer Volumendaten unter Nutzung automatisch generierter Transferfunktionen

Manfred Hinz, Regina Pohle, Thomas Hübner, Klaus D.Tönnies

Institut für Simulation und Graphik
Otto-von Guericke-Universität Magdeburg, 39106 Magdeburg
Email: mhinz@isg.cs.uni-magdeburg.de

Zusammenfassung. In diesem Beitrag wird ein Verfahren zur nutzergeführten 3D-Visualisierung von Strukturen innerhalb medizinischer Volumendatensätze vorgestellt. Das Verfahren nutzt das a-priori-Wissen des Anwenders über die Lage der interessierenden Struktur und berechnet davon ausgehend automatisch eine initiale Transferfunktion für die direkte Volumenvisualisierung mittels Volume Rendering. Dabei wird ein adaptives Regionenwachstum zur Schätzung des Grauwertintervalles für die gesuchte Struktur eingesetzt. Es wird eine Beispielimplementierung beschrieben, die es erlaubt, durch eine intuitive Steuerung der Darstellungsparameter für das Volume Rendering, eine interaktive 3D-Analyse der interessierenden Struktur zu ermöglichen.

1 Einleitung

Verfahren der medizinischen Bildgebung wie Computertomographie und Magnetresonanztomographie liefern Datensätze, die als 3-dimensionales Feld von Skalarwerten aufgefaßt werden können. Von besonderem Interesse für den Mediziner bei der Interpretation dieser Daten sind bestimmte anatomische Strukturen und ihre mögliche pathologische Veränderung. Die Interpretation dieser Datensätze erfolgt in der klinischen Praxis in der Regel auf der 2-D Schichtdarstellung, wobei 3-D Informationen auf dem Wege der mentalen Rekonstruktion des Mediziners abgeleitet werden.

Mit zunehmender Entwicklung der Medizintechnik, stetig steigender Auflösung und damit auch Anzahl von Schichtbildern, wird es in Zukunft nötig sein, andere Wege bei der Interpretation dieser Daten zu gehen. Ein Zugang zu den enthaltenen 3-D Informationen führt über eine Interpretation von dreidimensional dargestellten Strukturen. Hierbei ist eine Visualisierung notwendig, die wiederum eine 2-D Projektion dieser Daten erzeugt. Unsere visuelle Wahrnehmung ist darauf trainiert, aus zweidimensionalen Ansichten 3-D Informationen zu rekonstruieren und es sollte möglich sein, diese Fähigkeiten bei der Analyse zu nutzen. Da eine 3D-Visualisierung immer auch mit einer Informationsreduktion verbunden ist, kommt es darauf an, daß Visualisierungsmethoden gefunden werden, die bei der Projektion der 3-D Daten auf eine 2-D Ansicht, ein Bild erzeugen, das mit den Alltagserfahrungen bei der visuellen Wahrnehmung richtig interpretiert werden kann. Für eine nutzergesteuerte

Datenanalyse müssen darüber hinaus Interaktionsmethoden gefunden werden, die es erlauben, den Analyseprozess zielorientiert zu steuern. Dabei sollte der Nutzer einerseits sein a-priori Wissen optimal in den Analyseprozess einbringen und andererseits auf intuitiv bedienbare Interaktionswerkzeuge zurückgreifen können.

Unserer Ansicht nach können Verfahren der direkten Volumenvisualisierung diese Vorgaben erfüllen. Im Gegensatz zu oberflächenbasierten Verfahren bieten Volume Rendering Verfahren erweiterte Möglichkeiten bei der 3D-Bildanalyse. Bei der direkten Volumenvisualisierung ist es möglich Oberflächen darzustellen, gleichzeitig aber auch transparent sichtbar zu machen und so den Blick auf tiefer gelegene Strukturen freizugeben. Durch entsprechende Definition der Transferfunktion (d.h. der Abbildung der Funktionswerte auf Farbe und Durchsichtigkeit) können Teilstrukturen in ihrer Umgebung dargestellt werden. Arbeiten auf dem Gebiet der Spezifikation von Transferfunktionen [1] haben gezeigt daß es möglich ist, die Parameter der Darstellung interaktiv zu steuern und damit eine Exploration der Daten zuzulassen. Zudem müssen Objekte nicht vollständig extrahiert sein, um visualisiert werden zu können. Damit bieten diese Verfahren die Möglichkeit besonders interessierende Informationen schrittweise „herauszuarbeiten".

Eine Interpretation auf der Grundlage von räumlich visualisierten Daten scheitert in der Praxis oft an den aufwendigen Interaktionsschritten, z.B. bei der Bestimmung der Transferfunktion oder der Auswahl von Beleuchtungsmodellen, die als Eingabeparameter für die Visualisierungsverfahren benötigt werden. Dabei stellt sich speziell die histogrammbasierte Suche nach einer Transferfunktion für den Nutzer als Problem dar.

2 Strukturspezifikation

Man kann medizinische Volumendaten als Ansammlung unterschiedlicher Teilstrukturen auffassen. Wenn man von der Aufgabe ausgeht, ohne eine vorhergehende Segmentierung eine dieser Teilstrukturen zu visualisieren und zu analysieren, steht man vor dem Problem der Informationsreduktion.

In dem von uns implementierten System zur 3-D Datenanalyse wählt der Nutzer, in einem ersten Interaktionsschritt auf der ihm bekannten 2D-Schnittbilddarstellung des Volumendatensatzes eine Region aus, die die gesuchte Struktur enthält. Dabei wird durch Angabe eines Kreises ein kugelförmiger Volumenausschnitt als Region of Interest definiert. Die Definition einer solchen Region ist durch Angabe von Mittelpunkt und Punkt auf der Kugeloberfläche durch zwei einfache Mausklicks möglich und wurde deshalb dem herkömmlichen Setzen von Cropping-Planes zur Eingrenzung einer ROI vorgezogen. Des weiteren wird auf diese Weise optimal auf das a-priori Wissen des Mediziners zurückgegriffen, der, aufgrund seiner Kenntnisse über die Anatomie, sowohl einen Punkt im Zentrum einer darzustellenden Struktur als auch eine Regionengrenze markieren kann, von der er weiß, daß sie sich außerhalb der gesuchten Struktur befindet.

3 Generierung der Transferfunktion

Als zweiter Schritt muß eine Transferfunktion gefunden werden, die nur diese spezielle Struktur hervorhebt. Bisher bekannte Verfahren zur automatischen Generierung der Transferfunktion [2,3] basieren im wesentlichen auf der statistischen Auswertung der Grauwertverteilung im zu visualisierenden Volumen. Für die Bestimmung der Transferfunktion wurde ein Ansatz gefunden, der für eine zu visualisierende Struktur die räumliche Nachbarschaft der zugehörigen Volumenelemente ausnutzt und nicht auf der üblichen histogrammbasierten Suche beruht.

Für die zu visualisierende Struktur wird vorausgesetzt, daß sie sich durch Erfüllung eines Homogenitätskriteriums von ihrer Umgebung abgrenzen läßt. Das bedeutet in vielen Fällen, daß die Grauwerte, auf die die Struktur im aktuellen Datensatz abgebildet wird, in einem ganz bestimmten Intervall liegen. Genau die Grenzen dieses Intervalls benötigt man beim Volume Rendering für die Transferfunktion, um die Struktur darstellen zu können. Die exakten Grenzen dieses Intervalls lassen sich aus dem Histogramm des Datensatzes schwer abschätzen. Deshalb wird der Arzt bei unserem Verfahren dabei unterstützt, indem automatisch Schätzwerte für diese Grenzen ermittelt werden. Er muß dazu nur einen Punkt angeben, dessen nähere Umgebung innerhalb der gesuchten Struktur liegt. Von diesem Voxel aus wird ein adaptives Regionenwachstum gestartet, welches in [4] näher erläutert ist. Dieses Verfahren wurde für die Anwendung in 3-D Strukturen erweitert und zur Generierung der Transferfunktion eingesetzt. Dabei wird davon ausgegangen, daß für den Grauwert eines zu visualisierenden Objektes ein Erwartungswert existiert, der im realen Bildmaterial durch verschiedene Einflüsse wie Rauschen und Shading gestört ist.

Durch ein randomisiert gesteuertes Wachstum der Region um den Startpunkt herum wird eine Schätzung des Grauwertintervalls erzeugt, das das Objekt kennzeichnet. Das Regionenwachstum wird abgebrochen, wenn eine ausreichende Anzahl Voxel zum Objekt gehören und sich die Schätzung für die Schwellwerte nicht mehr signifikant verändert. In Tabelle 1 sind die Schätzwerte für ausgewählte Wachstumsschritte einer Region dargestellt.

Regionengröße	**Mittelwert**	**untere Abweichung**	**obere Abweichung**
54 Voxel	131	25.27	4.21
108 Voxel	127	17.62	5.95
216 Voxel	130	14.76	4.19
432 Voxel	131	12.61	3.81
864 Voxel	129	10.05	4.90
1728 Voxel	127	8.08	5.82
3456 Voxel	127	7.20	5.60
6912 Voxel	127	6.54	5.24
13824 Voxel	127	6.21	5.55

Tabelle 1 Anpassung der Werte bei Vergrößerung der Region

Um die räumliche Ausdehnung der Region zu verdeutlichen, zeigt Abb.1 verschiedene Zwischenschritte beim Wachstum des Bereiches, aus dem die Schätzwerte ermittelt werden.

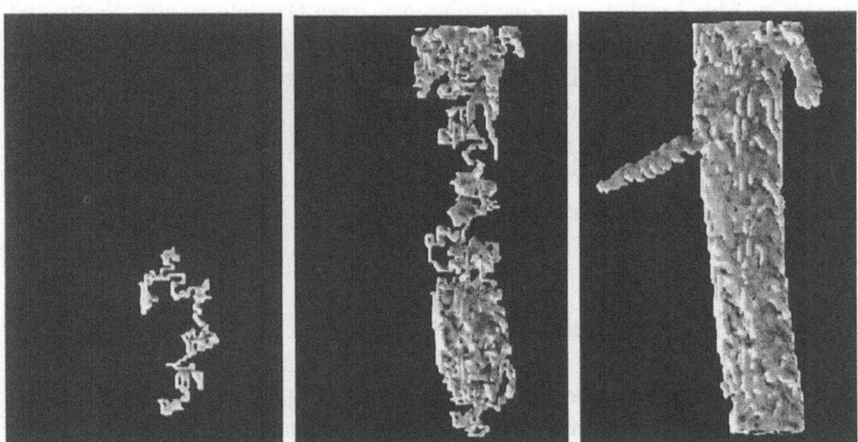

Abb. 1 Zwischenschritte beim Wachstum der 3D-Region (432, 6912, 27648 Voxel) zur Schätzung des Grauwertintervalles einer Struktur

Es wird an dieser Stelle darauf hingewiesen, das hierbei das Regionenwachstum nicht zur Segmentierung, sondern nur zur Schätzung von Parametern für eine direkte Volumenvisualisierung eingesetzt wird.

Das gefundene Grauwertintervall wird auf drei unterschiedliche Formen der Opazitätsfunktion für die direkte Volumenvisualisierung abgebildet. Hierbei wird auf solche Verläufe der Transferfunktion zurückgegriffen, die es erlauben, unterschiedliche Eigenschaften des Objektes zu analysieren. Die Abbildung der Grauwerte auf die Transparenz erfolgt dabei konstant innerhalb des gefundenen Grauwertintervalls (a), linear ansteigend mit dem Maximum am Erwartungswert (b) und linear ansteigend zwischen unterer und oberer Intervallgrenze.

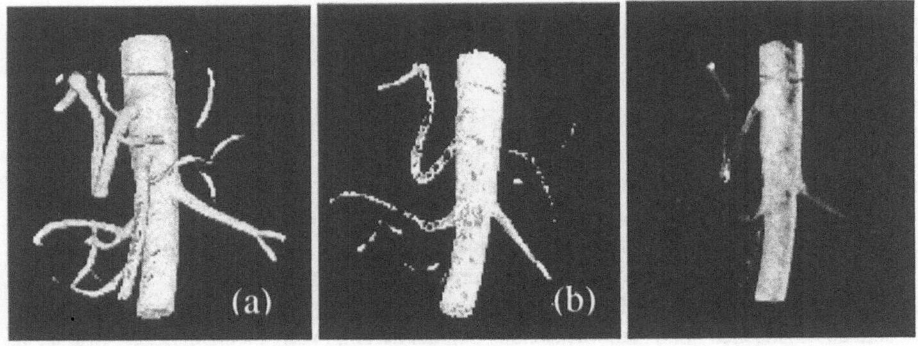

Abb. 2 Unterschiedliche Darstellungen der Aorta abdominalis durch Variation der Transferfunktion

In Abb.2 links wurde das Intervall mit einer konstant niedrigen Transparenz visualisiert, womit die Oberflächen der Struktur besonders hervorgehoben werden. Wenn die Randbereiche des Intervalls durchsichtiger eingestellt werden, ergeben sich Darstellungen wie Abb. 2 Mitte, die auf sicher zur Struktur gehörende Werte schließen lassen. Abb 2 rechts zeigt eine halbtransparente Darstellung aller Werte und erzeugt somit eine Darstellung, auf der dichte und weniger dichte Bereiche innerhalb der Struktur erkennbar sind. Diese 3 Darstellungen werden in dem von uns implementierten System standardmäßig erzeugt und geben unserer Meinung nach charakteristische Gewebeeigenschaften einer Struktur wieder. Zusätzlich hat der Nutzer die Möglichkeit, den Verlauf der Transferfunktion in vorgegebenen Grenzen zu verändern, wobei aber die jeweils charakteristische Form beibehalten wird.

4 Ergebnisse und Ausblick

Mit Hilfe des adaptiven Regionenwachstums ist es möglich, ausgehend von der Definition einer Region of Interest und eines Startpunktes, automatisch eine Initialisierung der Transferfunktion für die direkte Volumenvisualisierung zu erzeugen.

In unserer Beispielimplementation ist es dem ungeübten Anwender möglich mit wenigen, intuitiven Interaktionsschritten unterschiedliche Gewebeeigenschaften herauszuarbeiten und die gesuchte Struktur zu analysieren, wobei bei Rotation und Skalierung des Objektes interaktive Bildwiederholraten erreicht werden.

Die Methode wurde bei MRT-Datensätzen angewendet, um Blutversorgungssysteme und Läsionen im Gehirnbereich zu visualisieren. Dabei konnte festgestellt werden, daß damit, in Verbindung mit der Markierung einer Region of Interest, eine nutzergesteuerte Exploration der entsprechenden Strukturen möglich ist.

Weitere Arbeiten auf diesem Gebiet werden die gleichzeitige Analyse von mehreren Teilstrukturen und die hierfür erforderliche Integration von Visualisierungsparametern in die Datenrepräsentation betreffen.

5 Literatur

1. Castro S, König A, Löffelmann H, Gröller E: Transfer Function Specification for Visualization of Medical Data: TU-Wien, Technical Report TR-186-2-98-12, März 1998.
2. Fang S, Biddlecome T, Tuceryan M, Image-Based Transfer Function Design for Data Exploration in Volume Visualization , Proc. IEEE Visualization'98, S. 319-326, 1997.
3. Kindlmann G, Semi-Automatic Generation of Transfer Functions for Direct Volume Rendering: IEEE 1998 Symposium on Volume Visualization, S. 79-86.
4. Pohle R, Tönnies K,: Einsatz eines adaptiven Regionenwachstunsverfahrens zur semiautomatischen und automatischen Segmentierung von medizinischen Bilddaten. Bildverarbeitung für die Medizin 2001, Lübeck, angenommener Beitrag

Segmentabhängige Bestimmung von quantitativen Funktionsparametern aus dem CT der Lunge

Dominik Böhm, Stefan Krass, Dirk Selle, Hans-Holger Jend* und Heinz-Otto Peitgen

Mevis, Centrum für Medizinische Diagnosesysteme und Visualisierung, Bremen
*Zentrum für Radiologie, Zentralkrankenhaus Bremen-Ost, Bremen
Email: boehm@mevis.de

Zusammenfassung: Zielsetzung dieses Beitrages ist die segmentabhängige Bestimmung von quantitativen CT-Funktionsparametern zur verbesserten Abschätzung der postoperativen Lungenfunktion vor Lungenresektionen auf Grundlage der patientenindividuellen Lungensegmente. In einem ersten Schritt werden die Lungensegmente berechnet und dann in einem zweiten Schritt hierfür folgende CT-Funktionsparameter bestimmt: Mittlere Lungendichte, Emphysemindex und Fibroseindex. In einer Machbarkeitsstudie wurden die Funktionsparameter für die einzelnen Segmente und deren Schwankung berechnet.

1 Einleitung, medizinischer Hintergrund

Das Bronchialkarzinom ist die häufigste Krebstodesursache. Die Resektion von Teilen des erkrankten Lungengewebes ist die einzige Therapieform, die die Überlebenswahrscheinlichkeit deutlich verbessert und dem Patienten eine Aussicht auf Heilung bietet. Die Entfernung des betroffenen Lungenlappens (Lobektomie) gilt heute als Standard. In frühen Tumorstadien, aber auch bei stark eingeschränkter Lungenfunktion, kann die Entfernung kleinerer Bereiche, wie z. B. einzelner Segmente (Segmentektomie), indiziert sein.

Um das Operationsrisiko und die postoperativen Beeinträchtigungen für den Patienten so gering wie möglich zu halten, ist es erforderlich, die postoperative Lungenfunktion bestmöglich abzuschätzen, insbesondere dann, wenn zusätzliche kardiale Erkrankungen vorliegen. Die dazu notwendige lokale Quantifizierung der Lungenfunktion erfolgt heute in der Regel durch szintigraphische Perfusionsmessungen, die nur eine zweidimensionale Projektion der Lunge liefern und mit einer relativ hohen Strahlenbelastung verbunden sind. Da auch quantitative Parameter der Computertomographie (mittlere Lungendichte, Emphysemindex, ...) mit der Lungenfunktion korrelieren[1, 2, 3], erlaubt die Bestimmung der Lungenlappen und der Lungenlappensegmente eine lappen- und segmentabhängige Quantifizierung der Lungenfunktion. Ziel der vorgestellten Arbeit ist die segmentabhängige Bestimmung von quantitativen CT-Funktionsparametern zur verbesserten Planung von Lungenresektionen.

2 Methode

Die Algorithmen zur Approximation der Lungensegmente bestehen aus den folgenden Schritten [4] und sind in Abbildung 1 in einer Übersicht dargestellt:

1. Segmentierung des Lungenparenchyms mit einem Region-Growing-Algorithmus und anschließenden morphologischen Operationen (closing).
2. Vorverarbeitung mit kantenerhaltendem Sigma-Filter
3. Segmentierung des Bronchialbaumes mit einem schwellwertbasierten Regionenwachstumsverfahren mit automatischer Ermittlung des optimalen Schwellwertes.
4. Skelettierung des segmentierten Bronchialbaumes mit einem Thinning-Verfahren unter besonderer Berücksichtigung der Anisotropie der Voxel und Überführung in eine Graphenrepräsentation
5. Automatische Analyse des Baumes und Identifikation der Segmentbronchien
6. Approximation der Lungensegmente aus den Segmentbronchien und dem segmentierten Lungenparenchym mit Wachstumsmodellen.

Darüber hinausgehend werden in einem zweiten Schritt für die approximierten Segmente Dichtehistogramme in einem Intervall von –1024 HU bis –400 HU (Lungenparenchym) berechnet und daraus die folgenden CT-Funktionsparameter bestimmt (siehe auch Abbildung 2):

- Mittlere Lungendichte (MLD): Mittelwert des Histogramms.
- Emphysemindex: Hier definiert als Anteil der Voxel mit einer Dichte unterhalb von –860 HU
- Fibroseindex: Hier definiert als Anteil der Voxel mit einer Dichte oberhalb von –760 HU.

Die so für jedes Segment gewonnenen Funktionsparameter können in einer 2D-Darstellung als Parameterbilder in die Originaldaten eingeblendet werden. Eine 3D-Darstellung zur übersichtlichen Darstellung der räumlichen Verteilung der Ergebnisse ist ebenfalls möglich. Zur Abschätzung der postoperativen Lungenfunktion sollen die zu resezierenden Parenchymvolumina mit den quantitativen CT-Parametern gewichtet werden.

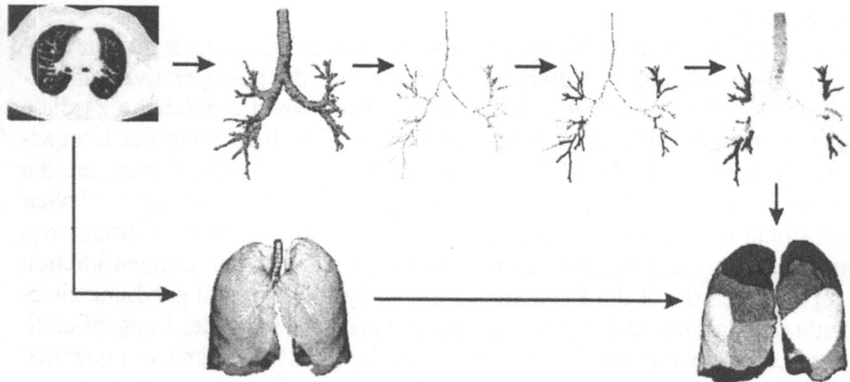

Abbildung 1: Ausgehend von den CT-Schichten wird der Bronchialbaum segmentiert, skelettiert und analysiert. Aus den identifizierten Segmentbronchien und dem segmentierten Lungenparenchym werden die Lungensegmente approximiert.

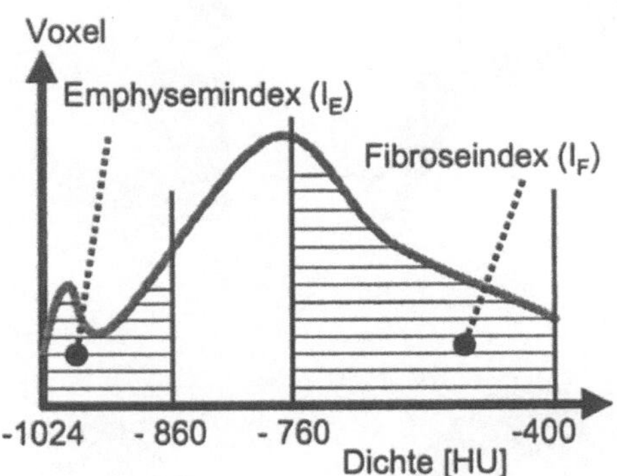

Abbildung 2: Berechnung von Emphysem- und Fibroseindex aus dem Grauwerthistogramm der Lungensegmente.

In einer Machbarkeitsstudie wurde die Methode auf einen Multislice CT Datensatz einer Patientenlunge angewandt. Die Datenakquisition erfolgte mit einem Siemens Somatom Plus 4 VZ (Schichtdicke: 1,25 mm, 512 x 512 x 300 Voxel, 0,56 mm x 0,56 mm x 1 mm Voxelgröße) am Institut für Diagnostische Radiologie der Universität Erlangen-Nürnberg. Aus dem Datensatz wurden die Segmente gemäß dem vorgestellten Verfahren approximiert und für jedes Segment die drei beschriebenen quantitativen CT-Funktionsparameter und deren Schwankung berechnet.

3 Ergebnisse

Die Segmentierung des Bronchialbaumes war mindestens bis zur fünften Verzweigungsgeneration möglich. Für die daraus approximierten Segmente (Abbildung 3) kann, wie frühere Validierungsstudien gezeigt haben [5], eine Genauigkeit von ca. 80% angenommen werden. Diese Genauigkeit ist bei der Interpretation der segmentbezogenen quantitativen CT-Funktionsparameter zu berücksichtigen. Es ergaben sich die in der nachfolgenden Tabelle 1 aufgeführten Werte. Abbildung 4 zeigt in einer Schicht eine Parameterdarstellung der segmentbezogenen mittleren Lungendichte.

Tabelle 1. CT-Funktionsparameter.

	Minimum	Median	Maximum
Mittlere Lungendichte [HU]	-896,5	-852,6	-819,2
Emphysemindex	42,0 %	62,2 %	83,9 %
Fibroseindex	4,8 %	8,7 %	20,7 %

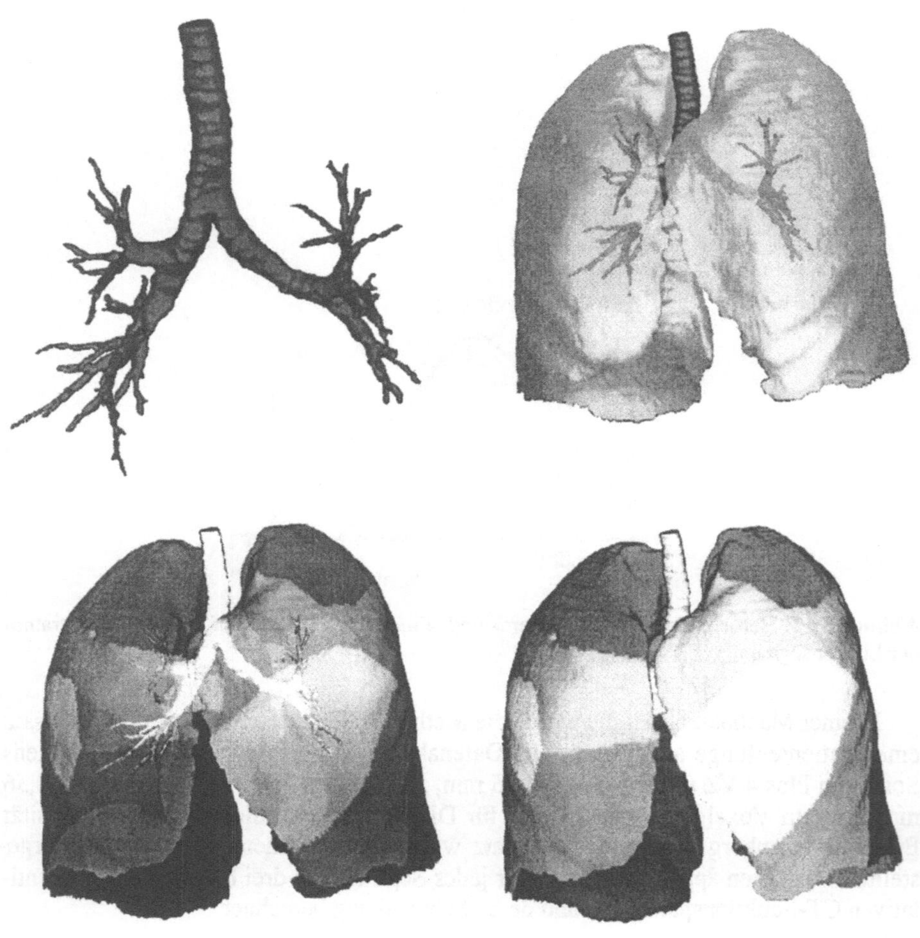

Abbildung 3: *Oben links:* Segmentierter Bronchialbaum *Oben rechts:* Bronchialbaum im Lungenparenchym. *Unten links und rechts*: Lungensegmente mit Bronchialbaum.

4 Diskussion

Die hier vorgestellte Methode zur Bestimmung lokaler segmentbezogener CT-Funktionsparameter lässt eine präzisere Abschätzung der postoperativen Lungenfunktion erwarten. Die Berücksichtigung lokaler CT-Funktionsparameter für verschiedene Resektionsszenarien unterstützt die Abschätzung der postoperativen Lungenfunktion besser als globale Werte für die gesamte Lunge. In der Machbarkeitsstudie zeigte sich eine Erhöhung der MLD in aufgrund der Patientenlagerung tiefer liegenden Segmenten. Diese Effekte müssen bei der segmentbezogenen Quantifizierung durch CT-Parameter berücksichtigt werden. Eine Korrelation dieser Ergebnisse mit

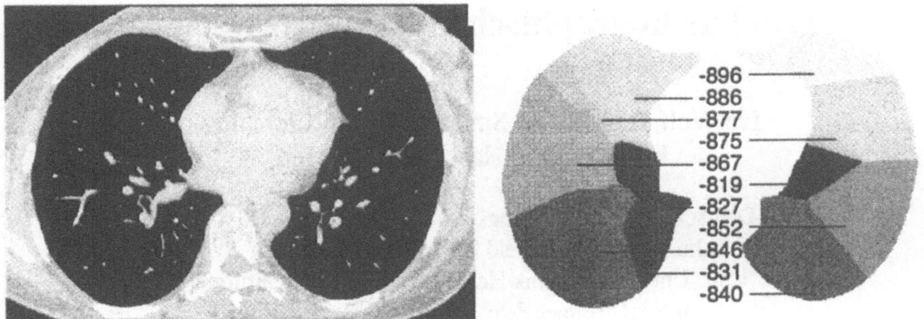

Abbildung 4: ***Links:*** **CT-Schicht.** ***Rechts:*** **Parameterdarstellung der mittleren Lungendichte je Segment, Wert in HU.**

der Perfusionsszintigraphie und der postoperativen Lungenfunktion ist Gegenstand zukünftiger Studien.

5 Literatur

1. Kalender WA, Rienmuller R, Seissler W, Behr J, Welke M, Fichte H. Measurement of pulmonary parenchymal attenuation: use of spirometric gating with quantitative CT. Radiology 1990;175:265-8.
2. Wu MT, Chang JM, Chiang AA, et al. Use of quantitative CT to predict postoperative lung function in patients with lung cancer. Radiology 1994;191:257-62.
3. Krass S, Meyer C, Jend HH, Peitgen HO. Quantitative CT in COPD patients by combination of emphysema and fibrosis index. RSNA 2000, Chicago.
4. Boehm D, Krass S, Kriete A, Rau WS, Selle D, Jend HH, Peitgen HO. Segmentbestimmung im Computertomogramm der Lunge: In-vitro Validierung. In: Horsch A, Lehmann T, eds. Bildverarbeitung für die Medizin 2000. Berlin: Springer, 2000:168-172.
5. Krass S, Selle D, Boehm D, Jend HH, Kriete A, Rau WS, Peitgen HO. Determination of bronchopulmonary segments based on HRCT data . In: Lemke HU, Vannier MW, Inamura K, Farman AG, Doi K, eds. Computer Assisted Radiology and Surgery. Amsterdam: Elsevier, 2000:584-589.

Klinische Erprobung eines echokardiographischen Auswertesystems

Ivo Wolf, Raffaele De Simone*, Gerald Glombitza, Kilian Lorenz, Hans-Peter Meinzer

Deutsches Krebsforschungszentrum, Abt. MBI / H0100
Im Neuenheimer Feld 280, 69120 Heidelberg
*Chir. Universitätsklinik Heidelberg, Abt. Herzchirurgie
Im Neuenheimer Feld 110, 69120 Heidelberg
Email: I.Wolf@dkfz.de

Zusammenfassung. Dreidimensionale Doppler-echokardiographische Verfahren liefern eine Vielzahl qualitativ hochwertiger diagnostischer Informationen. Die Funktionen eines von uns entwickelten integrierten echokardiographischen Auswertesystems und erste Erfahrungen seines klinischen Einsatzes werden präsentiert.

1 Einleitung

Erkrankungen des Herz-Kreislaufsystems sind eine der häufigsten Todesursachen in hochentwickelten Gesellschaften. Entsprechend hoch ist das medizinische Interesse an geeigneten, möglichst quantitativen Diagnosemöglichkeiten. Die transösophageale, dreidimensionale Doppler-Echokardiographie verspricht gegenüber anderen Verfahren genauere und schonendere Messungen diagnostischer Parameter.

Zur Beurteilung der Leistungsfähigkeit dreidimensionaler Doppler-ultraschallbasierter Methoden wurde von uns ein integriertes Auswertesystem entwickelt, das nun in die klinische Erprobung geht. Dazu gehört auch der Einsatz direkt im Operationssaal.

2 Material und Methoden

Verarbeitet werden transösophageale, drei- bzw. vierdimensionale echokardiographische Daten. Die transösophageale Doppler-Echokardiographie ist ein Ultraschallverfahren, bei dem der Ultraschallkopf durch die Speiseröhre eingeführt wird. Neben der Abbildung des Gewebes gewinnt man gleichzeitig mit Hilfe des Dopplereffekts Informationen über die Bewegung von Objekten, insbesondere von Blut. Drei- bzw. vierdimensionale Aufnahmen werden meist mittels Rotationsakquisition realisiert, d. h. es wird – EKG-getriggert – eine zweidimensionale Schicht über alle Zeitpunkte aufgenommen und dann um einen bestimmten Winkelschritt weiterrotiert. Das Ergebnis ist eine Aufnahme in Zylinderkoordinaten.

Die Funktionen des Auswertesystem werden im Folgenden vorgestellt. Einige der Verfahren der in Zusammenarbeit mit der Herzchirurgischen Abteilung der Universi-

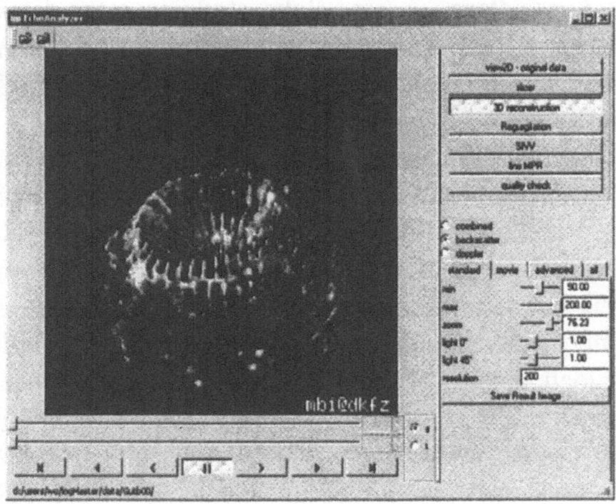

Abb. 1. Die Oberfläche des Auswertesystems.

tät Heidelberg entwickelten Verfahren wurden bereits früher beschrieben [1,2,4]. Durch die Integration dieser Methoden in ein vom Arzt selbstständig bedienbares System ist nun jedoch erstmals eine ausführlichere Erprobung im Routine-Einsatz möglich (Abb. 1).

2.1 Zweidimensionale Visualisierung

Zunächst erlaubt das Auswertesystem die Darstellung der Aufnahmen in der vom Ultraschallgerät gewohnten, zweidimensionalen Form. Zusätzlich lassen sich Geschwindigkeits- und Turbulenz-Information aus dem Dopplersignal auch separat anzeigen. Bei Rückströmungen infolge von Herzklappendefekten, sogenannten Regurgitationsjets, treten starke Turbulenzen auf, die durch separate Darstellung der Turbulenz-Information von sekundären Verdrängungsflüssen gut abgegrenzt werden können. Außerdem sind Schnittbild-Darstellungen in anderen als den ursprünglich aufgenommenen Ebenen möglich (multiplanare Rekonstruktion).

2.2 Dreidimensionale Rekonstruktion

Die Visualisierung der drei- oder vierdimensionalen Daten mit Hilfe von Raytracing ist eine weitere Funktion des Systems. Als Raytracer kommt eine angepasste Version des Heidelberger Raytracing Modells zum Einsatz [1].

Die 3D-Darstellung erfolgt mit denselben Farben wie im zweidimensionalen Fall und kann zwischen kombinierter Gewebe/Doppler-, nur Gewebe- und nur Doppler-Darstellung umgeschaltet werden. Das Volumen – bzw. bei vierdimensionalen Daten die Serie von Volumen – lässt sich auf einem heute handelsüblichen PC interaktiv drehen. Vierdimensionale Daten werden in ihrer zeitlichen Abfolge abgespielt.

Durch die dreidimensionale Rekonstruktion lassen sich Form und Ursprung von Regurgitationsjets bestimmen und damit die Ursache von Herzklappendefekten näher eingrenzen.

Die Entscheidungsgrundlage, ob eine Rekonstruktion einer defekten Herzklappe möglich ist oder ein Ersatz der Herzklappe vorgenommen werden muss, wird durch die dreidimensionale Darstellung verbessert. Die häufig asymmetrischen Regurgitationsjets sind in zwei Dimensionen nur unzureichend zu beurteilen.

Die Diagnose, dass eine Rekonstruktion der Herzklappe möglich ist und daher auf den Einsatz einer Herzklappenprothese verzichtet werden kann, bedeutet einen deutlichen Vorteil für den Patienten. Natürliche Herzklappenprothesen verkalken und degenerieren mit der Zeit, haben also nur begrenzte Lebensdauern, während die praktisch unbegrenzt haltbaren Kunststoffprothesen lebenslang die Einnahme von Gerinnungshemmern zur Thromboseprävention erfordern. Rekonstruktionen werden vor allem bei Mitral- und Trikuspidalklappen vorgenommen, da bei Aortenklappen die Erfolgsrate niedrig ist.

Die Interaktivität des Auswertesystems erlaubt nun auch den Einsatz der Methode direkt im Operationssaal. Insbesondere ist also die Kontrolle einer Rekonstruktionsmaßnahme noch vor Schließung des Thorax möglich.

2.3 Ejektionsfraktion

Neben diesen mehr qualitativen Methoden verfügt das Auswertesystem auch über mehrere quantitative Messfunktionen.

Ein wichtiger diagnostischer Parameter ist die Ejektionsfraktion, die als Verhältnis zwischen endsystolischem und enddiastolischem Volumen des linken Ventrikels oder rechten Ventrikels (rechtsventrikuläre Ejektionsfraktion) definiert und ein Maß für die Herzleistung ist. Die Änderung der Ejektionsfraktion durch einen operativen Eingriff ist bei der Revitalisierung von minderversorgten Herzmuskelarealen durch eine Bypassoperation interessant. Bei erfolgreichem Verlauf der Operation nehmen die durch den Bypass nun ausreichend mit Blut versorgten Bereiche des Herzmuskels wieder an der Kontraktion teil, was zu einer Erhöhung der Herzleistung und somit der Ejektionsfraktion führt. Auch hier ist ein interoperativer Einsatz bei offenem Thorax zur Kontrolle des Operationserfolgs wünschenswert.

Zur Messung von Volumina von Herzhohlräumen steht eine Segmentierungsfunktion zur Verfügung, die weitgehend automatisch abläuft [2]; falls notwendig, ist eine interaktive Korrektur möglich. Eine solche dreidimensionale Vorgehensweise bei der Volumenbestimmung verspricht eine höhere Zuverlässigkeit als die heute noch häufig zum Einsatz kommenden zweidimensionalen Abschätzungen.

Zur Evaluation der Methodengenauigkeit führen wir einen Vergleich mit kathetergestützten Verfahren durch. Zum einen ist dies die Thermodilution, bei der ein Bolus eisgekühlter NaCl-Lösung in den Vorhof injiziert wird. Aus dem Temperaturverlauf lässt sich die Ejektionsfraktion berechnen. Als zweite Vergleichsmethode wird ein modifizierter Pulmonaliskatheder verwendet, einer Weiterentwicklung des Vigilance®-Systems der Firma Baxter Healthcare (Irvine, USA), mit dem kontinuierliche Ejektionsfraktionsmessungen durchführbar sind. Untersucht werden 30 kardiochirurgische Patienten, die sich einer aortokoronaren Bypassoperation mit hypothermer extrakorporaler Zirkulation unterziehen müssen.

2.4 Schlagvolumen

Das Schlagvolumen ist das je Herzzyklus vom Herzen in den Körper gepumpte Blut und ist ebenfalls im Rahmen von Bypassoperationen von Interesse. Bei Abwesenheit von Regurgitation kann es als Differenz aus enddiastolischem und endsystolischem Volumen bestimmt werden.

Neben der Messung mittels der soeben erwähnten Segmentierungsfunktion besteht eine andere Möglichkeit zur Bestimmung des Schlagvolumens in der Integration der Geschwindigkeitsinformation des Dopplersignals über Halbkugeloberflächen während der Diastole. Diese sogenannte SIVV-Methode (Spherical Integration of Velocity Vectors) [3] ist ebenfalls in das Auswertesystem integriert. Der Vorteil der SIVV-Methode ist, dass sie auch dann eingesetzt werden kann, wenn das linksventrikuläre Volumen nicht komplett abgebildet wurde. Die Genauigkeit der Methode bei Einsatz des von uns verwendeten Ultraschallgeräts HP Sonos 5500 wird derzeit durch Messungen an einem Flussphantom überprüft.

2.5 Regurgitationsvolumetrie

Die erwähnte Segmentierung von Herzhohlräumen kommt innerhalb des Auswertesystems auch bei der Berechnung eines quantitativen Parameters für das Volumen des Regurgitationsjets zum Einsatz. Hierbei dürfen nur Strömungen, die im Vorhof auftreten, in die Berechnung einbezogen werden; der Vorhof muss also segmentiert werden. Die Trennung des eigentlichen Regurgitationsjets von sekundären Verdrängungsflüssen erfolgt unter Einbeziehung der im Dopplersignal enthaltenen Turbulenz-Information mit einem automatischen Schwellwertverfahren [1], das gegebenenfalls manuell korrigiert werden kann.

2.6 Flussprofildarstellung

Schließlich kann mit dem Auswertesystem auf der erwähnten multiplanaren Rekonstruktion die Verteilung der Geschwindigkeiten analysiert werden. Mit Hilfe des Dopplereffekts lässt sich nur die Geschwindigkeitskomponente in Richtung des Schallkopfs bestimmen. Diese Projektion des Geschwindigkeitsvektors auf die Schallrichtung kann in gewissen Grenzen korrigiert werden, wenn aus dem Strömungsbild die wahre Geschwindigkeitsrichtung abgelesen werden kann und für die Korrektur vorgegeben wird [4]. Die korrigierte Geschwindigkeitsverteilung lässt sich als Höhenprofil darstellen. Außerdem ist ein Vergleich mit theoretischen Strömungsverteilungen über Anpassung der Parameter der theoretischen Verteilung an die Messdaten möglich.

Die Kenntnis der Geschwindigkeitsverteilung ist interessant für die Beurteilung von künstlichen Aortenklappen, die vermutlich aufgrund unnatürlicher Blutströmungen in ihrer unmittelbaren Umgebung zu einer Schädigung der Blutbestandteile und damit zu der erhöhten Thrombosegefährdung der Patienten führen [5].

In der Herzchirurgischen Abteilung der Universität Heidelberg wurden bisher 45 Aortenklappen (gesunde und ein- bzw. zweiflügelige Kunststoffprothesen) zum

Zwecke der Evaluation des Verfahrens und zur Klärung der Frage, welche Bauart und Orientierung beim Einbau optimal ist, echokardiographisch aufgenommen.

Beim Einsatz der letztgenannten Funktion stellte sich heraus, dass die Triggerung des verwendeten 4D-Ultraschall-Akquisitionssystem gelegentlich nicht exakt arbeitet. Um schnell beurteilen zu können, ob eine 4D-Aufnahme ausreichend korrekt getriggert wurde, wurde ein Bewertungsverfahren entwickelt. Hierzu werden die Bildlinien auf der Achse des zylindersymmetrischen Aufnahmebereichs miteinander korreliert.

3 Zusammenfassung und Ausblick

Das beschriebene echokardiographische Auswertesystem enthält eine Vielzahl von Funktionen zur Diagnose der Herzfunktion. Alle Komponenten des Systems sind in eine gemeinsame Oberfläche integriert, um eine möglichst einfache Benutzung zu gewährleisten. Hierdurch ist die Grundlage für eine ausführliche klinische Erprobung gelegt, die zur Zeit zunächst in der Herzchirurgischen Abteilung der Universität Heidelberg durchgeführt wird. Nach dieser ersten Erprobungsphase ist an die Weitergabe des Prototypen an andere Institutionen zwecks multizentrischer Evaluation gedacht.

Durch den Einsatz der auf C++ beruhenden GUI-Klassenbibliothek Qt ist die Software sowohl auf Windows- als auch auf Unix-Rechnern lauffähig. Die Anforderungen an das Rechnersystem beschränken sich auf die Leistung eines heute üblichen low-cost PC-Systems. Bei Verfügbarkeit von DICOM-fähigen 3D-Ultraschallsystemen mit der Möglichkeit der getrennten Speicherung von Gewebe- und Dopplerdaten kann eine einfache Integration als PlugIn in die radiologische Workstation CHILI erfolgen.

Das Projekt wird von der Deutschen Forschungsgemeinschaft im Rahmen des SFB 414 „Informationstechnik in der Medizin – Rechner- und Sensorgestützte Chirurgie“ gefördert.

4 Literatur

1. Glombitza G, De Simone R, Merdes M, Mayer A, Vahl CF, Hagl S, Meinzer HP: Three-dimensional visualization and volumetric assessment of valvular regurgitant jets in echocardiography. Proceedings Computer Assisted Radiology and Surgery '98, Tokyo, 170-175, 1998.
2. Wolf I, Glombitza G, De Simone R, Meinzer HP: Automatic segmentation of heart cavities in multidimensional ultrasound images. Proc. SPIE Medical Imaging 2000: Image Processing, Kenneth M. Hanson (ed), Vol. 3979, 273-283, 2000.
3. Brandberg J, Janerot-Sjöberg B, Ask P: Increased accuracy of echocardiographic measurement of flow using automated spherical integration of multiple plane velocity vectors. Ultrasound in Med. & Biol., 25(2):249-257, 1999.
4. Wolf I, Glombitza G, De Simone R, Meinzer HP: Modellbasierte Analyse der Blutfluss-Dynamik in der Aorta mittels Doppler-Echokardiographie. In: Horsch A, Lehmann T (Hrsg.): Bildverarbeitung für die Medizin 2000, 299-303. Springer-Verlag, Berlin, 2000.
5. Schmid-Schönbein H, Born GVR, Richardson PD, et al.: Rheology of thrombotic processes in flow: The interaction of erythrocytes and thrombocytes subjected to high flow forces. Biorheology, 18:415-444, 1981.

Brisant – Ein System zur Analyse von Hirntumoren in multispektralen MR-Bildfolgen

Chr. Roßmanith[1], H. Handels[2], P. Engelsmann[3], I. Grande-Nagel[3], E. Rinast[4], H.-D. Weiss[3], S.J. Pöppl[2]

[1]Neurologische Klinik, Universitätsklinikum Mannheim, 68137 Mannheim
[2]Institut für Medizinische Informatik, [3]Institut für Radiologie, Medizinische Universität zu Lübeck, 23538 Lübeck
[4]St. Josefs Hospital, 65189 Wiesbaden
Email: cr@neuro.ma.uni-heidelberg.de

Zusammenfassung In der neuroradiologischen Diagnostik von Hirntumoren werden MR-Bildfolgen mit unterschiedlichen Gewebekontrasten generiert. Diese bilden die Basis für das Analysesystem BRISANT (Brain Image Sequence ANalysis Tool). BRISANT umfaßt Komponenten zur Vorverarbeitung (Korrektur von Intensitätsinhomogenitäten, Registrierung) und zur automatischen Segmentierung von Gewebestrukturen (gesunde Hirnsubstanz, Hirntumor) sowie Merkmalsextraktionsverfahren zur Quantifizierung bildmorphologischer Eigenschaften von vier häufig auftretenden Hirntumorarten. Eine relationale Datenbank speichert die berechneten Merkmale gemeinsam mit der zugehörigen Diagnose. Die Datenbank umfaßt aktuell die Analyseergebnisse von 51 Hirntumoren. Bei der Analyse eines neuen Falles ermöglicht BRISANT die Suche nach ähnlichen, in der Datenbank gespeicherten Fällen und einen Diagnosevorschlag durch eine automatische Tumorklassifikation.

1 Einleitung

In der neuroradiologischen Diagnostik von Hirntumoren werden MR-Bildfolgen mit unterschiedlichen Gewebekontrasten sowie nach der Gabe von Kontrastmittel generiert. Ist die Blut-Hirn-Schranke defekt, so nimmt die Wachstumszone eines Hirntumors Kontrastmittel auf, wobei die Art der Kontrastmittelaufnahme die innere Tumorstruktur widerspiegelt. Diese Arbeit konzentriert sich auf die Analyse von Bildfolgen mit Meningeomen, Astrozytomen, Glioblastomen und Hirnmetastasen, die unterschiedliche charakteristische bildmorphologische Eigenschaften besitzen. Die native und die kontrastverstärkte T1-gewichtete Bildfolge und die zwei Teilbildfolgen der Doppelechobildfolge sind die Eingabedaten des Bildanalysesystems (Abb. 1).

2 Methoden

Die folgenden Abschnitte beschreiben die Komponenten des Bildanalysesystems BRISANT.

2.1 Vorverarbeitung

In einem vorverarbeitenden Schritt erfolgen eine Korrektur von Intensitätsinhomogenitäten und eine Registrierung der MR-Bildfolgen zur Kompensation von Patientenbewegungen während der Untersuchung.

MR-Bildfolgen sind häufig mit Artefakten behaftet, die zur Folge haben, daß die gemessenen Intensitäten innerhalb von Gewebeklassen örtlich variieren. Der Cross-Talk-Artefakt führt zu schwankenden Grundhelligkeiten in den Schichten einer geschachtelt aufgenommen MR-Bildfolge. Signalschwache Strukturen sind von dem Artefakt stärker betroffen als signalstarke Strukturen. Daher wurde das von uns entwickelte Verfahren [1] zur Korrektur des Cross-Talk-Artefaktes zu einem intensitätsabhängigen Verfahren erweitert. Monoton fallende Korrekturfunktionen ersetzen die bisher verwendeten konstanten Korrekturfaktoren.

Die in allen MR-Bildfolgen zu beobachtenden langsam variierenden Intensitäten auch in homogenen Bereichen werden als Schattierungsartefakt bezeichnet. Die Korrektur des Schattierungsartefaktes erfolgt durch das nichtparametrisches Verfahren N3[1] [2].

Die Registrierung erfolgt in einem Mutual-Information basierten, dreistufigen Pyramidenansatz mit Hilfe des Softwarepakets Autoreg[1] [3, 4]. Anschließend können die vier MR-Bildfolgen zu einer multispektralen Bildfolge zusammengefaßt werden.

2.2 Segmentierung

In einem hierarchischen Segmentierungsansatz wird zunächst der Bildhintergrund, anschließend die gesunde Hirnsubstanz und schließlich der Hirntumor segmentiert.

Hintergrund Der Hintergrund kann automatisch durch ein multispektrales Schwellwertverfahren und morphologische Operationen zur Elimination von Fehlsegmentierungen markiert werden [5].

Hirnsubstanz Für die Segmentierung der gesunden Hirnsubstanz werden nur Objektvoxel, d.h. nicht als Hintergrund markierte Voxel, betrachtet. Ein Bereichswachstumsverfahren definiert automatisch das Klassengebiet der Hirnsubstanz im Merkmalsraum, der durch das mehrdimensionale Signalwerthistogramm der Objektvoxel gegeben ist. Als Saatpunkt dient die Stelle des absoluten Maximums des mehrdimensionalen Signalwerthistogramms, da die Hirnsubstanz nach Entfernen des Hintergrundes die größte Struktur im Bild ist [5].

Tumor Die datengetriebene Definition von Schwellwerten zur Segmentierung von Hirntumoren basiert auf Wissen über den Kontrast von Tumoren zur Hirnsubstanz. Zunächst werden Tumorkandidatenvoxel ermittelt, die die Schwellwertkriterien erfüllen. Anschließend werden Fehlsegmentierungen anhand von

[1] `http://www.bic.mni.mcgill.ca/software/{N3|mni_autoreg}`

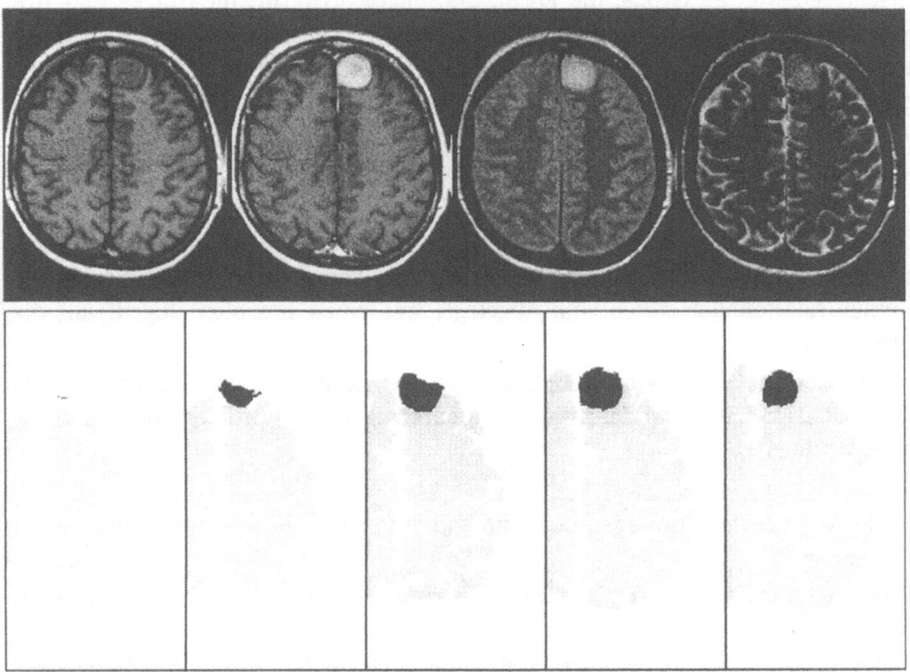

Abbildung1. *oben:* Eine Schicht einer multispektralen MR-Bildfolge mit einem Meningeom (v.l.n.r.: T1 nativ, T1 kontrastverstärkt, Spindichte, T2). *unten:* Segmentierungsergebnis Hirnsubstanz (hellgrau) und Tumor (schwarz).

Heuristiken, die die Form und die Lage von Segmenten betrachten, eliminiert, und die Zusammenhangskomponente mit dem größten Durchmesser repräsentiert in vielen Fällen den Tumor. Schlagen die Heuristiken zur Tumorsegmentierung fehl, so kann die Segmentierung alternativ durch ein Bereichswachstumsverfahren in den kontrastverstärkten T1-gewichteten MR-Bilddaten erfolgen, wobei Barrieren, die das Auslaufen verhindern, den Benutzer unterstützen. Die nachfolgenden Merkmalsextraktionsverfahren basieren auf einer Tumormaske, die den gesamten Tumor, d.h. auch nekrotische Anteile, die im Segmentierungsergebnis nicht enthalten sind, umfaßt. Daher werden nachfolgend Löcher im Segmentierungsergebnis gefüllt und eine möglicherweise durchbrochene Wachstumszone automatisch geschlossen.

3 Merkmalsextraktionsverfahren

Die Merkmalsextraktionsverfahren orientieren sich an der Beschreibung von Hirntumoren in radiologischen Befunden und quantifizieren bildmorphologische Eigenschaften wie die Größe, die Form, die innere Struktur, die Stärke und Homogenität der Kontrastmittelaufnahme oder den Kontrast des Tumors zur gesunden Hirnsubstanz. Insbesondere die Größe eines Tumors wird oft nur grob approximierend, z.B. als maximaler Durchmesser, angegeben (6 cm großer Tumor). Basierend auf der Tumorsegmentierung läßt sich das Tumorvolumen z.B. für die Therapiekontrolle deutlich präziser approximieren.

Es werden sowohl 2D- als auch 3D-Merkmale berechnet, wobei aus jedem 2D-Merkmal durch gewichtete Mittelung der schichtweise berechneten Werte zusätzlich ein 3D-Merkmal berechnet wird. Alle berechneten Merkmale werden in einer relationalen Datenbank abgelegt, was einen flexiblen Zugriff auf die Daten ermöglicht.

Die Merkmale umfassen klassische wie die Haralick'schen Texturmerkmale [6] zur Charakterisierung der inneren Tumorstruktur und problemspezifisch entwickelte wie z.B.

- die Analyse des Tumorrandes basierend auf einer Ellipsenapproximation des Tumors [7]
- den Kontrast hirnhypo- und hirnhyperintenser Tumoranteile zur gesunden Hirnsubstanz
- die Stärke der Kontrastmittelaufnahme, quantifiziert durch den Mittelwert der Quotienten von Tumorvoxeln in der kontrastverstärkten und der nativen T1-gewichteten MR-Bildfolge.

4 Anwendung

Nach der Berechnung der Merkmale wird jeder Tumor durch einen Vektor von 3D-Merkmalen, jede Schicht des Tumors durch einen Vektor von 2D-Merkmalen repräsentiert, die bildmorphologische Tumoreigenschaften quantifizieren. Aktuell wurden 51 Hirntumoren mit dem System analysiert und in der Datenbank gespeichert. Die Repräsentation als Merkmalsvektor eröffnet die Möglichkeit für verschiedene Anwendungsszenarien. Im Rahmen einer inhaltsbasierten Bildsuche zeigt das System dem Anwender zu einem neuen Fall eine Liste von ähnlichen Fällen an, wobei Ähnlichkeit über den Abstand der zugehörigen Merkmalsvektoren definiert ist. Der Anwender kann aus der Menge aller Merkmale eine Teilmenge auswählen, die bei der Abstandsbestimmung berücksichtigt wird. Die Suche kann sowohl auf Basis der 3D-Merkmalsvektoren als auch auf Basis der 2D-Merkmalsvektoren einer als typisch markierten Referenzschicht erfolgen. Zusätzlich wurde die Eignung von Merkmalsteilmengen für eine automatische Tumorklassifikation untersucht. Hierbei ist die Klassifikationsrate des k-Nächster-Nachbar-Klassifikators, die mit der Leaving-One-Out-Methode geschätzt wurde, ein Maß für die Güte einer Merkmalsteilmenge. Für die Selektion der Merkmale wurde eine Greedy-Strategie eingesetzt, die das relativ zu einer bestehenden Merkmalsmenge am besten bewertete Merkmal hinzunimmt [8].

5 Ergebnisse und Diskussion

Für eine dreielementige Merkmalsmenge (Kontrast der hirnhyperintensen Tumoranteile zur Hirnsubstanz in der kontrastverstärkten T1-gewichteten MR-Bildfolge, Texturmerkmal *Variance*, Stärke der Kontrastmittelaufnahme) konnte eine Klassifikationsrate von 75% erzielt werden. Dieses Ergebnis ist erfolgversprechend, aber wegen der noch relativ geringen Stichprobengröße als vorläufig zu bewerten. Darüberhinaus ist eine Anwendung des Systems in der Verlaufskontrolle während einer Therapie denkbar, die das Tumorvolumen betrachtet. Eine Erweiterung des Systems ist hinsichtlich verschiedener Aspekte denkbar: Eine Übersetzung von Merkmalen oder Merkmalskombinationen in natürlichsprachliche Begriffe würde Anfragen der Art „Zeige alle rundlichen, homogen Kontrastmittel aufnehmenden Tumoren" ermöglichen. Diese kann auch ein Anwender, der mit der Definition der Merkmale nicht vertraut ist, durchführen. Der Einsatz eines Entscheidungsbaumes zur Tumorklassifikation bietet gegenüber dem kNN-Klassifikator den Vorteil, daß das Klassifikationsergebnis durch die Abfolge der Entscheidungen erklärbar wird. Schließlich ist eine Erhöhung der Fallzahl anzustreben, um das System auf eine breitere Basis zu stellen.

Literatur

1. Roßmanith Chr, Handels H, Grande-Nagel I, Weiss H-D, Pöppl SJ: Kompensation von Intensitätsinhomogenitäten in MR Bildfolgen. In: Evers H, Glombitza G, Lehmann T, Meinzer HP (Hrsg.): Bildverarbeitung für die Medizin 1999, 13-17, Springer-Verlag, Berlin, 1999.
2. Sled JG, Zijdenbos AP, Evans AC: A Nonparametric Method for Automatic Correction of Intensity Nonuniformity in MRI Data. IEEE Trans on Medical Imaging, 17(1):87–97, 1998.
3. Collignon A, Maes F, Delaere D, Vandermeulen D, Suetens P, Marchal G: Automated Multi-Modality Image Registration based on Information Theory. In: Bizais Y (Hrsg.): Information Processing in Medical Imaging, 263–274, Kluwer Academic Publishers, 1995.
4. Collins DL, Neelin P, Peters TM, Evans AC: Automatic 3D Inter-Subject Registration of MR Volumetric Data in Standardized Talairach Space. Journal of Computer Assisted Tomography, 18(2):192–205, 1994.
5. Roßmanith Chr, Handels H, Grande-Nagel I., Weiss HD, Pöppl SJ: Erkennung von Hirngeweben und Tumoren in multispektralen MR-Bildfolgen. In: Handels H, Uthmann T, Waschulzik T, Wischnewski MB (Hrsg.): Erfahrungen mit KI-Ansätzen in der medizinischen Bildanalyse und Bildverarbeitung, KI-99 Bonn, Workshop Proceedings, 9–15, Universität Mainz, 1999.
6. Haralick RM, Shanmugam K, Dinstein I: Textural Features for Image Classification. IEEE Trans on Systems Man Cybernetics, 3:610–621, 1973.
7. Roßmanith C, Handels H, Rinast E, Weiss H-D, Pöppl SJ: Characterisation and Classification of Brain Tumours in Three-Dimensional MR Image Sequences. In: Höhne KH, Kikinis R (Hrsg.): Visualization in Biomedical Computing, LNCS 1131, 429–438, Springer-Verlag, 1996.
8. Niemann H: Klassifikation von Mustern. Springer-Verlag, Berlin, 1983.

Ortsaufgelöste Quantifizierung frequenzabhängiger Kenngrößen aus MR-Bilddaten

Jürgen Braun, Ingolf Sack, Johannes Bernarding und Thomas Tolxdorff

Institut für Medizinische Informatik, Biometrie und Epidemiologie
Universitätsklinikum Benjamin Franklin, 12200 Berlin
Email: braun@medizin.fu-berlin.de

Zusammenfassung. Als Erweiterung und Ergänzung bisheriger kernspintomographischer Aufnahmetechniken liefert die neu entwickelte Magnetresonanzelastographie (MRE) Bildinformationen, die eine Bestimmung der mechanischen Eigenschaften des Untersuchungsobjektes ermöglichen. Die MRE erlaubt erstmals, Veränderungen biomechanischer Gewebeeigenschaften, die als Folge pathologischer Veränderungen auftreten, nichtinvasiv zu bestimmen. Dies erfordert die Analyse lokaler Frequenzverteilungen, die sich nach mechanischer Anregung im Untersuchungsobjekt ausbilden. Im folgenden wird ein neuer Ansatz zur Analyse der Frequenzverteilungsmuster vorgestellt und anhand von Test- und experimentellen Bildern validiert. Vor allem bei Geweben, die von außen einer Tastuntersuchung (Palpation) nicht zugänglich sind, wie das Hirnparenchym, hat die 'MR-Palpation' ein hohes diagnostisches Potential.

1 Einleitung

Die Analyse der elastischen Eigenschaften von Gewebe ist für die Diagnose krankhafter Organveränderungen oft von zentraler Bedeutung. Tastbefunde helfen in vielen Fällen, pathologische Gewebeveränderungen zu diagnostizieren. Die Empfindlichkeit der Methode erklärt sich aus den starken Unterschieden in der Elastizität zwischen gesundem und pathologischem Gewebe [1]. Der klassische manuelle Tastbefund ist naturgemäß auf Gewebe beschränkt, die von außen zu erreichen sind. Die Ortsauflösung ist dabei im allgemeinen sehr gering und unzugängliche Gewebe wie das Hirnparenchym im Inneren der Schädelkalotte können klassisch überhaupt nicht palpiert werden. Dagegen bietet die Kernspintomographie die Möglichkeit, mit hoher Signalintensität und hoher Ortsauflösung auch Gewebe tieferer Schichten abzubilden. Herkömmliche Bilderzeugungstechniken sind hierbei unabhängig von den Elastizitätseigenschaften der Gewebe. Seit kurzem steht eine neuentwickelte Technik zur Verfügung, die sogenannte dynamische MRE (Magnetic Resonance Elastography), bei der durch Kombination periodischer mechanischer Kraftübertragung und bewegungssensitiven Aufnahmetechniken, Dichtewellen detektiert werden können [2]. In dem durch die mechanische Anregung erzeugten wellenartigen Ausbreitungsmuster sind implizit die Informationen über die ortsabhängigen Elastizitätseigenschaften verschiedener Gewebe enthalten. Eine Berechnung der elastischen Kenngrößen erfordert eine quantitative Analyse der Verteilungsmuster der Frequenzen. Eine wichtige Kenngröße zur Bestimmung mechanischer Eigenschaften von Gewebe stellt die Schersteifigkeit dar, die sich in guter Näherung folgendermaßen berechnet :

$$\varepsilon = \nu^2 \lambda^2 \rho \quad (1)$$

mit ν als Anregungsfrequenz, λ der Ausbreitungsgeschwindigkeit der Dichtewellen und ρ der Dichte des Untersuchungsobjektes. Es wurde die dynamische MRE zusammen mit einem neuen Algorithmus implementiert, der basierend auf einer Analyse der ortsaufgelösten Frequenzverteilungen die Berechnung von ortsabhängigen Frequenzverteilungen erlaubt. Die Methode wurde an Softwarephantomen validiert. Zur Modellierung der Elastizitätseigenschaften biologischer Gewebe wurden nachfolgend Agar-Agar-Phantome hergestellt und untersucht.

2 Methoden

2.1 Magnetresonanzelastographie

Abbildung 1 zeigt den Versuchsaufbau und einen typischen Bildkontrast eines MRE-Experimentes. Die mechanische Anregungseinheit besteht aus einer Spule, die über eine bewegliche Achse mit einem Stempel verbunden ist. Befindet sich die Anregungseinheit im Magneten, werden durch die angelegte Wechselspannung Schwingungen der Spule induziert. Mit Hilfe des Stempels werden Scherbewegungen mit 100-400 Hz übertragen, die sich senkrecht zur Bildebene im Untersuchungsgegenstand ausbreiten.

Die Präparation der Magnetisierung erfolgt mit Hilfe einer modifizierten Gradientenecho-Aufnahmetechnik (TR: 40 ms, TE: 10 ms) mit sinusförmigen Gradienten (20 mT/m), die zur mechanischen Anregung synchronisiert sind. Zur Darstellung werden Phasenbilder benutzt, da sie eine hohe Empfindlichkeit für die Auslenkungsbewegung der Teilchen besitzen. Das Verteilungsmuster des Hell-Dunkel-Kontrastes gibt direkt die ortsabhängige Wellenzahl wieder. Diese verhält sich umgekehrt proportional zur Steifigkeit des Objektes: niedrige Wellenzahlen entsprechen einer hohen Ausbreitungsgeschwindigkeit in steifen Bereichen, hohe Wellenzahlen kleinen Ausbreitungsgeschwindigkeiten in weichen Bereichen.

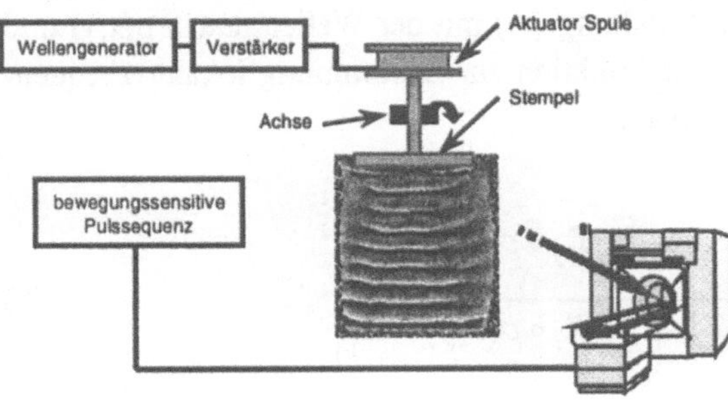

Abb. 1: Prinzip der MRE: Mechanische Anregung und Bildkontrast.

2.2 Abschätzung lokaler Frequenzen

Gängige Methoden zur Abschätzung lokaler Frequenzen (Local Frequency Estimate, LFE) sind gefensterte Fouriertransformationen oder die Wavelettransformation. Der vorgestellte Algorithmus stellt basierend auf einer Varianten der Wavelettfilterung eine Weiterentwicklung dar, bei der die Filterfunktionen bei konstanter Mittenfrequenz verankert sind, aber unterschiedliche Bandbreite besitzen. Als Filterfunktion wurde eine Gaussfunktion gewählt, da diese sowohl im Orts- als auch Frequenzraum optimal lokalisiert ist. Dies erlaubt über eine lineare Abschätzung lokaler Frequenzen eine transparente Analyse der Frequenzverteilungen in den Bilddaten, analog zu einem kürzlich vorgestellten Ansatz [3]. Das Prinzip beruht auf einer einfachen Division von Bilddaten, die mit Filtern unterschiedlicher Bandbreite gefaltet wurden und nachfolgend quadratisch skaliert wurden. Die eingesetzten Gaussfunktionen sind durch unterschiedliche Halbwertsbreiten σ_i bei gleicher Amplitude charakterisiert:

$$\Re_i(\nu) = e^{-\frac{1}{2}\left(\frac{\nu}{\sigma_i}\right)^2} \tag{2}$$

Für den Quotienten zweier Gaussfunktionen mit unterschiedlichem σ_1 und σ_2 folgt:

$$\Re = \frac{\Re_i}{\Re_j} = e^{\nu^2 \frac{f}{2}}, \qquad f = \frac{1}{\sigma_j^2} - \frac{1}{\sigma_i^2}. \tag{3}$$

Nach Faltung der Bilddaten mit den Funktionen $\Re_i$ und $\Re_j$ und Rücktransformation in den Ortsraum liegt ein komplizierter Zusammenhang zwischen lokaler Frequenz und dem Quotienten der beiden Bilder vor, der sich für kleine Frequenzdifferenzen in guter Näherung stark vereinfachen lässt:

$$e^{\tilde{f}^2} \cong \tilde{f}^2 + 1, \ \textit{für} \ \{-0.3 \le \tilde{f} \le 0.3\} \quad \textit{und} \quad \tilde{f} = \frac{\nu^2 f}{2} \le 0.3. \tag{4}$$

Damit ist unter Verwendung gaussförmiger Filterfunktionen gleicher Mittenfrequenz $\Re$ eine quadratische Funktion von ν. Faltung ($\circ$) mit der Wellenmatrix $\rho(x,y)$ und Quotientenbildung nach Gl. 3 gibt eine Funktion zur Bestimmung lokaler Frequenzen ν_{lokal}. Nach Linearisierung erhält man:

$$\nu_{lokal}(x,y) = \left(\frac{1}{2f} \cdot \left(\frac{\sum_k \Re_j \circ \rho(x,y)}{\sum_k \Re_i \circ \rho(x,y)} - 2 \right) \right)^{\frac{1}{2}} \tag{5}$$

3 Ergebnisse

Der Algorithmus wurde mit Hilfe von Testbildern und experimentellen MRE-Daten evaluiert. Für jede der beiden orthogonalen Raumrichtungen wurden zwei Filterpaare angewendet. Die Matrixgröße aller Bilder betrug 256 × 256. Anhand einer Wellenausbreitung durch punktförmige Anregung im Zentrum zeigt Abbildung 2, daß die LFE unabhängig von der Ausbreitungsrichtung richtige Werte zurückliefert. Durch die Verhältnisbildung der unterschiedlich gefalteten Bilder im Ortsraum ergibt sich im Bereich der Nulldurchgänge der Schwingungen ein erhöhter numerischer Fehler. Eine Glättung wurde mit Hilfe einer normierten Konvolution [4] unter Verwendung der ersten Ableitung des Signals als Gütefunktion durchgeführt.

Abb. 3 zeigt die Anwendung des Algorithmus auf ein Testbild mit vier unterschiedlichen, Wellenzahlen. Die Wellenausbreitung verläuft in diesem Fall in vertikaler Richtung. Die Übergänge zwischen den unterschiedlichen Frequenzbereichen sind an den richtigen Positionen mit guter Trennschärfe bestimmt. Die mit Hilfe des Algorithmus bestimmten Wellenzahlen stimmen mit denen des Testbildes überein.

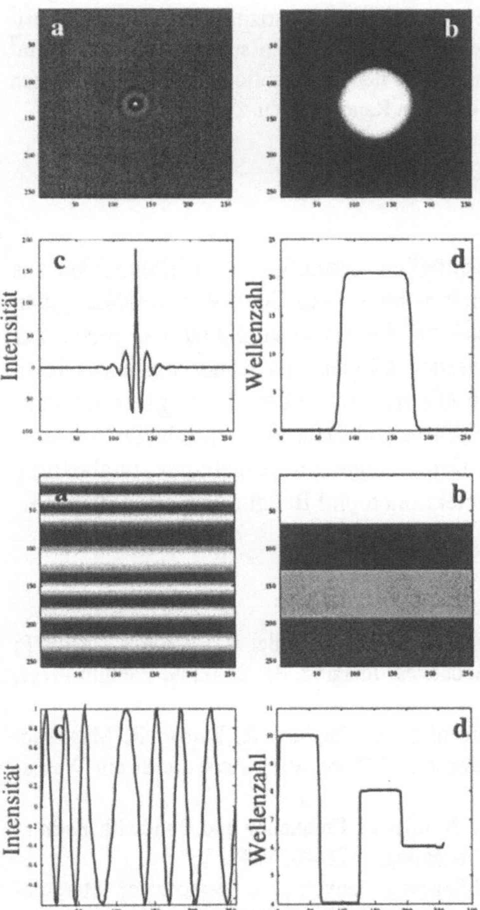

Abb. 2: Radiale Ausbreitung einer Welle bei punktförmiger Anregung. a: Testbild (Wellenzahl: 20.5), die Wellen sind gedämpft; b: die LFE ($\tilde{f}$ = 10^{-5}) liefert einen einheitlichen Grauwert (hell, Wellenzahl 20.5) bis zu einem Abfall der Signalamplitude auf 1 %; c: Schnitt durch das Zentrum von 2 a, die Schwingung ist nach außen vollständig gedämpft; d: ortsabhängige Wellenzahlen (horizontaler Schnitt durch das Zentrum von 2 b. Fällt die Signalintensität unter 1% der maximalen Amplitude (vgl. Abb. 2c) können keine Wellenzahlen mehr bestimmt werden.

Abb. 3: Anwendung des Algorithmus zur Analyse ortsabhängiger Wellenausbreitungsgeschwindigkeiten. a: Testbild (Wellenzahlen über das Bild: 10, 4, 8, 6; b: Ergebnis nach LFE ($\tilde{f}$ = 10^{-5}); c: vertikaler Schnitt durch 3a; d: ortsabhängige Wellenzahlen, (vertikaler Schnitt durch 3b). Alle Frequenzkomponenten werden mit guter Trennschärfe und den richtigen Zahlenwerten wiedergegeben. Durch Rückfaltung an den horizontalen Rändern ergeben sich schmale Zonen mit fehlerhaften Werten.

Abbildung 4 zeigt experimentelle Ergebnisse für ein Agar-Agar-Phantom. Zur Verbesserung des Signal-Rausch-Verhältnisses wurde über zwei Aufnahmen gemittelt. Das Phantom besteht aus zwei diagonal voneinander getrennten Komponenten unterschiedlicher Steifigkeit (Agar-Agar-Konzentrationen: 1.0 % und 1.5 %).

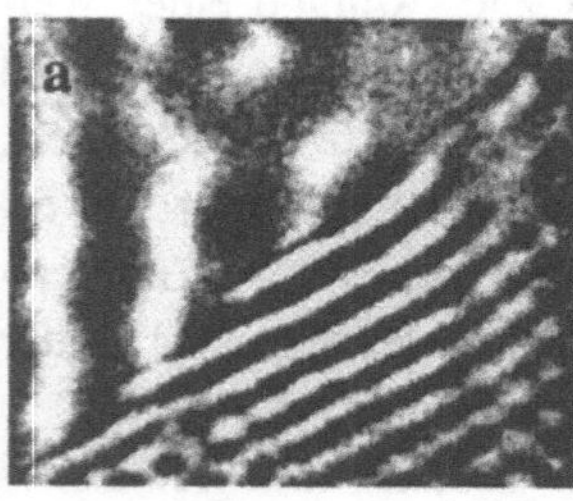

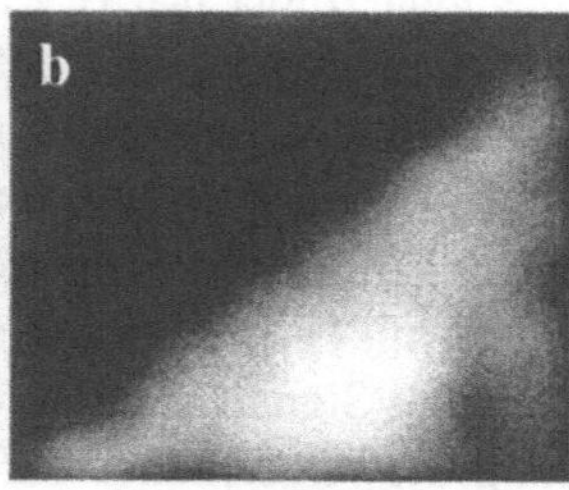

Abb. 4: Agar-Agar-Phantom a: experimentelles Ergebnis der MRE (mechanische Anregung von oben mit 0.2 kHz, Stempel: 5x5 cm). Die Wellenausbreitung erfolgt vertikal, im steiferen Kompartiment (links oben) schneller, daher sind die sichtbaren Wellenzahlen klein. Im Bereich des weniger steifen Kompartiments (rechts unten) ist die Ausbreitungsgeschwindigkeit langsamer, die beobachteten Wellenzahlen höher. An der Grenzfläche erfolgt Beugung. Im Experiment existieren Überlagerungen durch Reflexionen und das horizontale Wellenmuster erscheint dadurch vertikal. b: Ergebnis nach LFE. Die Grauwerte kodieren unterschiedliche Wellenzahlen. Die Grenze zwischen den Bereichen unterschiedlicher Elastizität ist scharf und mit guter Ortstreue abgebildet, zusammenhängende Bereiche gleicher Elastizität sind gut charakterisiert. Die Schersteifigkeiten berechnen sich zu 13.8 kN/m^2 für den steiferen und 5.5 kN/m^2 für den weicheren Bereich des Phantoms. Ähnlich zu den in Testbildern abgeleiteten Daten (vgl. Abb. 3d) existiert eine Frequenzunschärfe an den Randgebieten.

4 Zusammenfassung

Mit dem vorgestellten Algorithmus ist es möglich, ortsaufgelöste Wellenzahlen aus MRE-Daten zu bestimmen. Unter der Annahme einer vom Gewebetyp unabhängigen Dichte von Wasser können Schersteifigkeiten, die als zusätzlicher Parameter zur Charakterisierung von Gewebe benutzt werden können, berechnet werden. Die in den Testdaten vorgegebenen Wellenzahlen konnten mit hoher Genauigkeit hinsichtlich Lokalisation von Übergängen, Trennschärfe und Quantität reproduziert werden. Die Anwendung auf experimentelle MRE-Daten zeigte gute Ergebnisse, unabhängig vom Auftreten zusätzlicher Effekte wie Reflektionen und Beugung an Grenzflächen.

5 Literatur

1. Sarvazyan A, Skovoroda A, Emelianov S, Fowlkes J, Pipe J, Adler R, Buxton R, Carson P: Biophysical Bases of Elasticity Imaging. Acoustical Imaging, 21: 223-239, Plenum Press, New York 1995.
2. Muthupillai R, Lomas D, Rossman P, Greenleaf J, Manduca A, Ehman R: Magnetic-Resonance Elastography By Direct Visualization of Propagating Acoustic Strain Waves. Science, 269: 1854-1857, 1995.
3. Knutsson H, Westin C, Granlund G: Local Multiscale Frequency and Bandwith Estimation. Proc of the IEEE Intl Conf on Image Processing, 1: 36-40, 1994.
4. Knutsson H, Westin C: Normalized and differential convolution: Methods for interpolation and filtering of incomplete and uncertain data. IEEE Proc. CVPR: 515-523 ,1993.

Ein Baukasten zur Analyse medizinischer Bilddaten mit Hilfe neuronaler Netze und Fuzzy-Logik

Jens Hiltner

Universität Dortmund – Lehrstuhl Informatik I
Otto-Hahn-Straße 16, 44221 Dortmund
Email: hiltner@ls1.cs.uni-dortmund.de

Zusammenfassung Für die Aufgabe der Bildanalyse ist die Erfahrung und das Wissen eines Experten von hohem Stellenwert. Die Analyse medizinischer Bilddaten stellt zudem hohe Anforderungen an die eingesetzten Methoden, die eine beträchtlichen Grad an Variabilität erlauben müssen. Die Vorgehensweise des Experten beruht auf Wissen, welches häufig nur in unscharfer Form beschreibbar ist. Auch ist teilweise die Beschreibung des Vorgehens nicht oder nur schwer verbal durchführbar, jedoch können anhand von Beispielen die gewünschte Ergebnisse beschrieben werden.

In diesem Beitrag soll der Prototyp eines Baukastens vorgestellt werden, der es erlaubt, einem Bildverarbeitungsexperten die Analyse medizinischer Bilddaten zu erleichtern. Dazu stellt der Baukasten verschiedene Funktionen zur Verfügung, deren Einsatzmöglichkeiten durch die Verwendung sogenannter CI-Methoden (Fuzzy-Methoden, künstliche neuronale Netze, evolutionäre Algorithmen) geprägt ist.

1 Einleitung

Die Analyse von Bilddaten stellt eine schwierige Aufgabe da, für die es kein allgemeines „Rezept" gibt. Für diese Aufgabe ist die Erfahrung und das Wissen des Experten, der die Analyse vornimmt, von hoher Bedeutung. Neben dieser benötigten Erfahrung bestehen – sowohl in der Auswertung neuartiger Bilddaten als auch in anderen Fragestellungen an die bekannten Bilddaten – Probleme, die ein experimentelles Vorgehen mit verschiedenen bekannten Verfahren erfordern, um zumindest in die Nähe eines gewünschten Rezeptes (Standardvorgehens) für genau diese Fragestellung zu kommen. Dabei bezieht sich der Begriff „Nähe" auf den benötigten Anteil an Interaktion mit dem System, der sich bei einem „guten Rezept" auf die Auswahl des Bildmaterials beschränken sollte.

Die Verwendung eines Baukastens, wie er hier vorgestellt werden soll, kann durch die Möglichkeit der Nutzung verschiedener „intelligenter" Methoden dazu beitragen, schnell Ergebnisse bei der Erstellung von Lösungen zu neuen Aufgabenstellungen erzielen zu können.

2 Baukasten

Der hier vorgestellte Baukasten besteht aus zwei Teilen. Zum einen existieren verschiedene Editoren zur Definition und Verwaltung der einzelnen Wissensinhalte. In einem Fenster kann ein Bild eingeladen werden, auf welches dann interaktiv realisierte Funktionen angewendet werden können. Zum anderen gibt es eine Programmierumgebung, die eine Vielzahl von Befehlen für den Zugriff auf Bilddaten, Wissenbasen oder neuronale Netze erlaubt. Der Baukasten stellt verschiedene Funktionen zur Verfügung, die auch teilweise schon aus anderen Werkzeugen (etwa Khoros) bekannt sind, deren Einsatzmöglichkeiten aber durch die ergänzende Verwendung sogenannter CI-Methoden [1] deutlich übersteigt.

Als Standardfunktionen seien hier etwa vordefinierte Filter (Prewitt, Sobel, Laplace, etc.) genannt, ebenso besteht die Möglichkeit frei definierbarer Filter. Zur Segmentierung stehen neben kantenorientierten und bereichsorientierten auch modellbasierte Methoden zur Verfügung [2, 3]. Die Verwendung verschiedener Bildformate ist möglich (RAW-Format, VFF-Format, DICOM-Format), wobei die Bilddaten sowohl 2D als auch 3D sein dürfen.

2.1 Editoren

Die oben angesprochenen Erweiterungen zu bisher existierenden Systemen beziehen sich auf die umfangreiche Verwendung von unscharfen (Fuzzy-) Methoden und künstlichen neuronalen Netzen. Die Fuzzy-Methoden werden hauptsächlich zur Repräsentation unscharfen Wissens des Experten verwendet. Diesem ist es erlaubt, sein Domänenwissen in Wissensbasen unterschiedlicher Art zu speichern, etwa zur Beschreibung von Handlungswissen in Form von WENN-DANN-Regeln (wobei die Prämissen und Konklusionen unscharfe Terme sein dürfen) oder zur Beschreibung von Faktenwissen in semantischen Netzen (in denen die Konzepte ebenfalls unscharfe Begriffe verwenden dürfen). Auch medizinisches Fachwissen kann somit hier geeignet abgelegt werden. Diese Wissensbasen werden über eine Komponente des Baukastens verwaltet und können einfach strukturiert angelegt und gepflegt werden. In den Wissensbasen können Beschreibungen gesuchter Objekte mit natürlichsprachlichen Begriffen (Termen) hinterlegt werden, deren Interpretation mittels Fuzzy-Mengen ebenfalls mit Hilfe geeigneter Werkzeuge des Baukastens definiert werden können (Abb. 1).

Die Verwaltung der Interpretationen der verwendeten Sprache (die durch Fuzzy-Mengen hinterlegt sind) erfolgt ebenfalls mit Hilfe eines Editors (Abb. 2(a)). Dieser erlaubt die Definition der Interpretationen von den in der Wissensbasis genutzten Termen. Die Verwendung des gesamten Wissens erfolgt dabei kontextabhängig, um sicherzustellen, daß die jeweils gültige Interpretation eines Termes gewählt wird. Die gespeicherten Konzepte können ebenfalls in einem Kontext gespeichert werden, so daß bei der Auswertung eines Konzeptes immer die Interpretationen gewählt werden, in denen auch der Kontext von Konzept und Interpretation übereinstimmt.

Weiterhin wird die Verwendung künstlicher neuronaler FF-Netze durch den Baukasten unterstützt. Diese können zum einen zur Klassifikation segmentierter

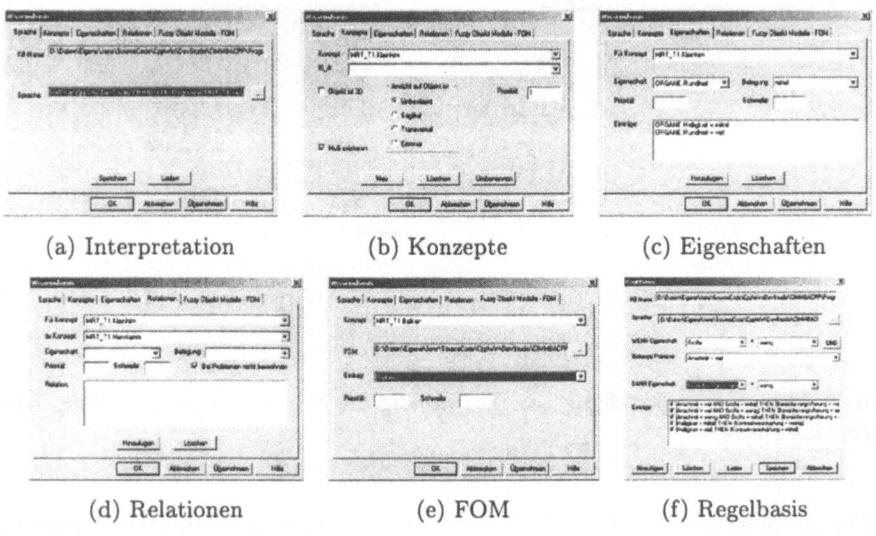

(a) Interpretation (b) Konzepte (c) Eigenschaften

(d) Relationen (e) FOM (f) Regelbasis

Abb. 1. **Eingabemasken zur Erstellung und Verwaltung der Wissens- und Regelbasen.**

Strukturen verwendet werden, aber auch zur Vorsegmentierung von Bilddaten wurden sie erfolgreich eingesetzt [4]. Ein Editor (Abb. 2(b)), der eine Definition der Struktur, der Gewichte des Netzes sowie der Aktivierungsfunktionen erlaubt, wird vom Baukasten zur Verfügung gestellt. Die Trainingsdaten für das jeweils konstruierte Netz können in einer Datei hinterlegt werden, die ggf. auch von anderen Programmen erzeugt wurden (bspw. SNNS – Stuttgarter Neuronale Netze Simulator). Auch zellulare neuronale Netze können zur Bildvorverarbeitung eingesetzt werden [5, 6], wobei sich allerdings bei letzteren die Auswahl auf bereits gelernte Funktionen beschränkt. Dadurch ist die Schnittstelle zu einer geplanten Implementierung einer Lernkomponente gewährleistet.

2.2 Programmierumgebung

Neben der interaktiven Nutzung des Baukastens zur Analyse des Bildmaterials ist sicherlich die eigens implementierte Programmiersprache CIM^{2}BA/Prg zu nennen, die alle vom Baukasten zur Verfügung gestellten Methoden anbietet. Diese Programmiersprache erlaubt das in der Experimentierphase gefundene „Rezept" zu hinterlegen und in Form einer Stapelverarbeitung automatisiert für eine Fülle von Bilddaten anzuwenden, die einer gleichen Aufgabenstellung unterliegen. Dabei können sowohl die Standardmethoden auf einen Bilddatensatz angewendet werden, als auch die unscharfen Beschreibungen der Wissensbasis und die künstlichen neuronalen Netze. Aber auch die Programmierumgebung kann natürlich experimentell eingesetzt werden, durch das Speichern von Zwischenergebnissen können zudem bereits erzielte Ergebnisse verwendet werden.

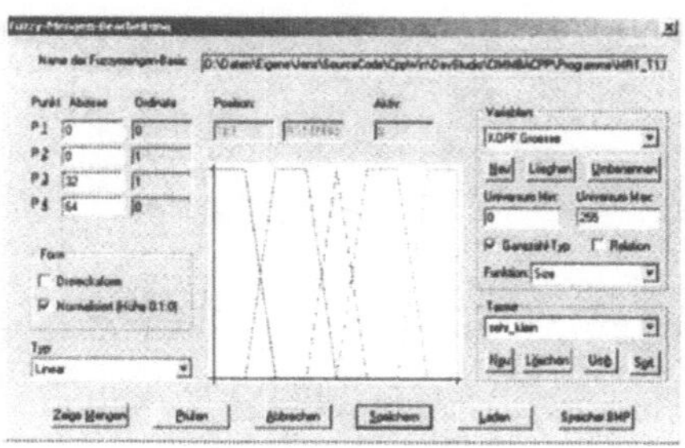

(a) Fuzzy-Editor

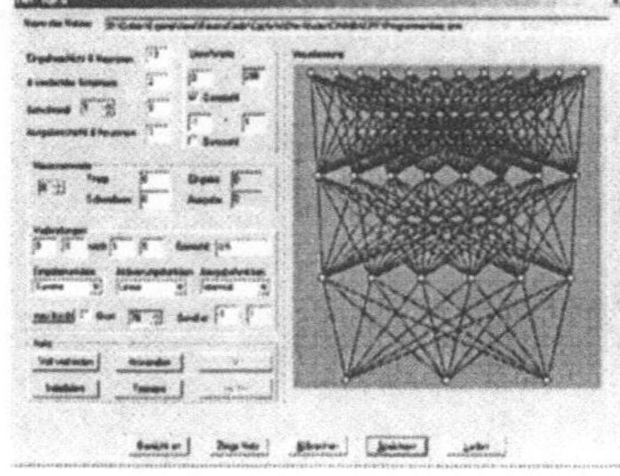

(b) KNN-Editor

Abb. 2. Masken zur Erstellung und Verwaltung der Fuzzy-Mengen und künstlichen neuronalen Netze.

Die Sprache unterstützt neben verschiedenen Standarddatentypen (Zahlen, Zeichenketten) die Datentypen `Image`, `Segment` und `SegmentList`. Insbesondere sind die Verwendung von Konzepten, Fuzzy-Mengen und neuronalen Netzen, auf die in der Programmiersprache direkt zugegriffen werden kann, zu nennen. Durch Schleifen und bedingte Ausführungen von Programmteilen kann der Analyseprozeß ergebnisabhängig gesteuert werden. Dabei kann auch auf die in der Regelbasis hinterlegten Regeln zugegriffen werden. Ein Konzept beschreibt in der Regel Eigenschaften eines gesuchten Objektes und Relationen, die dieses Objekt zu anderen Objekten im Bild hat. Diese Eigenschaften sind unscharf beschrieben, etwa `Brightness=medium`. Durch Zugriffsoperationen auf Konzeptinhalte können so die Werte abgefragt und zur Auswertung verwendet werden, etwa liefert `GetValue(Brainstem,brightness)` den Helligkeitswert eines Konzeptes *Brainstem* zurück. Der Zugriff auf neuronale Netze erfolgt derart, daß die Eingabeneuronen mit Werten belegt werden können (`SetVal(Net,Neuron,Val)`). Anschließend kann das Netz mit `ApplyNet(Net)` berechnet und mit `GetVal(Net,Neuron)` der Ausgabewert abgefragt werden.

3 Abschlußbemerkungen

Das Baukastenprinzip wurde schon mehrfach in verschiedenen Anwendungen vorgestellt, weshalb hier nur auf die entsprechende Literatur verwiesen werden soll. In [7] wird eine Anwendung zur Analyse von MRT-Bilddaten auf pathologische Veränderungen beschrieben, [8] beschreibt die Anwendung zur Erkennung von Koronararterienverkalkung, die Verwendung von neuronalen Netzen zur Vorsegmentierung wird in [5] beschrieben.

Der hier beschriebene Baukasten ist derzeit prototypenhaft in C++ implementiert (die genannten Komponenten sind weitestgend verfügbar). Er stellt sowohl eine Experimentierumgebung dar, welche die Auswertung von Bilddaten mit neuartigen Aufgabenstellungen erleichtert, aber auch mittels der Programmiersprache eine spätere Routinenutzung erlaubt, wobei jeweils auf Wissensbasen und neuronale Netze zurückgegriffen werden kann. Die Implementierung weist derzeit noch den Nachteil auf, daß die Sprache interpretiert wird und dadurch einen Geschwindigkeitsnachteil gegenüber kompilierter Software aufweist. Neben einer Erweiterung des Befehlsumfanges der Programmiersprache wird somit auch über die Entwicklung eines Compilers für diese Sprache nachgedacht. Detailiertere Informationen sind unter [9] zu finden.

Literatur

1. J. C. Bezdek: *What is Computational Intelligence?* In: J. M. Zurada, R. J. Marks und C. J. Robinson (Herausgeber): *Computational Intelligence – Imitating Life*, Seiten 1–12. IEEE Press, 1994.
2. J. Hiltner: *Operatoren zur deskriptiven und modellbasierten unscharfen Wissensbeschreibung in der medizinischen Bildverarbeitung.* In: T. Lehmann, V. Metzler, K. Spitzer und T. Tolxdorff (Herausgeber): *Bildverarbeitung für die Medizin 1998*, Seiten 114–118, Berlin – Heidelberg, März 1998. Springer-Verlag.
3. T. Stüttgen, J. Hiltner, M. Fathi und B. Reusch: *Fuzzy Snakes: A New Approach of Initializing and Optimization Active Contour Models.* In: M. Jamshidi, P. Borne, A. Maciejewski, S. Nahavandi, R. Lumia, M. Fathi und T. Furuhashi (Herausgeber): *World Automation Congress - 3rd International Symposium on Soft Computing for Industry*, Seiten ISSCI118 – 1–8, Albuquerque, USA, Juni 2000. TSI Press.
4. J. Rittscher, J. Hiltner und C. Moraga: *Künstliche Neuronale Netzwerke zur Vorhersage der Hirnkontur.* In: H. Evers, G. Glombitza, T. Lehmann und H.-P. Meinzer (Herausgeber): *Bildverarbeitung für die Medizin 1999*, Seiten 302–306, Berlin – Heidelberg, März 1999. Springer Verlag.
5. J. Hiltner, I. Aizenberg, E. Meyer zu Bexten und C. Moraga: *Neural Networks and Fuzzy Logic in Medical Image Processing.* In: T. Yamakawa und G. Matsumuto (Herausgeber): *Methodologies for the Conception, Design and Application of Soft Computing*, Seiten 325–328, Iizuka, Japan, Oktober 1998. World Scientific Publishing Co. Pte. Ltd.
6. I. N. Aizenberg: *Neural Networks Based on Multi-valued and Universal Binary Neurons: Theory, Application to Image Processing and Recognition.* In: B. Reusch (Herausgeber): *Computational Intelligence – Theory and Applications*, Band 1625 der Reihe *Lecture Notes in Computer Science*, Seiten 306–316, Berlin – Heidelberg, 1999. Springer-Verlag.
7. B. Reusch, M. Fathi und J. Hiltner (Herausgeber): *PG Anomalia – Entwicklung eines wissensgesteuerten Bildverarbeitungssystems zur Erkennung von pathologischen Strukturen in radiologischen Bilddaten.* Projektgruppenendbericht. Universität Dortmund, Dortmund, 1998.
8. J. Hiltner, M. Wawro, M. Fathi, B. Reusch, P. Kriener, J. Holstein und D. Grönemeyer: *Automatische Detektion und Auswertung von Verkalkungen der Koronararterien in EBCT- und Spiral-CT-Bilddaten.* In: A. Horsch und T. Lehmann (Herausgeber): *Bildverarbeitung für die Medizin 2000*, Seiten 341–345, Berlin – Heidelberg, März 2000. Springer Verlag.
9. J. Hiltner: *CIM²BA-Homepage.* `http://ls1-www.cs.uni-dortmund.de/~hiltner/CIMMBA/index.html`.

Bildverarbeitung in der Endoskopie des Bauchraums

Vogt, F. [1,*] , Klimowicz, C.[1], Paulus, D.[1], Hohenberger, W.[2], Niemann, H.[1], Schick, C. H.[2]

[1] Lehrstuhl für Mustererkennung
Friedrich-Alexander-Universität Erlangen-Nürnberg, 91054 Erlangen
Email: {vogt,paulus,niemann}@informatik.uni–erlangen.de
{crklimow}@immd5.informatik.uni–erlangen.de

[2] Chirurgische Universitätsklinik
Krankenhausstr. 12, 91058 Erlangen
Email: schick@chirurgie-erlangen.de

Zusammenfassung. Derzeit werden bei endoskopischen Operationen, unter der Verwendung von Spezialfarbkameras, die unverarbeiteten Bilder aus dem Körper direkt auf einem Fernsehbildschirm dargestellt. Diese „direkte" Darstellung der Bilder auf dem Fernsehbildschirm ist mit Einschränkungen der Darstellungsqualität verbunden. Vor allem Glanzlichter, Verzerrungen, Farbfehler und Schwebepartikel beeinträchtigen die Bildqualität. Es werden verschiedene Verfahren zur Verbesserung der Bildqualität vorgestellt und evaluiert.

1 Einleitung

Die Entwicklung der chirurgischen Technik verläuft hin zu den die Patienten weniger traumatisierenden, so genannten „minimal invasiven" Operationen. Am Beispiel der Gallenblasenentfernung hat sich diese Entwicklung bereits soweit vollzogen, dass sie als „laparoskopische Cholezystektomie" den alten Eingriff mittels großem Bauchschnitt weitgehend abgelöst hat.

Am Beispiel des laparoskopischen Eingriffs wird im Folgenden das Prinzip der minimal invasiven Chirurgie erläutert. Der Zugang in die Bauchhöhle erfolgt durch einen etwa 2 cm langen Schnitt unterhalb des Nabels. In die Bauchhöhlenöffnung wird ein Schleusenrohr, ein so genannter Trokar, eingeführt, über das zunächst CO_2-Gas bis zu einem vordefinierten Druck (10-14 mm Hg) in die Bauchhöhle eingeblasen wird.

Durch den Trokar kann nun das optische System, welches aus einer circa 30 cm langen und 1 cm durchmessenden Optik mit Kameraaufsatz besteht, in den Bauchraum geschoben werden. Um die zur Operationsdurchführung benötigten Instrumente in den Bauchraum einführen zu können, werden drei weitere Tokare mit 0,5 bis 1,2 cm Durchmesser in die Bauchdecke eingesetzt. Mittels langer, schlanker Instrumente wird die Gallenblase im rechten Oberbauch am Leberunterrand aufgesucht und entfernt. Dabei kommt ein elektrischer Gewebeschneider zum Einsatz.

2 Medizinische Problematik

Während der Operation werden die von der Kameraoptik gelieferten Bilder unverarbeitet, direkt auf dem Fernsehbildschirm dargestellt. Die Bildqualität wird vor allem

* Teile dieser Arbeit wurden von der DFG unterstützt im Teilprojekt C2 des SFB 603.

durch Glanzlichter, Verzerrungen, Farbfehler und Schwebepartikel beeinträchtigt (siehe Abb. 2, 3 und 4). Aus Sicht des Arztes wäre es wünschenswert alle genannten Einschränkungen zu verringern.

Die Farbfehler entstehen durch vorwiegend rötliche Farben (z.B. Blut und Gewebe) im Bild. Durch Reflexionen der Lichtquelle des Endoskops an feuchten Organ-Oberflächen entstehen so genannte Glanzlichter (siehe Abb. 3). Sie sind gekennzeichnet durch starke Kontraste im Bild, welche die Qualität des Bildes in ihrer Umgebung beeinträchtigen. Durch Verbrennen von Gewebe (beim Präparieren) während der Operation entstehen störende Schwebepartikel (siehe Abb. 4). Wenn zuviele Schwebepartikel vorhanden sind ist derzeit ein kompletter Austausch des Gases im Bauch notwendig, um die Operation fortsetzen zu können. Dies hat einen Zeitverlust zur Folge, der möglichst gering ausfallen sollte. Erschwerend zu obigen Bildstörungen kommen Verzerrungen des Bildes, verursacht durch die eingesetzte Kameraoptik, hinzu, wie sie in der Aufnahme des Kalibriermusters in Abb. 2 zu sehen sind. Vor allem die kleine Brennweite (Weitwinkel) spielt hierbei eine große Rolle.

3 Methoden

Aus der Bildverarbeitung sind Techniken zur Bildverbesserung seit Jahren bekannt. Es stellt sich die Frage, welche dieser Methoden bei endoskopischen Bildern sinnvoll eingesetzt werden können und dem Arzt eine verbesserte Sicht bieten.

Das dichromatische Modell [1] lässt sich auch für die Erkennung von Glanzlichtern bestimmter Oberflächentypen anwenden [2, 3, 4]. Die Voraussetzungen für dieses Modell sind im Falle von endoskopischen Bildern nicht erfüllt. Dieses Reflexionsmodell wurde jedoch erfolgreich auf Gewebebildern angewandt, wie in [2] für Bilder des Rachenraums und in [5] für Gesichtsbilder gezeigt wurde. Nach dem dichromatischen Reflexionsmodell setzt sich die spektrale Verteilung des reflektierenen Lichts Y aus einer Linearkombination aus spiegelnder (interface) L_{I} und diffuser (body) Reflexion L_{B} zusammen:

$$Y(\boldsymbol{\theta}, \lambda) = c_{\mathrm{I}}(\boldsymbol{\theta}) \cdot L_{\mathrm{I}}(\lambda) + c_{\mathrm{B}}(\boldsymbol{\theta}) \cdot L_{\mathrm{B}}(\lambda)$$

$$L_{\mathrm{I}}(\lambda) = S_{\mathrm{I}}(\lambda) \cdot E(\lambda), L_{\mathrm{B}}(\lambda) = S_{\mathrm{B}}(\lambda) \cdot E(\lambda)$$

Die beiden Farbkomponenten L_{I} und L_{B} sind nur von der Wellenlänge λ des einfallenden Lichts abhängig. $S_{\mathrm{I}}(\lambda)$ sowie $S_{\mathrm{B}}(\lambda)$ sind Reflexionseigenschaften. Mit $E(\lambda)$ wird das Spektrum der Lichtquelle beschrieben. Die Gewichstfaktoren c_{I} und c_{B} werden durch die Aufnahmegeometrie $\boldsymbol{\theta}$ bestimmt; im Vektor $\boldsymbol{\theta}$ werden alle Winkel zusammegefasst. Ein Lichtstrahl welcher das Objekt trifft wird bereits an der Oberfläche reflektiert. Ein Teil davon dringt unter die Oberfläche, wird teils absorbiert, teils gestreut und verläßt ohne Vorzugsrichtung (diffus) das Objekt (siehe Abb. 1).

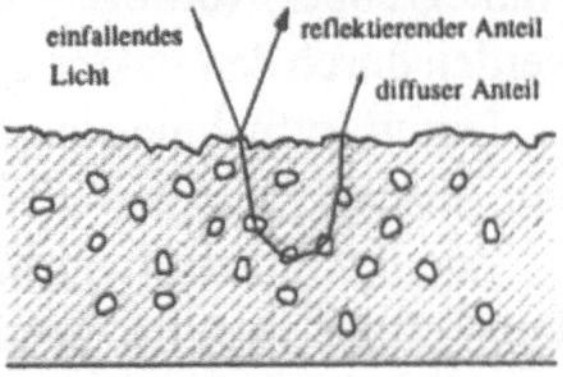

Abb.1.: Reflexionsmodell

Aufgrund des Modells werden Unterräume im *RGB* Farbraum definiert, deren Schnittgerade die Berechnung der Beleuchtungsfarbe ermöglicht.

Abb.2. Kalibriermuster original (links) und entzerrt (rechts)

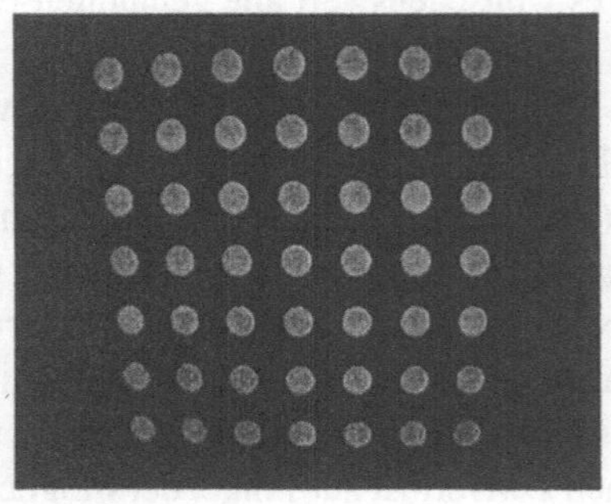

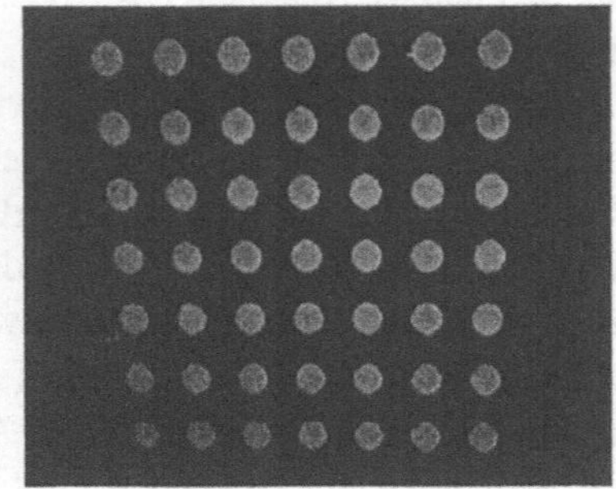

Durch Kalibrierung der intrinsischen Kameraparameter können Verzerrungsparameter ermittelt werden [6]. Der Abbildungsprozess von unverzerrten Bildkoordinaten $(X_u \; Y_u)^T$ auf Rechnerkoordinaten $(X_f \; Y_f)^T$ wird in zwei Schritten durchgeführt. Bei der Tranformation von $(X_u \; Y_u)^T$ in $(X_f \; Y_f)^T$ werden radiale Verzerrungen durch ein Polynom $1 + \sum_{i=1}^{n} \kappa_i \cdot R^{2i}$ mit $R = \sqrt{{X_u}^2 + {Y_u}^2}$ modelliert, wobei hier nur ein Polynom ersten Grades betrachtet wird, da sich gezeigt hat, dass dies in den meisten Fällen ausreichend ist:

$$(X_d \; Y_d)^T = (1 + \kappa R^2)(X_u \; Y_u)^T \tag{1}$$

Im zweiten Schritt werden die verzerrten Bildkoordinaten in die vom Rechner verwendeten Pixelkoordinaten umgerechnet. Die verzerrten Bildkoordinaten $(X_d \; Y_d)^T$, welche die reale Position des Bildpunktes auf dem Kamerasensor darstellen, können auch als Sensorkoordinaten bezeichnet werden. Der Urspung der Sensorkoordinaten wird durch den Schnittpunkt $(C_x \; C_y)^T$ der optischen Achse des Objektivs mit der Sensorebene festgelegt. Die Transformation für den zweiten Schritt wird wie folgt definiert:

$$\begin{pmatrix} X_f \\ Y_f \end{pmatrix} = \begin{pmatrix} \frac{s_x}{d_x'} X_d \\ \frac{1}{d_y'} Y_d \end{pmatrix} + \begin{pmatrix} C_x \\ C_y \end{pmatrix} \; . \tag{2}$$

Dabei bezeichnen d_x' und d_y' in Sensorkoordinaten die Abstände benachbarter Bildpixel in x- bzw. y-Richtung, wie sie im Bildspeicher nach der Abtastung (durch den Framegrabber) vorliegen. Ungenauigkeiten in der Abtastung durch den Framegrabber werden durch den Faktor s_x repräsentiert (gebräuchliche Annahme $s_x = 1,0$).

Durch Aufnahme eines Kalibriermusters werden die Parameter κ, C_x und C_y ermittelt. Anschließend wird die Verzerrung invertiert.

Zur Farbnormierung bieten sich diejenigen Verfahren an, die eine Korrektur so durchführen, dass der Eindruck auf den Betrachter natürlich wirkt. Farbkonstanzverfahren sind wegen der aufwändigen Kalibrierung nicht möglich. Statt dessen wird eine affine Transformation des Farbraums durchgeführt. Hierzu wird wie in [7] beschrieben von dem gegebenen Bild zunächst die Farbkovarianzmatrix $\boldsymbol{C}$ ermittelt. Eine Ermittlung der Eigenwerte und Eigenvektoren dieser 3×3 Matrix schließt sich an. Der zum größten Eigenwert gehörige Eigenvektor gibt die Richtung der Farbhauptachse an. Eine Rotation des Farbraums wird nun mit einer Matrix $\boldsymbol{R}$ so durchgeführt, dass diese

Abb.3. Ausgangsbild (li.), Farbnormierung (mi.), Glanzlichterkennung (re.)

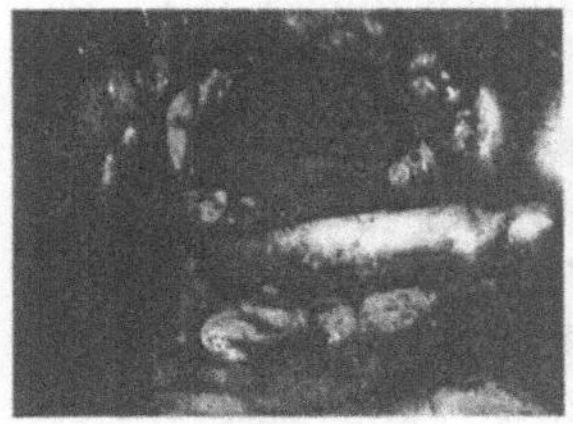
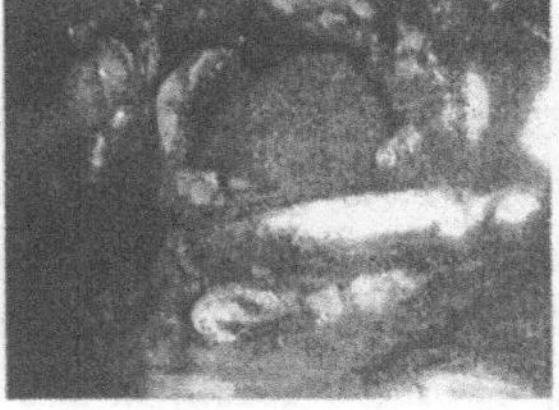
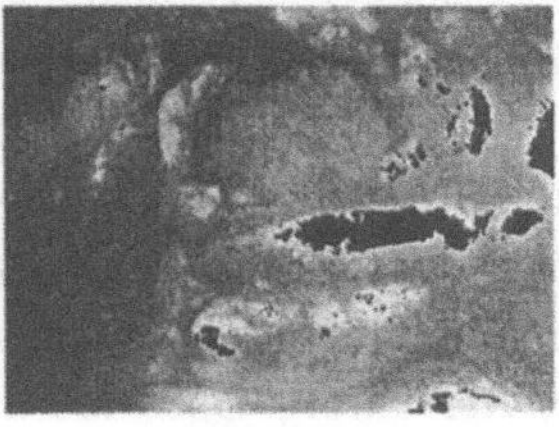

Abb.4. Originalbild (links) und nach zeitlicher Medianfilterung der Größe 3 (rechts)

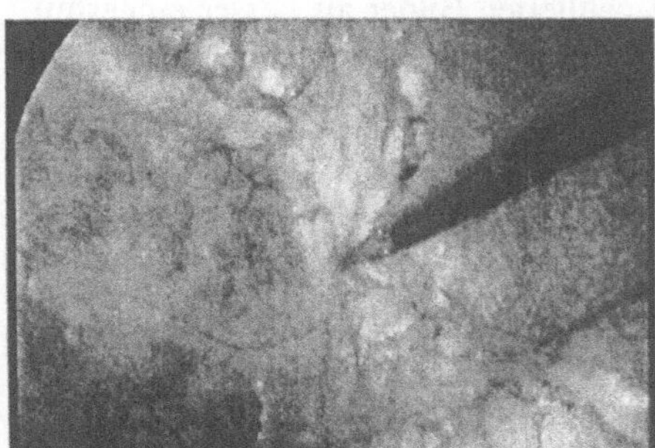
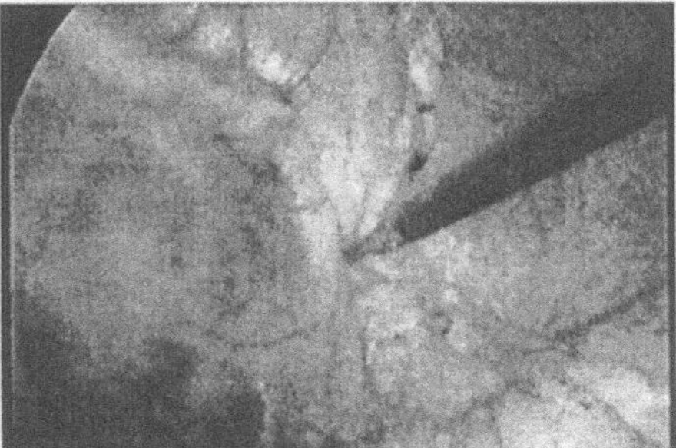

Hauptachse auf die Unbuntachse des RGB Raums abgebildet wird und gleichzeitig die beiden anderen Achsen möglichst wenig verdreht werden.

Medianfilter (örtlich und zeitlich) dienen zur Reduktion von Punktstörungen. Bei Farbbildern werden in einer (örtlichen oder zeitlichen) Umgebung des betrachteten Farbpixels x Pixel ausgewählt und nach der euklidischen Länge des Farbvektors sortiert. Dem betrachteten Pixel wird der Median der sortierten Folge zugewiesen. Durch Gaußfilterung (Tiefpass) des Farbbildes wird hochfrequentes Rauschen reduziert. Dabei werden die einzelnen Farbkanäle mit diskreten Gaußmasken der Größe 3 x 3 gefaltet.

4 Experimente

Die in Abs. 3 beschriebenen Methoden werden nun auf laparoskopische Bilder der Größe 360 x 288 angewandt. Abb. 2 zeigt den Unterschied vor und nach der Entzerrung eines Kamerabildes, wobei der Verzerrungsparameter $\kappa = 0.006$ ermittelt wurde. Die Entzerrung eines Bildes dauerte 0,25 sec. Ergebnisse der Farbnormierungs-Experimente sind zu sehen in Abb. 3. Die zugehörigen Matrizen C und R sind:

$$C = \begin{pmatrix} 3516.00 & 1120.85 & 1334.25 \\ 1120.85 & 1860.67 & 1886.28 \\ 1334.25 & 1886.28 & 2022.03 \end{pmatrix} \quad R = \begin{pmatrix} 0.99 & -0.09 & -0.07 \\ 0.10 & 0.99 & 0.02 \\ 0.07 & -0.02 & 0.99 \end{pmatrix} \tag{3}$$

Die Farbnormierung eines Bildes dauerte 0,85 sec. Das Ergebnis einer zeitlichen Medianfilterung ist in Abb. 4 zu sehen. Ergebnisse der Glanzlichterkennung sind zu sehen in Abb. 3; Glanzlichtpixel sind schwarz dargestellt. Nach der Detektion können die gefundenen Pixel geeignet ersetzt werden. Zur Glanzlichterkennung wurden 1,10 sec pro Bild benötigt.

Die objektive Evaluation der Ergebnisse ist schwierig zu gestalten. Zunächst ist das Ziel, eine subjektive Verbesserung der Bildqualität zu erreichen, wobei die Beurteilung von dem medizinischen Personal zu treffen ist. Für 40 Bilder wurde daher ein Vergleich durchgeführt, in dem einem Arzt die Originale und verarbeiteten Einzelbilder in zufälliger Reihenfolge und Anordnung gezeigt wurden. In den meisten Fällen spiegelte der Farbeindruck des normierten Bilds eher die Realität einer offenen Operation wider. Der verfälschte Farbeindruck durch das Endoskop war jedoch gewohnter. Von 10 zeitlich gefilterten Bildern wurden in allen Fällen die gefilterten Bilder als besser eingestuft, da die Reduktion von Schwebepartikeln eine deutliche Bildverbesserung darstellte. Die räumliche Filterung dagegen führte zu verwaschenen Details.

Für einen weitergehenden Vergleich werden derzeit normierte Bildsequenzen vorbereitet, die mehreren Ärzten zur Evaluation vorgelegt werden sollen.

5 Zusammenfassung und Ausblick

Das Projekt, in dem unser System eingesetzt wird, befindet sich im Anfangsstadium. Wie jedoch jetzt schon gezeigt werden konnte, lässt sich durch geeignete Bildverarbeitung die Bildqualität verbessern. Auch hat sich gezeigt, dass nicht alle Verarbeitungsschritte, z.B. Gauß- oder Medinafilter, bedingungslos anwendbar sind.

References

1. S. A. Shafer. Using color to separate reflection components. *COLOR research and application*, 10(4):210–218, 1985.
2. C. Palm, T. Lehmann, and K. Spitzer. Bestimmung der Lichtquellenfarbe bei der Endoskopie makrotexturierter Oberflächen des Kehlkopfs. In K.-H. Franke, editor, *5. Workshop Farbbildverarbeitung*, pages 3–10, Ilmenau, 1999. Schriftenreihe des Zentrums für Bild- und Signalverarbeitung e.V. Ilmenau.
3. Th. Gevers and H. M. G. Stokman. Classifying color transitions into shadow-geometry, illumination highlight or material edges. In *Proceedings of the International Conference on Image Processing (ICIP)*, pages I:521–524, Vancouver, BC, September 2000. IEEE Computer Society Press.
4. K. Schlüns and A. Koschan. Global and local highlight analysis in color images. In CGIP00 [8], pages 147–151.
5. M. Störring, Granum E., and H. J. Andersen. Estimation of the illuminant color using highlights from human skin. In CGIP00 [8], pages 45–50.
6. R. Y. Tsai. A versatile camera calibration technique for high-accuracy 3D machine vision metrology using off-the-shelf TV cameras and lenses. *IEEE Journal of Robotics and Automation*, Ra-3(3):323–344, August 1987.
7. D. Paulus, L. Csink, and H. Niemann. Color cluster rotation. In *Proceedings of the International Conference on Image Processing (ICIP)*, Chicago, October 1998. IEEE Computer Society Press.
8. *First International Conference on Color in Graphics and Image Processing*, St. Etienne, 2000.

Unscharfe Histogramm Klassifikation mit nichtlinearen Zirkulartransformationen und Potentialfunktionen für die Bildfindung und -analyse

Volker Lohweg und Dietmar Müller*

Linnenstr. 35, 33699 Bielefeld
Email: v.lohweg@owl-online.de
*Professur Schaltungs- und Systementwurf
Technische Universität Chemnitz, 09107 Chemnitz

Zusammenfassung. Basierend auf der Klasse der Zirkulartransformationen und unscharfer Histogrammerzeugung mittels Potentialfunktionen wird ein Konzept zur Klassifizierung von Bildinhalten vorgestellt. Durch eine unscharfe Gewichtung der Histogrammbereiche entsteht auch bei nicht idealen Praxissituationen ein stabiles Histogramm, dass als Ähnlichkeitsmaß verwendet werden kann. Als Auswertung wird die Methode der Histogramm Intersektion verwendet. Das vorgeschlagene Verfahren geht mit einer deutlichen Datenmengenreduktion einher und kann deshalb gut im Bereich von Image Retrieval eingesetzt werden.

1 Einleitung

Im Bereich der Bildfindung und -analyse besteht die Aufgabe anhand von Prototypen- oder Teilbildern entsprechende Informationen in großen Datenbanken zu extrahieren. Das Aufkommen an Bildmaterial ist dabei derart groß, dass eine Suche i.a. nicht mehr händisch durchgeführt werden kann. Eine automatische Bildfindung ist daher unumgänglich. Diese sollte auf das Bildmaterial direkt, also ohne Segmentierung und Festlegen von Schlüsselpunkten durchgeführt werden können. Typische Image Retrieval Verfahren beruhen auf entsprechenden Metriken zur Bestimmung von Gleichartigkeiten; z.B. Abstandsmaße für segmentierte Objekte oder der Berechnung von globalen Häufigkeitsverteilungen.

Es soll hier ein Verfahren vorgeschlagen werden, das auf nichtlinearen translationsinvarianten Zirkulartransformationen und unscharf gewichteten Häufigkeitverteilungen der Ausgangsspektren basiert. Diese Häufigkeitverteilungen werden mit Hilfe von Potentialfunktionen erzeugt.

Bei den verwendeten Zirkulartransformationen handelt es sich um Spektraltransformationen, die eine schnelle Berechnung translationsinvarianter Merkmale mit einem rechentechnischen Aufwand von $O(N)$ bis $O(N\mathrm{ld}(N))$ erlauben (N ist die Länge eines Dateneingangsvektors). Die Transformationen haben die Eigenschaft, dass ein *Betragsspektrum G* mit ld(N)+1 Koeffizienten (1D-Fall) definiert werden kann, welches mit absoluten Beträgen operiert und invariant bezüglich zyklischer Verschiebungen eines Eingangsvektors ist [1,2]. Erwähnenswert ist, dass auch die modifizierte Walsh-Hadamard-Transformation (MWHT) [3] und auch eine vom Pender und Covey vorgeschlagene *Square Wave Transform* (SWT) [4] ebenfalls zu der Klasse der Zirkulartransformationen gehören. Diese Eigenschaft ist von der WHT und generalisierten Transformationen (GT, bzw. MGT) [3] nicht bekannt.

2 Zirkulartransformationen

Ausgehend von einem Eingangsdatenvektor $\boldsymbol{x}^T = \{x_0, x_1, ..., x_{N-1}\}$ der ohne Einschränkung für $x_i \in \mathbb{R}$ gelte und einem transformierten Datenvektor $\boldsymbol{X}^T = \{X_0, X_1, ..., X_{N-1}\}$, sind die Transformationen sowie ihre Inversen gegeben durch ($\boldsymbol{A}$ und $\boldsymbol{B}$ sind quadratische (N x N)-Transformationsmatrizen):

$$\boldsymbol{X} = \boldsymbol{A}_N \cdot \boldsymbol{x} \text{ und } \boldsymbol{x} = \tfrac{1}{N} \cdot \boldsymbol{B}_N^T \cdot \boldsymbol{X} \qquad (1)$$

Es gilt für sie: $\boldsymbol{A}_N \cdot \boldsymbol{B}_N^T = \boldsymbol{B}_N^T \cdot \boldsymbol{A}_N = \boldsymbol{A}_N^T \cdot \boldsymbol{B}_N = \boldsymbol{B}_N \cdot \boldsymbol{A}_N^T = N \cdot \boldsymbol{I}_N$. (2)

Ausgehend von einer (2x2)-Hadamard-Matrix $\boldsymbol{K} = \begin{bmatrix} +1 & -1 \\ +1 & +1 \end{bmatrix}$ [1] werden die Transformationsmatrizen rekursiv erzeugt.

$$\boldsymbol{A}_N = \boldsymbol{diag}({}^f\boldsymbol{T}_{\frac{N}{2}}, \boldsymbol{A}_{\frac{N}{2}}) \cdot \left[\boldsymbol{K} \otimes \boldsymbol{I}_{\frac{N}{2}}\right] \text{ und } \boldsymbol{B}_N = \boldsymbol{diag}({}^r\boldsymbol{T}_{\frac{N}{2}}, \boldsymbol{B}_{\frac{N}{2}}) \cdot \left[\boldsymbol{K} \otimes \boldsymbol{I}_{\frac{N}{2}}\right]. \qquad (3)$$

Die *charakteristischen Matrizen* ${}^f\boldsymbol{T}$ und ${}^r\boldsymbol{T}$ besitzen die Dimension $(\frac{N}{2} x \frac{N}{2})$. Je nach Definition der Transformationskerne werden verschiedene Transformationen mit unterschiedlichen Eigenschaften möglich [1]. Alle Transformationen besitzen die Eigenschaft eines nach Perioden geordneten Spektrums. Beginnend mit den ersten $N/2$ Basisvektoren mit der Periode N, folgen $N/4$ Basisvektoren mit der Periode $N/2$, bis hin zu dem Basisvektor mit der kürzesten mögliche Periode zwei und einem Basisvektor der Periode Null. Er stellt den Mittelwert der Eingangsfolge dar. Die Transformationsmatrix besteht aus $N/2$ ungeraden und $N/2$ geraden Basisvektoren.

2.1 Betragsspektrum G

Das translationsinvariante Betragsspektrum G ist im Gegensatz zum Leistungsspektrum der DFT durch die Bildung von Periodengruppen, ähnlich dem Leistungsspektrum der WHT, definiert. Mit Hilfe des bekannten Verfahrens der Berechnung einer Shiftmatrix ${}^s\boldsymbol{S}_N := \frac{1}{N} \cdot \boldsymbol{A}_N \cdot {}^s\boldsymbol{I}_N \cdot \boldsymbol{B}_N^T$ mit $-(N-1) \leq s \leq (N-1)$ [3], lässt sich für alle Zirkulartransformationen zeigen, dass durch eine Summation der Beträge der Spektralkoeffizienten (jeweils innerhalb einer Periodengruppe) ein translationsinvariantes Spektrum mit ld(N)+1 Koeffizienten (1D-Fall) entsteht, dass als Merkmalvektor verwendet werden kann [1,2].

Mit ${}^{s}I_m$ wird eine (m x m)-Einheitsmatrix bezeichnet, deren Spalten um s Stellen zyklisch verschoben werden. Hierbei gilt für $s \geq 0$, dass die Spalten um s Stellen nach rechts verschoben und für $s < 0$, dass die Spalten um s Stellen nach links verschoben sind.

3 Methode

Grundsätzlich genügen translationsinvariante Ausgangsspektren, um Bildinhalte zu beschreiben. In realen Bildszenen und Anwendungen ist jedoch ein einfacher Vergleich von invarianten Spektren nicht ohne weiteres möglich, da in der Praxis Situationen auftreten, die den o.g. einfachen Vergleich nicht möglich machen. Zu nennen sind hier: Objektverschiebungen unter dem Aufnahmesystem, nicht zyklische Verschiebungen, Aliasing-Effekte bei der Digitalisierung, verschiedene Untergründe, usw. [5]. Aus diesem Grund werden die Spektralkoeffizienten einer Histogrammanalyse unterzogen. Die Histogramme werden nicht im üblichen Sinne erzeugt, sondern durch Potentialfunktionen nach Aizerman [6], Bocklisch [7], u.a.. Durch eine unscharfe Gewichtung der Histogrammbereiche entsteht auch bei den o.g. nicht idealen Praxissituationen ein stabiles Histogramm, das als Ähnlichkeitsmaß verwendet wird. Die Grundform einer Potentialfunktion, die auch als *Zugehörigkeitsfunktion* bezeichnet wird, ist wie folgt definiert:

$$\mu(x) := \left[1 + W \cdot \left[\frac{|x-x_0|}{C}\right]^D\right]^{-1}. \tag{4}$$

Der Parameter x_0 beschreibt die Lage des Maximums der Funktion. D legt die Verteilung der Werte x fest und beschreibt den Hangabfall der Funktion und damit den Grad der Veränderung bei wachsender Entfernung vom Maximalpunkt x_0. Der Faktor W steuert eine festzulegende Randzugehörigkeit. Es sei darauf hingewiesen, dass die oben angegebene Grundform in vielfacher Weise verändert werden kann. Hier muß auf die entsprechende Literatur verwiesen werden; z. B. [8].

Die Merkmale werden innerhalb von (NxN)-Fenstern der Größe (8x8) oder (16x16) Pixel berechnet. Diese Fenster sind in Form eines Rasters über die zu analysierenden Aufnahmen gelegt, so dass die innerhalb jedes Fensters berechneten Spektralkoeffizienten als lokal angesehen werden können. Basierend auf dem Konzept der generalisierten Zirkulartransformationen [1] werden zweidimensionale Spektren G mit einer Anzahl $(\mathrm{ld}(N)+1)^2$ Ausgangskoeffizienten bestimmt. Sie dienen als Initialmerkmale zur Bestimmung eines Ähnlichkeitsmaßes pro Fenster. Dieses Maß wird als eindimensionale unscharfe Häufigkeitsverteilung definiert.

Es ist als bekannt vorauszusetzen, dass übliche Histogramme stark ihre Form ändern können falls Amplitudenwerte an den Rändern der Zuordnungsklassen schwanken. Dieses geschieht z. B. durch Rauschen. Gerade dieses Verhalten ist nicht gewünscht, da kleine Änderungen im Spektrum aus praktischen Gesichtspunkten zugelassen werden müssen. Aus diesem Grund wird jeder Spektralamplitudenwert nicht direkt einer Histogrammklasse zugeordnet, sondern über eine Potentialfunktion gewichtet auf alle Histogrammklassen verteilt. Anhand eines

Amplitudenwertes wird das Maximum x_0 der Potentialfunktion im Histogramm anhand des jeweiligen Spektralamplitudenwertes des zweidimensionalen Betragsspektrums G positioniert und in der Mitte der jeweiligen Histogrammklasse abgetastet; es findet somit in jeder Klasse ein gewichteter Eintrag pro Amplitudenwert statt. Dieses Verfahren erzeugt ein unscharfes Histogramm, das stabil bei kleinen Änderungen der Aufnahmen bleibt, jedoch die Bildinhalte genügend genau beschreibt. Auch die Forderung nach einer Summenkonstanz des Histogramms bleibt bei dem vorgeschlagene Ansatz erhalten, da die Summe der Histogrammeinträge für unterschiedliche Histogramme (Bildinhalte) gleich bleibt. Dieses Verhalten ist in Bezug auf ein Histogramm im engeren Sinne ebenso gefordert. Vorteilhaft ist die Tatsache zu werten, dass Potentialfunktionen parametrierbar sind. D. h., das Maß der Ähnlichkeit kann über entsprechende Koeffizienten eingestellt werden. Beispielsweise kann im Fall der Verwendung der o.g. Potentialfunktion das Ähnlichkeitsmaß über die Konstanten C, D und W justiert werden.

Damit besteht die Möglichkeit einerseits über die Parameter der Zirkulartransformationen und andererseits über die Parameter der unscharfen Häufigkeitsverteilung das Ähnlichkeitsmaß anzupassen. Als Abstandsmaße der Auswertung können bekannte Verfahren wie z. B. der normierte euklidische Abstand, Histogramm Intersektion, usw. dienen

4 Ergebnisse

Es wurden exemplarisch Bildmerkmale von 100 Aufnahmen verschiedener Szenen analysiert. Die Bildgröße entsprach dabei 128x128 Pixel; es wurden (16x16)-Fenster verwendet. Damit ergab sich eine Fensteranzahl von 64 Fenstern. Es wurden jeweils unscharfe Histogramme mit 4 und 8 Klassen gewählt, so dass die Bilddaten durch jeweils 256, bzw. 512 Einträge repräsentiert wurden. Dieses entspricht einer Datenmengenreduktion von 64 und 32 pro Bildaufnahme.

Untersucht wurden verschiedene Zirkulartransformationen (RMWHT, SWT, ZT(n)) [1,2] und eine Potentialfunktion mit $W = 1$, $D = 4$ und verschieden groß gewählte C. Es ist festzustellen, das Transformationen mit guten Trenneigenschaften sich günstig bei (16x16)-Fenstern auswirken, während sie bei dem (8x8)-Fenster zu viele Details abbilden. Für das (8x8)-Fenster eignen sich Transformationen deren Trenneigenschaften nicht optimal sind (z. B.: RMWHT, SWT).

Der Parameter C muss so groß gewählt werden, dass in jedem Fall ein Eintrag in alle Histogrammklassen stattfindet ($C_{\min}$). Er muss jedoch immer so klein gewählt werden, dass eine Unterscheidbarkeit der Bildinhalte gewährleistet ist. Eine empirische Abschätzung zeigt, dass der Einstellbereich etwa die Größenordnung $\text{span}(C) \approx \{C_{\min} \ldots 10 \cdot C_{\min}\}$ einnimmt. Innerhalb dieses Bereichs kann C variiert werden, um den in der Praxis vorkommenden Effekten Rechnung zu tragen. Alle Aufnahmen, die für die Untersuchung genutzt wurden, konnten mit den oben genannten Randbedingungen klassifiziert werden. Als Klassifikator erbrachte das Verfahren der Histogramm Intersektion die besten Ergebnisse. Es wurde hierbei ein Ähnlichkeitsmaß durch die Bestimmung der Intersektion für jedes der 64 Fenster berechnet. Diese 64 Daten je Bild wurden als Klassifizierungsergebnis in Form der Bestimmung einer Vertauschungsmatrix ausgewertet.

5 Diskussion und Resümee

Es wurde ein Verfahren vorgestellt, dass auf einfache Weise eine Klassifikation von Bildinhalten ermöglicht. Eine Segmentierung von Objekten wird nicht benötigt. Durch das Verfahren der Rasterung ist es möglich nach charakteristischen Bereichen in Aufnahmen zu suchen und eine Klassifizierung nur anhand von Teilbildern vorzunehmen. Dieser Ansatz muss jedoch mit einer größeren Menge an Bildmaterial noch genauer untersucht werden. Die bisher erzielten Ergebnisse lassen den Schluss zu, dass der vorgeschlagene Ansatz aufgrund seiner einfachen Berechnungsstrategien auch eine einfache Hardwareimplementation zulässt [9]. Mit diesem Ansatz könnten innerhalb kurzer Zeit große Datenmengen bearbeitet werden.

6 Literatur

1. Lohweg V, Müller D: Ein generalisiertes Verfahren zur Berechnung von translationsinvarianten Zirkulartransformationen für die Anwendung in der Signal- und Bildverarbeitung, Mustererkennung 2000, 22. DAGM-Symposium,Kiel, 13. -15. Sept. 2000, pp. 213 - 220, Springer-Verlag, 2000
2. Lohweg V, Müller D: Anwendung schneller diskreter Spektraltransformationen zur transla- tionsinvarianten Merkmalgewinnung, Mustererkennung 1999, 21. DAGM-Symposium, Bonn, 15. -17. Sept. 1999, pp. 266 - 275, Springer-Verlag, 1999
3. Ahmed N, Rao K R: Orthogonal Transforms for Digital Signal Processing, Springer-Verlag, 1975
4. Covey D, Pender J: New Square Wave Transform for Digital Signal Processing, IEEE Trans. on Signal Processing, Vol. 40, No. 8, pp. 2095-2097, 1992
5. Siggelkow S, Burkhardt H: Image Retrieval Based On Local Invariant Features, Proceedings of the IASTED International Conference Signal and Image Processing, October 27-31, 1998, Las Vegas, Nevada
6. Aizerman S: Methode der Potentialfunktionen und ihre Anwendung (Russ.), Nauka 1972, Moskau
7. Bocklisch S F: Prozeßanalyse mit unscharfen Verfahren, VEB Verlag Technik, Berlin 1987
8. Eichhorn K: Entwurf und Anwendung von ASICs für musterbasierte Fuzzy-Klassifikationsverfahren am Beispiel eines Schwingungsüberwachungssystems, Technische Universität Chemnitz, Lehrstuhl Schaltungs- und Systementwurf, Dissertationsschrift 1999
9. Mauersberger H, Müller D: Effektive Entwurfsmethodik für leistungsfähige Bildverarbeitungssysteme, Technische Universität Chemnitz, Lehrstuhl Schaltungs- und Systementwurf, Dresdner Arbeitstagung Schaltungs- und Systementwurf, DASS'99, 19.-20.05.99

Die Orientierung der Nervenfasern im menschlichen Gehirn sichtbar gemacht

Hubertus Axer, Timo Krings*, Markus Axer** und Diedrich Graf v. Keyserlingk

Institut für Anatomie I
Rheinisch-Westfälische Technische Hochschule (RWTH), 52057 Aachen
*Neuroradiologie
Rheinisch-Westfälische Technische Hochschule (RWTH), 52057 Aachen
** jetzt am Institut für Physik III b
Rheinisch-Westfälische Technische Hochschule (RWTH), 52057 Aachen
Email: hubertus@cajal.medizin.rwth-aachen.de

Zusammenfassung. Die Architektur der Nervenfasern im menschlichen Gehirn rückt zunehmend in das Interesse der Forschung, insbesondere durch die Entwicklung der diffusionsgewichteten Kernspintomographie, die es erlaubt, Aussagen über die dreidimensionale Orientierung großer Nervenfaserbündel zu machen. Es werden hier zwei neue neuroanatomische Verfahren vorgestellt, die ähnliche Informationen geben. Die konfokale Lasermikroskopie erlaubt es, serielle optische Schnitte durch ein Präparat zu legen und diese anschließend dreidimensional darzustellen. Die Analyse sequentieller Aufnahmen von Gehirnschnitten in polarisiertem Licht ermöglicht die Berechnung von Richtungs- und Orientierungswinkeln in jedem Pixel dieser Aufnahmen. Wertigkeit und Vergleich dieser drei Methoden werden diskutiert.

1 Einleitung

Die Architektur der zentralnervösen Nervenfasern beschreibt den räumlichen Aufbau von Konnektivität im zentralen Nervensystem. Die Komplexität von Konnektivität bestimmt in starkem Maße die Funktion von miteinander verbundenen neuronalen Netzwerken und hat große funktionelle Bedeutung sowohl für Fragen der Hirnkartierung als auch in der funktionellen Neurochirurgie und der Neuronavigation.

Konventionelle anatomische Verfahren zur Darstellung der Nervenfasern im menschlichen Gehirn sind die makroskopische Präparation nach Klingler und die klassischen histologischen Färbemethoden (Weigert, Luxol-Fast-Blue, u.a). Es sollen hier neu entwickelte Methoden der medizinischen Bildgebung und -verarbeitung dargestellt werden, die eine Aussage über die Nervenfaserorientierung erlauben.

2 Diffusionsgewichtete Kernspintomographie

Die diffusionsgewichtete Kernspintomographie [1] ist ein neueres radiologisches Verfahren, das es erlaubt, die Diffusion von Molekülen in die verschiedenen Raumebenen zu messen. Diese Diffusion ist entlang der großen Faserbahnen erleichtert, während sie quer dazu stark eingeschränkt ist. Somit geben die erzeugten Bilder durch die Wahl der Gradientensensitisierungen die Anatomie großer Faserbahnen wieder. Vorteile dieser Methode sind die nicht-invasive Untersuchung am Lebenden und die Möglichkeit zur Reihenuntersuchung. Trotzdem fehlen bisher neuroanatomische Modelle zur Validierung dieser Methode. Zwei neue anatomische Verfahren, die dafür geeignet sind, sollen hier näher dargestellt werden.

3 Konfokale Lasermikroskopie

Die Myelinscheiden der Nervenfasern können mit dem Fluoreszenzfarbstoff DiI angefärbt werden. Die konfokale Lasermikroskopie [2] erlaubt, bei hoher Auflösung, allerdings kleinem Gesichtsfeld, die Architektur der myelinisierten Nervenfasern zu untersuchen. Dieses Verfahren wurde konsequent zur Kartierung der Faserorientierungen in der Capsula interna angewandt.

3.1 Methodik

Formalinfixierte menschliche Gehirne wurden in zwei definierten Ebenen geschnitten (Foramen interventriculare und Vena cerebri interna). Die Schnittebenen waren parallel zur AcPc-Ebene orientiert. Aus den so erzeugten Gehirnscheiben wurden anschließend 60 µm dicke Präparate geschnitten und mit dem Farbstoff DiI (Fast-DiI Oil, Molecular Probes, Leiden) angefärbt. Sie wurden dann mit der konfokalen Lasermikroskopie (Leica TCS NT, Leica Microsystems, Heidelberg) analysiert. Bei der konfokalen Lasermikroskopie fokussiert ein Laserstrahl sequentiell bestimmte Punkte innerhalb einer Ebene im Präparat. Das durch den Fluoreszenzfarbstoff emmitierte Licht wird dann in einen „optischen" Schnitt wieder abgebildet. Serielle optische Schnitte lassen sich zur 3D Rekonstruktion eines bestimmten Volumens nutzen.

3.2 Ergebnisse

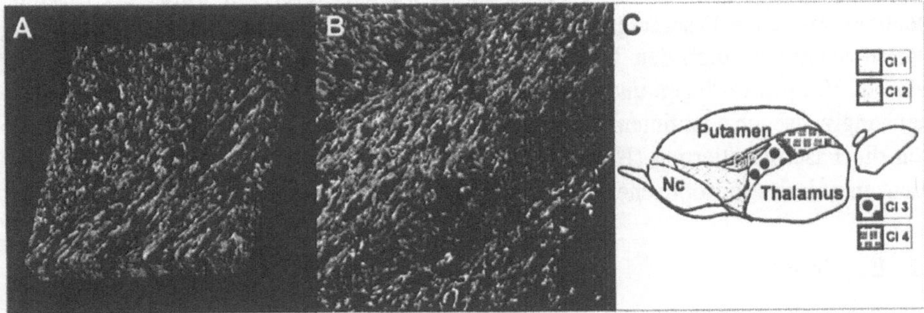

Abb. 1: Konfokale Mikroskopie der Capsula interna. A) Dreidimensionale Rekonstruktion von Fasern in der Region CI3. Steile Pyramidenbahnfasern werden durchflochten von flacheren Fasern aus dem oberen Thalamusstiel. B) Konfokaler, optischer Schnitt durch die Region CI3. Größe des Bildes: 158,7 × 158,7 µm. C) Kartierung der Capsula interna.

Es können vier verschiedene Areale (Abb. 1C) in der Capsula interna beschrieben werden. Im lateralen Ende des vorderen Schenkels (CI1) finden sich bevorzugt horizontal geschnittene Fasern, die zum vorderen Thalamusstiel gehören. Diese verbinden den Ncl. dorsomedialis thalami mit dem Frontallappen. Vereinzelt finden sich hier Fasern, die das Caput nuclei caudati mit dem Linsenkern verbinden. Weiter medial im vorderen Schenkel (CI2) finden sich horizontal geschnittene Fasern des vorderen Thalamusstiels durchmischt mit steileren Bündeln des Tractus frontopontinus. Rechts-Links-Vergleiche dieser Bündel zeigen [3], dass links kleinere, dafür aber mehr frontopontine Faserbündel zu finden sind als rechts. Im Knie und im vorderen Teil des hinteren Schenkels (CI3, Abb. 1) finden sich senkrecht verlaufende Fasern der Pyramidenbahn, welche mit relativ flachen Fasern des oberen Thalamusstiels durchmischt sind. Das hinterste Ende des hinteren Schenkels ist das Gebiet CI4, in dem sich umeinander verdrehte Faserbündel aus dem Tractus parieto-occipito-pontinus befinden.

4 Die Polarisationsmethode

Die Polarisationsmikroskopie ermöglicht ebenfalls eine orientierungsabhängige Darstellung von Faserbündeln bei geringerer Auflösung, aber großem Gesichtsfeld [4]. Das Licht wird durch einen Polarisationsfilter (Polarisator) polarisiert. Anisotrope Substanzen wie die Myelinbestandteile in einem Präparat können polarisiertes Licht drehen, so dass es einen senkrecht zum Polarisator angeordneten zweiten Polarisationsfilter, den Analysator, passieren kann. Die Helligkeit in jedem Pixel des Bildes unter Rotation der Polarisationsfilter erlaubt eine Aussage über die Orientierung der Nervenfasern.

4.1 Methodik

Die Richtung ist als die Orientierung der Fasern in xy-Ebene des Präparates definiert und kann durch den Azimuth der Polarisationsfilter ermittelt werden, an dem die geringste Lichtintensität erzeugt wird. Die Neigung der Fasern ist definiert als die Orientierung der Fasern in z-Richtung des Präparates und ist durch die maximale Lichtintensität bei Rotation der Filter bestimmt. In einem Vorversuch wurde der Zusammenhang zwischen Faserneigung und Lichtintensität experimentell anhand von definierten Schnitten durch den Tractus opticus ermittelt. Die optimale Schnittdicke ließ sich auf 100 µm festlegen und eine lineare Funktion wurde ermittelt, die den Zusammenhang zwischen Lichtintensität und Faserneigung wiedergibt. Auf diese Weise läßt sich die Faserorientierung (Neigungs- und Richtungswinkel) in jedem Pixel aus Sequenzen polarisationsoptischer Bilder automatisiert gewinnen.

4.2 Ergebnisse

Dieses Verfahren wurde auf 400 komplette, sagittale Hirnschnitte angewandt. Es lassen sich so Richtungs- (0°-180°) als auch Neigungskarten (0°-90°) der Hirnschnitte erzeugen, die eine deutlich höhere Auflösung haben als Bilder der diffusionsgewichteten Kernspintomographie. Ein Beispiel hierfür gibt die Abb. 2. Es lassen sich Fasersysteme wie die Pyramidenbahn, die Kleihirnstiele, der Fasciculus arcuatus, die Sehstrahlung und noch einige mehr auf den Orientierungskarten lokalisieren.

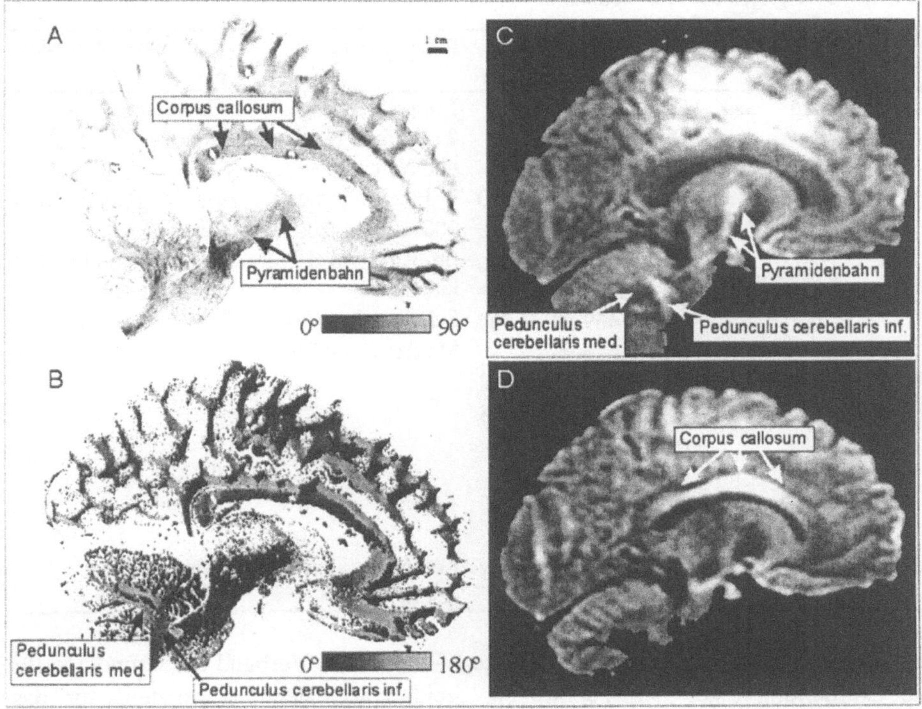

Abb. 2: Analoge, sagittale Schnitte mit der Polarisationsmethode (A: Neigungskarte, B: Richtungskarte) und mit diffusionsgewichteter Kernspintomographie (C und D). Eine Validierung läßt sich durch den direkten Vergleich der abgebildeten Faserbahnen durchführen.

5 Diskussion: Vergleich, Wertigkeit, Validierung der Methoden

Die Polarisationsmethode liefert Bilder des gesamten Gehirns mit einer guten Auflösung. Diese ist höher als die Auflösung von Bildern der diffusionsgewichteten Kernspintomographie (Tabelle 1). Die Information, die sich aus beiden Verfahren gewinnen läßt, ist aber analog zueinander (Abb. 2). Beide Verfahren zeigen wichtige große Faserbahnen des menschlichen Gehirns. Die Polarisationsmethode hat eine höhere Auflösung, so dass auch kleinere Faserbündel zur Darstellung kommen. Die weiße Substanz besteht nicht aus soliden getrennten Faserbahnen, sondern aus sich durchflechtenden Bündeln komplexer Fasersysteme.

Insgesamt stehen somit neue Verfahren zur Verfügung, die eine genauere Darstellung der Zusammensetzung der weißen Substanz ermöglichen. Diese Verfahren stehen nicht konkurrierend zueinander, sondern können komplementär angewandt werden. Die diffusionsgewichtete Kernspintomographie kann am Lebenden durchgeführt werden, während die beiden anatomischen Methoden zwar an menschlichem Leichenmaterial durchgeführt werden, jedoch eine deutlich höhere Auflösung besitzen. Dabei erlaubt die Polarisationsmethode eine Visualisierung von Faserbündeln in kompletten Schnitten menschlicher Gehirne („larger-scale architectural pattern"). Die konfokale Methode hingegen ermöglicht die bildliche Darstellung von einzelnen Nervenfasern

Tabelle 1. Vergleich der drei Methoden.

	Diffusionsgewichtete Kernspintomographie	Polarisation	Konfokale Mikroskopie
Grundprinzip	Gerichtete Diffusion	Doppelbrechung	Fluoreszenz
Ergebnis	Diffusionstensor	2 Winkel (Richtung und Neigung)	z-Serie
Vergrößerung	[5]: ca. 240 × 240 mm Feld mit max. 512 × 512 Matrix, [In-plane voxel resolution: 469 µm × 469 µm] [6]: Effective voxel size: 7.3 × 2.7 × 1.8 mm³, Matrix: 127 × 128, [Voxel resolution: 7300 µm × 2700 µm × 1800 µm]	1 Pixel repräsentiert 200 µm × 200 µm (in-plane voxel resolution), Schnittdicke: 100 µm Matrix: 760 × 574	Matrix: 1024 × 1024 Pixel Gesichtsfeld: 158,7 × 158,7 µm In-plane voxel resolution: 0,15 µm × 0,15 µm
Objekt/Material	In vivo Untersuchung des Gehirns	Komplettes Leichengehirn	Gehirngewebe

und kleineren Faserbündeln. So sind diese Methoden im Verbund die Grundlage für die Erarbeitung eines aussagekräftigen, dreidimensionalen Fasermodells für das menschliche Gehirn und erlauben die gezielte Bearbeitung von Fragestellungen in Bereichen des Human Brain Mapping.

6 Literatur

1. Mori S, Barker BP: Diffusion magnetic resonance imaging: Its principle and applications. Anat. Rec. (New Anat.) 257:102-109, 1999.
2. Axer H, Keyserlingk DGv: Mapping of fiber orientation in human internal capsule by means of polarized light and confocal scanning laser microscopy. J. Neurosci. Meth. 94:165-175, 2000.
3. Axer H, Lippitz BE, Keyserlingk DGv: Morphological asymmetry in anterior limb of human internal capsule revealed by confocal laser and polarized light microscopy. Psych. Res.: Neuroimaging 91:141-154, 1999.
4. Axer H, Berks G, Keyserlingk DGv: Visualization of nerve fiber architecture in gross histological sections of the human brain. Micr. Res. Tec. 51:481-492, 2000.
5. Nakada T, Nakayama N, Fujii Y, Kwee IL: Clinical application of three-dimensional anisotropy contrast magnetic resonance axonography. J. Neurosurg. 90:791-795, 1999.
6. Peled S, Gudbjartsson H, Westin C-F, Kikinis R, Jolesz FA: Magnetic resonance imaging shows orientation and asymmetry of white matter fiber tracts. Brain. Res. 780:27-33, 1998.

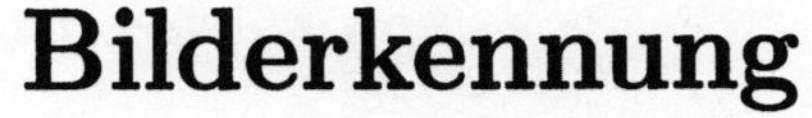

Bilderkennung

An Automatic Approach to Invariant Radiograph Classification

J. Dahmen, D. Keysers, M. Motter, H. Ney, T. Lehmann[1], B. Wein[2]

Lehrstuhl für Informatik VI, Computer Science Department
[1]Institute of Medical Informatics
[2]Department of Diagnostic Radiology
RWTH Aachen – University of Technology, D-52056 Aachen, Germany
Email: dahmen@informatik.rwth-aachen.de

Abstract In this paper we present an invariant statistical approach to classifying medical radiographs, being an important step in the RWTH Aachen – University of Technology IRMA system (Image Retrieval in Medical Applications). We propose a Bayesian classifier based on Gaussian kernel densities, where invariance is incorporated by using invariant distance measures. The performance of the classifier is evaluated on a dataset of 1,617 radiographs coming from daily routine. The obtained error rate of 7.6% is significantly better than the results reported in other works, using the same dataset. Furthermore, the presented probabilistic framework is also applicable to other (multi-) object recognition tasks.

1 Introduction

The importance of digital image retrieval techniques increases in the emerging fields of medical imaging and picture archiving and communication systems. Up to now, textual index entries are mandatory to retrieve medical images from a hospital archive, even if the archive is DICOM-compliant (Digital Imaging and Communications in Medicine) [1]. Furthermore, queries of diagnostic relevance include searching for organs, their relative locations and other distinct features like morphological appearances. Therefore, common retrieval systems cannot guarantee a meaningful query completion when used within medical context [2]. In contrast to this, the IRMA system - a joint project between three RWTH Aachen – University of Technology institutes - is being developed for use in daily clinical routine. This paper deals with the image classification step within the IRMA system, which is crucial, as the retrieval system needs to be familiar with the anatomical region presented in a given image in order to be able to answer complex medical queries. Detailed information on the motivation and the architecture of the IRMA system is given in [2]. We present a general probabilistic framework for object recognition and show its effectivity for the special case of radiograph classification, where invariance is incorporated by using invariant distance measures.

2 The IRMA database & feature analysis

The radiograph database used in our experiments consists of medical radiograph images taken from daily routine, which are secondary digital (that is they have

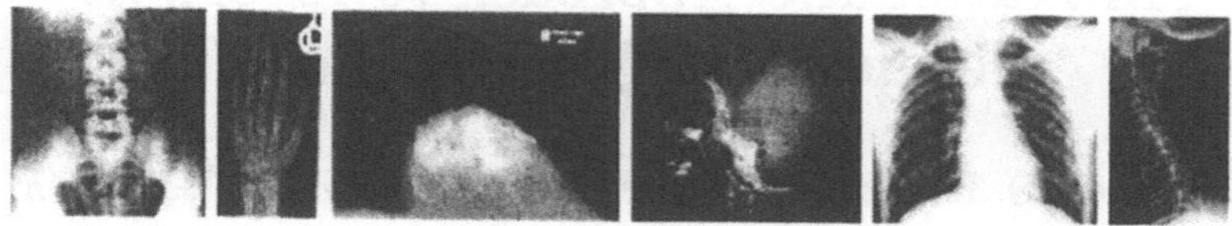

Figure1. Example radiographs taken from the IRMA database, scaled to common height. Top-left to bottom-right: abdomen, limbs, breast, skull, chest and spine.

been scanned from conventional film-based radiographs using 256 grayscales, cp. Fig. 1). The sizes of the anonymized images range from about 200×200 pixels to about $2,500 \times 2,500$ pixels and all images were labeled into six classes by an expert. The corpus consists of 110 abdomen, 706 limbs, 103 breast, 110 skull, 410 chest and 178 spine radiographs, summing up to a total of 1,617 images. Furthermore, a smaller set of 332 images exists which is used to test the generalization abilities of the classifier. To speed up the classification process, the original images are scaled down to a common height of 32 pixels (keeping the original aspect ratio). In the experiments, we make use of *appearance based* pattern recognition, that is each pixel of an image is interpreted as a feature. Furthermore, because there are only 1,617 images available, we make use of a *leaving-one-out* approach (L-1-o), that is to classify an image we use the remaining 1,616 images as references.

3 Classification

In many cases, classification of an observation $x \in \mathbb{R}^D$ is performed using the Bayesian decision rule

$$x \longmapsto r(x) = \underset{k}{\operatorname{argmax}} \{p(k)p(x|k)\}, \tag{1}$$

where $p(k)$ is the prior probability of class k and $p(x|k)$ is the class-conditional probability for the observation x given class k [5, 3, 6]. Here, direct application of this rule is impossible, as the image sizes vary, resulting in different feature vector dimensions. Thus, we have to find the correct position of the object within the observed image, interpreting the remaining pixels as background. For this problem, we present a general, statistical multi-object recognition approach in the following, where M denotes the hypothesized number of objects present in a scene and radiograph classification will then be performed as the special case $M = 1$. We assume that the scene to be classified contains an unknown number $m = 0, ..., M$ of objects belonging to the classes $k_1, ..., k_M$, abbreviated as k_1^M in the following. Furthermore, reference models $p(x|\mu_k)$ exist for each of the known objects, μ_0 representing background. These references are subject to certain transformations (such as the position of the object in the image, its scale etc.). That is, given transformation parameters ϑ_1^M, the m-th reference is mapped to

$$\mu_{k_m} \rightarrow \tilde{\mu}(\mu_{k_m}, \vartheta_m). \tag{2}$$

Furthermore, the original scene is implicitly partitioned into $M+1$ regions I_0^M, where I_m is assumed to contain the m-th object and I_0 represents the background. The idea is now to hypothesize all unknown parameters, i.e. M, k_1^M, ϑ_1^M and I_0^M and to look for the hypothesis which best explains the given scene. Note that this means that any pixel in the scene has to be assigned either to an object or to the background class. Formally, the approach can be written as

$$r(\{x_{ij}\}) = \operatorname*{argmax}_{M,k_1^M,\vartheta_1^M,I_0^M} \left\{ p(k_1^M) \prod_{(i,j)\in I_0} p_0(x_{ij}|\mu_0) \prod_{m=1}^{M} p_{k_m}(x_{I_m}|\tilde{\mu}(\mu_{k_m},\vartheta_m)) \right\} \quad (3)$$

where $\{x_{ij}\}$ denotes the scene to get classified and x_{I_m} is the feature vector extracted from I_m. For radiograph classification, the 'scene' equals the radiograph to be classified and we assume $M = 1$. Furthermore, the only transformation regarded for the reference images in our experiments is horizontal shift (vertical shifts do not occur as all images are scaled to the same height). A very simple background model is used, assuming a constant background of grayvalue zero. Furthermore, a penalty term is introduced, based on the different sizes of observation and reference image (preferring images of roughly the same size). To model the references $p_{k_m}(x_{I_m}|\tilde{\mu}(\mu_{k_m},\vartheta_m))$, kernel densities (with class specific standard deviations) are used and the the prior probabilities $p(k)$ are modeled via relative frequencies. More information on these models can be found in [3]. Note that in this work, all images were scaled down to a common size. Thus, Bayes rule was applied unchanged as given in Eq. (1). The statistical framework presented above is entirely new and also suited for other (multi-) object recognition tasks.

4 Invariant distance measures

In our experiments, the Mahalanobis distance present in the Gaussian kernel density approach is replaced by invariant distance measures. To compensate for global image transformations, single sided tangent distance is used as proposed by SIMARD in 1993. Due to space limitations, we cannot go into details of tangent distance here, more information about it can be found in [4] or [5]. In our experiments, we used a total of seven tangents (six for affine transformations and one for additive illumination variations [3]). To compensate for local image transformations, such as varying scribor positions or the presence/ absence of pathologies, the following image distortion model was used:

When calculating the distance between two images x and μ, small local deformations are allowed. That is, the image distortion model does not compute the squared error between a pixel (i,j) in x and its counterpart in μ, but it looks for the 'best-fitting' pixel in μ within a certain neighbourhood R_{ij} around the corresponding pixel:

$$D_{dist}(x,\mu) = \sum_{i=1}^{I}\sum_{j=1}^{J} \min_{(i',j')\in R_{ij}} \{||x_{ij} - \mu_{i'j'}||^2 + C(i,i',j,j')\} \quad (4)$$

for images with dimension $I \times J$. The cost function $C(i, i', j, j')$ models the costs for deforming a source pixel (i, j) in the input image to a target pixel (i', j') in the reference image. In the experiments, a weighted Euclidean distance between source and target pixel was used. Thus, short-ranged transformations are preferred to (most probably unwanted) long-range transformations. Furthermore, a region size $R_{ij} = (2r + 1) \times (2r + 1)$ was used with $r = 1$.

Note that tangent distance and the proposed distortion model can be easily combined to ***distorted tangent distance***. In that case, tangent distance is used to register the (sub)images and the distortion distance ist then computed between the registered images.

5 Results

The experiments were started by using Mahalanobis distance within the classifier presented above, resulting in an error rate of 14.0%. Using single-sided tangent distance for recognition, this error rate could be reduced to 13.3%. Interestingly, using the image distortion model with a region size $r = 1$ significantly outperformed tangent distance on this particular dataset, yielding an error rate of 12.1%. In another experiment, it was investigated on the question whether the improvements of tangent distance and the image distortion model are additive. This sounds reasonable, as tangent distance compensates for global image transformations, whereas the image distortion model deals with local image perturbations. Indeed, using ***distorted tangent distance*** as proposed in Section 4, the error rate could be further reduced to 10.4%.

In another experiment, a ***thresholding*** approach was applied using $S = 5000$ (that is, the maximum local distance between two pixels was restricted to a maximum value S), in combination with the different distance measures discussed above. Doing so, the best error rate could be significantly reduced from 10.4% to 8.2%. Astonishingly, the result of tangent distance in that case is only slightly better than that of Mahalanobis distance (11.1% vs. 11.2%). One thing to be learned from this is that using the thresholding approach possibly mimics the behaviour of tangent distance in this particular application. It should also be noted that in previous experiments all IRMA images were scaled down to a common size of 32×32 pixels prior to classification (more information on that approach is given in [3]). In these experiments, tangent distance significantly outperformed Mahalanobis distance (with and without the thresholding approach). Thus, it seems possible that the main effect of tangent distance is the compensation of image shifts (which is now inherent to the classification approach by optimizing over all possible image positions). Surprisingly, not regarding background pixels at all improved the error rate to 7.6%. In that case, only the penalty term based on different image sizes between observation and reference was used. An overview of the results obtained on the radiograph database is given in Table 1. Note that no other group reports error rates of below 29% on the same dataset. More information on this topic can be found in [7, 3]. To make sure that no overfitting occurred in the experiments, 332 previously unseen radiographs were used as test images and the 1,617 images of the IRMA database as references,

Distance Measure	Thresholding	
	no	yes
Mahalanobis Distance	14.0	11.2
Tangent Distance	13.3	11.1
Image Distortion Model	12.1	9.0
Distorted Tangent Distance	10.4	8.2

Table1. L-1-0 IRMA error rates [%] for kernel densities and background model with respect to varying distance measures (with and without thresholding for S=5000).

using the optimal parameter set determined on the IRMA images. The obtained error rate of 9.0% shows, that the classifier proposed here generalizes very well.

6 Conclusion and outlook

In this paper, we presented a probabilistic framework for (multi-) object recognition and proved its effectivity by applying it to radiograph classification (being a single-object recognition task), obtaining an excellent result of 7.6%. Invariance was incorporated into the appearance based approach by using invariant distance measures. The proposed ***distorted tangent distance***, being an extension of SIMARD's tangent distance, proved to be especially effective here. The presented approach also obtained promising results in multi-object digit recognition. These results will be published elsewhere.

References

1. M. Kohnen, H. Schubert, B. Wein, R. Günther, J. Bredno, T. Lehmann, J. Dahmen, "Qualität von DICOM Informationen in Bilddaten aus der klinischen Routine", to appear in *Bildverarbeitung für die Medizin*, Lübeck, Germany, 2001.
2. T. Lehmann, B. Wein, J. Dahmen, J. Bredno, F. Vogelsang, M. Kohnen, "Content-based Image Retrieval in Medical Applications: A Novel Multi-step Approach", *Proceedings of the SPIE*, Vol. 3972(32), pp. 312–320, 2000.
3. J. Dahmen, T. Theiner, D. Keysers, H. Ney, T. Lehmann, B. Wein, "Classification of Radiographs in the 'Image Retrieval in Medical Applications' System (IRMA)", *6th International RIAO Conference on Content-Based Multimedia Information Access*, Paris, France, pp. 551–566, April 2000.
4. P. Simard, Y. Le Cun, J. Denker, "Efficient Pattern Recognition Using a New Transformation Distance," S.J. Hanson, J.D. Cowan, C.L. Giles (eds.): *Advances in Neural Information Processing Systems 5*, Morgan Kaufmann, San Mateo CA, pp. 50–58, 1993.
5. J. Dahmen, D. Keysers, H. Ney, M. Güld, "Statistical Image Object Recognition using Mixture Densities", to appear in *Journal of Mathematical Imaging and Vision*, Kluwer Academic Publishers, 2001.
6. D. Keysers, J. Dahmen, T. Theiner, H. Ney, "Experiments with an Extended Tangent Distance", *15th International Conference on Pattern Recognition*, Barcelona, Spain, pp. 38–42, September 2000.
7. J. Bredno, S. Brandt, J. Dahmen, B. Wein, T. Lehmann, "Kategorisierung von Röntgenbildern mit aktiven Konturmodellen", *Bildverarbeitung für die Medizin 2000*, München, Germany, pp. 356–360, März 2000.

Texturanalyse zur Detektion gruppierter Mikroverkalkungen bei der Brustkrebsfrüherkennung

T.O. Müller, R. Stotzka, D. Höpfel* und H. Yang*

Hauptabteilung Prozeßdatenverarbeitung und Elektronik
Forschungszentrum Karlsruhe, 76344 Eggenstein-Leopoldshafen
*Institut für Mechatronik und Naturwissenschaften
Fachhochschule Karlsruhe, 76133 Karlsruhe
Email: {Tim.Mueller, Stotzka}@hpe.fzk.de
Dieter.Hoepfel@fh-karlsruhe.de

Zusammenfassung. Bei der Untersuchung von Röntgenbildern der Brust dienen Mikroverkalkungen als erste Hinweise auf einen Tumor. Durch die Unauffälligkeit dieser Merkmale werden 10-30% der Erkrankungen übersehen und daher die Heilungsaussichten drastisch verringert. Ein Zweitgutachter in Form eines Computers kann diese Rate verringern und den Radiologen auf Abweichungen aufmerksam machen. Ein Computer kann für eine Region of Interest (ROI) aus einem Röntgenbild der Brust entscheiden, ob diese Mikroverkalkungen enthält. Für ein solches Klassifikationsproblem müssen aus der ROI Merkmale gewonnen werden. Wir stellen eine neue Methode vor, mittels Texturanalyse automatisch Merkmale für die Klassifikation zu gewinnen.

1 Brustkrebs

Brustkrebs bzw. das Mammakarzinom ist die häufigste Krebserkrankung unter der weiblichen Bevölkerung in der westlichen Welt. Jede zehnte Frau muß damit rechnen, in ihrem Leben mit dieser Erkrankung konfrontiert zu werden. Die wichtigste Voraussetzung bei der Behandlung von Brustkrebs ist eine möglichst frühzeitige Diagnose. Die Heilungschancen reduzieren sich drastisch, sobald das Karzinom Tochtergeschwulste (Metastasen) streut. Ein Tumor mit einem mittleren Durchmesser von 1 cm hat mit einer Wahrscheinlichkeit von ca. 30% Metastasen hervorgebracht, ein Tumor mit mittlerem Durchmesser von 2 cm bereits mit 60% [1]. Die meisten Erkrankungen werden von den Betroffenen selbst durch einen Tastbefund festgestellt und haben zu diesem Zeitpunkt einen mittleren Durchmesser von über 2 cm. Aus diesem Grunde werden große Anstrengungen unternommen, die Erkrankung so früh wie möglich zu erkennen.

Eine anerkannte Technik der Vorsorge ist die Brustkrebsreihenuntersuchung (Mammographie-Screening). Dabei werden Röntgenbilder der weiblichen Brust (Mammogramm) angefertigt. Von jeder Brust werden 2 Aufnahmen von oben (craniocaudal, cc) und schräg von der Seite (oblique, o) erstellt. Ein Standardmammogramm digitalisiert mit einer Auflösung von 450 dpi hat etwa eine Ausdehnung von 4000 auf 3000 Bildpunkten. Diese Mammogramme werden von einem Radiologen auf winzige Gewebeveränderungen hin untersucht, welche erste Anzeichen auf einen Tumor sein können. Eine der dabei gesuchten Veränderungen ist das Auftreten gruppierter Mikroverkalkungen. Eine durchschnittliche Verkalkung hat eine Größe von etwa 10 Bildpunkten. Gruppierte Mikroverkalkungen können auf Tumore im Frühstadium mit einer Größe von wenigen Millimetern hinweisen. Zum Beispiel können Gruppen in schlauchähnlicher Form mit 5 bis 20 Verkalkungen erste sichtbare Anzeichen bei Karzinomen in Milchgängen (ductales Karzinom in situ) sein [2]. Solche Gruppen haben eine Länge von 0,5 bis 1 cm. Wird solch eine Gruppe rechtzeitig erkannt, ist das Risiko einer Metastasierung wesentlich geringer als bei einem späteren Tastbefund.

Gruppierte Mikroverkalkungen werden von Radiologen manchmal übersehen, da sie aufgrund geringem Kontrast und überlagertem Gewebe schwer detektierbar sind. Bis zu 30% der Röntgenbilder werden daher falsch beurteilt [3]. Deshalb ist eine zweite Untersuchung durch einen weiteren Experten ratsam. Da ein zweiter Experte die Kosten erheblich steigert, empfiehlt sich der Einsatz von computergestützter Diagnose zur zweiten Untersuchung. Ein Computer unterstützt den Radiologen bei der Detektion der Mikroverkalkungen.

2 Klassifikation

Als Klassifikation bezeichnet man die Zuordnung eines Musters zu einer bestimmten Kategorie. Ein Computersystem, welches eine Klassifikation durchführt, wird als Klassifikationssystem bezeichnet. Im Falle der Mammographieuntersuchung wird „überwachtes Lernen" für die Klassifikation eingesetzt. Dabei wird dem Klassifikationssystem eine Anzahl befundeter Mammogramme als Trainingsdaten übergegeben. Nach der Trainingsphase kann das System selbständig neue, noch unbefundete Mammogramme in Klassen „mit Mikroverkalkungen" und „ohne Mikroverkalkungen" einordnen. Der Aufbau eines solchen Systems ist prinzipiell immer gleich und gliedert sich in die Phasen „Vorverarbeitung", „Merkmalsselektion", „Klassifikatorauswahl" und „Qualitätskontrolle" [4]. In der Vorverarbeitung werden die im allgemeinen als Film vorliegenden Mammogramme zunächst digitalisiert. Anschließend werden sie durch Bildverarbeitungsalgorithmen aufbereitet und verbessert. Dies kann beispielsweise eine lokale Kontrastanpassung und Rauschunterdrückung mit folgendem Schwellwertverfahren sein, um die Verkalkungen vom Hintergrund zu trennen (Segmentierung). Aus den aufbereiteten Bildern werden verdächtige Gebiete (ROIs) ausgeschnitten, woraus wiederum Merkmale extrahiert und als Entscheidungsgrundlage für die Klassifikation verwendet werden. Um eine Einteilung in Klassen vornehmen zu können, muß der Merkmalsraum in Unterräume aufgeteilt werden. Dies ist die Aufgabe des Klassifikators. Während der Trainingsphase wird die Unterteilung vom Klassifikator gelernt. Für eine gute Klassifikation ist entscheidend, die für das konkrete Problem geeigneten Merkmale zu extrahieren. Bei der Untersuchung von Mammogrammen ist beispielsweise die Anzahl ausgeschnittener Bildpunkte ein Merkmal. Ob aber eine Gruppe von Mikroverkalkungen vorliegt, ist noch von vielen weiteren Merkmalen abhängig. Die Merkmalsextraktion erfordert im Allgemeinen tiefgreifende Kenntnisse über das zu klassifizierende Problem. Sie ist im Falle der Detektion von Mikroverkalkungen sehr aufwendig, da umfangreiche, explizit durchzuführende Verarbeitungsschritte notwendig sind, um genügend Merkmale für eine gute Klassifikation zu gewinnen. Durch die Texturanalyse können automatisch weitere wichtige Merkmale extrahiert werden.

2.1 Merkmalsselektion

Zunächst werden alle möglichen Merkmale ohne Vorwissen und Einschränkung aus den Bildausschnitten extrahiert. Eine Zusammenfassung aller Merkmale einer ROI wird als Muster bezeichnet. Da jedoch unnütze Merkmale die Abstraktionsfähigkeit des Systems einschränken und die Gefahr des Auswendiglernens (Overfitting) besteht, werden in dem Schritt der Merkmalsselektion die für die Entscheidung wichtigen Merkmale ausgewählt und die Unbedeutenden verworfen. Für dieses Verfahren existieren eine Reihe von Standardalgorithmen. Da es für eine Bewertung der Texturmerkmale ausreichend ist, eine „gute" Selektion zu finden, wird ein „Forward-Select-Verfahren" eingesetzt, bei dem nacheinander das am besten geeignete Merkmal der selektierten Menge von Merkmalen hinzugefügt wird [5]. Die optimale Merkmalsselektion kann nur in Kombination und Rückkopplung mit der Klassifikatorauswahl stattfinden.

2.2 Klassifikatorauswahl

Die Auswahl des für ein spezielles Problem am besten geeigneten Klassifikators erfolgt durch einen interdisziplinären Experten für Klassifikation und das konkrete Problem. Zur Bewertung der Texturmerkmale ist es nicht notwendig, den optimalen Klassifikator zu finden. Daher werden nur zwei Klassifikatoren ausgewählt und mit den Texturmerkmalen trainiert. Dies ist ein Klassifikator mit linearer und ein Klassifikator mit quadratischer Funktion zur Unterteilung des Merkmalsraumes. Die selektierten Texturmerkmale wurden aufgrund dieser Klassifikatoren bewertet.

Das Maß für die Abstraktionsfähigkeit eines Klassifikationssystems ist die Generalisierung, also das Klassifikationsverhalten auf unbekannten Daten. Idealerweise stehen für Training- und Testphase ausreichend Daten zur Verfügung, um einen Klassifikator mit den statistischen Eigenschaften der Merkmale anzulernen und mit ihm unbekannten Daten zu testen. In der Praxis ist dies selten der Fall und der Trainingsdatensatz ist zu klein, um die statistischen Eigenschaften der Merkmale korrekt zu erfassen und einen Klassifikator aufzubauen. In diesem Fall benötigt man fast alle vorhandenen Muster des Datensatzes zum Training und schätzt die Generalisierungsfähigkeit mit einer vollständigen Kreuzvalidierung. Dabei wird nacheinander ein Muster aus dem Trainingsdatensatz ausgelassen und der Klassifikator mit dem Rest trainiert. Danach wird mit dem ausgelassenen Muster getestet. Dies geschieht für alle möglichen Kombinationen. Das Verhältnis von richtigen Klassifikationen zu getesteten Mustern ist ein Maß für die Abstraktionsfähigkeit des Klassifikators. Mit diesem Verfahren läßt sich bei kleinen Datensätzen trotzdem eine gute Abschätzung der Generalisierung geben. Da nur 256 Muster zur Verfügung stehen, wird die Generalisierung der Klassifikatoren wie beschrieben ebenfalls mittels Kreuzvalidierung abgeschätzt.

3 Methoden

Da gruppierte Mikroverkalkungen immer in regelmäßiger Struktur auftreten, liegt es nahe, automatisch Merkmale aus dieser Regelmäßigkeit zu gewinnen. Die Regelmäßigkeit wird durch eine gleichmäßige Verteilung von Mikroverkalkungen innerhalb eines Clusters erzeugt. Diese Eigenschaften spiegeln sich in einer für Mikroverkalkungen eigenen Textur wider, welche zwar von Gruppe zu Gruppe unterschiedlich ist, sich aber immer ähnelt.

3.1 Kovarianzanalyse

Eine Methode zur Texturanalyse ist beispielsweise der Einsatz von Cooccurence-Matrizen. Dabei wird für Abstände zwischen Pixeln eines Bildes jeweils eine Matrix in Form eines zweidimensionalen Grauwerthistogrammes angelegt. Dieses gibt die Häufigkeit von Grauwertkombinationen an [4]. Da aber ein bestimmter Abstand untersucht wird, wird dabei nur genau eine „Frequenz" berücksichtigt. Bei Mikroverkalkungen treten jedoch viele Frequenzen in Form von Kantenanstieg und Abstand voneinander auf, welche die Textur ausmachen. Dem kann beispielsweise durch eine normierte, kompaktere Form der Coocurrence-Matrizen Rechnung getragen werden. Dabei wird mittels Coocurrence-Matrizen aller möglichen Abstände ein Summenhistogramm gebildet. Betrachtet man die untersuchte ROI als Pixelmatrix, erhält man diese Information durch eine Kovarianzmatrix, welche auch als Analyse einer Frequenzverteilung interpretiert werden kann.

3.2 Komponentensoftware

Die erstellten Algorithmen wurden in der Komponentensoftware des Forschungszentrums Karlsruhe (FZK) implementiert, wodurch ein schneller prototypischer Aufbau und die Verwendung von bereits vorhandenen Bildverarbeitungskomponenten möglich war. Zudem existieren umfangreiche Bibliotheken für Klassifikation und Merkmalsauswahl. Die Kovarianzanalyse ist als eigenständige Komponente realisiert und kann durch die genormten Schnittstellen in existierende Abläufe zur Detektion von Mikroverkalkungen integriert werden.

4 Ergebnisse

Die verwendeten Mammogramme stammen aus der öffentlichen Bibliothek der Universität von Nijmegen. Die Mammogramme liegen digitalisiert mit einer Quantisierung von 256 Graustufen vor. Hieraus wurde von Hand eine ROI-Datenbank mit 256 ausgeschnittenen Gebieten aus den Mammogrammen erstellt, von denen jeweils 128 aus Brustgewebe mit Mikroverkalkungen und 128 aus Brustgewebe ohne Mikroverkalkungen bestehen. Diese Datenbank dient zur Analyse der entwickelten Algorithmen. Eine ROI hat dabei Ausmaße von 256 mal 256 Bildpunkten. Die erstellten Kovarianzmatrizen werden auf 64 mal 64 Gitterpunkte begrenzt. Zur Bewertung werden jeweils die besten 5, 7, 14, 44 und 275 Merkmale von 4096 durch die Merkmalsselek-

Tabelle 1. Klassifikationsergebnisse mit unterschiedlicher Anzahl selektierter Merkmale.

Merkmale	Linear: Trainingsfehler	Linear: Generalisierungsfehler	Quadratisch: Trainingsfehler	Quadratisch: Generalisierungsfehler
5	38%	42%	-	-
7	32%	33%	28%	37%
14	26%	33%	17%	38%
44	17%	34%	8%	41%
275	3%	38%	2%	43%

tion ausgewählt und anschließend durch den linearen und den quadratischen Klassifikator bewertet (siehe Tabelle 1). Die Anzahl wird willkürlich gewählt, um mit wenig Aufwand den Verlauf einer kontinuierlichen Auswahl abschätzen zu können. Insgesamt kam es durch die Verwendung von mehr Merkmalen wie erwartet zu einer stetigen Verringerung des Trainingsfehlers. Die Generalisierung nahm bei größerer Anzahl von Merkmalen entsprechend ab.

5 Diskussion

Die Ergebnisse mit den vorhandenen Daten entsprechen den Erwartungen. Der Trainingsfehler nimmt bei zusätzlichen Merkmalen ab. Durch die verhältnismäßig kleine Stichprobe und der großen Anzahl von extrahierten Merkmalen ist die statistische Aussagekraft der Muster gering und der Generalisierungsfehler entsprechend hoch. Bei 44 und 275 selektierten Merkmalen ist das Verhältnis von Mustern zu Merkmalen bereits sehr ungünstig. Es wurde jedoch gezeigt, daß sich mittels einer Kovarianzanalyse automatische Merkmale gewinnen lassen, welche bei der Detektion von Mikroverkalkungen wertvoll sein können. Durch den Aufbau in Komponentensoftware können die entworfenen Algorithmen in folgenden Untersuchungen modular eingesetzt und mit verbesserten Methoden verglichen werden. Die entwickelte Methode eignet sich in jedem Fall zur Verbesserung von bestehenden Systemen, da sie neue, wichtige Merkmale bereitstellen kann.

6 Literatur

1. von Fournier D, Anton H-W, Junkermann H und Bastert G: Breast Cancer Screening, Cancer Diagnosis, Springer-Verlag, 1992, ISBN: 3-540-54503-4
2. Stomper PC, Connolly JL: Ductal Carcinoma in Situ of the Breast. American Journal of Radiology, Number 159:483-485, September 1992
3. Giger ML: Computer-Aided Diagnosis of Breast Lesions in Medical Images. IEEE Computer Society, Computing in Medicine, Volume 2, Number 5:39-45, September 2000.
4. Lehmann T, Oberschelp W, Pelikan E, Repges R: Bildverarbeitung für die Medizin. Grundlagen, Modelle, Methoden, Anwendungen. Springer-Verlag, Berlin, 1. Auflage 1997.
5. Witten IH, Frank E: Data Mining. Practical Machine Learning Tools with Java Implementations. Morgan Kaufmann Publishers, 2000, ISBN:1-55860-552-5

Automatische Segmentierung von kontrastmittelaufnehmenden Hirntumoren in multispektralen MR-Bilddaten mittels Backpropagation-Netzwerken

Chr. Sieg*, H. Handels, S. J. Pöppl

Institut für Medizinische Informatik
Medizinische Universität zu Lübeck, 23538 Lübeck
*jetzt: ZN Vision Technologies AG
Universitätsstraße 160, 44801 Bochum
Email: christian.sieg@zn-ag.com
handels@medinf.mu-luebeck.de

Zusammenfassung. In diesem Beitrag werden topologie-optimierte Backpropagation-Netzwerke vorgestellt und evaluiert, die zur neuronalen Segmentierung kontrastmittelaufnehmender, intrakranieller Tumoren und anatomischer Strukturen in registrierten, multispektralen MR-Bildfolgen entwickelt wurden. Für das Training der Netze werden 4-dimensionale Pixelvektoren aus einer Falldatenbank mit 22 interaktiv segmentierten Hirntumoren der Typen Meningeom, Glioblastom sowie Metastase verwendet. Nach der pixelbezogenen Tumorklassifikation wird der Tumor als größte 3D Zusammenhangskomponente in der Menge der markierten Pixel extrahiert. In 19 Fällen (86%) konnte ein zur manuellen Segmentierung adäquates Ergebnis durch die automatische Segmentierung erzielt werden. Segmentierungsfehler, die eine interaktive Nachbarbeitung der Segmentierungsergebnisse notwendig machten, traten nur in 3 Fällen (14%) auf und waren auf die relativ geringe Kontrastmittelaufnahme der Tumoren zurückzuführen.

1 Einleitung

In der neuroradiologischen Untersuchung von Hirntumorpatienten ist die MR-Tomographie von hoher Relevanz. Hierbei werden in dem untersuchten Kopfbereich dreidimensionale, multispektrale MR-Bildfolgen generiert. Die Segmentierung des Hirntumors ist sowohl für die neuroradiologische Diagnostik als auch für die Planung neurochirurgischer Eingriffe von zentraler Bedeutung.

Innerhalb dieses Beitrages werden topologie-optimierte Multilayer-Perzeptron-Netzwerke (MLP) zur automatischen 3D-Segmentierung kontrastmittelaufnehmender Hirntumoren vorgestellt und die erzielten Ergebnisse evaluiert. Ausgangspunkt der Analyse bilden 4-kanalige 3D-Bilddaten bestehend aus T1-gewichteten Bildern vor und nach Kontrastmittelgabe sowie T2- und spindichtegewichteten Bildern (Abb. 1).

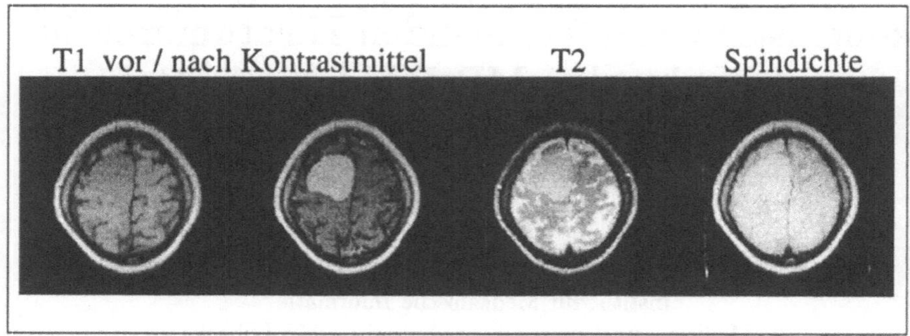

Abb. 1. 4-kanalige MR-Schichtaufnahme eines Meningeoms

2 Tumorsegmentierung mit Backpropagation-Netwerken

Da die verschieden gewichteten Bildfolgen in mehreren Messvorgängen erzeugt wurden, werden die dreidimensionalen MR-Bilddaten eines Patienten im ersten Schritt zur Kompensation von Patientenbewegungen etc. mittels rigider Registrierungsalgorithmen unter Verwendung der Materialinformation als Ähnlichkeitsmaß in einem Koordinatensystem ausgerichtet [1]. Nachfolgend ist nun jedem Volumenelement einer Kopfschicht ein vierdimensionaler Pixelvektor zugeordnet.

Für die Segmentierung der Hirntumoren in den so erhaltenen, multispektralen MR-Daten werden Multilayer-Feedforward-Netze mittels dem Backpropagation Lernalgorithmus [4] trainiert und eine pixelorientierte Klassifikation vorgenommen. Hierbei entspricht die Zahl der verwendeten MR-Merkmale der Anzahl der Input-Neuronen, die Zahl der zu unterscheidenden Klassen der Anzahl der Output-Neuronen [5] (Abb. 2). Untersuchungen zur Verwendung bestimmter MR-Merkmale zeigen, daß die zur Klassifikation signifikanten Informationen in der T1-Gewichtung nach Kontrastmittelgabe sowie der T2-Gewichtung

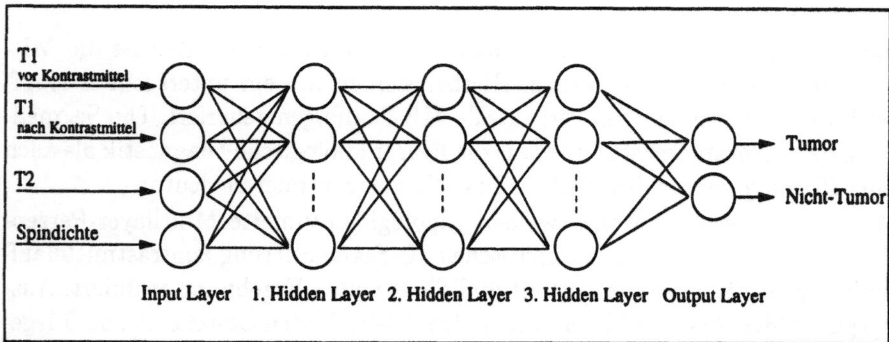

Abb. 2. Multi-Layer-Feedforward-Netz zur pixelorientierten Klassifikation von kontrastmittelaufnehmenden Hirntumoren in multispektralen MR-Daten

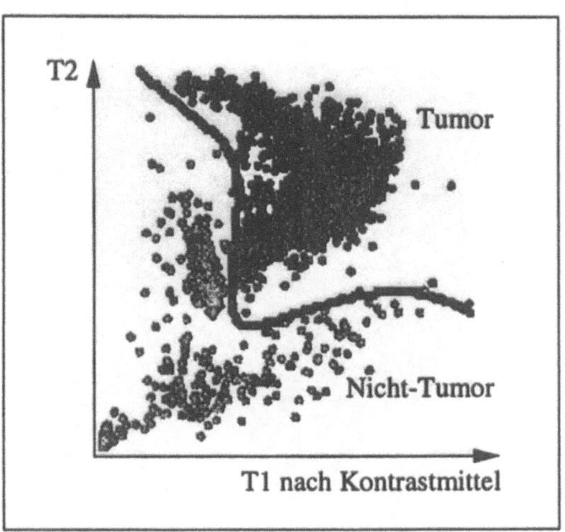

Abb. 3. Zweiklassenproblem im 2D-Merkmalsraum eines kontrastmittelaufnehmenden Hirntumors und des Nicht-Tumorgewebes. Der separierende Polygonzug zeigt die Fähigkeiten eines hierauf trainierten Neuronalen Netzes.

enthalten sind (Abb. 3). Unter Hinzunahme der übrigen Merkmale wird ein Training auf einer größeren Trainingsmenge erleichtert, was letztendlich zu einer besseren Generalisierungsfähigkeit des Netzes verhilft. Die Anzahl der Hidden-Layer sowie die Anzahl der Hidden-Neuronen wird problemspezifisch optimiert. Zur Optimierung der Klassifikationsleistung wird der Einfluß der Netzwerktopologie systematisch untersucht. Die Optimierung der Netzwerktopologie sowie die Bewertung der Segmentierungsergebnisse wird auf der Grundlage manuell bzw. halbautomatisch durch den Arzt segmentierter Hirntumoren möglich.

Für die Segmentierung verschiedener, kontrastmittelaufnehmender Hirntumoren werden MLP-Netzwerke mit den beiden Klassen "Tumor" und "Nicht-Tumor" als Output-Neuronen betrachtet (Abb. 2). Das Training des Hirntumor-Netzwerks wird auf der Basis ausgewählter, vorsegmentierter Hirntumorbereiche vorgenommen. Die zu segmentierenden Bilddaten werden punktweise durch das trainierte Netz propagiert. Die zu jedem Bildpunkt ermittelten Ausgangsaktivitäten (aus [0,1]) des Netzes werden zu sogenannten Aktivierungskarten zusammengefaßt. Zur Segmentierung werden alle Bildpunkte mit Aktivierungswerten oberhalb eines Schwellwertes in der Aktivierungskarte selektiert und die größte 3D-Zusammenhangskomponente ermittelt. Die so selektierten Bildpunkte repräsentieren den aktiven, kontrastmittelaufnehmenden Tumoranteil. Durch anschließende Anwendung eines 3D-Filling-Algorithmus wird insbesondere bei heterogenen Tumoren wie Glioblastomen eine Auffüllung von Segmentierungslöchern erzielt. Die Aktivierungskarten eignen sich gegenüber binären Segmentierungsergebnissen zu weiteren Auswertungen, durch die beispielsweise Partialvolumeneffekte teilweise sichtbar gemacht werden können.

Zur Bewertung des neuronalen Segmentierungsverfahrens werden die automatisch ermittelten Segmentierungsergebnisse mit den manuell durch den Arzt

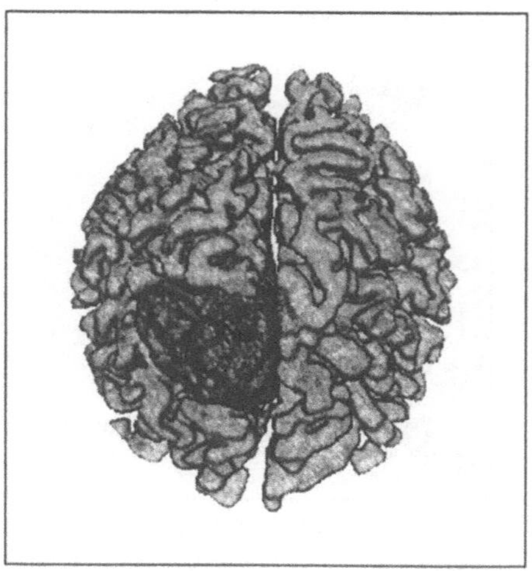

Abb. 4. 3D-Rekonstruktion eines Meningeoms und der Gehirnmasse

vorgenommen Segmentierungen verglichen.Eine automatische Segmentierung wird als gleichwertig zur manuellen eingestuft, wenn die Abweichungen auf wenige Pixel im Randbereich des Tumors beschränkt sind.

3 Ergebnisse und Diskussion

Zur Optimierung der Netzwerktopologie werden systematisch verschiedene Anzahlen von Hidden-Neuronen und Hidden-Layern betrachtet. Beste Segmentierungsergebnisse erzielt ein MLP mit 3 Hidden-Layern und der Struktur 4-8-8-6-2. Mit dem neuronalen Segmentierungsverfahren werden 22 multispektrale 3D-Datensätze mit unterschiedlichen, kontrastmittelaufnehmenden Hirntumorarten vom Typ Meningeom, Metastase und Glioblastom analysiert. In 19 Fällen kann durch die automatische Segmentierung ein zur manuellen Segmentierung adäquates Ergebnis erzielt werden. In 3 Fällen kommt es aufgrund der geringen Kontrastmittelaufnahme im Tumor zu Segmentierungsfehlern, die eine interaktive Nachbearbeitung der Segmentierungsergebnisse notwendig macht.

Darüber hinaus werden auch Netze zur Segmentierung der Hirnmasse auf der Basis der Pixelvektoren in benutzerdefinierten ROI trainiert. Die Gehirnmasse kann in allen getesteten Datensätzen segmentiert werden. Die im 3D-Datensatz segmentierten Bildobjekte (Tumor, Hirnmasse) können in dem entwickelten Analysesystem direkt dreidimensional dargestellt werden (Abb. 4).

Die in den Aktivierungskarten gespeicherten Aktivierungswerte können als Schätzer der Klassenzugehörigkeitswahrscheinlichkeiten interpretiert werden [2]. In den Geweberandbereichen kommt es vermehrt zu Partialvolumeneffekten. Durch pixelweise Multiplikation der Aktivierungskarten (Tumor und Nicht-Tumor) werden denjenigen Bildpunkten hohe Werte zugeordnet, die mit hoher Wahrscheinlichkeit zu beiden Klassen gehören und somit den Partialvolumenpixeln zugeordnet werden können. Mit dieser Technik können somit Teile des

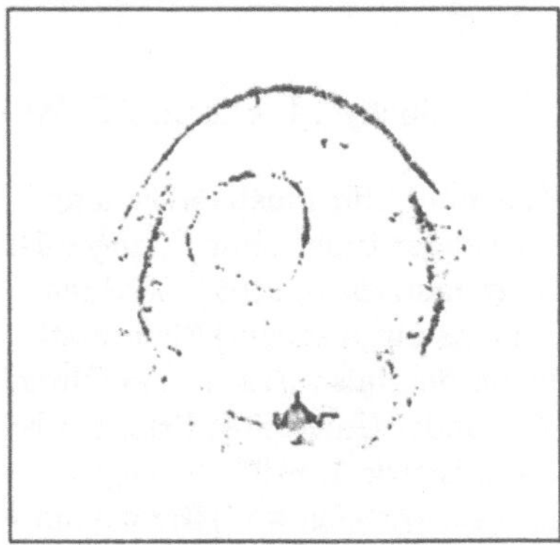

Abb. 5. Partialvolumenkandidaten ermittelt durch Multiplikation der Aktivierungskarten der Klassen "Tumor" und "Nicht-Tumor"

Tumorübergangsbereiches zur gesunden Hirnmasse sichtbar gemacht werden (Abb. 5).

Die interaktive 3D-Segmentierung von Tumoren ist für den Arzt sehr zeitintensiv. Durch das entwickelte neuronale Segmentierungsverfahren wird in 86% der untersuchten Fälle eine automatische Segmentierung der Hirntumoren erreicht, die keine Nachverarbeitung mehr erfordert. Durch die automatische Segmentierung der Hirnsubstanz ist es darüber hinaus möglich, die räumliche Lage und Ausbreitung des Tumors im Gehirn sichtbar zu machen, die insbesondere bei der neurochirurgischen Operationsplanung von Bedeutung ist. Das Verfahren zur neuronalen 3D-Segmentierung von Hirntumoren in multispektralen MR- Bilddaten wurde unter Verwendung des neuronalen Netzwerk-Tools SNNS [6] entwickelt und in das an unserem Institut entwickelte System zur Analyse von Hirntumoren integriert [3].

Literatur

1. Collins D.L., Neelin P., Peters T.M., Evans A.C.: Automatic 3D Inter-Subject Registration of MR Volumetric Data in Standardized Talairach Space. Journal of Computer Assisted Tomography, 18(2):192-205, 1994
2. Handels H.: Medizinische Bildverarbeitung. Teubner Verlag, Stuttgart, 2000.
3. Roßmanith C., Handels H., Rinast E., Weiss H.-D., Pöppl S.J.: Characterisation and Classification of Brain Tumours in Three-Dimensional MR Image Sequences. Visualisation in Biomedical Computing, vol. 1131, Lecture Notes in Computer Science, Höhne K.-H. and Kikinis R., Eds. Berlin: Springer Verlag, pp. 429-438, 1996
4. Rumelhart D.E., Hinton G.E., Williams R.J.: Learning Internal Representations by Error Propagation. Parallel Distributed Processing. Exploration in the Microstructures of Cognition, Rumelhart D.E. and McClelland J.L., Eds. Cambridge, MA: MIT Press, 1986
5. Schürmann J.: Pattern Classification, New York: John Wiley & Sons, 1996
6. Zell A.: Simulation Neuronaler Netze, Addison-Wesley, 1994

Automatische Graduierung von Gesichtsparesen

A. Gebhard[1], D. Paulus[1], B. Suchy[2], I. Fucak,[2], S. Wolf[2] und H. Niemann[1]

[1]Lehrstuhl für Mustererkennung
Friedrich-Alexander-Universität Erlangen-Nürnberg
Martensstraße 3, 91054 Erlangen
Email: {gebhard,frank,paulus,niemann}@informatik.uni-erlangen.de
[2]Klinik und Poliklinik für Hals-, Nasen- und Ohrenkranke (HNO)
Friedrich-Alexander-Universität Erlangen-Nürnberg
Waldstraße 1, 91054 Erlangen
Email: {bernhard.suchy,stefan.wolf}@rzmail.uni-erlangen.de
Gefördert von der DFG, Sonderforschungsbereich 603, TP B3

Abstract. Ein System zur automatischen Graduierung von Gesichtslähmungen wird vorgestellt. Dabei werden die Module zur Verfolgung von Gesichtern und Gesichtsmerkmalen basierend auf Support Vector Machines und der automatische Graduierung vorgestellt. Die Graduierung der Lähmungen orientiert sich am verbreiteten, aber subjektiven House-Brackmann-Index. Ergebnisse, die an einer Stichprobe mit 28 Patienten erzielt wurden, werden präsentiert.

1 Einleitung

Symptome einer einseitigen Gesichtslähmung sind der Funktionsausfall bzw. die Fehlfunktion der Gesichtsmuskulatur durch fehlende oder falsche Innervation. Dadurch bedingt sind Asymmetrien im Gesicht, die während mimischer Bewegungen auftreten. In [1] haben wir ein System vorgestellt, das diese Asymmetrien in statischen Aufnahmen auswertet. Die Information über die Lähmung wurde dabei aus den Öffnungswinkel von Augen und Mund bestimmt, der implizit in der Filterantwort eines rotierenden Keilfilters [8] enthalten ist. Der Vergleich der Signaturen der Filter zwischen linken und rechten äußeren Augenwinkel bzw. Mundwinkel beim Erreichen der extremalen Position von mimischen Bewegungen liefert die Information über Gesichtsasymmetrie, die anschließend zur Detektion von Gesichtslähmungen eingesetzt wird. Ein Experiment mit 58 Patienten (15 vom Grad House I: normal/gesund) hat gezeigt, dass mit einer Detektionsrate von 86% (93% Recall) Gesichtslähmungen detektiert werden konnten. Jedoch traten verschiedene Mängel zutage:

1. Die Analyse des Gesichts setzt eine genaue Lokalisation der äußeren Augen- bzw. Mundwinkel voraus. Eine ausreichend genaue automatische Lokalisation ist nur in ca. der Hälfte aller Fälle gelungen.

2. Da nur statische Aufnahmen des Patientengesichts ausgewertet wurden, wird auf einen Großteil der Information aus der Gesichtsbewegung verzichtet.

3. Es konnten keine Aussagen über Synkinesien (Fehlbewegungen) gemacht werden, da die gesamte Gesichtsasymmetrie als Bewegungsdefizit interpretiert wurde.

Die in dem Beitrag vorgestellten Neu-/Weiterentwicklungen der einzelnen Komponenten erfolgte unter Berücksichtigung diese Mängel. Die Diagnoseunterstützung basiert nun nicht mehr auf der lokalen Orientierungsanalyse der Augen- und Mundwinkel, sondern auf der Bewegungsanalyse der Gesichts während der Ausführung von mimischen Übungen. Dadurch ist es sowohl möglich, Fehl- als auch Falschbewegungen zu erkennen und zu bewerten.

Die Arbeit gliedert sich wie folgt: In Abs. 2 stellen wir die Lokalisation und Verfolgung von Gesichtern und Gesichtsmerkmalen auf Basis von Support Vektor Maschinen vor. Aus Differenzbildern und dem optischen Fluss, deren Berechnung aus Bildfolgen während der Ausführung der mimischen Übungen geschieht, erhalten wir die zur Graduierung notwendigen Information. Darauf wird in Abs. 3 eingegangen. Dem folgt in Abs. 4 die Beschreibung der durchgeführten Experimente, zusammen mit den erzielten Ergebnissen. Abgeschlossen wird der Beitrag mit einer Zusammenfassung in Abs. 5.

2 Lokalisation und Verfolgung von Gesichtern und Gesichtsmerkmalen

Zur Extraktion der benötigten Information aus den Gesichtsbildern werden die Postionen des Gesichts (d. h. der Nasenspitze) und die des „Zwischenaugenpunktes“, dem Punkt, der am obersten Punkt des Nasenrückens zwischen den Augen liegt, bestimmt. Damit ist implizit die Gesichts-, Augen- und Mundregion festgelegt. Zur Lokalisation dieser beiden Punkte (und der damit betrachteten Regionen) setzen wir *Support Vector Machins* (SVM) [7] ein, deren Einsatzmöglichkeit zur Lokalisation von Gesichtern in [5] gezeigt wurde.

Die Lokalisation und Verfolgung von Gesichtern und Gesichtsmerkmalen erfolgt ansichtenbasiert, d. h., ein Eingabebild wird nicht segmentiert, sondern die Bildinformation wird evtl. unteragbetastet und in einem Merkmalsvektor während des Trainings und der Klassifikation zur Verfügung gestellt. Für das Training des Lokalisators wurden Gesichter verschiedener Patienten aus Aufnahmen geschnitten und in zwei verschiedenen Auflösungsstufen (8×8 und 16×16 Pixel) als Trainingsmaterial benutzt. Der Mittelpunkt der ausgeschnittenen Bilder war die Nasenspitze. Aus jedem Gesichtsbild werden noch jeweils zufällig 5 Teilbilder zufällig gewählt, die Trainingsmaterial der Klasse „Nicht-Gesicht“ ergeben. Für die beiden Auflösungsstufen wurden zwei SVMs ϕ_8 und ϕ_{16} trainiert.

Zur Lokalisation des Gesichts wird zunächst das Eingabebild unterabgetastet und in einem 24×18-Bild gespeichert. Die zentralen 16×10 Bildpunkte des Bildes werden mittels des Klassifikators ϕ_{16} getestet. Bildpunkte, die von ϕ_{16} zur Klasse „Gesicht“ zugewiesen werden, werden als Gesichtshypothesen betrachtet und von ϕ_8 in doppelter Bildauflösung (4-fache Anzahl der Bildpunkte) verifiziert. Sind mehrere Bildpunkte auf diese Weise als Gesicht identifiziert worden, so wird die tatsächliche Gesichtsposition der Bildposition zugesprochen, die im transformierten Raum die größte Distanz zur Hyperebenen von ϕ_8 besitzt. Dieser heuristische Ansatz wurde u. a. in gleicher Weise in [6] eingesetzt.

Eine weitere SVM ϕ_a wird anhand von unterabgetasteten Ansichten eines Augenpaares trainiert. Die Größe des Augenbereichs ist 32×12 Bildpunkte. Damit kann in der oberen Gesichtshälfte (d. h. über der Nasenspitze) nach den Augen (bzw. dem Augenzwischenpunkt) gesucht werden.

Zur Verfolgung wird die gefundene Gesichtsposition als Beobachtung einem Kalman-Filter (Modellierung mit konstanter Geschwindigkeit) übergeben, das nach einer Initialisierung die mögliche Gesichtsposition und den damit verbundenen Hypothesenraum einschränkt. In Fig. 1a) wird wird das Ergebnis einer Gesichtmerkmalsverfolgung gezeigt.

3 Graduierung von Gesichtslähmungen

3.1 Extraktion von Information zur Graduierung

Die Graduierung einer Gesichtslähmung basiert auf der Analyse der Bewegung der beiden Gesichtshälften während der Ausführung spezifischer mimischer Übungen. Ziel ist es, durch eine automatische Bewertung der Bewegung eine objektive Graduierung der Lähmung zu bestimmen (s. a. [4]). Der Patient sitzt vor einer Kamera. Sein Gesicht wird vom Modul aus Abs. 2 verfolgt. Der Patient führt die mimischen Übungen „Stirn runzeln", „Augen schließen", „Mund spitzen" und „Zähne zeigen" aus. Von jeder dieser vier Übungen wird je eine Bildsequenz $\boldsymbol{f}_s, s = 1, ..., 4$ aufgezeichnet.

Zwischen allen aufeinanderfolgenden Bilder der Bildfolgen werden Folgen von Differenzbildern $\boldsymbol{d}_s$ (siehe Fig. 1b und c) und der optische Fluss $\boldsymbol{v}_s$ (nach Lukas-Kanade [3]) bestimmt. Aus diesen Repräsentationen werden für die Augen/Stirn- und die Mund/Nase-Region folgende Informationen extrahiert:

1. Die gesamte Veränderung d_{al}, d_{ar}, d_{ml} und d_{mr} in den linken und rechten Hälften der entsprechenden Regionen A_l, A_r, M_l und M_r (siehe Fig. 1) durch

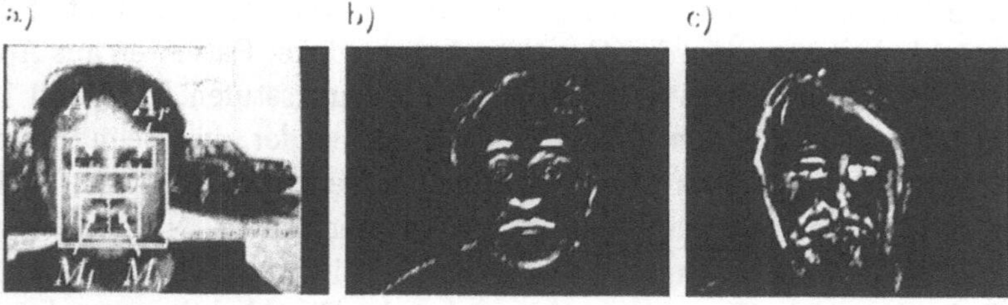

Fig. 1. a) Verfolgung eines Gesichts und der Gesichtsmerkmale; Regionen werden in linke (A_l und M_l) und rechte (A_r und M_r) unterteilt. b) Differenzbild mit symmetrischen Stirnrunzeln. c) Differenzbild mit asymmetrischen Augenschließen

Summation der absoluten Differenzen aus den Differenzbildern $d_{s,j}$ (ähnlich dem Verfahren aus [4]):

$$d_{s,al} = \sum_j \sum_{x \in A_l} |d_{s,j}(x)|, \quad d_{s,ar}, d_{s,ml}, d_{s,mr} \text{ analog}$$

2. Die Übereinstimmung der Bewegungen c_a, c_m in der linken und rechten Gesichtshälfte durch Summation über die absoluten Differenzen entsprechender Bildpunkte der Differenzbilder $d_{s,j}$. Der zu einem Bildpunkt $x_1 \in A_l$ entsprechende entsteht durch Spiegelung von x_1 an der Trennlinie zwischen A_l und A_r (Notation: $x_1 \| x_2$). Analoges gilt für die Mundregion.

$$c_{s,a} = \sum_j \sum_{\substack{x_1 \in A_l \\ x_2 \in A_r \\ x_1 \| x_2}} |d_{s,j}(x_1) - d_{s,j}(x_2)|, \quad c_{s,m} \text{ analog}$$

3. Die Differenz der Flußrichtung $f_{a,s}$ und $f_{m,s}$ an entsprechenden Bildpositionen aus der linken und rechten Gesichtsregion aus dem Bewegungsrichtungsfeld gewichtet mit dem Wert aus dem Differenzbild.

$$f_{s,a} = \sum_j \sum_{\substack{x_1 \in A_l \\ x_2 \in A_r \\ x_1 \| x_2}} |v_{s,j}(x_1) d_{s,j}(x_1) - v_{s,j}(x_2) d_{s,j}(x_2)|_2, \quad f_{s,m} \text{ analog}$$

Während einer Untersuchung werden so für den Patienten je 16 Parameter für die Augen- und Mundregion bestimmt.

3.2 Graduierungsschema

Ziel bei der Graduierung von Gesichtslähmungen ist die automatische Zuordnung eines Patienten zu den Klassen „Gesund (G1)“, „Leichte Lähmung (G2)“, „Lähmung (G2)“und „Starke Lähmung (G4)“. Dieses Graduierungsschema leitet sich direkt aus dem Lähmungsindizierungsschema nach House-Brackmann[2] ab, wobei Patienten vom Grad House I der Klasse G1, vom Grad House II oder House III der Klasse G2, vom Grad House IV oder House V der Klasse G3 und Patienten vom Grad House VI der Klasse G4 zugewiesen werden. Die automatische Klassifikation erfolgt derzeit anhand eines Nächster-Nachbar-Klassifikators der 32-dimensionalen Merkmalsvektoren unter Einsatz der L_2-Norm.

4 Ergebnisse

Das im Beitrag beschriebene System wurde bereits an der HNO-Klinik Erlangen installiert und an einer Stichprobe von 28 Patienten getestet. Die Klassifikationsergebnisse, die durch die Verfahren aus Abs. 3 erzielt wurden, werden in Tab. 1 gezeigt. Hierbei ist zu bemerken, dass bei einigen Patienten aus G3 eine starke Lähmung entweder in der Augen- oder in der Mundregion vorlag, die der House-Brackmann-Index nicht differenziert beschreibt.

	G1	G2	G3	G4
G1	5	2	0	0
G2	1	3	2	0
G3	1	2	3	2
G4	0	0	3	4

Tab. 1. Ergebnisse der Graduierung von 28 Patienten mit Gesichtslähmungen

5 Zusammenfassung

Im vorliegenden Beitrag wurde ein System zur automatischen Graduierung von Gesichtslähmungen vorgestellt. Damit wird ein Beitrag zur empfohlenen und oft angemahnten Objektivierung der Lähmungsgraduierung gegeben. Im einzelnen wurde bei der Präsentation auf folgende Systemmodule eingegangen: Lokalisation und Verfolgung von Gesichtern und Gesichtsmerkmalen mit Support Vector Machines, Extraktion von Information zur Lähmungsgraduierung aus Gesichtsbildfolgen und der Klassifikation der Lähmung des Patienten. Dieses automatische Graduierungssystem wurde anhand einer Patientenstichprobe (28 Patienten, davon 7 House I/gesund) getestet.

Literaturverzeichnis

1. A. Gebhard, D. Paulus, B. Suchy, S. Wolf, and H. Niemann. System zur Diagnoseunterstützung von Patienten mit Gesichtslähmungen. In *4. Workshop Bildverarbeitung für die Medizin*, pages 249–253. Springer, 2000.
2. John W. House and Derald E. Brackmann. Facial nerve grading system. *Otolaryngological Head und Neck Surgery*, 93:146–147, 1985.
3. B.D. Lucas and T. Kanade. An iterative image registration technique with an application to stereo vision. In *Proceedings of the 7th International Joint Conference on Artificial Intelligence*, pages 674–679, 1981.
4. J. G. Neely, J. Y. Cheung, M. Wood, and John Byers. Computerized quantitative dynamic analysis of facial motion in the paralyzed and synkinetic face. *The American Journal of Otology*, 13:97–107, 1992.
5. E. Osuna, R. Freund, and F. Girosi. Training support vector machines: an application to face detection. In *Proceedings of Computer Vision and Pattern Recognition*, pages 130–143, Puerto Rico, Juni 1997. IEEE Computer Society Press.
6. B. Schölkopf. *Support Vector Learning*. R. Oldenbourg Verlag, München, 1997.
7. V. N. Vapnik. *The Nature of Statistical Learning Theory*. Springer, Heidelberg, 1996.
8. W. Yu, K. Daniilidis, and G. Sommer. Rotated wedge averaging method for junction characterization. In *Proceedings of CVPR'98*, pages 390–395, Santa Barbara, California, USA, 1998.

Automated Diagnosis of Skin Cancer
Using Digital Image Processing and Mixture-of-Experts

Martin Kreutz[1,2], Maik Anschütz[1,2], Stefan Gehlen[1,2], Thorsten Grünendick[1,2], Klaus Hoffmann[3]

1) Zentrum für Neuroinformatik GmbH, Bochum, Germany
2) ZN Vision Technologies AG, Bochum, Germany
3) Dermatologische Klinik der Ruhr-Universität Bochum im St. Josef Hospital
email: kreutz@zn-ag.de, http://www.zn-ag.de

Abstract. The incidence of malignant melanoma, the most lethal form of skin cancers, has risen rapidly during the last decades. Fortunately, if detected early, even malignant melanoma can be treated successfully. Thus, in recent years, methods for automated detection and diagnosis of skin cancer, particulary malignant melanoma, have elicited much interest. In this paper we present an artificial neural network approach for the classification of skin lesions. Sophisticated image processing, feature extraction, pattern recognition and methods from the field of statistics and artificial neural networks are combined in order to achieve a fast and reliable diagnosis. With this approach, for reasonably balanced training and test sets, we are able to obtain above 90% correct classification of malignant and benign skin lesions coming from the DANAOS data collection.

1 Introduction

1.1 Background

Skin cancer has reached the highest rate of increase among all types of cancer. Fortunately, even the deadliest form, malignant melanoma, may be treated successfully. The key is early detection and the key to early detection is regular screening. There exists a clear demand to improve both, the quantity and the quality of skin cancer screening. This requirement, which will increase in the future, cannot be met to the desired extent by current methods alone. On one hand, cutaneous melanoma is unique among cancers in the sense that it is readily accessible and highly contrasted with the surrounding skin. On the other hand, however, diagnosis of malignant melanoma is a difficult task since other skin lesions may have similar physical characteristics. In many cases, dermatologists perform a biopsy to ascertain whether a lesion is malignant or benign. Since this procedure involves some expense as well as morbidity, particulary in patients with multiple atypical moles, alternative early detection techniques are being sought for rapid, convenient skin cancer screening. A first-level screening may distinguish between benign and suspicious skin lesions. Patients having only benign lesions may be given a clean bill of health, whereas patients with a suspicious lesion are referred to a specialized dermatologist or oncologist.

1.2 Objective

In this paper we present a framework for a classification system that can, first, continuously be trained with new data and, therefore, is able to learn life-long, and, second, allows a statistical interpretation as well as a validation of its performance. Providing a sufficient amount of training data the system's classification promises to deliver a robust diagnosis that reaches or even exceeds the reliability of an experienced dermatologist.

2 Methods

The clinical diagnosis is often based on the mnemonic ABCD rule (asymmetry, border, color, diameter) [1]. Several approaches aim at standardization and reproducability of the diagnosis by transferring the criteria of the ABCD rule into automatically computed quantities [2, 3, 4]. Since melanoma and certain forms of benign skin tumors differ slightly in their physical characteristics a combination of features is required for reliable diagnostic decisions. When examining skin lesions, dermatologists base their decisions on experience, as well as on complex inferences and extensive knowledge. Such experience cannot be condensed into a small set of rules or symbolic knowledge bases [5]. In contrast to this neural networks are capable of experience-based learning which makes them well suited for this task. In order to train a network well, however, examples from a broad population with different skin types is required. Such a data collection was created during the DANAOS study [6] and is used throughout all experiments.

2.1 Feature extraction

After an image of a skin lesion has been taken (and may be cleaned up by some filtering), its outer border has to be determined. This process is referred to as boundary detection or segmentation. Several methods are discussed in the literature [7, 8, 9, 10]. We employ a hybrid method that combines a statistical clustering of the color space and a hierarchical region-growing algorithm. Once the lesion has been successfully segmented, the feature extraction process can be concentrated directly on the lesion and a margin area around it. The *asymmetry percentage* of a tumor is estimated by first finding the principal axes of inertia of the tumor shape in the image [2] and, second, by computing the nonoverlapping areas after an imaginary "folding" operation along these axes divided by the total area of the tumor. The *border irregularity* is expressed by the irregularity index [5] as well as by fractal features of the boundary [11]. One of the most predictive features in identification of malignant melanoma is *variegated color* [5]. Dermatologists define variegated coloring as the swirling together of tan, brown, red and black. The variegation in color is expressed by the variance in red, green and blue color components. *Texture* also represents an important feature and has been considered in literature [12]. Since the position and orientation of a skin lesion as well as the magnification varies the used features have to be invariant against these variations. Some proposed features are either invariant against translation [13], or rotation [14]. We employ features based on specialized Gabor wavelets which are scale, translation and rotation invariant.

2.2 Mixture-of-Experts architectures

In recent years, artificial neural networks have elicited much interest in the field of cancer diagnosis [5, 3, 15, 16]. Altough fully-connected networks are capable in principle of representing complex nonlinear functions, the time required to train a complex network does not always scale well with problem size and the solution obtained does not always reveal the structure in the problem. Moreover, it is difficult to express prior knowledge in the language of fully-connected networks. Achieving better scaling behavior, better interpretability of solutions and better ways of incoporating prior knowledge may require a more modular approach in which the learning problem is decomposed into sub-problems. A general strategy follows the principle of divide-and-conquer where the problem is treated as one of combining multiple models, each of which is defined over a local region of the input space. An application of the divide-and-conquer principle is the *mixture of experts* architecture [17] which involves a set of function approximators (*expert networks*) that are combined by a classifier (*gating network*). These networks are trained simultaneously so as to split the input space into regions where particular experts can specialize, see Fig. 1. The problem of training mixtures of experts can be treated as a maximum likelihood estimation problem. A general technique for this task is the EM that often yields simple and elegant algorithms [18]. For mixtures of experts the EM decouples the estimation process in a manner that fits well with the modular structure of this architecture. It has been empirically shown that the EM for mixture of experts architectures yields significantly faster convergence than gradient ascent [19]. In order to increase the specialization of the experts, optimization criteria have to be employed that introduce competition between the experts. Several criteria have been discussed [17]. We use a criterion that weights the adaptation rate of each experts with its relative performance.

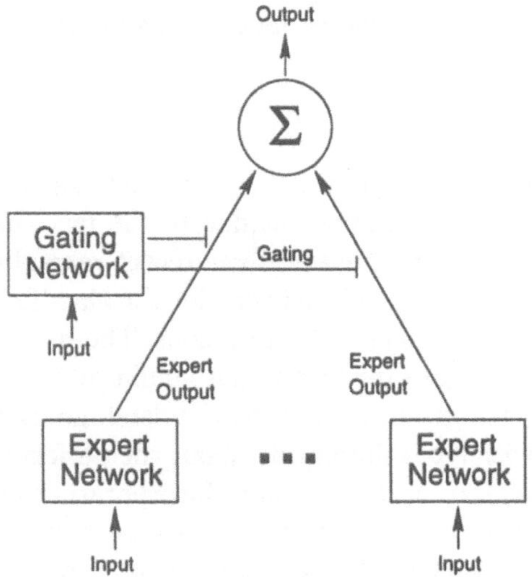

Fig. 1. The *mixture of experts* architecture. The total output is the weighted sum of the expert network outputs, where the weights are the gating network outputs.

3 Results

For the classification of malignant melanoma two different percentages are of interest: sensitivity, the rate of malignant melanoma recognized as malignant, and specifity, the rate of benign lesions recognized as benign. For a first level screening a high sensitivity is needed in order to not miss any malignant lesion. For a significant reduction of unnecessary extrusions, in addition to that, a high specifity is required. In our study we aimed at the first task. Two statistically independent, disjoint sets are used for the training and test sets to allow unbiased results to be obtained on the test set. The networks were trained with a balanced mixture of inputs from each diagnostic class. The data set comprises 423 different cases of skin lesions. Classification results are shown in Tab. 1.

Table 1. Percentages of right classification of *mixture of experts* (MOE) compared with fully-connected multi-layer perceptrons (MLP). The rows show the responses of the networks and the columns the true class.

MOE	malignant	benign	MLP	malignant	benign
malignant	99.2	0	malignant	98.7	0
benign	0	79.4	benign	0	76.5

The results show that for the task of a binary decision "benign or suspicious" a mixture of experts does not outperform a fully-connected multi-layer perceptron. A statistical interpretation, however, is still possible. For more than two output classes no significant improvement could be observed. However, the tendency to overfit was a little bit lower in this case. Overall, the mixture of experts tend less to overfitting than the multi-layer perceptrons since they are inherently able to estimate a local variance for each experts and, therefore, to adjust the mixture perfectly to the variance of the input space.

4 Discussion

Fast and effective methods to separate malignant melanoma from benign tumors are becoming more and more important due to the fact that the incidence of malignant melanoma has risen dramatically in recent years. In this study, we employed a specialized artificial neural network for the classification and diagnosis of melanoma from digitized images of skin lesions. The *mixture of experts* architecture gives two advantages over traditional nonlinear function approximators such as multi-layer perceptrons: a statistical understanding of the operation of the classifier and provision of information about the performance in the form of likelihood information and local error bars. Incorporating ideas from the fields of statistics and artificial neural networks represents a significant step towards *interpretable* learning systems. Overall, experimental evidence is given for the strength of the chosen approach and the classification results obtained on real-world data were found to be very promising.

References

1. R J Friedman, D S Rigel, and A W Kopf. Early detection of malignant melanoma: The role of physician examination and self-examination of the skin. *Ca-A Cancer J Clinicians*, 35:130–151, 1985.
2. W V Stoecker, W W Li, and R H Moss. Automatic detection of asymmetry in skin tumors. *Computarized Medical Imaging and Graphics*, 16:191–197, 1992.
3. R Husemann, S Tölg, W v Seelen, P Altmeyer, P J Frosch, M Stücker, K Hoffmann, and S El-Gammal. Computerised diagnosis of skin cancer using neural networks. In P Altmeyer, K Hoffmann, and M Stücker, editors, *Congress on Skin Cancer and UV Radiation (1996)*, pages 1052–1063. Springer, 1997.
4. W Stolz, R Schiffner, L Pillet, T Vogt, H Harms, T Schindewolf, M Landthaler, and W Abmayr. Improvement of monitoring of melanocytic skin lesions with the use of a computarized acquisition and surveillance unit with a skin surface microscopic television camera. *J Am Acad Dermatol*, 35, 1996.
5. F Ercal, A Chawla, W V Stoecker, H-C Lee, and R H Moss. Neural network diagnosis of malignant melanoma from color images. *IEEE Trans Biomed Eng*, 41:837–845, 1994.
6. G Pott, R Husemann, L Eckert, T Grünendick, S Lux, and P Altmeyer. Danaos - Automated skin cancer diagnosis with neural networks. In *Proc 7th EADV*, 1998.
7. S E Umbaugh, R H Moss, and W V Stoecker. An automatic color segmentation algorithm with application to identification of skin tumor borders. *Computarized Medical Imaging and Graphics*, 16:227–235, 1992.
8. F Ercal, M Mognati, W V Stoecker, and R H Moss. Detection of skin tumor boundaries in color images. *IEEE Trans Medical Imaging*, 12:624–628, 1993.
9. L Xu, M Jackowski, A Goshtasby, C Yu, D Roseman, S Bines, A Dhawan, and A Huntley. Segmentation of skin cancer images. *Image and Vision Computing*, 17:65–74, 1999.
10. P Schmid. Lesion detection in dermatoscopic images using anisotropic diffusion and morphological flooding. In *Proc Int Conf Image Processing (ICIP'99)*, volume 3, pages 449–453. IEEE Signal Process Soc, 1999.
11. E Claridge, P N Hall, M Keefe, and J P Allen. Shape analysis for classification of malignant melanoma. *J Biomed Eng*, 14:229–234, 1992.
12. W V Stoecker, C S Chiang, and R H Moss. Texture in skin lesions: Comparison of three methods to determine smoothness. *Computerized Medical Imaging and Graphics*, 16:179–190, 1992.
13. J-F Liu and J C-M Lee. An efficient and effective texture classification approach using a new notion in wavelet theory. In *Proc ICPR'96*, pages 820–824, 1996.
14. R Porter and N Canagarajah. Robust rotation-invariant texture classification: Wavelet, Gabor filter and GMRF based schemes. *IEEE Proceedings - Vision, Image and Signal Processing*, 144:188ff, 1997.
15. M Binder, H Kittler, A Seeber, A Steiner, H Pehamberger, and K Wolff. Epiluminescence microscopy-based classification of pigmented skin lesions using computerized image analysis and an ANN. *Melanoma Res*, 8:261–266, 1998.
16. H Handels, T Ross, J Kreusch, H H Wolff, and S J Poppl. Feature selection for optimized skin tumor recognition using GAs. *Artif Intell Med*, 16:283–297, 1999.
17. R A Jacobs, M I Jordan, S J Nowlan, and G E Hinton. Adaptive mixture of local experts. *Neural Comput*, 3:79–87, 1991.
18. A P Dempster, N M Laird, and D B Rubin. Maximum likelihood from incomplete data via the EM algorithm. *J Royal Stat Soc B*, 39:1–38, 1977.
19. M I Jordan and L Xu. Convergence results for the EM approach to mixture of experts architectures. *Neural Networks*, 8:1409–1431, 1995.

CT Image Classification by Threshold Circuits

A. Albrecht[1], E. Hein[2], D. Melzer[2], K. Steinhöfel[3], and M. Taupitz[2]

[1] Dept. of Computer Science,
Univ. of Hertfordshire, Hatfield, Herts AL10 9AB, UK
Email: A.Albrecht@herts.ac.uk
[2] Faculty of Medicine, Inst. of Radiology,
Humboldt University of Berlin, 10117 Berlin, Germany
Email: {eike.hein,daniela.melzer,matthias.taupitz}@charite.de
[3] GMD–National Research Center for Information Technology,
Kekuléstraße 7, 12489 Berlin, Germany
Email: Kathleen.Steinhoefel@gmd.de

Abstract. We present an algorithm that computes a depth-three threshold circuit for the classification of liver tissue. The circuit is calculated from a sample set S of 348 positive (abnormal findings) and 348 negative (normal liver tissue) examples by a local search strategy. The local search is based on simulated annealing with the logarithmic cooling schedule $c(k) = \Gamma / \ln(k+2)$. The parameter Γ depends on S and the neighbourhood relation is determined by the classical Perceptron algorithm. The examples are fragments of DICOM CT images of size $n = 14161 = 119 \times 119$. On test sets of $50 + 50$ examples (disjoint from the learning set) we obtain a correct classification of about 97%.

1 Introduction

Advances in modern imaging technology, in particular in sectional imaging modalities (computed tomography and magnetic resonance imaging), produce an ever increasing amount of data to be assessed by the radiologist. New techniques of data postprocessing are therefore used to assist in diagnosis and presentation of the findings. Automated preselection of the up to 1500 slices acquired in a single examination and their classification as normal or abnormal findings considerably facilitates image interpretation and reduces physician time. The present study was performed to investigate the computer-assisted interpretation of CT scans of the liver by depth-three threshold circuits.

Forty cases with normal findings and 150 cases with liver pathology were selected for the study from a total of 735 abdominal and biphasic upper abdominal CT examinations performed with comparable imaging parameters. The abnormal findings were confirmed by histology in 83 patients and by follow-up in patients with known malignancy in 67 instances. Ten to fifteen slices were selected for the cases with normal findings and between one and five slices from the portal-venous phase for those with abnormal findings. Representative areas from these slices depicting normal liver tissue as well as vessel cross-sections and cysts or one or more focal liver lesions surrounded by normal liver tissue were identified and recalculated for a matrix of 119×119. A total number of 348 ROIs showing normal liver parenchyma and another 348 ROIs with abnormal findings (hypodense lesions) were used to calculate the depth-three circuits.

We utilise a new method to compute depth-three threshold circuits from sample sets by a combination of the classical Perceptron algorithm with simulated annealing. For sample sets S of n-dimensional vectors $\mathbf{x}$ that are separable by a linear threshold function into "positive" and "negative" examples, MINSKY and PAPERT [9] proved the following convergence property: If $\mathbf{w}^*$ is a unit vector solution to the separation problem, then the Perceptron algorithm converges in at most $1/\sigma^2$ iterations, where $\sigma := \min_{[\mathbf{x},\eta]\in S} |\mathbf{w}^* \cdot \mathbf{x}|$, $\eta \in \{+,-\}$. The parameter σ can be exponentially small in terms of the dimension n.

In general, the simple Perceptron algorithm performs well even if the sample set is not consistent with any weight vector $\mathbf{w}$ of linear threshold functions, see [6]. For our problem of CT image classification, one can hardly assume that positive and negative examples are separable by a single linear threshold function. In order to reduce the classification error, we try to compute a bounded-depth circuit consisting of linear threshold functions. The threshold functions, in particular the gates of the first level, are determined by a learning procedure from positive and negative examples S of the classification problem.

HÖFFGEN [8] has shown that finding a linear threshold function that minimises the number of misclassified examples is NP-hard in the case of arbitrary sample sets. We approach this computationally hard minimisation problem by a simulated annealing-based procedure where the neighbourhood relation is determined by the Perceptron algorithm. The combination has been studied in [3] for samples generated by non-linear threshold functions.

To our knowledge, the first paper on learning-based methods applied to X-ray diagnosis was published by ASADA ET AL. [4]. Since then, the research has been concentrating on using commercially available neural networks for medical image classification [5, 7, 10, 11].

In a number of papers, feature extraction is used in learning-based classification methods [10, 12]. In [10], for example, a high classification rate of nearly 98% is reported, where the Wisconsin breast cancer diagnosis (WBCD) database of 683 cases is taken for learning and testing. The approach is based on feature extraction from image data and uses nine visually assessed characteristics for learning and testing. Among the characteristics are the uniformity of cell size, the uniformity of cell shape, and the clump thickness.

In our approach, the input to the algorithm are fragments of CT images of size 119×119 with an 8 bit grey scale in DICOM standard format. Therefore, the input size is $n = 14161$ and the input values range from 0 to 255. For the learning procedure, we used 348 positive (abnormal findings) and 348 negative (normal liver parenchyma) examples. The result of the algorithm is a depth-three threshold circuit consisting of 37 gates (linear threshold functions). The circuits have been tested on $50 + 50$ examples (different from the learning set), and we obtained a correct classification of about 97%. The time to compute the depth-three circuit is about 30 hours, the classification itself (i.e., the test) is performed within a few seconds.

2 Simulated Annealing and the Perceptron Algorithm

We assume that rational numbers are represented by pairs of binary tuples of length d and denote the set of linear threshold functions by

$$\mathcal{F} := \bigcup_{n \geq 1} \mathcal{F}_n, \quad \text{where } \mathcal{F}_n = \{\, f(\mathbf{x}) \,:\, f(\mathbf{x}) = \sum_{i=1}^{n} w_i \cdot x_i \geq \vartheta_f \,\},$$

where w_i and x_i are equal to $\pm(p_i, q_i)$ for p_i, $q_i \in \{0,1\}^d$.

The functions from $\mathcal{F}$ are used to design single-output circuits $\mathcal{C}$ of threshold functions: A circuit $\mathcal{C}$ is defined by the underlying acyclic directed graph $\mathcal{G} = [E, V]$, $E \subset V \times V$. The graph $\mathcal{G}$ has n input nodes labelled by variables x_1, $\cdots$, x_n, and $|\, V \,| - n$ nodes v_f labelled by threshold functions $f \in \mathcal{F}$, where the number of incoming edges of v_f has to be consistent with the number of variables of f. Finally, one v_f is chosen as the output v_{out} of $\mathcal{C}$.

The depth of $\mathcal{C}$ is the maximum number of edges on a path from an input node x_i to the output node v_{out}. The nodes that are not input nodes are called gates. The function $F(\mathcal{C})$ computed by $\mathcal{C}$ is defined as follows: The gates of the first level output 1 or 0 depending on whether or not $\sum_{i=1}^{n} w_i \cdot x_i \geq \vartheta_f$. In the same way, the gates at higher levels have Boolean outputs only. Therefore, when all paths from input nodes to v_{out} are of the same length, the gates at level 2, 3, .. do compute Boolean threshold functions. Thus, we have $F(\mathcal{C}) : \{0,1\}^{n \cdot d} \rightarrow \{0,1\}$.

In the present paper, the maximum depth of $\mathcal{C}$ is three; circuits of depth one are simply the elements of $\mathcal{F}_n$, and in Section 3 we consider circuits of depth two and three, respectively. In our application, each of the threshold functions from the first level is equally important for the overall classification result of the depth-three circuit. Therefore, the weights at the input lines of second level functions (gates) can be normalised to the value 1 and only the threshold values depend on the sample set S.

For a given sample set S, we assume $S = \{\, [\mathbf{x}, \eta] \,\}$ for $\eta \in \{+, -\}$ and $\mathbf{x} = (x_1, ..., x_n)$ where $x_i = (p_i, q_i)$, p_i, $q_i \in \{0,1\}^d$. Furthermore, we consider a particular number n of variables only and we take the set $\mathcal{F} := \mathcal{F}_n$ as the configuration space.

The objective of our optimisation procedure is to minimise the number $|\, S \Delta f \,|$ of misclassified examples, $S \Delta f := \{[\mathbf{x}, \eta] : f(\mathbf{x}) < \vartheta_f \& \eta = + \text{ or } f(\mathbf{x}) > \vartheta_f \& \eta = -\}$, and we denote $\mathcal{Z}(f) :=|\, S \Delta f \,|$.

Given $f = \sum_{i=1}^{n} w_i \cdot x_i \geq \vartheta_f$, the neighbourhood relation $\mathcal{N}_f$ is suggested by the Perceptron algorithm and defined by

$$w_i(f') := w_i \,-\, y_j \cdot x_{ij} / \sqrt{\sum_{i=1}^{n} w_i^2}, \; j \in \{1, 2, ..., m\}, \tag{1}$$

for all i simultaneously and for a specified j that maximises $|\, y_j - \vartheta_f \,|$, where $y_j = \sum_{i=1}^{n} w_i \cdot x_{ij}$. The threshold $\vartheta_{f'}$ is equal to $\vartheta_f + y_j / \sqrt{\sum_{i=1}^{n} w_i^2}$.

Given a pair $[f, f']$, $f' \in \mathcal{N}_f$, we denote by $G[f, f']$ the probability of generating f' from f and by $A[f, f']$ the probability of accepting f' once it has been generated from f. To speed up the local search for minimum error solutions, we take a non-uniform generation probability where the transitions are forced into the direction of the maximum deviation (we used a similar approach in [1]).

The non-uniform generation probability is derived from the Perceptron algorithm: When f is the current hypothesis, we set

$$U(\mathbf{x}) := \begin{cases} -f(\mathbf{x}), & \text{if } f(\mathbf{x}) < \vartheta_f \text{ and } \eta(\mathbf{x}) = +, \\ f(\mathbf{x}), & \text{if } f(\mathbf{x}) \geq \vartheta_f \text{ and } \eta(\mathbf{x}) = -, \\ 0, & \text{otherwise.} \end{cases} \quad (2)$$

For $f' \in \mathcal{N}_f$, we set $G[f, f'] := U(\mathbf{x}) / \sum_{\mathbf{x} \in S\Delta f} U(\mathbf{x})$. Thus, preference is given to the neighbours that maximise the deviation. Now, our heuristic can be summarised in the following way:

1. The initial hypothesis is defined by $w_i = 1$, $i = 1, 2, \ldots n$ and $\vartheta = 0$.
2. For the current hypothesis, the probabilities $U(\mathbf{x})$ are calculated; see (2).
3. To determine the next hypothesis f_k, a random choice is made among the elements of $\mathcal{N}_{f_{k-1}}$ according to the definition of $G[f, f']$.
4. When $\mathcal{Z}(f_k) \leq \mathcal{Z}(f_{k-1})$, we set $A[f_{k-1}, f_k] := 1$.
5. When $\mathcal{Z}(f_k) > \mathcal{Z}(f_{k-1})$, a random number $\rho \in [0, 1]$ is drawn uniformly.
6. If $A[f_{k-1}, f_k] := e^{-(\mathcal{Z}(f_k) - \mathcal{Z}(f_{k-1})/c(k)} \geq \rho$, the function f_k is the new hypothesis. Otherwise, we return to 3 with f_{k-1}.
7. The computation is terminated after a predefined number of steps K.

Hence, instead of following unrestricted increases of the objective function, our heuristic tries to find another "initial" hypothesis when the difference of the number of misclassified examples is too large.

The crucial parameter $c(k)$ is defined by $c(k) = \Gamma / \ln(k+2)$, $k = 0, 1, \ldots$ When Γ is larger than or equal to the maximum value of the minimum escape depth from local minima, one can prove the convergence to minimum-error solutions for a more general neighbourhood relation that provides the reversibility of $\mathcal{F}$. In this case, the convergence analysis from [2] indicates a time complexity of roughly $n^{\Gamma + O(1)}$, i.e., after $n^{\Gamma} + \log^{O(1)}(1/\delta)$ transitions the confidence that a minimum-error threshold function has been computed is larger than $1 - \delta$.

3 Computational Experiments

The heuristic was implemented in C^{++} and we performed computational experiments on SUN Ultra 5/333 workstations with 128 MB RAM.

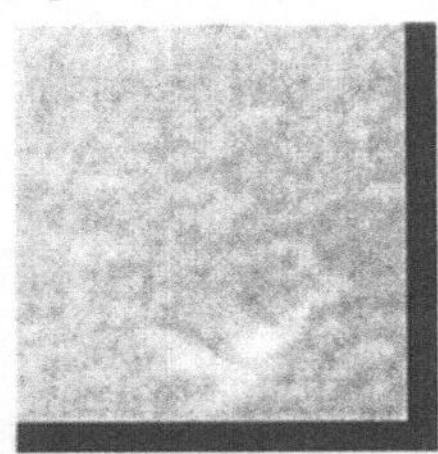

Normal liver tissue: Negative example.

Figure 1

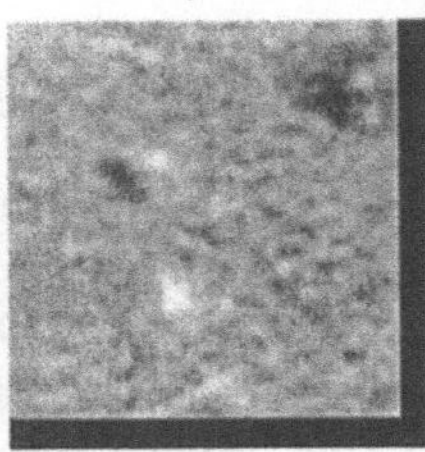

Focal liver tumour: Positive example.

Figure 2

In the experiments, we used fragments of CT images of size 119×119 with 8 bit grey levels. From 348 positive (with abnormal findings) and 348 negative examples (normal tissue) several independent hypotheses of the type $w_1 \cdot x_1 + \cdots + w_n \cdot x_n \geq \vartheta$ were calculated for $n = 14161$. We tested the hypotheses on 50 positive and 50 negative examples. The test examples were completely different from the learning set.

Table 1 summarises typical results for circuits of depth 1, ..., 3. Each function (gate) from the first level was trained on a random choice of 50+50 examples out of 348 + 348 examples. The examples were learned with zero error when $\Gamma \geq 10$ (Table 1 is for $\Gamma = 15$). The depth-three circuit consists of three sub-circuits of depth two, where each depth-two circuit has 11 threshold functions at the first layer. The output gate of the depth-three circuit is a simple majority function. Thus, the depth-three circuit consists of $3 \cdot (11 + 1) + 1 = 37$ gates.

Depth of Circuits	Learning Run-Time	Errors on POS	NEG	Errors on T_POS	T_NEG	Percentage of Errors
1	49 min	0	0	13	16	29%
2	537 min	0	0	3	5	8%
3	1669 min	0	0	1	2	3%

Table 1

Each of the threshold functions of the first level (i.e., each input gate) has $n = 14161$ inputs, i.e., the total number of input lines that are connected to the 14161 input nodes (pixel values) is $3 \cdot 11 \cdot 14161 = 467313$.

References

1. A. Albrecht, S.K. Cheung, K.S. Leung, and C.K. Wong. Stochastic Simulations of Two-Dimensional Composite Packings. *J. of Comput. Physics*, 136:559–579, 1997.
2. A. Albrecht and C.K. Wong. On Logarithmic Simulated Annealing. In: J. van Leeuwen, O. Watanabe, M. Hagiya, P.D. Mosses, T. Ito, eds., *Theoretical Computer Science: Exploring New Frontiers of Theoretical Informatics*, pp. 301 - 314, LNCS Series, vol. 1872, 2000.
3. A. Albrecht and C.K. Wong. Combining the Perceptron Algorithm with Logarithmic Simulated Annealing. To appear in: *Neural Processing Letters*.
4. N. Asada, K. Doi, H. McMahon, S. Montner, M.L. Giger, C. Abe, Y.C. Wu. Neural Network Approach for Differential Diagnosis of Interstitial Lung Diseases: A Pilot Study. *Radiology*, 177:857 - 860, 1990.
5. D.B. Fogel, E.C. Wasson III, E.M. Boughton and V.W. Porto. Evolving Artificial Neural Networks for Screening Features from Mammograms. *Artificial Intelligence in Medicine*, 14(3):317, 1998.
6. S.I. Gallant. Perceptron-Based Learning Algorithms. *IEEE Trans. on Neural Networks*, 1(2):179 - 191, 1990.
7. H. Handels, Th. Roß, J. Kreusch, H.H. Wolff and S.J. Pöppl. Feature Selection for Optimized Skin Tumour Recognition Using Genetic Algorithms. *Artificial Intelligence in Medicine*, 16(3):283 - 297, 1999.
8. K.-U. Höffgen. Computational Limitations on Training Sigmoid Neural Networks. *Information Processing Letters*, 46(6):269 - 274, 1993.
9. M.L. Minsky and S.A. Papert. *Perceptrons*. MIT Press, Cambridge, Mass., 1969.
10. C.A. Pea-Reyes and M. Sipper. A Fuzzy-genetic Approach to Breast Cancer Diagnosis. *Artificial Intelligence in Medicine*, 17(2):131 - 155, 1999.
11. A.L. Ronco. Use of Artificial Neural Networks in Modeling Associations of Discriminant Factors: Towards an Intelligent Selective Breast Cancer Screening. *Artificial Intelligence in Medicine*, 16(3):299 - 309, 1999.
12. C. Roßmanith, H. Handels, S.J. Pöppel, E. Rinast, and H.D. Weiss. Computer-Assisted Diagnosis of Brain Tumors Using Fractals, Texture and Morphological Image Analysis. In: H.-U. Lemke, ed., *Proc. CAR*, pp. 375–380, 1995.

Invariant Classification of Red Blood Cells

A Comparison of Different Approaches

Daniel Keysers, Jörg Dahmen, and Hermann Ney

Lehrstuhl für Informatik VI, Computer Science Department
RWTH Aachen — University of Technology, D-52056 Aachen, Germany
Email: {keysers, dahmen, ney}@informatik.rwth-aachen.de

Abstract. In this paper we evaluate the performance with respect to classification of red blood cells of an invariant statistical classifier that was successfully applied to a variety of object recognition tasks. The classifier is based on distance functions invariant to affine transformations and additive brightness and on kernel densities within a Bayesian framework. Given a database of 5062 grayscale images, we follow an 'appearance based' approach obtaining an error rate of 16.3%, lying below the human error rate of greater than 20%. Our experiments show the general applicability of the approach taken. A comparison with results obtained in other domains underlines the task dependency of the performance of different classification algorithms.

1 Introduction

In medical tests, the effect of a drug on the cell membrane of red blood cells (RBC) may be of interest, possibly measured by the induced shape changes [1]. The comparison of the shape changes with known behavior in presence of drugs for evaluation is usually performed by a human expert and therefore time consuming and costly. This fact and the desire for reproducible results stress the need for automatic classification. We present an invariant statistical approach to classifying RBC automatically. The experience with classification tasks such as radiograph categorization and optical character recognition suggests that invariance plays a major role for object recognition [2]. Since the images of RBC used in this work are taken during sedimentation, one observes high variability here, indicating the usage of *invariant classification methods*. We evaluate the performance of a Bayesian classifier based on kernel densities, tangent distance and virtual data creation, which has obtained excellent results in the domains mentioned above. Furthermore we compare it to a different method based on invariant features presented recently in [3]. Thus the purpose of this work is twofold – to give evidence for the general applicability of the approach presented here and to introduce a new method to the automatic classification of RBC.

The experiments are conducted on a set of 5062 images (which were labelled as *stomatocyte* (3259), *echinocyte* (916) resp. *discocyte* (887) by an expert), where each cell is represented by a 64×64 pixels sized grayscale image. Invariance is incorporated using invariant Gaussian densities based on tangent distance (TD), which compensates for small affine transformations and additive brightness changes. We obtain an error rate of 16.3% using the proposed classifier, which seems high for a three class problem but is still considerably lower than

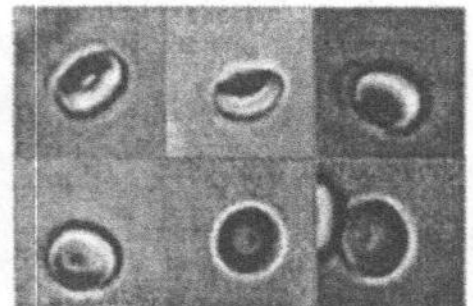 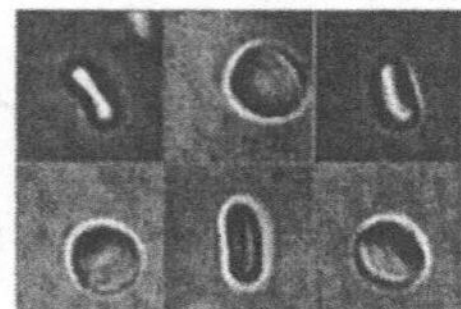 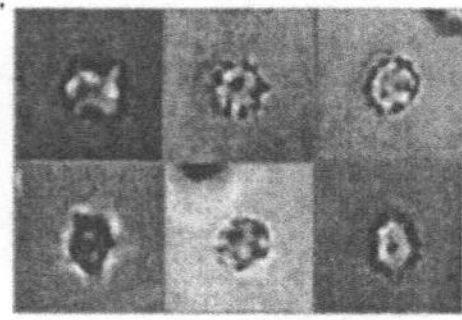

Fig. 1. RBC example images, left to right: stomatocytes, discocytes, echinocytes.

the human error rate of >20% [4]. Yet the error rate is higher than that of a statistical classifier using Gaussian mixture densities (GMD) and rotation-, scale- and translation-invariant (RST) features based on the Fourier-Mellin transform, which obtained an error rate of 15.3% [3]. On the other hand for the task of optical character recognition (OCR) the classifier presented here performs considerably better than the approach based on invariant features (2.2% error on the US Postal Service database [2]). This comparison shows that the choice of the appropriate classifier strongly depends on the specific task within the domain of object recognition. Nevertheless it can be observed that the presented classifier performs well in a variety of object recognition tasks (OCR, radiograph classification [2], RBC classification), yielding state-of-the-art results.

2 RBC classification and invariance

The images are taken in a capillary where the RBC show their shapes without applied forces during sedimentation [5]. Figure 1 shows some example images. With only 5062 images available, we do not subdivide the dataset into a training and a test set, but make use of a *leaving-one-out approach*. I.e., when classifying an image we use the remaining 5061 images as training data, still strictly separating training and test data, but fully using all available information. In [3], ten-fold cross-validation was used instead, due to the larger training requirements of a GMD based classifier using linear discriminant analysis (LDA).

One drawback of the RBC database is that there is only one result obtained by a competing classification method available. Therefore, and because we wish to compare the results obtained on the RBC data with those on other databases, we also briefly present results for the US Postal Service database. For the performance of the classifier on a database of radiographs see e.g. [6]. The USPS database contains 7291 training and 2007 test samples of isolated, handwritten digits, which are represented by 16×16 pixels sized grayscale image. It is known to be a hard task in the domain of OCR with a human error rate of 2.5% [7].

We apply *appearance based* pattern recognition, i.e. we interpret each pixel of an image as a feature, which is a contrary approach to the extraction of invariant features as employed in [3]. The classifier used is a kernel density based classifier, where additional emphasis is put on invariance with respect to relevant transformations, as explained briefly in the following. (For more detailed information see e.g. [2].) There exists a variety of ways to deal with the problem of invariance in pattern recognition, where one is the use of invariant distance measures within a statistical classifier, which replaces the commonly used Euclidean or the Mahalanobis distance. In the following, we sketch the idea of one such distance measure called *tangent distance*, which proved to be especially effective

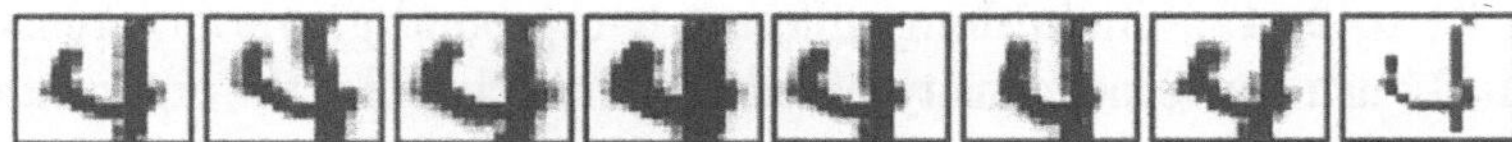

Fig. 2. Examples for tangent approximation (affine transformations and line thickness)

in the domain of digit recognition and was introduced by SIMARD et al. (see e.g. [7]). When an image $x \in \mathbb{R}^D$ is transformed (e.g. scaled and rotated), the set of all transformed patterns is a manifold in pattern space. The distance between two patterns can now be defined as the minimum distance between their respective manifolds, truly invariant with respect to the regarded transformations. As computation of this distance is a hard non-linear optimization problem, small transformations of the pattern x are approximated by a tangent subspace to the manifold at the point x. This subspace is obtained by adding to x a linear combination of the vectors x_l, $l = 1, \ldots, L$ called *tangent vectors* that span the tangent subspace. We obtain a first-order approximation of the manifold which is the subspace containing all $x_\alpha = x + \sum_l \alpha_l x_l$ for $\alpha \in \mathbb{R}^L$. The (squared) single-sided TD with tangents in x is then defined as

$$d(x, \mu) = \min_{\alpha} \left\{ ||x + \sum\nolimits_l \alpha_l x_l - \mu||^2 \right\}$$

and can be computed efficiently as it is a linear least squares optimization problem. Example images that were computed using the tangent approximation to the manifold are shown in Fig. 2 (with the original image on the left; here, an image from the USPS corpus is chosen to illustrate the effect). Similarly, we can define a double-sided TD approximating both manifolds. TD can lead to transformation tolerance in classification and can furthermore be easily incorporated into statistical classifiers as it has a well-founded probabilistic interpretation [8].

By adding to the training set a number of transformed instances of the original data (*virtual data*), one can achieve better performance of the classifier without actually requiring more training data. For the RBC task we used rotations by multiples of $\pi/2$ and flipping. For the OCR data, rotation and flipping is not desired, but small image shifts were chosen. It is also possible to use virtual data for testing, which can improve classification significantly [9].

3 Results and comparison of approaches

Table 1 shows a summary of the obtained results in comparison to the GMD approach with RST-invariant features presented in [3]. We started our experiments regarding the appearance based method with a nearest neighbor (1-NN) classifier, which is often used as a baseline result. We found that applying a two-bin histogram equalization to the data during classification improved the result

Table 1. Summary of Results for the RBC data

Method		ER [%]
Human [4]		>20.0
GMD [3]	appearance based	31.0
	RST-invariant	18.8
	+ LDA	15.3

This work:	1-NN	24.4
	+ histogram equal.	21.4
	+ kernel densities	19.6
	+ tangent distance	17.8
	+ virtual data	16.3

from 24.4% to 21.4%, diminishing different background graylevel intensities in the data. By using a kernel density based Bayesian classifier the error rate could be further reduced to 19.6%. Finally, we added two ingredients to improve transformation tolerance, i.e. tangent distance and virtual data as introduced above. These led to the best error rate for the appearance based approach of 16.3% error. The tangents used in these experiments were six for the affine transformations and one for additive brightness offsets. By using a simple *reject* rule (reject, if the negative log-likelihood of the second best class is not at least r% larger than that of the best class) we could reduce the error rate to 15.5% at 1.4% reject for $r = 10$ resp. to 14.5% at 3.9% reject for $r = 12$. This is slightly inferior to the result of 13.6% error at 2.4% reject as reported in [3]. We also performed a number of further experiments, which did not lead to improved recognition rates. Among these was the use of image normalization w.r.t. rotation, the use of gradient information as additional features and the application of the invariant distance measure called *image distortion model*, where the latter led to significant improvements in the case of radiograph categorization [2].

The main motivation for the experiments presented here was that the appearance based classification approach with invariance methods (tangent distance, image distortion model, virtual data) achieved excellent results on other tasks. A summary of results for the USPS task with many research results from competing methods available is given in Table 2. Likewise for the IRMA (Image Retrieval in Medical Applications) database of radiographs, the approach performed very well, although only few other results are known. For detailed information on the IRMA categorization and the performance of the algorithm see e.g. [6].

The obtained results show that on this specific task – RBC classification – the appearance based approach does not lead to the best possible performance, while it does for some OCR tasks. This observation can be explained by regarding the different types of variability present in the data: the RBC images appear in rotations of all possible angles during sedimentation, while handwritten digits are only subject to small rotations and some other transformations with comparatively small extent. Thus, the information loss inherent in the extraction of invariant features is tolerable for RBC images but not for images of digits, while tangent distance is able to model small transformations in OCR, but does not perform as well for larger transformations. Nevertheless it can be observed that the usage of tangent distance and virtual data improves classification significantly. The presented method has the advantage that less parameters need to be chosen, suggesting better generalization properties.

Table 2. Summary of results for USPS
*: obtained with a training set extended by 2,400 machine-printed digits

Method		ER [%]
1-NN Classifier [2]		5.6
GMD	appearance based [9]	6.0
	LDA, virtual data [9]	3.4
TD	1-NN [2]	3.3
	KD, virtual data [2]	2.2

Method	ER [%]
Human Performance [7]	2.5
Neural Net (LeNet1/4) [7]	4.2
Support Vectors [10]	3.0
Boosting [7]	*2.6
Tangent Distance [7]	*2.5

4 Conclusion

In this paper we evaluated the applicability of an invariant statistical classification approach to a medical task. The proposed methods - which achieve high performance on other data - yield a competitive result on this task of RBC classification without tedious adaptation. This suggests the general usefulness of the approach for a wide range of applications in the field of object recognition. Yet, we could not improve the previously presented result based on extraction of invariant features, for which we gave some explanation. It seems likely that a combination of these two approaches may lead to better recognition, which remains to be examined in the future. Furthermore, the choice of an appropriate classifier seems to depend on the specific object recognition task.

Acknowledgement

The authors wish to thank the Department of Physiology, RWTH Aachen, especially Mr. Jens Hektor for his support and Mrs. H. Horstkott and Mrs. R. Degenhardt for manually classifying the RBC images used in our experiments.

References

1. B. Deuticke, R. Grebe, and C. Haest. Action of Drugs on the Erythrocyte Membrane. In J. Harris, editor, *Blood Cell Biochemistry*, volume 1. Plenum Press, New York, pages 475–529, 1990.
2. D. Keysers, J. Dahmen, T. Theiner, and H. Ney. Experiments with an Extended Tangent Distance. In *Proceedings 15th International Conference on Pattern Recognition*, volume 2, Barcelona, Spain, pages 38–42, September 2000.
3. J. Dahmen, J. Hektor, R. Perrey, and H. Ney. Automatic Classification of Red Blood Cells using Gaussian Mixture Densities. In *Bildverarbeitung für die Medizin*, München, pages 331–335, March 2000.
4. T. Fischer. Department of Physiology, RWTH Aachen University of Technology, personal communication, 1999.
5. M. Schönfeld and R. Grebe. Automatic Shape Quantification of Freely Suspended Red Blood Cells by Isodensity Contour Tracing and Tangent Counting. *Computer Methods and Programs in Biomedicine*, 28:217–224, 1989.
6. J. Dahmen, D. Keysers, M. Motter, H. Ney, T. Lehmann, and B. Wein. An Automatic Approach to Invariant Radiograph Classification. In *Bildverarbeitung für die Medizin*, Springer, Lübeck, Germany, March 2001. This volume.
7. P. Simard, Y. Le Cun, J. Denker, and B. Victorri. Transformation Invariance in Pattern Recognition — Tangent Distance and Tangent Propagation. In G. Orr and K.-R. Müller, editors, *Neural networks: tricks of the trade*, volume 1524 of *Lecture Notes in Computer Science*, Springer, Heidelberg, pages 239–274, 1998.
8. D. Keysers, J. Dahmen, and H. Ney. A Probabilistic View on Tangent Distance. In *22. DAGM Symposium Mustererkennung 2000*, Springer, Kiel, Germany, pages 107–114, September 2000.
9. J. Dahmen, D. Keysers, M. O. Güld, and H. Ney. Invariant Image Object Recognition using Mixture Densities. In *Proceedings 15th International Conference on Pattern Recognition*, volume 2, Barcelona, Spain, pages 614–617, September 2000.
10. B. Schölkopf, P. Simard, A. Smola, and V. Vapnik. Prior Knowledge in Support Vector Kernels. In M. I. Jordan, M. J. Kearns, and S. A. Solla, editors, *Advances in Neural Inf. Proc. Systems*, volume 10. MIT Press, pages 640–646, 1998.

Neuronale Netze zur Klassifikation der SLDF-Perfusionsbilder anhand dem Erlanger Glaukomregister

István Pál

Friedrich-Alexander-Universität Erlangen-Nürnberg
Augenklinik mit Poliklinik, Labor für okuläre Perfusion
D-91054 Erlangen, Schwabachanlage 6.
Email: inpal@immd5.informatik.uni-erlangen.de

Zusammenfassung Diese Arbeit stellt die Auswertung der SLDF-Perfusinonsbilder anhand dem Erlanger Glaukomregister mittels unterschiedlichen Neuronalen Netzen vor. Es wird auch die Bestimmung der optimalen Netzwerktopologie untersucht. Die Simulation der Netzwerke und die Netzwerkoptimierung werden mit Stuttgart(Tübingen) Neural Network Simulator (SNNS) durchgeführt. Neben den Ergebnissen der neuronalen Netzen werden auch die Ergebnisse der konventionellen Klassifikatoren, wie Minimum Distanz und k nächster Nachbar Klassifikator vorgestellt. Es stellte sich heraus, dass die Untersuchung der Glaukompatienten anhand den SLDF-Perfusinsbildern neben den Augeninnendruck-, morphometrischen und perimetrischen Messungen einen sehr wichtigen und guten Ersatzparameter liefert.

1 Einleitung

Die neuronalen Netze (NN) bieten eine flexibile Möglichkeit zur Datenanalyse und werden immer häufiger in den medizinischen Andwendungsgebieten agewandt. Für die Klassifikation (gesund/krank Unterscheidung) der SLDF-Retinabilder (Heidelberg Retina Flowmeter /HRF/) wurden bereits in [1] unterschiedliche neuronale Netzmodelle, wie Merkmal-Input Netz, Polynomklassifikator Netz und Bild-Input Netz vorgestellt, da die Bilder anhand den aus dem Perfusionsbild herausgewonnenen Merkmalen eingestuft sind. Die Netzmodelle werden mit unterschiedlichen Netzwerkausdünnungsverfahren optimiert, wie weight decay, magnitude based pruning (MBP), optimal brain damage (OBD), optimal brain surgeon (OBS), optimal skeletonization und evolutionäre Netzwerkoptimierung (ENZO). Außerdem wird die automatische Bestimmung der optimalen Netzwerktopologie auch mit cascade correlation (CC) untersucht. Die Ausdünnungsverfahren der Netzwerktopologie können auch für die Merkmalreduktion verwendet werden. Detaillierte Beschreibung über den obigen Verfahren findet man in [2, 3, 4, 5]. Das Training der Netzwerke und die Netzwerkoptimierung wurden mit dem Stuttgart(Tübingen) Neural Network Simulator (SNNS) [6] durchgeführt.

2 Der Aufbau der neuronalen Netze

Definition 1. Ein (formales) $\Sigma\Pi$-Neuron $u : \mathbb{R}^n \to \mathbb{R}$ ist eine Kompositfunktion von zwei Funktionen $net : \mathbb{R}^n \to \mathbb{R}$ und $f_{act} : \mathbb{R} \to \mathbb{R}$:

$$u = f_{act} \circ net = f_{act}(net(x)), \tag{1}$$

wobei $net(x) = \sum_i w_i \prod_j x_j + \theta$ die Integrationsfunktion und f_{act} eine monoton wachsende Aktivierungs- oder Ausgangsfunktion sind.

Ein einfaches Neuron ist ein Spezialfall des $\Sigma\Pi$-Neurons. Durch die $\Sigma\Pi$-Neuronen lassen sich solche Netze aufbauen, mit denen z.B. der Polynomklassifikator sich modellieren läßt. Die meist verwendete Ausgangsfunktion ist die S-förmige Funktion wie die Fermi-Funktion: $f(x) = \frac{1}{1+e^{-x}}$. Durch die Ausgangsfunktion kann die Nichtlinearität des Neurons bestimmt werden.

Definition 2. Die Struktur des neuronalen Netzes (Topologie) ist durch die Funktion $W : U \times U \to \mathbb{R}$ gegeben, wobei U die Vereinigung der endlichen nichtleeren Mengen von Input-, Output- und verborgenen Neuronen ist.

Definition 3. Ein Netz heißt vorwärtsgekoppeltes bzw. rückkopplungfreies Netz (feed forward), wenn $\neg\exists\ R : S_j \times S_i : i \leq j$, wobei S die Schicht der Neuronen kennzeichnet. Ein vorwärtsgekoppeltes Netz heißt ebenweise verbundenes Netz (full connected), wenn die Verbindungen von einer Schicht k nur zur nächsten Schicht $k+1$ ($k \in \mathbb{N}$) existieren. Ein vorwärtsgekoppeltes Netz heißt allgemein vorwärtsgekoppeltes Netz (shortcut), wenn es neben den Verbindungen von aufeinanderfolgenden Schichten Verbindungen zwischen Schichten k und $k+i$ ($i > 1; k, i \in \mathbb{N}$) existieren.

Im weiteren, wenn über die Topologie eines NNs gesprochen wird, wird ein vorwärtsgekoppeltes Netz verstanden und unter den Schichten des Netzes werden die Schichten der Neuronen verstanden, die in Form n-n-...-n[.sc] angegeben werden, wobei $n \in \mathbb{N}$ die Anzahl der Neuronen in einer Schicht bedeutet und .sc ein optionales Zeichen für shortcut Netze ist. Die erste bzw. die letzte Zahl ist die Neuronenanzahl in der Input- bzw. der Output-Schicht. Die dazwischenliegenden Zahlen bedeuten die Anzahl der Neuronen in verborgenen Schichten.

Definition 4. Ein neuronales Netz ist ein Tupel $NN = (U, W, \mathcal{L})$, wobei U eine endliche nichtleere Menge von Verarbeitungseinheiten (Neuronen) ist, W die Netzwerkstruktur (Topologie, Gewichtsmatrix) und $\mathcal{L}$ der Trainingsalgorithmus sind.

Definition 5. Das mehrschichtige Perzeptron (MLP) ist ein vorwärtsgekoppeltes NN, das neben den Ein- und Ausgabeschichten eine oder mehrere verborgenen Schichten beinhaltet.

Als Lernverfahren werden hier nur diejenigen verwendet, deren Optimierungsprinzipien auf der Delta-Regel bzw. deren Erweiterungen basieren, wie der Error Backpropogation (Bprop) bzw. Bprop mit Momentum (BpropM) [7], Quickpropagation (Qprop) und der Resilientpropagation (Rprop) Algorithmus [8], die das Training auch für mehrschichtige Netze ermöglichen.

Abbildung1. Die Konvergenz der Bprop, Bprop mit Momentum, Qprop und Rprop Algorithmen oben bei 2-1, 2-2-1, 2-2-1.sc unten bei 4-1, 4-4-1, 4-4-1.sc Netztopologien in der Funktion von Epoch und mittlerem quadratischen Fehler

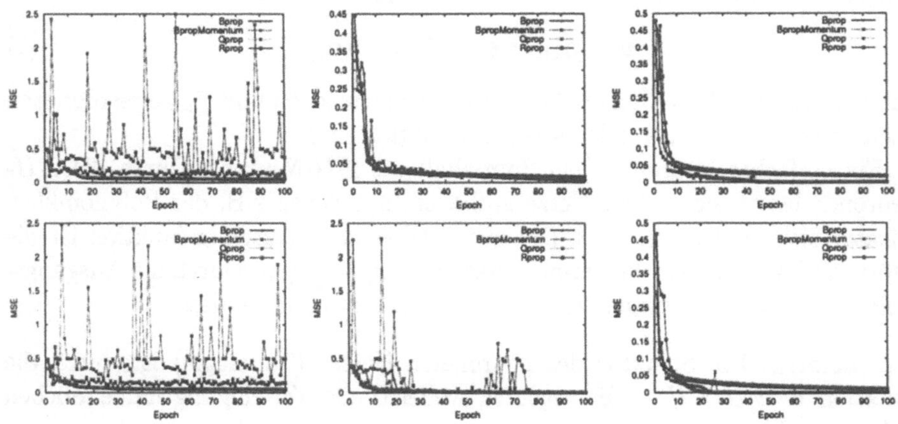

3 Ergebnisse der Retinabildauswertungen

3.1 Ergebnisse der Klassifikation

Die wiederspruchsfreie Training und Test SLDF-Bilder wurden anhand den ärztlichen Diagnosen und den Bildinformationen aus dem Erlanger Glaukomregister (ErGR) und aus der HRF-Datenbank zusammengestellt, in denen die Ergebnisse mehrerer bzw. unterschiedlicher Untersuchungen (intraokuläre Druckmessung, perimetrische, morphometrische Untersuchung usw. und SLDF) über die Patienten gespeichert wurden. Anhand diesen Werten wird der Patient zu den Gruppen normal und glaukom eingestuft.

Alle verwendbare Bilder der HRF-Datenbank-0 wurden ausgewertet. Es wurden insgesamt 1716 (= 604Training + 1112Test) „kranke" Bilder und 1289 (= 603Training + 695Test) „gesunde" Bilder von 229 kranken und von 104 gesunden Patienten verwendet.

Die Merkmale der SLDF-Bilder wurden aus folgenden ausgewählt: die Größe des gefäßfreien Gebietes (M1), die Länge der Gefäße (M2), das Verhältnis der Kapillaren und dickeren Gefäßen (M3) und die Anzahl der Y-Verzweigungen (M4) [1]. Die Merkmale sind so skaliert, dass sie ungefähr im Intervall $[0, 1]$ liegen. Bei 2-* Netzen wurden die Merkmalen M1, M2 verwendet und die Netzen mit vier Eingängen wurden mit den Merkmalen M3 und M4 erweitert.

Als Lernverfahren für NN wurde der Rprop Algorithmus verwendet, der eine deutlich stabilere als Qprop und deutlich schnellere Konvergenz als Bprop und dessen Varianten zeigte (siehe Abb. 1).

Die Ergebnisse der unterschiedlichen Klassifikatoren sind in der Tabelle 1 zusammengefasst.

Tabelle1. Ergebnis der Auswertung mit unterschiedlichen NN, mit minimum Distanz und k nächter Nachbar Klassifikator

Klassifikator	Erkennungsrate
4-6-2-1.sc Netz	90.81%
4-1 Netz	90.23%
Minimum Distanz	84.39%
1NN	85.22%
3NN	88.16%
5NN	88.88%

Abbildung2. Oben: Weight decay mit Erkennungsrate 68-89%, MBD 86-87%, OBD 85-89%, OBS 86-90%, Unten: Optimal skeletonization 87-91%, ENZO 82-88%, CC 87-92%

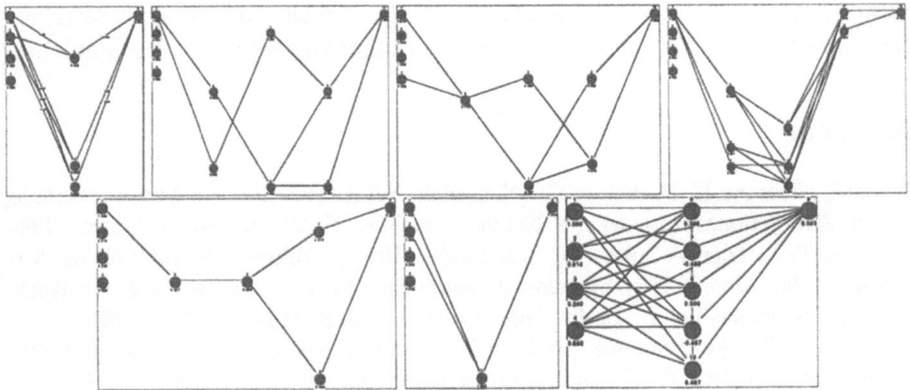

3.2 Ergebnisse der Netzwerkoptimierung

Bei der Netzwerkoptimierung /außer CC-Verfahren/ wurde aus Netztopologien 4-10-1 bzw. 4-10-10-10-1[.sc] ausgegangen. Die Netze wurden im ersten Schritt der Optimierung volltrainiert. Hier wurde ein reduziertes Bildmaterial verwendet. Die Ausdünnung wegen dem wiederholten Training ist ein zeitaufwendiges Verfahren. Die Optimierung der shortcut verbundenen Netze waren zu langsam. Durch die Ausdünnung werden häufig alle Gewichte gelöscht. Die Ergebnisse waren stark von den eingestellten Parametern abhängig. In den meisten Fällen der Optimierung wurden die Merkmale M3, M4, durch die Netzwerkoptimierung eliminiert.

Die Ergebnisse der ausgedünnten, optimierten Netze sind auf der Abb. 2 zu sehen, wo auch die Erkennungsraten der unterschiedlichen Iterationsschritten der Optimierung gegeben sind.

Das CC-Verfahren weiste eine sehr hoche Stabilität und eine sehr gute Erkennungsrate auf. Im Vergleich zu anderen Pruning-Verfahren lieferte das CC-

Verfahren das beste Ergebnis vor dem optimalen Skeletonizationsverfahren.

Da bei NN die Anzahl der Gewichten, Neurononen und deren Schichten für eine gegebene Aufgabe nicht exakt bestimmbar ist, kann auch die Topologie eines überkonstuierten Netzwerkes nicht immer sicher gewählt werden. So soll das CC-Verfahren, das die optimale Topologie aus der Eingang-Ausgang-Neuron-Topologie ausgehend erreicht, plausibeler als die Pruning-Verfahren sein.

4 Zusammenfassung

Anhand den vier Merkmalen konnte mit den Topologien von 4-* eine Erkennungsrate von ca. 90% erreicht werden. Diese Ergebnisse entsprechen den in [9] beschriebenen multivariaten statistischen Ergebnissen des ErGRs. Durch die Netzwerkoptimierung wurden als wichtigste Merkmale die M1 und M2 erwiesen. Diese Ergebnisse konnten auch mit anderen Verfahren ([10], kNN und minimum Distanz Klassifikator für die einzelnen Merkmale mit Leave-one-out-Verfahren) bestätigt werden. Die Klassifikation der SLDF-Bilder anhand geometrischen Merkmalen mittels NN lifert eine sehr gute Diagnosemöglichkeit des Glaukoms.

Literatur

1. Pál I, Niemann H, Michelson G: Neuronale Netze zur automatischen Auswertung der Zirkulationsstörungen der Netzhaut auf den SLDF-Perfusionsbildern. Lehmann T, Metzler V, Spitzer K, Tolxdorff T (Hrsg.), Bildverarbeitung für die Medizin 1998: Algorithmen–Systeme–Anwendungen Proceedings des Aachener Workshops, Springer–Verlag, Berlin, Informatik aktuell, S. 318–322, März 1998.
2. Schreiner T. Ausdünnungsverfahren für neuronale Netze. Diplomarbeit, Fakultät Informatik Institut für Parallele und Verteilte Höchstleistungsrechner (IPVR), Universität Stuttgart, 1994. Nr. 1140.
3. Zell A: Simulation Neuronaler Netze. Addison–Wesley (Deutschland) GmbH, Bonn, 1. unv. nachdruck. Ausg., 1996.
4. Braun H: Neuronale Netze: Optimierung durch Lernen und Evolution. Springer–Verlag, Berlin, 1997.
5. Schmalzl M. Lernverfahren neuronaler Netze mit automatischer Bestimmung der Netzwerktopologie. Diplomarbeit, Fakultät Informatik Institut für Parallele und Verteilte Höchstleistungsrechner (IPVR), Universität Stuttgart, 1993. Nr. 968.
6. Zell A, et. al. : SNNS. User Manual Version 4.1, 1995.
7. Rumelhart D. E, McClelland J. L: Parallel Distributed Processing: Exploration in the Microstructure of Cognition, Bd. 1.. MIT-Press, Cambridge, Massachusetts, 1986. Fundations.
8. Riedmiller M, Braun H: A Direct Adaptive Method for Faster Backpropagation Learning: The RPROP Algorithm. Proc. of IEEE Int. Conf. on Neural Networks, San Francisco, CA, 03.28–04.01 1993.
9. Martus P: Die adäquate biometrische Modellierung einer komplexen klinischen Fragestellung am Beispiel der Erlanger Glaukomstudie. Habil.-Schr., Universität Erlangen-Nürnberg, 1995.
10. Rauber T. W: Inductive Pattern Classification: Methods–Features–Sensors. Dissertation, University Nova de Lisboa, Lisboa, 1994.

Automatische Tumorerkennung bei unterschiedlichen Organen mittels Berechnung und Klassifikation von Texturmerkmalen

Thomas Wittenberg, Kurt Neubauer, Christian Küblbeck,
Ignacio Permanyer, Robert Schmidt

Fraunhofer Institut für Integrierte Schaltungen – Angewandte Elektronik
Am Weichselgarten 3, 91058 Erlangen
Email: {wbg, nka, kue, pmr, sch} @iis.fg.de

Zusammenfassung. Die vorliegenden Arbeit beschäftigt sich mit der automatischen Klassifikation von zytologischer Proben des Gebährmutterhalses sowie von Sputum. Die Klassifikation der Stichproben wird jeweils auf einem hochdimensionalen Merkmalsvektor, bestehend aus unterschiedlichen Textur-Merkmalen durchgeführt. Zur Verbesserung der Klassifikationsleistungen und zur idealen Adaption der Merkmale an die Datensätze werden die Merkmalsvektoren mit dem Best-With-All Selektions-Verfahren ausgedünnt

1 Einleitung

Ziel dieser Arbeit ist es, --- langfristig --- ein arztunterstützendes Bild-Klassifikationsverfahren zu erstellen, mit dessen Hilfe zytologisches Bildmaterial automatisch und benutzerunabhängig vorgescreent werden kann. In dem in dieser Arbeit vorgestellten Teilaspekt geht es speziell darum, Bilder mit benignen und malignen Zellen (z.B. Tumorzellen, dysplastische Zellen, etc..) nach Eintrainieren eines Klassifikators einer der beiden Klassen *„ohne Befund“* und *„mit Befund“* rechnergestützt fehlerfrei zuzuordnen. Trainieren bedeutet für die vorliegende Problemstellung, mit Hilfe eines Klassifikators (in diesem Fall der *k-nächste Nachbar-Klassifikator*) einen Merkmalsvektor derart zu erstellen, dass dieser möglicht kurz ist, und zum anderen, dass die darin enthaltenen Merkmale die Klassifikation möglichst gut durchführen, und damit das Problem gut beschreiben können.
Für diesen Ansatz wird in dem vorliegenden Beitrag im folgenden ein Verfahren zur automatischen Beurteilung von PAP-gefärbten zytologischen Dünnschichtpräparaten mittels Klassifikation und Berechnung von Texturmerkmalen vorgestellt. In Abschnitt 2 werden die verwendeten Texturverfahren beschrieben sowie die Strategien zur Merkmalsselektion. In Abschnitt 3 werden die beiden verwendeten Stichproben vorgestellt, auf denen die Klassifikation durch geführt wurde. Abschnitt 4 beschreibt die Ergebnisse, die abschließend in Kapitel 5 diskutiert werden.

2 Merkmalsberechnung und -selektion

Von geschultem klinischem Personal lassen sich i.A. benigne von malignen Zellen in PAP-gefärbten Durchlichtbildern u.a. durch die Größe und Form des Zellkerns, die Abgrenzung zum umgebenden Gewebe, die Mitoserate, die Ähnlichkeit zum Muttergewebe und die Kern-/Plasma-Relation unterscheiden. In dem in dieser Arbeit vorgestellten Ansatz fliesen diese morphometrischen Parameter jedoch nur implizit ein, da der verwendete Ansatz ausschließlich auf Texturparametern der Zellbilder arbeitet.

2.1 Merkmalsberechnung

Bei der von uns verwendeten Klassifikationsstrategie werden die zytologischen Durchlichtbilder zunächst auf ihre Grauwert-Komponenten reduziert. Auf jedem Grauwertauszug wird anschließend ein hochdimensionaler Merkmalsvektor mit entsprechenden Texturmerkmalen berechnet. Zur Berechnung dieser Texturmerkmale wurden u.a. folgende Verfahren eingesetzt:

- Grauwertabhängigkeitsmatritzen nach *Haralick* [1],
- Summen- und Differenz-Histogramme nach *Unser* [2],
- Grauwertlauflängen nach *Galloway* [3],
- statistische Kennzahlen nach *Chen* [4]
- Multiresolutionsanalyse durch Wavelet-Transformationen nach *Laine* [5]
- Lokale statistische Maßzahlen nach *Schramm* [6],
- Fraktale Merkmale und Fourier-Spektralenergien nach *Ross* [7] sowie
- Image Convolution nach *Laws* [8]

Eine genaue Beschreibung der einzelnen Verfahren findet sich bei [9].

2.2 Merkmalsselektion

In den Experimenten wurde als Klassifikator der "k-Nächste Nachbar" eingesetzt, der als verteilungsfreier, nichtparametrischer Klassifikator ohne Annahmen über Verteilungen und Trennfunktionen auskommt [6]. Zunächst wurde getestet, wie sich derjenige Merkmalsvektor verhält, der verfügbaren Merkmale vereint. Berücksichtigt man, dass mittels der im letzten Abschnitt genannten Merkmale mehr als 100 Merkmalsdeskriptoren zur Verfügung stehen, ist anzunehmen, dass einige davon redundant bzw. kontraproduktive wirken. Für die konkrete Fragestellung der zytologischen Klassifikation ergibt sich damit die Frage, welche dieser Merkmale sich für die jeweilige Aufgabenstellung eignen, bzw. ob ein reduzierter Merkmalsvektor ein verbessertes Ergebnis liefert.

Ein einfaches Ausprobieren aller Möglichkeiten zur Selektion einer Untergruppe der Merkmale aus einem Pool scheidet prinzipiell aus, da die kombinatorische Komplexität zur Auswahl von beispielsweise nur 10 aus 100 Merkmalen eine Kombinationsvielfalt von ca. $1.7 * 10^{13}$ ergäbe [10]. Eine vollständige Suche in allen diesen Möglichkeiten ist auf Grund des mit jedem Merkmal exponentiell wachsenden Suchaufwandes nicht mehr möglich. Um diese Suche zu reduzieren, können effektive Strategien wie das Bester- Mit- Allen-Verfahren (*Best-With-All, BWA*), das Sequential-Backwards-Verfahren bzw. genetische Algorithmen die verwendet werden. In dieser Arbeit wurde das o.g. BWA-Verfahren verwendet, bei dem sukzessive diejenigen Merkmale zum reduzierten Merkmalsvektor zugefügt werden, die am meisten zur Klassifikationsleistung beitragen.

3 Beschreibung der Stichproben

Das Verfahren der automatischen Klassifikation und Merkmalsselektion wurde an zwei unabhängigen, unterschiedlich präparierten zytologischen Stichproben von verschiedenen menschlichen Organen getestet, einerseits an Bildern von Sputumzellen, andererseits an einer Stichprobe von Zellen des Gebärmutterhalses (Zervix). Beide Stichproben wurden jeweils vollständig durch eine zytologische Fachkraft (eine zytologisch-technische Assistenten bzw. einen Facharzt) befundet.

Die erste Stichprobe besteht 517 Durchlichtbildern mit PAP-gefärbten, mechanisch unvorbehandelten Zellen von Präparaten des menschlichem Bronchialsekrets der Lunge mit benignem (215 Bilder) bzw. maligner (302 Bilder) Befund. Alle Bilder besitzen eine Auflösung von 368x280 Pixel und wurden mit Hilfe einer *Fast Screen-Machine* digitalisiert, und auf 256 Graustufen reduziert, siehe Abb. 1.

Die zweite Stichprobe besteht aus Bildmaterial mit PAP-gefärbten Zellen der Zervix (Gebärmutterhals) mit 20-facher mikroskopischer Vergrößerung, die mittels des sog. „ThinPrep“ Verfahrens mechanisch aufbereitet und mit einem *Zeiss-Axio-Cam* System aufgenommen wurden. Alle Bilder wurden auf 8 bit = 256 Graustufen reduziert. In einem ersten Experiment wurden 267 Bilder mit benignen sowie 98 Bilder mit malignen Zellen mit einer Auflösung von 1000 x 700 Pixel verwendet. In einem zweiten Experiment wurden diese Bilder in kleiner Subbilder mit einer Auflösung von 256x256 Pixel zerlegt, und zwar in 1602 Bilder der Klasse „ohne Befund“ sowie 98 Bilder der Klasse „mit Befund“ .Typische Bilder dieser Stichprobe sind in Abbildung 2 zu sehen.

In der Regel werden für eine Untersuchung die gegebenen Bilder in zwei möglichst gleichgroße Teile zerlegt. Während der erste Teil --- *die Lernstichprobe* --- dazu verwendet wird, einen Klassifikator zu trainieren, verwendet man die zweite Hälfte -- *die Teststichprobe* --- , um zu untersuchen wie gut der Klassifikator trainiert wurde, d.h. festzustellen, wie viele unbekannte Muster mit dem trainierten Klassifikator der richtigen Klasse zugewiesen werden können .

Da jedoch bei dem eingesetzten BWA-Verfahren zur Merkmalsselektion die Ergebnisse der Teststichprobe verwendet werden, um eine möglichst gute Auswahl von Merkmalen zu treffen, besteht die Gefahr, die Testmuster bei der Auswahl "auswendig zu lernen". Durch die Einführung einer dritten Menge von Mustern --- der Verifikationsstichprobe --- kann eine objektive und zuverlässige Aussage über die Güte der Klassifikation gemacht werden.

Die beiden Stichproben (Sputum und Zervix) wurden jeweils in drei möglichst gleichgroße Mustergruppen aufgeteilt. Für die Schritte Klassifikation, Selektion und Verifikation wurden die drei Gruppen jeweils permutiert.

4 Ergebnisse

Die nachfolgenden Tabellen 1 und 2 zeigen die Klassifikationsergebnisse für die Sputum- bzw. die Zervixstichhprobe mit dem 1- bzw. 3-Nächsten-Nachbar-Klassifikator nach der Optimierung des Merkmalsvektoren. Die Permutationen wurden jeweils gemittelt. Die erhöhte Klassifikationsleistung auf der Teststichprobe ist auf das Auswendiglernen der Lernstichprobe während der Merkmalsselektion zurückzuführen.

Klassifikator	Teststichprobe	Verifikationsstichprobe
1-Nächster-Nachbar	82.66	78.94
3-Nächster-Nachbar	83.82	79.53

Tab. 1: Ergebnisse der Sputum Stichprobe

Klassifikator	Teststichprobe	Verifikationsstichprobe
1-Nächster-Nachbar	83.68	63.15
3-Nächster-Nachbar	83,7	66,2*

Tab. 2: Ergebnisse der Zervix Stichprobe (große Bilder). In diesem Fall (*) wurde das Ergebnis der besten Permutation verwendet.

Die Ergebnisse der Zervix-Stichprobe mit kleinen Bildern beträgt 92.53%. Diese stark erhöhte Klassifikationsleistung ist jedoch einzig auf die schlechte Bild-Relation von *"benigne"* -Bilder(534) zu "*maligne*" (33)-Bildern zurückzuführen. Die Klassifikationsmatrizen der Permutationen zeigen, dass die "*benigne*"-Bilder fast ausschließlich richtig, dagegen die "*maligne*"-Bilder überwiegend falsch klassifiziert wurden. Um die Relation der beiden Probenanteile zu verbessern, wurden in einem weiteren Experiment pro Klasse nur noch 34 Muster verwendet. Die Klassifikationsergebnisse auf der zugehörigen Verifikationsstichprobe sind mit 76,1% zwar schlechter als bei der vollständigen Klassifikation der kleinen Bilder, aber um 10% besser als auf den großen Bildern.

5 Diskussion

Um Verfahren der Texturanalyse für die Klassifikation von zytologischen Proben zu verwenden, wurde eine BWA-Selektion auf dem vollständigen Merkmalsvektor durchgeführt. Die Klassifikationsergebnisse von 79.5 % für die Sputum-Stichprobe bzw. 66.2 % für die Zervix-Stichprobe entsprechen den Erwartungen, die gestellt werden können, wenn ausschließlich Texturmerkmale auf den Grauwertbildern berrücksichtigt werden. Motiviert durch Ansätze der Farb-Textur-Analyse, bei denen nicht nur die einzelnen Farbplanes [11] sonder zudem auch Farbplane-übergreifende Texturmerkmale [12] berechnet werden, ist zu erwarten, das sich die Klassifikationsergebnisse noch verbessern lassen. Ein weitergehender Ansatz zur Verbesserung der Ergebnisse besteht zum einen in der Analyse der h. selektierten Texturmerkmale sowie in einer separaten Voroptimierung der parametrisierbarer Merkmalsfilter [10].

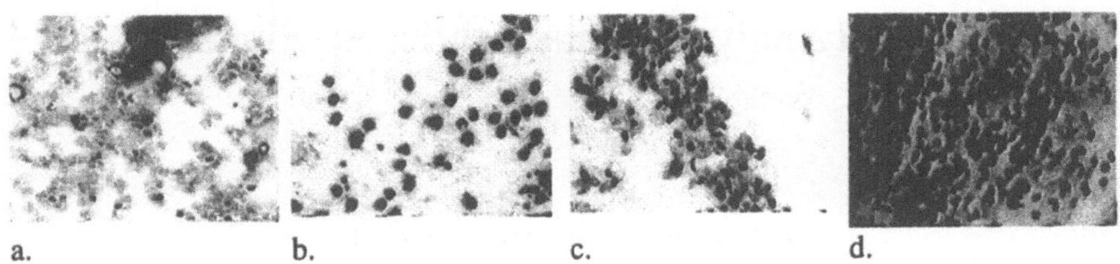

a. b. c. d.

Abb. 1 : Bilder mit Sputumzellen: mit Tumorzellen (a. und b.), ohne Tumorzellen (c. und d.)

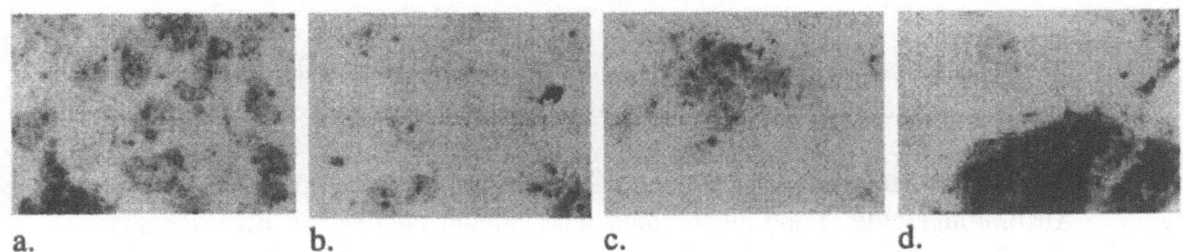

a. b. c. d.

Abb. 2 : Bilder mit Zervixzellen: mit Tumorzellen (a. und b.), ohne Tumorzellen (c. und d.)

6 Literatur

1. Haralick M et al: Textural features for image classification. IEEE Transactions on Systems, Man and Cybernetics, SMC-3(6):610-621, 1973.
2. Unser M: Sum and difference histograms for texture analysis, *IEEE Trans. Pattern Analysis and Machine Intelligence*, 8:118-125, 1986.
3. Galloway MM: Texture analysis using gray level run lengths. *Computer Graphics and Image Processing*, 4:172-179, 1975.
4. Chen Y, Nixon M, Thomas D: Statistical geometrical features for texture classifcation. *Pattern Recognition*, 28(4):537-552, 1995.
5. Laine A, Fun J: Texture classifcation by wavelet packet signatures. IEEE Transactions on Pattern Analysis and Machine Intelligence, 15(11):1186-1191, 1993.
6. Schramm U: Automatische Oberfächenprüfung mit neuronalen Netzen. Stuttgart: IRB-Verlag, 1994.
7. Ross T et al: Automatische Klassifkation hochaufgelöster Oberfächenprofle von Hauttumoren mit neuronalen Netzen. In *Mustererkennung 1995*, Sagerer et al (Hrsg) Berlin: Springer-Verlag, 1995.
8. Laws KI: *Textured Image Segmentation*. PhD thesis, Faculty of the Graduate School, University of Southern California, 1980.
9. Wagner T: Texture Analysis. In: Jähne, Hausecker, Geissler (Hrsg) Handbook of Computer Vision and Applications, Bd. II, Academic Press, Kapitel12, S. 275-308, 1999.
10. Pannekamp J et al : Adaptex: Adaptive Bewertung texturierter Oberflächen. In *VDI-Berichte 1572*, Bildverarbeitung im industriellen Einsatz, 199-206, 2000.
11. Burmeister A et al: *Tumorerkennung durch Verbindung von Textureigenschaften und Farbinformationen*. In 2. Workshop 'Farbbildverarbeitung' , Ilmenau, 1996.
12. Palm C et al: Color texture analysis of moving vocal cords using aproaches from statistics and Signal theory. In: Advances in Quantitative Laryngoscopy, Voice and Speech Research, Braunschweig et al. (Hrsg.), p.49-56, 2000.

Automatische Erfassung und Analyse der menschlichen Mimik

Ulrich Canzler

Lehrstuhl für Technische Informatik
Rheinisch-Westfälische Technische Hochschule (RWTH), 52074 Aachen
Email: canzler@techinfo.rwth-aachen.de

Zusammenfassung. Erkennung und Interpretation von Gebärdensprachen, den rein visuellen Sprachen unter Gehörlosen, stellen unter Echtzeitanforderungen eine besondere Herausforderung an high-level Verfahren der Bildverarbeitung. Gebärden bestehen aus manuellen Komponenten (Handform, Handstellung, Ausführungsstelle...) und nicht-manuellen Komponenten (Kopf, Blickrichtung, Gesichtsausdruck, Mundbild). Letztere spielen eine elementare Bedeutung für Grammatik und Textverstehen der Sprache. Im folgenden wird ein System vorgestellt, welches in der Lage ist, zuverlässig das menschliche Gesicht innerhalb eines Bildes aufzufinden und anschließend die Mimik zu analysieren. Die Mimikmerkmale werden dann mittels des Facial Action Coding Systems (FACS) codiert und anschließend einem HMM-Klassifikator übergeben.

1 Einleitung

Gebärdensprachen stellen vollwertige lebendige Sprachen für die Kommunikation von und mit Gehörlosen dar. Die Vermittlung linguistischer Inhalte erfolgt dabei durch die Kombination von manuellen Parametern (Handform, Handstellung, Ausführungsstelle, Handbewegung) und nicht-manuellen Parametern (Oberkörper, Kopf, Blickrichtung, Gesichtsausdruck, Mundbild).
Innerhalb der Gebärdensprache spielen die nicht-manuellen Parameter eine besondere Rolle, da in ihnen nicht nur – wie bei den Hörenden – Gefühle mitgeteilt werden, sondern zusätzlich Informationen mitverschlüsselt werden, die von zentraler Bedeutung für die Grammatik der Sprache sind[1]. Unter anderem werden durch sie folgende Sprachsignale vermittelt:

- Nicht manuell ausdrückbare Adjektive und Adverbien (nah-fern, intensiv, etc...)
- Verschiedene Satztypen (Verneinung, Frage-, Relativ- und Konditionalsätze)
- Direkte und indirekte Rede
- Mundbilder (Lippenbewegungen, die denen der Artikulation ähneln)

Erst durch die Beachtung der nicht-manuellen Parameter wird also die Klassifikation bestimmter Gebärden möglich und deren grammatikalischer Zusammenhang interpretierbar. Des weiteren können die gewonnenen Merkmale die Klassifikation der manuellen Parameter unterstützen und somit eine größere Robustheit und Erkennungsrate des Gesamtsystems ermöglichen.

2 Methode und Vorgehensweise

Vorgestellt wird das Konzept eines Systems zur automatisierten Analyse der menschlichen Mimik, welches sich derzeit am Lehrstuhl für Technische Informatik, Aachen in der Entwicklung befindet. Es besteht aus vier Modulen, die im folgenden näher beschrieben werden.

2.1 Gesichts-Detektion

Eine Gesichts-Detektion muß generell dann erfolgen, wenn das System gestartet wird, also noch keine Gesichtsposition bekannt ist, oder aber die vermutete Gesichtsposition nur unzureichende Ergebnisse liefert. Dies kann auftreten, wenn der Benutzer in das Bild ein- bzw. austritt oder zuvor wegen Verschmelzungen von Gesicht und Händen die Gesichtsposition zu ungenau bestimmt wurde.
Zunächst wird der weitgehend statische Anteil des Bildes durch Temporal-Templates maskiert und für die weiteren Bearbeitungsschritte ausgeblendet. Auf den verbleibenden „areas of interest" werden sowohl formorientierte, durch Kanten und Konturen der menschlichen Gestalt definierte, als auch farborientierte, durch die charakteristische menschliche Hautfarbe implizierte Verfahren zum Auffinden des Gesichtes angewandt.
Ein selektiver Threshold im Farbraum clustert Regionen, die eine bedingte Wahrscheinlichkeit für das Vorkommen hautfarbenen Flächen wiederspiegeln. Dabei wird auf Histogramme einer größeren Trainingsmenge zurückgegriffen.
Diese beruht auf einem Training mit zuvor manuell maskierten Bildern unterschiedlichster Inhalte und Beleuchtungen nach dem Verfahren von Jones und Rehg [2]. Ein Template-Matching mit einem multiskalen „Durchschnitts-Gesichts" sucht durch Korrelation weitere Übereinstimmungen innerhalb der Regionen mit gesichtsähnlichen

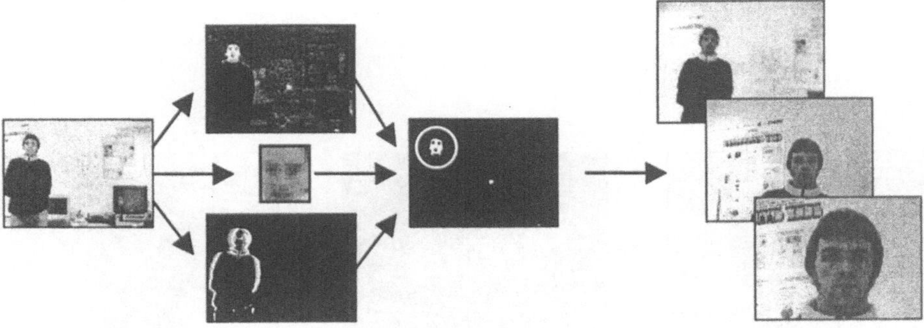

Abb.1: Ablauf der Gesichtsdetektion und Optimierung des Bildausschnittes

Objekten (Abb. 1).

Parallel wird die Entfernung zum Objekt durch Verrechnen der Linsenstellung innerhalb der Kamera abgeschätzt und dadurch ein Zusammenhang mit der absoluten Fläche der segmentierten Objekte hergeleitet. Wird durch die zuvor beschriebenen Verfahren eine Region als Gesichtsregion klassifiziert, so ist die erste Phase abgeschlossen, der Bildausschnitt wird für die nachfolgenden Verarbeitungsstufen optimiert und die zuvor benötigten Parameter, wie beispielsweise die Farbraumhistogramme des Hautfarbmodells werden adaptiv an die lokalen Lichtverhältnisse für spätere Aufrufe der Methode angepaßt.

2.2 Tracken charakteristischer Punkte

Ist das Gesicht mit einem bestimmten Sicherheitsmaß detektiert worden, so ist es anschließend nicht mehr notwendig, weitere zeitaufwendige Vollbild-Segmentierungen durchzuführen. Es reicht nun aus, einige aussagekräftige Punkte innerhalb des Gesichtfeldes zu verfolgen.
Dazu bieten sich charakteristische Punkte der Körper- und Kopfkontur an, da aus diesen gleichzeitig über Symmetriebeziehungen auf bestimmte Gesichtzonen, wie Augen, Nase und Mund, zurückgeschlossen werden kann. Beispielsweise kann es sich hierbei um Schultern, Halsansatz, seitliche und obere Kopfbegrenzungen handeln. Um diese Punkte zu definieren, wird ein Susan-Edge-Kantendetektors eingesetzt, der sich mit einem Modellprototypen abgleicht. Die Knoten dieses Prototypen beziehen sich auf ein durchschnittliches Gesicht und können begrenzt auf das akquirierte Bild gedehnt werden (Abb.2). Dieses Verfahren ähnelt dem elastic bunch graph matching, welches an der Ruhruniversität Bochum entwickelt worden ist. Dabei wird das Gesicht als Graph modelliert, dessen Kanten die räumlichen Entfernungen zueinander und die Knoten die mittels Gabor-Wavelets gewonnenen Energien charakteristischer Punkte repräsentieren[3][4].
Diese Punkte dienen als Stützstellen innerhalb einer Bildsequenz. Durch Prädiktion - basierend auf der Methodik des „Optical Flows" und der Korrelation korrespondierender Punkte in Bildfolgen– lassen sich diese Stützstellen über die Zeit verfolgen und als erneute Ausgangspunkte zur folgenden Merkmalsextraktion verwenden.

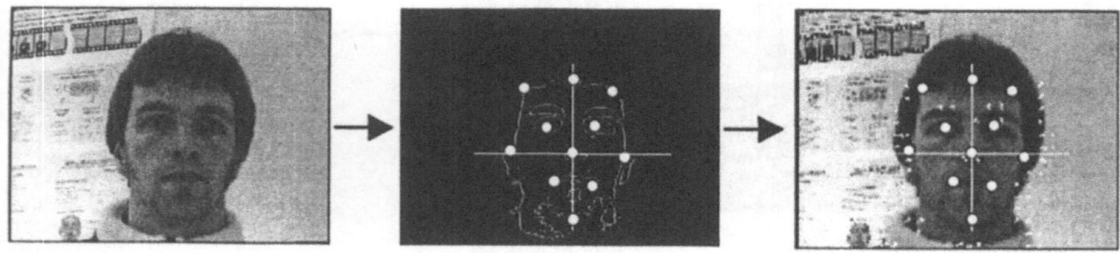

Abb.2: Bestimmen und Tracken charakteristischer Punkte mittels des optical flow

2.3 Extraktion von Mermalen

Zur Lokalisierung einzelner Gesichtsmerkmale innerhalb festgelegter Regionen wie Augen- und Mundregion, müssen zunächst letztere in Bezug zu den Stützstellen aufgefunden und festgelegt werden.
Hierzu kommt ein parametrisches Modell zur Anwendung, welches empirisch gewonnen wird. Es beruht auf geometrischen Eigenschaften, beispielsweise der ellipsenförmigen Augen und Mund-Regionen oder der trapezförmigen Nasen-/Nasenfalten-Region.
Innerhalb der so gewonnenen Regionen werden anschließend mittels eines Template-Matchings und anderer Filter-basierter Ansätze einzelne Merkmale aus diesen Gebieten extrahiert, wie z.B. die Blickrichtung, Öffnungswinkel der Augen oder Stirnfaltenbildung. Zusätzlich können Merkmale wie Größe, Rundheit, Exzentrität und weitere geometrische Größen zur weiteren Verwendung herangezogen werden. Vereinfacht wird die Informationsauswertung, da eine absolute Größeninformation vorhanden ist.
Die erhaltenen Ergebnisse werden nun dem nachfolgenden Analyse-Modul übergeben und gleichzeitig auf Güte untersucht. Wird hierbei ein bestimmtes Maß unterschritten, muß das Gesicht neu detektiert werden.

2.4 Gesichtsanalyse

Bei dem vierten Modul des Systems handelt es sich um die Gesichtsanalyse, die dem Gesamt-Klassifikator zu den Merkmalen der manuellen Parametern (von einem weiteren am Lehrstuhl entwickelten Modul) zusätzliche Merkmale in Form sogenannter Action Units (AU's) übergibt. Hierbei handelt es sich um einzelne, anatomisch hergeleitete, minimale Bewegungseinheiten des Gesichtes
Zu Grunde gelegt wird das 'Facial Action Coding System' (FACS) von den Psychologen Paul Ekman und Erich Friesen [5]. Ein wichtiger Punkt dieses Systems war, Beschreibung und Interpretation von Bewegungen im Gesicht voneinander zu trennen, was durch eine Definition in Form einer beschreibenden, deskriptiven Begrifflichkeit erreicht wurde.
Jede AU kann dabei in drei verschiedenen Intensitätsstufen auftreten, gleichzeitiges Auftreten mehrerer AU's ist gestattet (Abb.3).

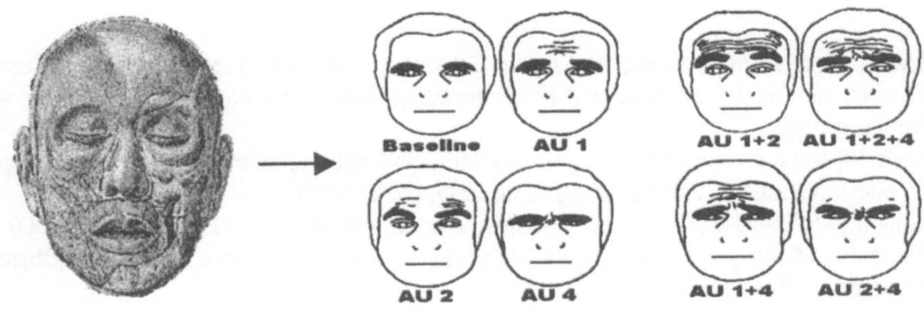

Abb.3: Muskulärer Gesichtsaufbau und exemplarische Action Units (bzw. Kombinationen)

Um das System robust und schnell konzipieren und implementieren zu können, werden nur deutlich sichtbare Bewegungen des Gesicht bewertet, wie sie in der Mimikartikulation der Gebärdensprache auch üblich sind. Nicht sichtbare Unterschiede und Veränderungen, wie z.B. die des Muskeltonus, werden explizit ausgeschlossen.
Die Anzahl der AU's wird eingeschränkt, so dass nur für die Gebärdensprache relevante Gesichtsbewegungen analysiert werden können. Zu jeder protokollierten AU werden vier weitere Eigenschaften für die Ergebnisgewinnung berücksichtigt:

- Art der Gesichtsbewegung
- Intensität der Gesichtsbewegungen
- Lateralität (Gleichzeitigkeit oberer und unterer Gesichtsbewegungen)
- Zeitlicher Verlauf

Die AU's selbst werden aus den extrahierten Merkmale des weiter oben beschriebenen Moduls unter Verwendung eines auf Hidden Markov Modellen basierenden Klassifikators gewonnen. Dieser kann vom Gebärden-Klassifikator abgeleitet werden und basiert auf dem statistischen Vergleich eines Trainingssatzes mit den aktuell extrahierten Merkmalen.
Um dabei eine größere Übereinstimmung bei der Klassifizierung zu erzielen, werden bestimmte Regeln über Fuzzy Sets bzgl. Dominanz, Substitution und Austauschbarkeit von Gebärden zusätzlich eingesetzt, so daß ein Hintergrundwissen bzgl. der Gebärdensprache miteinfließt.

3 Diskussion und Ausblick

Die größten Probleme bei der Erstellung des oben beschriebenen Systems werden definiert durch die Projektrahmenbedingungen der Echtzeitverarbeitung, Personenunabhängigkeit und Robustheit gegenüber gestörten Hintergründen. Da sich das System in der Entwicklung befindet, sind zur Zeit noch keine präzisen Angaben zu Erkennungsrate und Fehlverhalten möglich.

4 Literatur

1. Braem, Penny, Boyes: Einführung in die Gebärdensprache und ihre Erforschung, Intern. Arbeiten zur Gebärdensprache und Kommunikation Gehörloser, Band 11, Signum Verlag Hamburg, 1995
2. Jones M, Rehg J: Statistical color models with application to skin detection, Proceedings Computer Vision and Pattern Recognition, 1999, pp. 274-280
3. Gong S., McKenna S., Psarrou A.: Dynamic Vision,Imperial College Press, London, 2000
4. Würtz R.: Multilayer Dynamic Link Networks for Correspondences and Visual Object Recognition, Verlag Harri, Bochum 1994
5. Ekman P, Friesen W: Facial Action Coding System, Consulting Psychologists Press Inc., California, 1978

Freie Themen

Bildverarbeitung für ein vollautomatisches Fluoreszenz-Mikroskop zur Messung von DNA-Schäden und DNA-Reparatur

Wilfried Böcker und Wolfgang Rolf*

Institut für Medizinische Strahlenphysik, Universitätsklinikum Essen,
45122 Essen, Hufelandstr. 55, Institut für Toxikologie, Novartis Basel, Schweiz
Email: wilfried.boecker@uni-essen.de

Zusammenfassung. Zur Erfassung von DNA-Schäden und DNA-Reparatur hat sich der *Comet-Assay* als sensitive Methode etabliert. Die in der Literatur vorgestellten Resultate entstammen verschiedenen manuellen Auswertesystemen bzw. unterschiedlichen Methoden zur Quantifizierung des DNA-Schadens und sind folglich schlecht bzw. gar nicht vergleichbar. Basierend auf diesen Erfahrungen haben wir ein vollautomatisches Bildanalyse-System für den *Comet-Assay* entwickelt, um eine objektivere Auswertung zu gewährleisten. Die Analysesoftware wurde in zwei Bereiche unterteilt. Im ersten Schritt erfolgt eine automatische Zellerkennung bzw. Zellklassifizierung. Im zweiten Schritt werden dann die klassifizierten Kometen analysiert und entsprechende DNA-Schaden-Parameter berechnet. Durch die sehr schnelle Auswertezeit sowie die Möglichkeit der simultanen Messung des DNA-Gehaltes kann mit diesem System zellzyklus-abhängige DNA-Reparatur untersucht werden.

1 Einleitung

Durch die zunehmende Leistungsfähigkeit moderner Personal-Computer und den damit verbundenen effektiven Einsatz digitaler Bildverarbeitung werden computergestützte mikroskopische Auswerteverfahren für die biomedizinische Forschung zunehmend attraktiver (z.B. zur Bestimmung von DNA-Schäden). Das bekannteste Beispiel automatisierter Assays [1] ist zweifelsohne die Chromosomen-Analyse in Metaphasen, für die Versuche zur automatischen Auswertung bereits mehr als 20 Jahre zurück reichen.

Daneben hat sich die moderne Fluoreszenz-Mikroskopie seit vielen Jahren als eines der wichtigsten Systeme zur Untersuchung von einzelnen Zellen oder gar Zellbestandteilen etabliert. Daher ist ein vollautomatisches Bildverarbeitungssystem für die Fluoreszenz-Mikroskopie notwendig und wünschenswertswert. Allerdings ist es durch die physikalischen (fluoreszenz-markierte Zellen sind nur sehr schwach fluoreszierende, inkohärente Objekte) und biologischen (die große Variabilität der zellulären Eigenschaften) Randbedingungen sehr schwierig gewesen vollautomatische *fluorescence-image-cytometry*-Systeme zu entwickeln.

Zur vollautomatischen Auswertung ist ein schneller Auto-Fokus für Fluoreszenz-Mikroskopie notwendig. Wir haben zu diesem Zweck einen Analog-Autofokus entwickelt, dessen Fokussierzeit zwischen 1-2 Sekunden beträgt. Hierdurch wird eine sehr schnelle Analyse möglich [2].

Als Applikation haben wir an diesem System den sogenannten *Comet-Assay* implementiert, der sich zur Erfassung von DNA-Schäden und DNA-Reparatur als sensitive Methode seit einigen Jahren etabliert hat [3,4,5]. Bei diesem Assay wird aus dem Verhältnis der Gesamtfluoreszenz-Intensität aus Kometenschweif und Kometenkopf ein zum DNA-Schaden korrelierender Messwert berechnet [6].

Zur Ausbildung von Kometenstrukturen müssen zunächst die auf dem Objektträger befindlichen Zellkerne der zu analysierenden Zellen einem schwachen elektrischen Feld ausgesetzt werden und anschließend mit einem DNA-Fluoreszenzfarbstoff gefärbt werden. In Abhängigkeit des zuvor applizierten DNA-Schadens bilden sich dann mehr oder weniger ausgeprägte Kometenschweife aus.

2 Methoden

2.1 Bildverarbeitungs-Hardware

Ein Fluoreszenz-Mikroskop (MPV II, Leitz Wetzlar) wurde mit Schrittmotoren (Märzhäuser) ausgestattet, die es erlauben den Mikroskoptisch in alle drei Raumrichtungen zu bewegen (x,y Schrittweite: 2µm, z: 0,2µm). Weiterhin wurde das Mikroskop mit einem optischen Strahlteiler ausgestattet, so dass es möglich ist simultan 3 unterschiedliche Fluoreszenz-Emissionswellenlängen über entsprechende Bildverstärker-Kameras zu erfassen (Proxitronic). Für den *Comet-Assay* ist jedoch nur eine Bildverstärkerkamera nötig (ausschließlich DNA-Markierung). Als Bildverarbeitungsrechner dient zur Zeit dabei ein Pentium-Rechner unter Windows NT. Zusätzlich kommt das von uns entwickelte, spezielle Fluoreszenz-Autofokus-System zum Einsatz. Die Steuerung des Autofokus erfolgt über eine Messwerterfassungskarte (Sorcus, Heidelberg) mit eigener CPU und echtzeitfähigem Multitasking-Betriebssystem (OsX). Die gesamte Steuerung des Mikroskops wird von dieser Einheit übernommen.

Die Kommunikation mit dem Bildverarbeitungsrechner erfolgt über ein *handshake-* Protokoll. Die Suche der zu analysierenden Zellen beginnt mit einem mäanderförmigen „Abfahren" des Objektträges durch Bewegung der x,y- Schrittmotoren. Befinden sich leuchtende Objekte im Bildfeld der Kamera so wird autofokussiert. Anschließend wird das Kamerabild in einem sogenannten *image-stack*-Speicher abgelegt. Diese Such- & Autofokussiereinheit fährt dann mit dem Absuchen fort. Zeitgleich lädt der Bildverarbeitungsrechner bereits gespeicherte Kamerabilder zur Objekt-Identifizierung und Analyse vom *image-stack*.

2.2 Bildobjekt-Segmentierung

Die Analysesoftware wurde in zwei Bereiche unterteilt. Im ersten Schritt erfolgt eine automatische Zellerkennung bzw. Zellklassifizierung. Im zweiten Schritt werden dann die klassifizierten Objekte analysiert und entsprechende Parameter berechnet. Durch diesen Parallelbetrieb zwischen der Such- & Autofokussier-Einheit und der Identifikations- & Analyse-Einheit ist eine zeitoptimierte Auswertung gegeben.

Ein wichtiger Bestandteil der Objekt-Identifikation ist zuvor die Bildobjekt-Segmentierung. Dies geschieht mittels eines kombinierten *threshold*-Verfahren, wobei zunächst aus der Anzahl der Rauschpixel im Bildhintergrund des binärisierten Kamerabildes eine Abschätzung bezüglich des Schwellenwertes gemacht wird. Im zweiten Schritt wird durch einen abgewandelten morphologischen Algorithmus (*threshold with reconstruction*) [7] der geeignete Schwellenwert bestimmt. Zuvor wurde jedoch das Kamerabild einer *shading*-Korrektur unterzogen, um räumliche Intensitätsinhomogenitäten, die aufgrund der optischen Abbildung entstanden sind zu kompensieren [8].

2.3 Komet-Klassifizierung

Für verlässliche Resultate sollte sich die automatische Auswertung des DNA-Schadens nur auf intakte Kometenstrukturen beschränken. Alle anderen Objektstrukturen (im nachfolgenden als Artefakte bezeichnet) wie z.B. abnorme Kometen (von apoptotischen Zellen), sich berührende Kometen (Zellcluster), Färbeartefakte (im Gel befindliche Fremdkörper) etc. müssen ausgeschlossen werden. Die Einordnung erfolgt anhand 20 verschiedener Merkmale in zwei Gruppen: a) intakte Kometen b) Artefakte. Die Auswahl dieser Merkmale wurde teilweise empirisch als auch aufgrund von à priori Wissen formuliert (z.B. die richtungsabhängige Ausrichtung der Kometen aufgrund E-Feldes).

Um Rechenzeit zu reduzieren, wird die Klassifizierung 2-stufig in eine Vor- und Hauptklassifizierung aufgeteilt. In der Vorklassifizierung werden objektgrößenabhängige Merkmale [9] der einzelnen Bildobjekte berechnet. Als Merkmale finden in diesem Schritt folgende Objekteigenschaften Verwendung: Fläche, Perimeter, konvexer Perimeter, Momente in vertikaler Richtung (senkrecht zur Kometenhauptachse), Feret's in vertikaler und horizontaler Richtung sowie Intercepts für vier verschiedene Richtungen.

Diese Merkmale bilden einen 10-dim. Merkmalsvektor. Anhand eines vorab erstellten Trainingsatz (gewonnen aus 1000 repräsentativen Kometen) wird festgestellt, ob jede Komponente des Merkmalsvektors sich im zulässigen Bereich des Trainingssatz befindet, andernfalls wird das gerade untersuchte Objekt als Artefakt deklariert und von der weiteren Analyse ausgeschlossen.

Die eigentliche Hauptklassifizierung erfolgt dann an den verbleibenden Bildobjekten durch die Berechnung von 10 zusätzlichen Form- und Grauwert-abhängigen Parametern. Als Merkmale finden hierbei Kompaktheit, Perimeter-Rauhigkeit, Eulerzahl, Orientierung, Feret-Maximumwinkel, Feret-Minimumwinkel, Grauwertminimum, Grauwertmaximum, Grauwertmittelwert, Grauwert-Standardabweichung Verwendung [9]. Die anschließende Hauptklassifizierung wird mittels Berechnung der Mahalanobis-Distanzen in diesem zweiten Merkmalsraum durchgeführt.

2.4 DNA-Schadenparameter-Quantifizierung

Positiv klassifizierte Kometen können anschließend weiter analysiert werden. Als DNA-Schadensparameter werden üblicherweise neben der integralen Fluoreszenzintensitäts-Ratio (Schweif zu Kopf Verhältnis) auch das *Tailmoment* als relevante Kometen-Kenngröße genutzt [10].

3 Ergebnisse

Die typischen Auswertezeiten der hier vorgestellten, automatischen Kometenanalyse liegen bei 30-90 min für 1000 Einzelzellen. Die dabei auftretenden Fehlklassifizierungen betragen 4,3 % Falsch-Positiv-Rate bzw. 7,8 % Falsch-Negativ-Rate. Diese Werte wurden aus Untersuchungen von Objektträgern der Routine-Analyse gewonnen. Dabei wurden die einzelnen Objektträger mittels zwei verschiedenen Bildanalyse-Systemen simultan manuell und automatisch ausgewertet. Die manuelle Auswertung wurde von einem erfahrenen Auswerter (mehrere Jahre Erfahrung mit manueller Comet-Assay Auswertung) durchgeführt. Ebenso zeigen die erhaltenen Messdaten (DNA-Schaden, DNA-Reparatur) eine gute Übereinstimmung mit manuell ausgewerteten Proben [6].

Der Vergleich von Dosis-Wirkungskurven (0-2 Gy, Röntgenstrahlung) von manuell ausgewerteten Präparaten mit automatisch ausgewerteten ergibt innerhalb des 95% Vertrauensbereichs keine signifikanten Unterschiede. Für jeden Dosismesspunkt wurden jeweils Mittelwerte aus 100 Einzelkometen gebildet. Durch die sehr schnelle Auswertezeit (1000 Comets / h) sowie die Möglichkeit der simultanen Messung des DNA-Gehaltes werden auch Zellzyklus-Analysen möglich. Somit kann mit diesem System z.B. zellzyklus-abhängige DNA-Reparatur untersucht werden. Dabei wird für jede Zelle neben dem DNA-Gehalt auch die jeweilige DNA-Reparatur in Form von Dot-Plots (Abb. 1) dargestellt. Dies wurde im ersten Schritt an stimulierten Lymphozyten durchgeführt und für die verschiedenen Zellzyklusphasen (G1, S, G2) zugehörige Dosiswirkungskurven und auch DNA-Reparaturkinetiken ermittelt Abb. 2).

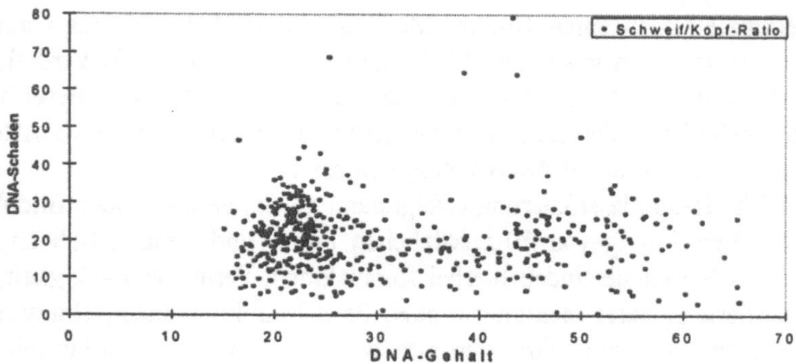

Abb. 1 Dot-Plot Darstellung von DNA-Schaden (gemessen als Schweif/Kopf-Ratio) und DNA-Gehalt von stimulierten Lymphozyten (72h) nach Bestrahlung mit 2 Gy Röntgen.

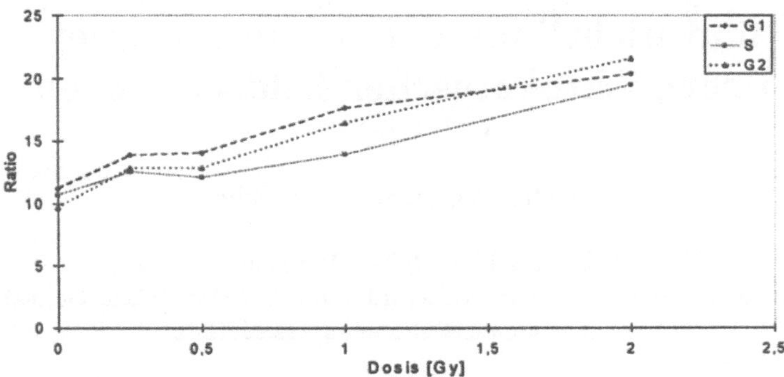

Abb . 2 zellzyklusabhängige Dosiswirkungskurven von stimulierten Lymphozyten (72h). Der DNA-Schaden (Ratio) ist als Mittelwert aus 100 einzelnen Kometen-Ratios dagestellt.

4 Diskussion

Das vollautomatische *image-cytometry*-System erlaubt die automatische Erkennung und Bestimmung von Zellen und wichtigen Zellfaktoren. Als Applikation wurde der vollautomatische *Comet-Assay* implementiert. Neben einer hohen Auswertegeschwindigkeit durch das spezielle Hardwarekonzept ist auch eine reproduzierbare Auswertequalität gewährleistet, die es gegenüber manuellen Systemen hat. Durch einen speziellen Trainings-Algorithmus können die Merkmale verschiedenster Objekte automatisch erlernt werden.

5 Literatur

1. Böcker W.: Automated cell inspection systems for the determination of DNA damage and repair in biological research. 302-313, SPIE 3164: Applications of Digital Image Processing XX, 30.7-1.8 San Diego 1997
2. Böcker W.; Rolf W.; Müller W.-U. and Streffer C.: A fast autofocus unit for fluorescence microscopy, Phys. Med. Biol. 42, 1981-1992, 1997.
3. Östling O.; Johanson K.J.: Microelectrophoretic studies of radiation induced DNA-damage in individual mammalian cells. Biochem Biophys. Res. Commun.,123,291-298, 1984.
4. Olive P.L.; Wlodek D.; Banath J.P.: DNA double-strand breaks measured in individual cells subjected to gel electrophoresis. Cancer Res., 51,4671-4676, 1991.
5. McKelvey-Martin VJ.; Green M.H.L.; Schmezer P.; Pool-Zobel B.L.; De Meo M.P.; Collins A.: The single gel electrophoresis assay (comet assay): A European review. Mutat Res; 288:47-63, 1993.
6. Böcker W.; Rolf W.; Bauch T. Müller W.-U.; Streffer C. „Automated Comet Assay Analysis", Cytometry, 35,134-144, 1999.
7. Zamperoni P.: Methoden der digitalen Bildverarbeitung. Vieweg Verlag, Braunschweig, 1991.
8. Castleman K.R.: Digital Image Processing, Prentice Hall, New York, 1979.
9. Nadler M. Smith E.P.: Pattern Recognition Engineering. Wiley-Interscience, New York, 1993
10. Böcker W.; Bauch T.; Müller W.-U. and Streffer C.: Image analysis of Comet assay measurements, Int. J. Radiat. Biol, 72, No. 4, 449-460, 1997.

Hochaufgelöste MR-Tomografie durch lineare und nichtlineare Transformationen lichtmiskrokopischer Bildsequenzen

Thorsten Schormann, Karl Zilles*

Universität Düsseldorf, 40001 Düsseldorf, Germany
*Institut für Medizin, Forschungszentrum Jülich, 52425 Jülich, Germany
Email: thorsten@hirn.uni-duesseldorf.de

Zusammenfassung. Es wird ein System von Bildverarbeitungs-Techniken/Theorien vorgestellt, mit dem es möglich wird, linear und nichtlinear verzerrte, lichtmikroskopische, histologische Bildsequenzen mit Hilfe eines MR-Datensatzes des identischen Objekts zu rekonstruieren, um sowohl die 3D Integrität des geschnittenen Objekts wiederherzustellen und um die durch die histologischen Aufbereitungsprozesse unvermeidbaren räumlichen Verzerrungen zu beseitigen. Die Rekonstruktion wird durch Anwendung der auf affine Bewegungen erweiterten Momenten-Hauptachsentransformation (eMHT), einer Matrixnorm zur Abschätzung der Anpassungsgüte einer 3D affinen Transformation, der Auswertung der Rayleigh-Bessel-Statistik nichtlinearer Verzerrungen und einem Bewegungsmodell MFMG (von engl.: Multiresolution Full Multi-Grid) zur Korrektur nichtlinearer Deformationen erreicht.

1 Medizinischer Hintergrund

Die Überlagerung von Bildvolumina aus verschiedenen bildgebenden Modalitäten, wie z.B. MRI, fMRI, PET oder CT, wird in zahlreichen Arbeiten verwendet, in denen morphologische und funktionelle Daten zur Erforschung des menschlichen Gehirns miteinander kombiniert werden. Diese Zuordnung von funktioneller und morphologischer Information geschieht auf der Basis von makroskopischer Information, da die klinische Auflösung der MR-Tomografie bei ca. 1mm liegt. Die architektonischen Gebiete des Gehirns werden aber durch mikroskopische Information definiert, wobei eine um den Faktor 1000 höhere Auflösung erforderlich ist. Es wurde daher ein Verfahren entwickelt, mit dem es möglich ist, histologische Bildsequenzen 3D zu rekonstruieren und dabei die durch die histologische Aufbereitung eingeführten linearen und nichtlinearen Verzerrungen zu kompensieren. Das aus Einzelschnitten rekonstruierte histologische Volumen ist vollständig verzerrungsfrei und ermöglicht die Identifikation von Texturen mikroskopisch definierter Hirnstrukturen. Hiermit steht ein Verfahren zur Verfügung, mit dem funktionelle Daten anhand morphologischer Information besser lokalisiert werden können und es können Aussagen über die interindividuelle Variabilität von mikroskopisch definierten Hirnstrukturen (z.B. Faserbahnen) gemacht werden.

2 Methoden

Zur Rekonstruktion des histologischen Volumens wird jedes Gehirn durch drei Datensätze repräsentiert: (i) einem histologischen Datensatz mit hohem Kontrast und lichtmikroskopischer Auflösung, der aber ungeordnet und verzerrt durch die histologischen Aufbereitungsschritte ist (ii) einem Photo-Datensatz mit geringem Kontrast, der die 3D Rekonstruktion der histologischen Serienschnitte erlaubt und (iii) einem MR-Datensatz, der die voxelgenaue Rekonstruktion des histologischen Volumens ermöglicht. Die gesamte Sequenz der Bildverarbeitungsmethoden zur 3D-Rekonstruktion läßt sich wie folgt zusammenfassen: In einem ersten Schritt wird der Photo-Datensatz, der die Anschnittfläche des in Paraffin eingebetteten Gehirns vor dem Schneiden zeigt, mit Hilfe eines Referenzsystems und einem automatisierten least-square Transformations-Verfahren ausgerichtet. In einem weiteren Schritt erfolgt die Anpassung der histologischen Schnitte an den ausgerichteten Photo-Datensatz unter Verwendung der erweiterten Momenten-Hauptachsentransformation (Schormann & Zilles, 1997b; Schormann et al. 1997a). Hierfür war es erforderlich, die klassische MHT auf affine Bewegungen zu erweitern (ausf. Herleitung vgl. Schormann, 1998b), weil durch die histologische Aufbereitung affine Deformationen eingeführt werden, die schon bei kleinsten Scherungen zu erheblichen Rotationsfehlern führen (Schormann & Zilles, 1997b). Daran anschließend wird der MR-Datensatz 3D affin an die erste Approximation des histologischen Volumens (s.o.) unter Abschätzung einer Matrixnorm (Schormann et al, 1993) angepaßt, womit - trotz vorhandener nichtlinearer Deformationen in dem histologischen Volumen - korrespondierende Schnittebenen im MR- und dem histologischen Volumen berechnet werden können. In einem nächsten Schritt wird eine Verbesserung der globalen 2D linearen Anpassung durch Anwendung der Rayleigh-Bessel-Statistik (Schormann et al, 1995) vorgenommen. Hierfür konnte gezeigt werden (Schormann, 1998), daß Deformationen in histologischen Bildserien Rayleigh-Bessel-verteilt sind. Die Berücksichtigung dieser statistischen Verteilungsfunktion ist eine wichtige Voraussetzung zur Anwendung eines nichtlinearen Bewegungsmodells (Schormann et al, 1996, Schormann et al, 1997c) mit bis zu 24 Millionen Freiheitsgraden, das interaktionsfrei nichtlineare Deformationen in den histologischen Schnitten anhand des korrespondierenden MR-Datensatzes korrigiert (Abb. 1). Mit dem Verfahren wird die Grauwertdifferenz zwischen Ausgangs- und Zielvolumen für jeden Bildpunkt in mehreren Auflösungsstufen bzgl. der Volumina minimiert, wobei der hohe numerische Aufwand mit einem Multigrid-Verfahren (Schormann et al., 1997c, 1999) kompensiert wird.

3 Diskussion und Ergebnisse

Die Anwendung der linearen und nichtlinearen Verfahren ermöglicht es, die durch die histologische Aufbereitung eingeführten Deformationen zu korrigieren und die 3D Integrität des Objekts wiederherzustellen (Abb. 2). Ein Vergleich mit dem korrespondierenden MR-Referenz-Datensatz des identischen Gehirns zeigt eine voxelgenaue Anpassung. Hiermit wird es möglich, Strukturgrenzen verschiedener Individuen zu überlagern. Es wurde die Überlagerungswahrscheinlichkeit der Pyramidenbahnen und des visuellen Cortex von 10 post-mortem Gehirnen berechnet. Weitere cytoarchtiktonische Abgrenzungen von Cortexarealen anhand der mikroskopischen Information histologischer Volumina sind geplant. Hiermit wird durch Abgrenzung weiterer Hirnstrukturen ein Referenzgehirn zur Verfügung stehen, mit dem es möglich wird, aktuelle Befunde morphologisch exakt anhand von Variabilitätskarten des menschlichen Gehirns zu lokalisieren. Die Basis von 12 3D rekonstruierten, entzerrten histologischen Volumina dient ebenfalls in der European Computerized Human Brain Database (ECHBD, Roland & Zilles, 1994) als Referenz für sämtliche Struktur- und Funktionsbeziehungen im menschlichen Gehirn.

4 Resumé

Die 3D-Rekonstruktion und die durch die histologische Aufbereitung erforderlichen Entzerrungen der histologischen Serienschnitte erfolgte mit einer Kombination der hier beschriebenen Anpassungsverfahren. Durch die Integration mikroskopischer Information aus histologischen Bildsequenzen kann die makroskopische Auflösung der MR-Tomographie um den Faktor 1000 verbessert werden, womit die Abgrenzung mikroskopisch definierter, anatomischer Areale (z.B. Faserbahnen, Pyramidenbahnen) ermöglicht wird. Darüber hinaus eröffnet es Möglichkeiten, um Struktur-Funktionsbeziehungen durch Überlagerung von PET, fMRT mit entzerrten histologischen Bildsequenzen besser untersuchen und für die Neurologie wichtige neurochemische Daten auf definierte Struktureinheiten des Cortex beziehen zu können.

5 Literaturverzeichnis

Roland, P., Zilles K. Brain atlases - a new research tool. TINS 17(4) (1994), 458-467

Schormann, T., v. Matthey, M., Dabringhaus, A., Zilles, K. Alignment of 3-D brain data sets originating from MR and histology. Bioimaging 1 (1993), 119-128 and Bioimaging 1 (1993), 185 (Erratum)

Schormann, T., Dabringhaus, A., Zilles, K. Statistics of deformations in histology and improved alignment with MRI. IEEE Transactions on Medical Imaging 14 (1995), 25-35

Schormann, T., Henn S., Zilles, K. A new approach to fast elastic alignment with application to human brains. Lecture Notes in Computer Science 1131 (1996), 437-442

Schormann, T., Dabringhaus A., Zilles K. Extension of the Principal Axes Theory for the Determination of Affine Transformations Springer Series: "Informatik-Aktuell", Springer-Verlag (1997a),384-391

Schormann, T., Zilles K. Limitations of the Principle Axes Theory IEEE Transactions on Medical Imaging 16, (1997b), 942-947

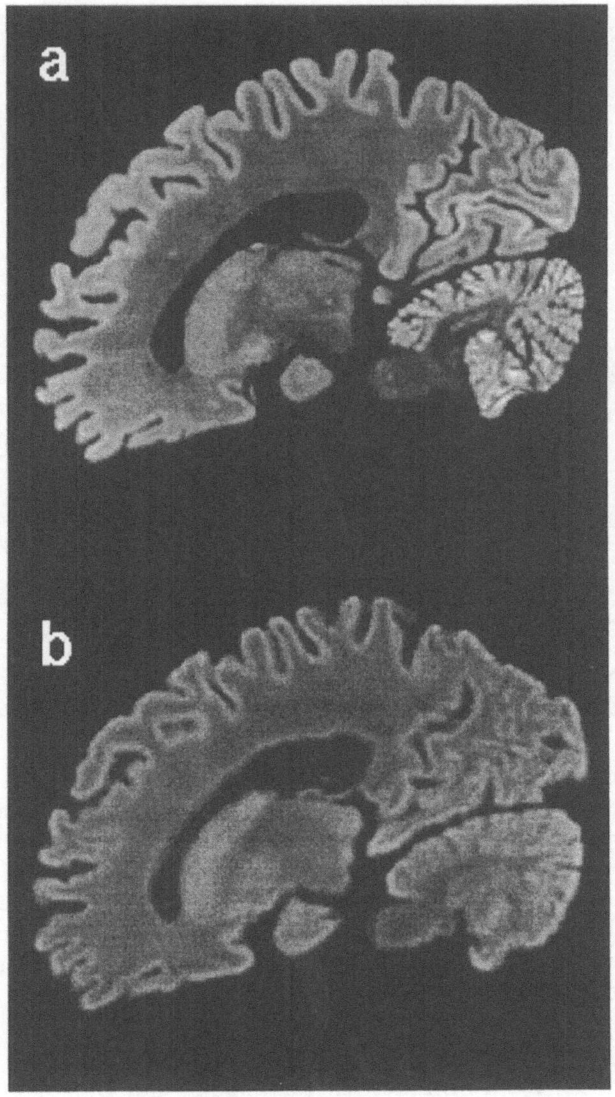

Abb. 1. Korrespondierende Schnittebenen aus dem 3D rekonstruierten histologischen (a) und dem MR-Datensatz (b) in sagittaler Richtung. Jeder entzerrte und 3D rekonstruierte histologische Schnitt kann mit mikroskopischer Auflösung ($\sim 1\mu m$) untersucht werden. Hiermit wird es möglich, anatomische Strukturen wie z.B. Faserbahnen oder Cortexareale, die mit der MR-Technik nicht darstellbar sind (Auflösung $\sim 1mm$), anhand der Textur zu differenzieren. Die durch den histologischen Aufbereitungsprozeß eingeführten morphologischen Verzerrungen werden mit Hilfe des MR-Referenzvolumens korrigiert. Erkennbar ist die hohe Übereinstimmung der morphologischen Information bei der gezeigten Auflösungsstufe.

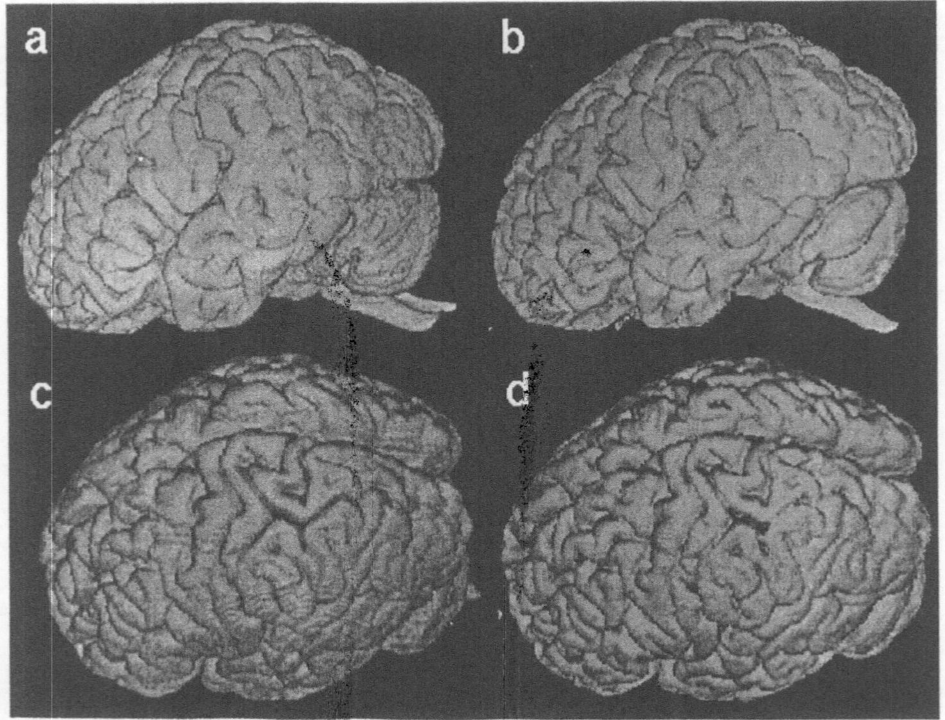

Abb. 2. Dreidimensionale Rekonstruktion des histologischen Volumens (a, c) und des korrespondierenden post-mortem MR-Volumens (b, d) in verschiedenen Ansichten. Die Abbildungen (a, c) zeigen die ortsgerechte 3D Rekonstruktion des histologischen Volumens: die Übergänge von benachbarten Schnitten verlaufen kontinuierlich (vgl. MR-Volumen (b, d)). Die Information über die exakte Lage und Ausrichtung innherhalb des post-mortem Gehirns geht durch den histologischen Aufbereitungsprozeß verloren, weil das Gehirn in ca. 5000-8000 Schnitte mit einer Schichtdicke von ca. $\sim 35 \mu m$ geteilt wird.

Schormann T., Henn S., Zilles K.: Berechnung und Darstellung dreidimensionaler Strukturen. Patentschrift national 198 29 170.1 (1997c) International: Method for computing and displaying 2D- and 3D-spatial differences of structures. International Patent, PCT/EP99/04442 (1998a)

Schormann, T., Henn S., Zilles K.: Ein computergestütztes Anpassungs-System zur Integration medizinischer Bildinformation Springer Serie: "Informatik-Aktuell", Springer-Verlag (1999), 39-43

Schormann, T.: Lineare und nichtlineare Anpassungsverfahren in der digitalen Bildverarbeitung mit Anwendung zur Rekonstruktion der Abbildung von Hirnstrukturen Habilitationsschrift, Heinrich-Heine Universität Düsseldorf (1998b).

Assessment of the influence of preoperative chemotherapy in patients with osteosarcoma by dynamic contrast-enhanced MRI using pharmacokinetic modeling

M. Egmont-Petersen*, P.C.W. Hogendoorn**, R.J. van der Geest*,

J.L. Bloem***, J.H.C. Reiber*

*) Division of Image Processing, Dept. of Radiology, **) Dept. of Pathology, ***) Dept. of Radiology, Leiden University Medical Center, 2300 RC Leiden, The Netherlands
Email: michael@lkeb.azl.nl

Abstract. A novel method is introduced for predicting the effect of preoperative chemotherapy in patients with osteosarcoma. The method is based on the histogram of wash-in rates as estimated by fitting a pharmacokinetic model to each voxel within a region of interest. The 80-percentile of this histogram is the best predictor for the effect of chemotherapy; among 7 good and 13 poor responders solely 4 were predicted wrongly. The kappa measure is 0.560, and is significantly different from zero with a *p*-value smaller than, $p<0.01$. Our gold standard is the pathologic specimen from which the response to chemotherapy is assessed, above/below 10% viable remnant tumor.

1 Introduction

The effect of preoperative (neoadjuvant) chemotherapy on high-grade bone tumors is an important prognostic indicator for the expected survival rate of patients. Patients for whom the preoperative chemotherapy resulted in less than 10% viable tumor – so-called *good responders* – have significantly better prospects for five-year survival than patients with more than 10% viable remnant tumor.

An earlier study indicated a high correspondence between the presence of viable remnant bone tumor and a fast up-take of paramagnetic tracer (Gd-DTPA) in patients with Ewing's sarcoma [1]. This is caused by the disposition of Ewing's sarcoma to form isolated islands (remnants), which can clearly be distinguished on a macroscopic level in histologic specimen of the postoperative tumor due to their intense basophilic properties. Osteosarcoma, on the other hand, exhibits a different reaction to preoperative chemotherapy resulting in microscopic nests with viable remnant tumor that interwove areas with necrosis, granulation tissue and normal bone cortex. It is hard to assess quantitatively the amount of viable remnant tumor in preoperative MR-images of patients with osteosarcoma because of this intermingling pattern of viable and necrotic areas. To circumvent this problem, we introduce different aggregate measures for the effect of preoperative chemotherapy in patients with osteosarcoma.

In the sequel, we introduce a novel statistic for predicting whether more or less than 10% viable tumor remains after patients with osteosarcoma have been treated with preoperative chemotherapy. The nonparametric statistic is based on two pharmacokinetic parameters estimated for each voxel in a region of interest (ROI). The statistic combines the estimated wash-in rate (k_1) and the maximal enhancement (a) per voxel in the ROI. It is demonstrated that the absolute character of the wash-in rate – virtually an acceleration term – makes it suited as an absolute estimator for the response to chemotherapy. The usefulness of the approach is illustrated for twenty patients with osteosarcoma who obtained preoperative chemotherapy.

2 Materials and methods

2.1 Subjects

In total 20 patients with osteosarcoma, verified by biopsy, were included in our study. All patients had received preoperative chemotherapy according to an EORTC protocol. Among the 20 patients, seven responded well to chemotherapy resulting in less than 10% viable remnant tumor as estimated from the histologic section of the post-chemotherapy resected specimen. The tumors in the remaining 13 patients showed a poor response to chemotherapy.

2.2 MR imaging

Subsequent to preoperative chemotherapy, MR examination was performed on 0.5 T super-conductive Gyroscan (Philips, Best, The Netherlands) by means of a surface coil. Besides the static T_1-weighted and T_2-weighted MR-images, one, two or three sections were selected for T_1-weighted dynamic contrast-enhanced imaging using a magnetization prepared imaging gradient recalled echo technique. The dynamic MR images were acquired with a repetition time (TR) of 12 ms (independent of the number of sections), an echo time (TE) of 5.7 ms, and a prepulse delay of 741 ms. The flip angle was set to 30 degrees. The field-of-view varied per patient depending on the size of the tumor. All MR-images were acquired with a matrix size of 256×256 voxels, a slice thickness of 8 mm and a slice gap of 12 mm. The dynamic contrast-enhanced MR images were acquired while an intravenous bolus injection of Gd-DTPA (Magnevist®) was given followed by a saline flush. For each MR section, 47 to 60 dynamic MR images were acquired with a temporal resolution of 3.3 sec.

2.3 Pharmacokinetic analysis

In an earlier study, we investigated the possibility of locating (macroscopic) remnants with viable tumor in postchemotherapy patients with Ewing's sarcoma [1]. This approach cannot be used to assess the effect of preoperative chemotherapy in patients with osteosarcoma because relevant staining differences cannot be recognized at the macroscopic level. However, it can be expected that the average density of capillaries will be higher in a tumor of a poor responder than in a patient with a very good response to chemotherapy. We propose to perform aggregated pharmacokinetic analysis of patients with osteosarcoma after completion of preoperative chemotherapy to assess their response.

The pharmacokinetic analysis is based on the two-compartment model introduced in [1]. The model characterizes the exchange of tracer between the arterial and the extracellular compartments. It models the infusion of the contrast tracer in the arterial compartment as a Dirac pulse. The following differential equations capture the exchange of tracer between the arterial compartment

$$\frac{dC_b}{dt} = -\frac{k_1}{V_b}(C_b - C_e) - \frac{k_2}{V_b}C_b \tag{1}$$

and the extracellular compartment

$$\frac{dC_e}{dt} = \frac{k_1}{V_e}(C_b - C_e) \tag{2}$$

with C_b the concentration and V_b the volume of tracer in the arterial blood. C_e is the concentration of tracer in extracellular water, k_1 and k_2 the (half-life) transfer rates from the blood to the extracellular space and from the blood to the kidneys, respectively. Solving these equation results in a bi-exponential equation [1]

$$C_e(t) = \frac{1}{1+e^{-g(t-t_0)}} a(e^{-m_2(t-t_0)} - e^{-m_1(t-t_0)}) + \varepsilon(x,y,z,t) \tag{3}$$

The dynamic MR image sequence can be used to analyze the pharmacokinetic properties of a tumor. Define the dynamic MR signal by $f(x,y,z,t)$, a function of the three spatial coordinates (x,y,z) and the time t. The parameters of Eq. (3) are estimated for each voxel (x,y,z) within a region of interest, $(x,y,z) \in \Omega$, as a function of time t. The fit is obtained by minimizing the residual sum per voxel (x,y,z), Σ_t $\varepsilon(x,y,z,t)$, which is performed by the Levenberg Marquart algorithm [2].

The fit procedure results in a vector with pharmacokinetic parameters for each voxel within the region of interest Ω, $r(x,y,z)=(a(x,y,z),m_1(x,y,z),m_2(x,y,z),t_0(x,y,z))^T$. These parameters can be visualized in the form of parametric images where each image indicates areas with a high and a low amplitude (a), wash-in rate (m_1), wash-out rate (m_2) and local arrival time (t_0), respectively. Like Bonnerot *et al.* [3], we define a set of nonparametric statistics based on the distribution of wash-in rates within the conditional region of interest $\Omega(a)$. Define the i'th percentile, P_i, of the distribution of wash-in rates by

$$P_i = m_1(x,y,z), \{\mathrm{card}(m_1(x',y',z') < m_1(x,y,z)) / \mathrm{card}(m_1(x,y,z))\} = i, \quad (x',y',z'),(x,y,z) \in \Omega(a) \tag{4}$$

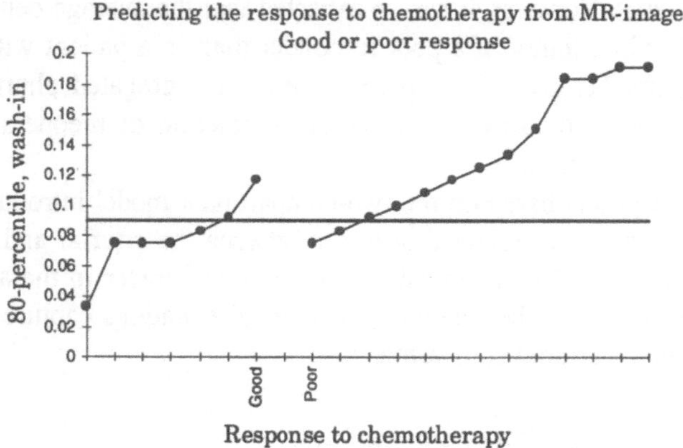

Figure 1. Twenty patients ranked according to the 80-percentile of the wash-in rate inside the region of interest. The study contained 7 good and 13 poor responders to preoperative chemotherapy. The vertical line, 0.09, indicates the best discrimination between the good and the poor responding patients.

with card(•) denoting the number of elements in a set and the conditional region of interest being $\Omega(a)=\{(x,y,z)\in\Omega \mid a(x,y,z)>a_{min}\}$. The pharmacokinetic analysis is restricted to the subset of voxels in Ω for which the signal enhancement exceeds a_{min}, because the wash-in rate, $m_1(x,y,z)$, cannot be estimated with confidence when the signal enhancement is at the same order of magnitude as the noise present in the dynamic MR-signal.

3 Results

The prediction by our statistic – the 80-percentile of the histogram of wash-in rates – into good and poor responders is illustrated in Figure 1. It is clear that the good responders have a much smaller amount of highly perfused voxels than the poor responders. In total 4 patients, 2 good and 2 poor responders, are predicted wrongly, see Table 1. Consequently, 80% of the patients were predicted correctly. The kappa value is 0.560, which is significantly different from zero for $p<0.01$. The high significance level obtained for a sample of 20 patients shows that our absolute measure for the effect of preoperative chemotherapy has a high predictive power.

Table 1
Contingency table showing the correspondence between the assessment from analysis of the MR-images and the gold standard obtained from pathology.

		Pathology	
		Good	Poor res.
MR	Good	5	2
	Poor res.	2	11

In the histograms used to compute the statistic in Figure 1, the minimal amplitude was set to $a_{min}=10$. We recomputed the wash-in statistic for other values, $a_{min} \in$

{0,5,10,20,50}, but the 80-percentile resulted in the same four patients being misclassified.

Also other percentiles from the histogram were investigated, the 50-percentile (median), the 90- and the 95-percentiles. Moreover, the predictive power of the mean wash-in rate was investigated. However, all these statistics gave a poorer discrimination between the two groups of responders than did the 80-percentile.

4 Discussion

We have introduced a novel statistic based on the histogram of the wash-in parametric image to predict the response to chemotherapy in patients with high-grade osteosarcoma according to a generic criterion, above/below 10% viable remnant tumor. Although the MR-signal expresses a *relative* measure for the relaxivity of the tissue under study, the wash-in rate defined in our pharmacokinetic model is an absolute (acceleration) term, which does not directly depend on the absolute value of the MR-signal. However, because the wash-in rate cannot be estimated with high confidence when the signal enhancement is small compared to the noise present in the MR-signal, it is necessary to remove unreliable wash-in rates from the histogram before the derived statistics are computed.

The fact that the other statistics we computed resulted in poorer predictions of the effect of chemotherapy, is ascribed to insensitivity and over sensitivity. The median and mean of the histogram are too insensitive to a small number of scatted voxels with a high wash-in rate. The 90- and 95-percentiles, on the other hand, are too sensitive to noise and outliers in the histogram. We believe that the 80-percentile gives the best trade-off between sensitivity to highly perfused voxels and robustness to noise and outliers.

5 References

1. M. Egmont-Petersen, P. C. W. Hogendoorn, R. J. van der Geest, H. A. Vrooman, H. J. van der Woude, J. P. Janssen, J. L. Bloem, and J. H. C. Reiber, "Detection of areas with viable remnant tumor in postchemotherapy patients with Ewing's sarcoma by dynamic contrast-enhanced MRI using pharmacokinetic modeling," *Magnetic Resonance Imaging*, Vol. 15, No. 5, pp. 525-535, 2000.
2. W. H. Press, S. A. Teukolsky, W. T. Vetterling, and B. P. Flannery, *Numerical recipes in C*. Cambridge: Cambridge University Press, 1992.
3. V. Bonnerot, A. Charoentier, F. Frouin, C. Kalifa, D. Vanel, and R. Dipaola, "Factor-analysis of dynamic magnetic-resonance-imaging in predicting the response of osteosarcoma to chemotherapy," *Investigative Radiology*, Vol. 27, No. 10, pp. 847-855, 1992.

Java DICOM Viewer für die Teleradiologie

F. Unglauben, W. Hillen, Th. Kondring

Medizinische Informatik
FH Aachen Abt. Jülich, Biomedizinische Technik
Ginsterweg 1, 52428 Jülich
Email: unglauben@fh-aachen.de

Zusammenfassung. Ein Java DICOM Viewer zur Darstellung und Verarbeitung medizinischer Bilddaten wurde speziell für die Teleradiologie entwickelt zur kooperativen Bearbeitung und Konsultation innerhalb und außerhalb des Krankenhauses. Die Realisierung der Client-Software als Java-Applet, in Verbindung mit einer zusätzlichen Java-Serverapplikation erlaubt die Ausführung von Telekonferenzen im Intra- und Internet unabhängig von der Ausstattung der Client-Rechner. Das System erlaubt einen online Zugriff während der Telekonferenz auf das komplette Bildarchiv eines PACS. Umfangreiche Funktionen, einfache Bedienung, eine unbeschränkte Teilnehmerzahl und eine minimale Belastung des Netzwerkes während der Konferenz zeichnen die Anwendung aus.

1 Einleitung

Moderne Klinikbetriebe verfügen über Picture Archiving and Communication Systems (PACS), in denen diagnostische Bilddaten archiviert sind. Die aufgenommenen Bilder werden in den überwiegenden Fällen im DICOM- Format abgespeichert. Der Datenaustausch zwischen dem PACS und den Aufnahmesystemen sowie zu den Bildschirmarbeitsplätzen erfolgt über DICOM-Kommunikationsschnittstellen.

Während der Einsatzbereich des PACS zur Primärdiagnose und zur weiteren Begutachtung des Bildmaterials in der Regel auf die radiologische Abteilung beschränkt bleibt, können mit einem Java DICOM Viewer Bilddaten innerhalb und außerhalb des Krankenhauses übertragen und dargestellt werden [1]. Hierbei wird an das PACS ein Web Server angeschlossen, der über Intra- bzw. Internet die Verbindung vom PACS zu den Clients herstellt. Der Web Server überträgt die angewählten Bilddaten zu den Clients und stellt die Software zur Bilddarstellung und Bildverarbeitung in Form von Java-Applets zur Verfügung. Die Java-Applets werden unabhängig vom Betriebssystem und der Hardwareplattform der Clients in einen Netzwerk-Browser geladen und dort zur Ausführung gebracht. In allen Klinikbereichen (Chirurgie, Stationen, Ärztebüros usw.) kann so das Bildmaterial auf vorhandenen Rechnern betrachtet werden. Außerhalb der Klinik können Bilder von niedergelassenen Ärzten oder Spezialisten anderer medizinischer Einrichtungen begutachtet werden.

Aufbauend auf der Entwicklung eines medizinischen Java DICOM Viewers wurde im Labor für Medizinische Informatik der Fachhochschule Aachen Abteilung

Jülich ein Java Viewer für den teleradiologischen Einsatz realisiert. In diesem Konzept können sich mehrere Java-Applets über den Web Server zusammenschließen und miteinander kommunizieren. Es besteht die Möglichkeit, Telekonferenzen mit Personen innerhalb und/oder außerhalb der Klinik zur kooperativen Bearbeitung, Konsultation und Lehre durchzuführen. Alle Bilder des PACS können während der Konferenz online geladen und bearbeitet werden. Eine Datenübertragung und ein Datenabgleich vor der Konferenz ist nicht erforderlich.

2 Java DICOM Viewer

Die Möglichkeiten der Java-Programmiertechnik zur Realisierung medizinischer Betrachtungs- und Bildverarbeitungssoftware wurden in jüngster Zeit im Rahmen verschiedener Projekte untersucht [1, 2, 3, 4]. Im Labor für Medizinische Informatik der FH Aachen Abteilung Jülich wurde ein Java DICOM Viewer als Java- Applet realisiert [1]. Die Implementierung des Viewers als Java-Applet hat erhebliche Vorteile im Vergleich zu herkömmlichen Lösungen .Unabhängig von der Hardware und des Betriebssystems können die Clients die Betrachtungssoftware (Java-Applet) von einem Web Server laden, ohne eine lokale Software-Installation zu benötigen. Einzig ein Java-fähiger Web Browser wird auf den Rechnern benötigt.

Über ein Dreischicht-Modell (PACS, Web Server und Client-Ebene) erfolgt der Zugriff auf das PACS. Das Applet dient dabei zur Bildauswahl, Bilddarstellung und Bildverarbeitung. Ein Java Servlet oder eine Java Applikation auf dem Web Server bildet die Mittelschicht und greift auf das PACS mit dem zentralen Bildbestand zu [5, 6]. Eine geeignete Suchoption über die Ebenen Patient, Studien und Serien ermöglicht die Auswahl von Bildern aus dem PACS, die dann vom Applet im DICOM-Format eingelesen und dargestellt werden. Die Funktionen der Betrachtungssoftware erlauben umfangreiche Darstellungsmöglichkeiten:

- Interaktive und voreingestellte Kontrast- und Helligkeitsanpassung (Fensterung) sowie Histogrammeinebnung.
- Lupenvergrößerung, Drehung und Spiegelung des Bildes.
- Schärfungsfilter (Unsharp Masking) und beliebige FIR-Filter.
- Dynamische Sequenzdarstellung (z.B. für Kardioanwendungen) und interaktive Auswahlmöglichkeiten in einer Sequenz bei MR- und CT-Aufnahmen.
- Einblendung von EKG und Bildauswahl über das EKG für Kardioaufnahmen.
- Darstellung der DICOM- Headerinformationen.

Die Benutzeroberfläche der Betrachtungssoftware passt sich automatisch dem Anwendungsbereich an. Es stehen nur die Funktionen zur Verfügung, die für die jeweilige Anwendung (Einzelbild, Bildsequenz, Kardioaufnahme) sinnvoll sind. Die Benutzeroberfläche wird außerdem unabhängig von der Auflösung des jeweiligen Bildschirms immer in den gleichen Proportionen dargestellt. Diese Funktion erlaubt es, Telekonferenzen mit Rechnern unterschiedlicher Auflösung durchzuführen.

Die Anwendung zeigt insbesondere in der Darstellung von Bildern und Bildsequenzen sowie in der Verarbeitung rechenintensiver Bildoperationen eine sehr gute

Performance. Auf einem Pentium III 700 MHz wird kann unter Java 1.3 eine Bildsequenz mit 512x512x8Bit Einzelbildgröße mit 115 frames per second dargestellt werden. Ein Bild mit einer Größe von 1910x1716x16Bit wird mit einem beliebigen 5x5 FIR Filter in 3,8 s verrechnet.

3 Teleradiologie mit Java

Der Java Viewer wurde in der vorliegenden Aktivität für die Teleradiologie erweitert. Hierbei können sich eine beliebige Zahl von Clients, die mit dem Web Server verbunden sind, zu einer Telekonferenz zusammenschließen. Der Web Server ermöglicht sowohl die Verbindung der Applets zum PACS als auch die Kommunikation der Applets untereinander. Eine zusätzliche Java Applikation auf dem Web Server steuert die Telekonferenz.

3.1 Ablauf einer Telekonferenz

Beim Laden der Software vom Web Server erfolgt über einen Dialog die Anmeldung an die Datenbank (Überprüfung der Benutzerrechte) und auf Wunsch die Anmeldung an eine Konferenz. In einem weiteren Dialog werden alle Personen angezeigt, die an der Konferenz teilnehmen möchten. Haben sich alle Teilnehmer einer Telekonferenz angemeldet und sind alle Teilnehmer einverstanden, wird die Bearbeitung gestartet. Der erste angemeldete Teilnehmer ist zunächst der Konferenzleiter. Er bestimmt die Funktionen, die ausgeführt werden. Alle anderen Teilnehmer sehen den Mauszeiger des Konferenzleiters als zusätzlichen Mauszeiger auf der Oberfläche. Die vom Konferenzleiter gewählten Funktionen werden bei allen Teilnehmern simultan ausgeführt. Der für die Konferenz zur Verfügung stehende Funktionsumfang entspricht dem oben genannten Umfang des Java DICOM Viewers. Jederzeit kann ein beliebiges Bild aus dem Datenbestand des PACS für die Bearbeitung geladen werden, das dann simultan allen Teilnehmern angezeigt wird. Die Rolle des Konferenzleiters kann von jedem Teilnehmer mit einem Mausklick angefordert werden und während der Konferenz beliebig wechseln.

3.2 Programmtechnische Steuerung der Konferenz

In Abb.1 ist der Funktionsablauf einer Telekonferenz zu sehen. Das System hat wie bereits erwähnt eine Dreischicht Architektur bestehend aus dem PACS mit einer Bilddatenbank, dem Web Server, auf dem die Java Applikation zur Konferenzsteuerung und Datenbankabfrage installiert ist, und den Clients, die das Java-Applet als Betrachtungs- und Konferenzsoftware in einen Browser laden. Die Verbindung zum PACS ist wie in [5] und [6] beschrieben realisiert worden. Der Client, der sich als erster an der Konferenz anmeldet, ist zunächst der Konferenzleiter (Client 1). Er gibt seinen Funktionsaufruf via RMI (Remote Method Invocation) an die Serverapplikation weiter. Der Server empfängt diese Funktion und ruft die entsprechende Funktion

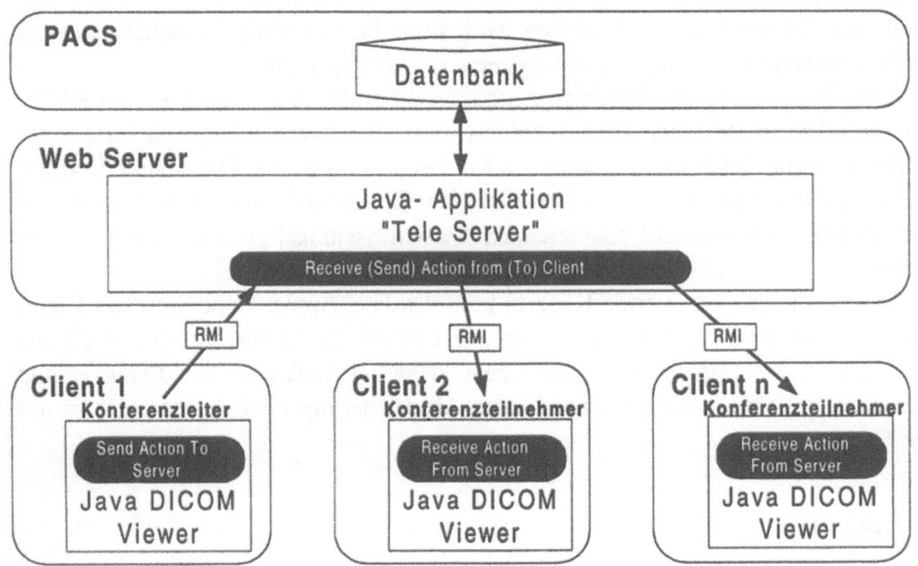

Abb.1: Funktionsablauf einer Telekonferenz/Telekonsultation mit Java

mit den nötigen Parametern bei allen anderen angeschlossen Clients (Konferenztei lnehmern, Client 2-n) ebenfalls per RMI auf. Für diese RMI-Kommunikation in beiden Richtungen werden sogenannte Callbacks verwendet. Die Applets der Konferenzteilnehmer agieren sowohl als RMI-Clients als auch als RMI-Server. Die für RMI nötige Registrierung (RMI-registry) ist für eine Java-Applet nicht möglich, da keine lokale Anwendung auf den Clients gestartet werden kann, so dass die Referenz in serialisierter Form an den Server übergeben wird [7].

4 Evaluation

Das System erlaubt einer beliebigen Zahl von Personen innerhalb und außerhalb einer Klinik einer Telekonferenz beizutreten, ohne dass spezielle Software auf den Rechnern der Teilnehmer installiert sein muss. Einzig ein Java fähiger Netzwerk Browser wird auf den Clients benötigt. Die zu besprechenden Bilder müssen nicht separat vor der Konferenz an die Teilnehmer übertragen werden, sondern werden während der Konferenz aus dem zentralen PACS geladen. Durch die oben erwähnte Unabhängigkeit von der Bildschirmauflösung sehen alle Teilnehmer die gleiche Einteilung des Bildschirms, und es entstehen keine Probleme durch verschiedene Positionierung oder Ausschnittsvergrößerungen auf den einzelnen Arbeitsplätzen.

Das System funktioniert in allen TCP/IP basierten Netzwerken. Die Verbindung wird ausschließlich zum Web Server aufgebaut, der die Kommunikation untereinander ermöglicht. Die Übertragung der Bilddaten in schmalbandigen Netzen (ISDN) ist zwar zeitaufwendig; die Bearbeitung der geladenen Bilder läuft hingegen auch in diesen Netzen ohne erkennbare Verzögerungen ab. Dieser Vorteil wird dadurch erzielt, dass während der Konferenz nur Steuerparameter übertragen werden und somit das Netzwerk minimal belastet wird. Eine dazu parallele Sprachübertragung ist über herkömmliche LAN-Telefonsysteme problemlos möglich.

Die Überprüfung der Benutzerrechte erfolgt bei der Anmeldung an das PACS. Nur autorisierte Benutzer können mittels ihres Benutzernamens und Passwortes Bilder aus dem PACS laden und an der Konferenz teilnehmen. Die sichere Übertragung der Daten über öffentliche Netze ist nicht Bestandteil dieser Arbeit. Hier wird auf die sich zum Standard etablierenden Verschlüsselungstechniken wie PGP verwiesen.

In dem zur Zeit realisierten Konzept trägt das Java-Applet keine Signatur. Damit wird bewusst ein Zugriff auf die Festplatte und die Systemressourcen der Clients unterbunden. Das System birgt somit kein Sicherheitsrisiko für den Benutzer und verhindert gleichfalls die (unkontrollierte) Abspeicherung medizinischer Daten auf den Clients.

5 Literatur

1. Hillen W., Jansen N., Unglauben F., Indefrey R.: Multimediale Darstellung und Verarbeitung medizinischer Bilddaten in Rechnernetzen. Bildverarbeitung für die Medizin 1998: 373-377. Springer-Verlag, Berlin 1998
2. S. Hludov, Th. Engel, Ch. Meinel: JAVA basierte DICOM-Viewer. Telemedizinführer Deutschland 2000: 254-258. Deutsches Medizin Forum, Bad Nauheim 1999
3. Jörg Holstein, Klaus Kleber, Andreas Schröter, Paul Kriener, Dietrich Grönemeyer: Jive - A Java based DICOM image viewer, In: ISCB-GMDS-99 44. Jahrestagung der Deutschen Gesellschaft für Medizinische Informatik, Biometrie und Epidemiologie, Heidelberg 1999
4. Balbach T, Liß T, Horsch A: Visualisierung und Kommentierung von DICOM-Daten - Ein Java-Applet. Bildverarbeitung für die Medizin 1998: 338-342, Springer Verlag, Berlin 1998
5. Unglauben F.: Implementation of an Oracle database with a Java interface for medical image visualisation, Master Thesis, Coventry University 1999
6. Unglauben F., Hillen W., Murdfield M.: Evaluation of Two- and Three-Tier Database Connections for a Java Based Medical Image Viewer. Bildverarbeitung für die Medizin 2000:203-207. Springer-Verlag, Berlin 2000
7. Kondring Th.: Java-basierter Medical Image Viewer für die Teleradiologie, Diplomarbeit, FH Aachen Abt. Jülich 2000

Dieses Projekt wurde unterstützt vom "Innovationsprogramm Forschung" des "Ministerium für Schule, Wissenschaft und Forschung" des Landes Nordrhein Westfalen.

Automated 3D Video Documentation for the Analysis of Medical Data

S. Iserhardt-Bauer[1], C. Rezk-Salama[2], T. Ertl[1], P. Hastreiter[3], B. Tomandl[4], und K. Eberhardt[4]

[1]Visualization and Interactive Systems Group, University of Stuttgart, Germany
[2]Computer Graphics Group, University of Erlangen-Nuremberg, Germany
[3]Neurocenter, University of Erlangen-Nuremberg, Germany
[4]Division of Neuroradiology, University of Erlangen-Nuremberg,Germany
Email: Sabine.Iserhardt-Bauer@informatik.uni-stuttgart.de

Abstract. The usual way to document medical data is using 2D images and textual transcription as medium. But for analysing the position and the spatial dimensions of an aneurysma 3D information is mandatory. This information can be provided by digital videos that show the visualized 3D medical data set. However, to generate such videos usually is a very inconvenient and time-consuming procedure. To automate this it is necessary to define a standardized way of observing the medical data set. The following paper presents an approach to automatically record a digital video sequence of an aneurysma in CT-data sets which is based on hardware supported texture mapping.

1 Introduction

Direct volume rendering based on hardware supported 3D texture mapping is an approach which produces images of high quality and interactive frame rates [1]. These features facilitate the practical use in medical applications. The drawback of this technology is that it is limited by the high cost of purchase of the necessary high end computer graphics hardware.

3D visualization is a useful approach for surgery analysis and planning. However, in the field of medical documentation, 3D documentation is currently not frequently used. This could be changed if digital videos of the 3D data set would be used for documentation. Usage of videos has two main advantages. First, the video shows a moving scene which provides much more information than a collection of images. Second, the video, other than the direct usage of interactive visualization tools, delivers repeatable information. In conventional visualization applications special software tools or manual doing of snapshots is necessary to produce videos. Both approaches need a lot of resources and time. Additionally these tools are usually not integrated into the visualization tool which is very inconvenient for the user.

In this paper we present a hardware supported approach integrated in our visualization tool. SGI offers an OpenGL extension the so-called pixel buffer [3]. The pixel buffer is a hardware accelerated nonvisible (off-screen) rendering buffer. The combination of these features allows us to record digital videos in a fast way and without time delaying. In our application the produced video will be integrated into an HTML document which contains the patient data and information about the disease.

To use automatically generated videos it is necessary to define the content of this video. Usually clinicians examine individual patient data in similar ways. Therefore, using standardized video sequences to record the examination is a feasible approach to use 3D visualization results in documentation.

Like aforementioned we want to avoid that all physicians need the expensive special graphics hardware. For that we want to offer a secure web service where the user will send the medical patient data and receive a document which contains all data together with the produced video.

2 Methods

In the medical field the conventional way to document the patient data is to use 2D-images and the transcription of the analysis and diagnose. The missing feature is the 3D-impression of the position, orientation and the dimension of the diseased organ. Especially in case of an aneurysma it is mandatory that these informations are available. To get a real impression of the aneurysma it is necessary to have a sequence of images from different viewing points. This can be realized if we are using a volume visualization tool and take images from different points and append them to a digital video sequence. in order to define the viewing points of the camera and make this path understandable for all users a standardized camera path is required. Usually, clinicians examine individual patient data in a similar way. At first, an overview of the complete data set is used for the purpose of orientation and in order to search for pathologic regions. Starting with a posterior overview (Fig. 1 B) around 180°, the user will get a first impression of the volume data. But to get a meaningful result it is necessary to consider more than one viewing point. A further sequence represents the lateral way around 180° also (see Fig. 1 C).

Frequently an overview is not sufficient for the analysis of an aneurysma. It is required to have a more detailed view of the diseased region. For that the camera will move into the direction of the interesting region. Most times the CT-images are recorded in a way that the aneurysma lies at the center of the volume. If this is not the case or if the user wants another point to be the point of interest, it is also possible to define this point manually. Selecting a point in a 3D volume is difficult on a 2D screen. Therefore we decided to use a two step procedure. First the user defines an arbitrary clipping plane through the center of the interesting region. Now on this 2D clipping plane the user can select the actual point of interest. This is a very convenient and accurate way to select a point in a 3D space. Another approach is to reduce the volume and to cut out unimportant areas. For that the user can select a subvolume and place it around the region of interest.

After the camera has been moved towards the point of interest the posterior overview will be repeated and gives the user a more detailed overview of the aneurysma.

The above explained examination uses a predefined camera path which is defined as a sequence of key frames specifying the position and orientation of the camera at different time steps. To smooth the camera path the control points of the path have to be set on a circular path sampled in small angle steps.

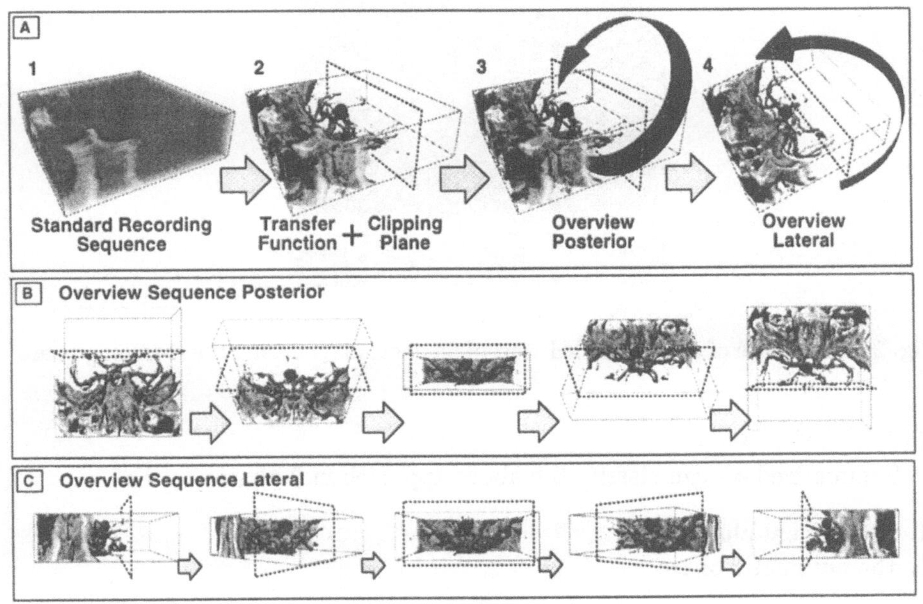

Fig. 1. Standardized Procedure for analyze intracranial aneurysma. [2]

CT-data sets usually contain a lot of noise which often hides the important information. Therefore it is necessary to segment the interesting data. One efficient method is using transfer functions (see Fig. 1 A). After using this method we have a clear view on the aneurysma. To further reduce the quantity of information in the volume data set we can use clipping planes (see Fig. 1 A) and clip the unimportant region.

After the user preprocessed the volume data manually and the camera path is automatically predefined the rendering process can be started. To produce the video sequence the camera follows the defined control points. To speed up the rendering the scene will be rendered into the hardware accelerated pixel buffer. This kind of buffer is a special SGI frame buffer which allows to render off-screen and therefore very fast. The scene will now be read out from this pixel buffer and will be saved as images. Finally the images will be converted to a digital video

(Fig. 2). For making the video available on different platforms and for low-end machines the video can be saved in different video types and will be integrated into an HTML document which also contains the patient data.

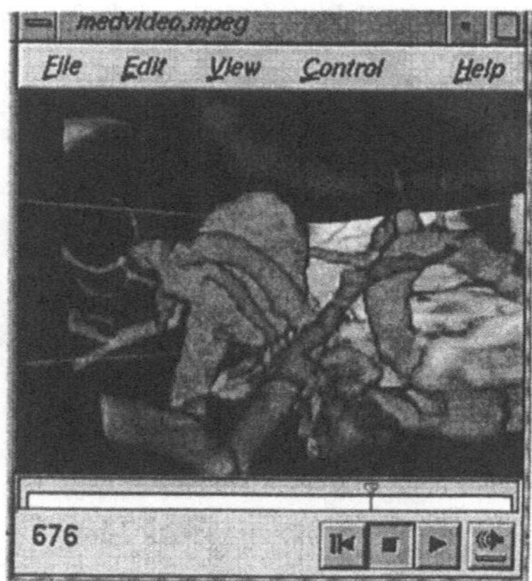

Fig. 2. A sequence of closer detailed view of an aneurysma during the recording phase

Summarized we can classify the above approach in 2 phases:

1. the manual phase
2. the automatic phase

The manuall phase consists of the setting of the transfer function, the user defined clipping plane and the definition of the point of interest if necessary. The automatic one consists of defining the camera path, setting the camera to different viewing points, read out the single images and convert them to a digital video sequence. Even the last two methods uses a lot of time and patience if they are done manually.

3 Results

The volume visualization was performed on a SGI Octane with the EMXI graphics board which supports the hardware accelerated pixel buffer.

The test data set contains intracranial aneurysms which are frequently located at the internal carotid artery, the anterior communicating artery and the bifurcations of the medial cerebral arteries. For this data we set the center of the volume as the point of interest. Therefore the camera flies around the center like mentioned above. In general, the information contained in the video depends on the resolution of the frames and the number of frames. To smooth the video we have to keep the angular distances between the recorded images small. For a video like the described one we need approximately 600 frames to reach reasonable quality. The video which you can find at http://wwwvis.informatik.uni-stuttgart.de/ iserhard/medvideo.html represents 600 frames with size 640 x 480. The recording time of this video was around 25 s. The size of the uncompressed video is around 700 MByte, of the compressed one 11 MByte.

4 Discussion

The result shows a high quality and meaningful video. However, the compressed video contains some artifacts which do not cause a critical loss of information. Besides this there is no more effort necessary due to the automatic generation. This important feature of the presented approach is very helpful in practical use. To automate the approach more than it was described above we can use an automatic generation of the transfer function. The automatic generation of an ideal transfer function supports the clinicians in a very difficult approach which needs a high technical and medical knowledge. In [2] we can find an approach for the automatic generation of the functions which is based on the approach from Kindlmann [4]. In future a webservice is planned so the production of a video is really independent of the expensive special graphics hardware for the clinicians. The webservice will be represented a convenient and easy way to integrate digital videos in the medical documentation.

References

1. B. Cabral, N. Cam, and J. Foran. Accelerated Volume Rendering and Tomographic Reconstruction Using Texture Mapping Hardware. *ACM Symp. on Vol. Vis.*, pages 91–98, 1994.
2. C. Rezk-Salama, S. Iserhardt-Bauer, P. Hastreiter, J. Scherer, B. Tomandl, K. Eberhardt, G. Greiner, and T. Ertl. Automated 3D Visualization and Documentation for the Analysis of Tomographic Data. *Technical Report, University of Stuttgart, Visualization and Interactive System Groups*, 2000.
3. OpenGL on Silicon Graphics Systems. `http://techpubs.sgi.com/library/` *Chapter 5: Introduction to OpenGL Extensions*
4. G. Kindlmann and J.W. Durlin. Semi-Automatic Generation of Transfer Functions for Direct Volume Rendering. *ACM Symp. on Vol. Vis*, pages 79 – 86, 1998.

Innovatives Daten Management
e-health.solutions – die web-basierte Patientenakte

Katja Schmidt
GMD - Gesellschaft für Medizinische Datenverarbeitung mbH
e-mail: schmidt@gmd-net.com

Zusammenfassung. *e-health.solutions* integriert verschiedene bestehende medizinische Informationssysteme über DICOM und HL7 Datenstandards. Die Daten werden patientenbezogen gespeichert und zu einer umfassenden, vollständig auf Java basierenden, Patientenakte zusammen gestellt. Durch die Verwendung von Web-Technologie ist *e-health.solutions* prädestiniert für die Kommunikation über Internet zu externen Partnern im Gesundheitswesen. Es entsteht ein klinischer Arbeitsplatz, der die Effizienz des klinischen Workflow steigert; Untersuchungen können nicht nur elektronisch beauftragt werden, sondern stehen sofort nach Erstellung der Befunde an jedem PC der Klinik zur Verfügung. Integriert werden Bilder auch direkt aus Modalitäten– mit und ohne PACS.

1 Einleitung

Die Leistungsträger in der Medizin werden in der nächsten Zukunft wesentlich höheren betriebswirtschaftlichen Anforderungen genügen müssen als in den vergangenen Jahren. Um diesen gerecht zu werden, müssen Informationen möglichst umfassend, zeitnah und ortsunabhängig zur Verfügung stehen.

Die Konsolidierung der Informationen muß patientenbezogen und aus der Vielzahl der in Kliniken bereits bestehenden Informations-Systeme (IS) heraus erfolgen. Somit bleiben den Kliniken Neu-Anschaffungen erspart. Zur Unterstützung medizinischer Netzwerke müssen Daten auch von außerhalb der Kliniken abrufbar sein. Damit alle Netzwerkpartner auf die für sie jeweils relevanten Daten zugreifen können, ist der Zugriff mit geringem technischen Aufwand zu ermöglichen. Selbstverständlich müssen Daten vor unbefugtem Zugriff – auch und gerade während der Übertragung nach „außen" - geschützt sein.

2 Web-Technologie für flexiblen Bild- und Datenabruf

Modernste Web-Technologie eignet sich hervorragend für die Übertragung von Daten, die zeit- und ortsunabhängig abrufbar sein müssen und von verschiedenen Nutzern gleichzeitig eingesehen werden. Nachfolgend sind die Vorteile des Einsatzes von Web-Technologie im Gesundheitswesen dargestellt.

2.1 e-health.solutions – die webbasierte Patientenakte

e-health.solutions besteht aus drei speziellen Modulen (*e-health.link, e-health.workspace, e-health.community*), und paßt sich somit den jeweiligen Bedürfnissen ihrer Nutzer -- Klinken, Praxen und Arztnetze -- an.

Daten aus dem administrativen System, der Radiologie, dem Labor sowie weiteren leistungserbringenden Systemen werden über DICOM und HL7 Datenstandards in einer web-basierten Elektronischen Patientenakte (EPA) zugänglich gemacht. Durch weitere Dienste wie Auftrags- und Befundkommunikation, Arztbriefschreibung, Kodierung und frei einzubindende weitere Programme entsteht ein an die Bedürfnisse des Anwenders angepaßter Arbeitsplatz.

e-health.solutions ist eine vollständig auf Java basierende Integrationsplattform, die im Krankenhaus Intranet integriert werden kann. Durch die Verwendung von Web-Technologie ist *e-health.solutions* prädestiniert für die Kommunikation über Internet zu externen Partnern im Gesundheitswesen.

2.2 Umfassende Funktionalitäten sichern effizienten Workflow

e-health.solutions ist aufgrund umfangreicher Funktionalitäten ein klinischer Arbeitsplatz, der die Effizienz des klinischen Workflow steigert. Aufträge an Labor, Radiologie, Pathologie lassen sich leicht innerhalb der EPA formulieren und werden im Intranet an die betreffende Abteilung übermittelt. Dazu werden individuell an die Klinik angepaßte Auftragsformulare genutzt. Zudem können Notizen in Form von Audio-Befunden oder Filmen angefügt und strukturierte Befunde verfaßt werden, wobei die Radiologie-Funktion stets eine Einheit von Bild und Textbefund bietet. Sofort nach Erstellung der Befunde stehen diese an jedem PC der Klinik zur Verfügung.

Die integrierte Terminplanung bucht Labor- und Radiologie-Termine im gleichen Moment, in dem der Auftrag generiert wird. Zeitsparend wirkt sich auch die Übernahmemöglichkeit von Bildern, Laborwerten, Diagnosen aus der EPA in den Arztbrief aus, welcher ausgedruckt und in der Akte gespeichert wird. *e-health.solutions* übernimmt zudem die Verwaltung von Formularvorlagen.

Mit einem Formulargenerator können individuelle Masken für alle medizinischen und administrativen Abteilungen angelegt werden. Neue Diagnose oder Therapieverfahren können so flexibel erfaßt, ohne dass das System programmiert werden müsste.

Der Formulargenerator ermöglicht die Integration bestehender Papierformulare und die Erstellung neuer Formulare. Die Formulare können vorausgefüllt werden und auch Felder zur Datenerfassung beinhalten. Ausgefüllte Formulare können gedruckt werden. Damit können z.B. Rezepte, Überweisungs- oder Krankenkassen-Formulare schnell auf elektronische Form umgestellt werden.

e-health.solutions verfügt neben einem voll integrierten Kodierwerkzeug nach ICD-10 auch über eine Applikationsschnittstelle zur Integration des neuen ID-DIACOS mit der Erfassung von Leistungen nach ICPM und Diagnosen nach ICD-10 V2. Der eingebaute DRG-Grouper berechnet und überprüft DRG nun automatisch und liefert durch den Vergleich zur bisherigen Abrechnung nach Fallpauschalen und Sonderentgelten wichtige ökonomische Planungsgrundlagen. Die neuen gesetzlichen Anforderungen an die erweiterte medizinische Dokumentation sind somit bereits realisiert.

2.3 Hohe Qualität und Flexibilität in der Bildverarbeitung

e-health.solutions kann Bilder nicht nur aus dem bestehenden RIS, sondern auch direkt aus Modalitäten integrieren. Gleichzeitig ist die Unabhängigkeit vom PACS gegeben.

Bilder können in drei verschiedenen Qualitäten dargestellt werden; vom einfachen Ansichts-DICOM-Viewer bis zum high-end Befundungs-Viewer kann die gewünschte Qualität ausgewählt werden. Die Importgeschwindigkeit *e-health.solutions'* ist äußerst hoch: zwei Sekunden nach Erstellung des Bildes stehen die Daten in der Patientenakte zur Verfügung. In einem 10Mbit Netzwerk werden Bildsequenzen innerhalb von 1 bis 2 Sekunden auf den Bildschirm geladen.

2.4 Herausragende Datensicherheit

e-health.solutions bietet ein detailliertes Konzept der Zugriffsberechtigung auf Daten. Bspw. besteht die Möglichkeit, Zugriffrechte auf Datenbankobjekte (z.B. Untersuchungsergebnisse oder Dokumente) zu konfigurieren.

Diesen Objekten werden bestimmte Privilegien, z.B. Nur-Ansicht oder Beauftragung von Aufträgen zugewiesen. Andererseits können Profile einer Organisationseinheit, z.B. einer Station oder einem Krankenhaus zugewiesen und mit bestimmten Privilegien versehen werden.

Dokumente, Diagnosen und Untersuchungsergebnisse besitzen eine Schreibfreigabe für den Ersteller. Die weiteren automatischen Freigaben sind ausschließlich Lesefreigaben. Darüber hinaus ist eine manuelle Freigabe von Objekten möglich. Daten (Dokumente, Diagnosen, Untersuchungsergebnisse) können den Status "vertraulich" besitzen. Der Zugriff für vertrauliche Daten ist auf manuell erteilte Zugriffsrechte über die entsprechende Freigabe beschränkt.

2.5 Lösungen für radiologische Großpraxen

Mit *e-health.solutions* wird auch ein Lösungspaket für radiologische Praxen angeboten, das radiologische Patientendaten transparent an jedem Arbeitsplatz innerhalb eines Praxisverbundes mit mehreren Praxisstandorten zugänglich macht. Hierfür wird ein Radiologie-Praxis-Intranet geschaffen. Mit entsprechender Berechtigung kann auch von zuweisenden Arztpraxen, Krankenhausstandorten des Radiologieverbundes und Home Offices der Radiologen aus zugegriffen werden.

2.5.1 Systemintegration und Vernetzung

Im ersten Schritt werden sämtliche Informations-Systeme der Praxis, z. B. bildgebende Modalitäten, PACS, Praxis-EDV und RIS in der webbasierten Integrations-Plattform *e-health.solutions* verbunden. Die Daten werden in einem Webserver in einer radiologischen Akte verwaltet. Für die Benutzung des Systems genügt ein einfacher Webbrowser.

Für jeden Standort wird ein Webserver genutzt, der die Kommunikation mit den Systemen des Standorts übernimmt und die radiologische Akte für den Standort aufbaut. In einem sicheren und zertifizierten Rechenzentrum wird dann ein zentraler Server aufgestellt, der entweder die Verweise auf die einzelnen Server in den Standorten verwaltet oder es wird eine zentrale radiologische Akte etabliert. Über den zentralen Server kann bei Berechtigung transparent auf die verteilten radiologischen Akten der Standard-Server zugegriffen werden. Die verteilte Terminplanung und die elektronische Überweisung wird über den zentralen Server realisiert.
Auf den Arbeitsplätzen ist lediglich die Installation eines Webbrowsers notwendig. Zusätzlich können lokale Anwendungen wie Textverarbeitungsprogramme (Office), Kodierwerkzeuge (ICD-10), Spracherkennungssoftware, digitale Diktiersysteme und weitere Anwendungen integriert werden.

2.5.2 Nutzen und Funktionalität von e-health.solutions

e-health.solutions baut eine radiologische „e-business" Plattform über die Internetseiten des jeweiligen Nutzers auf und bietet den sicheren Zugang auf die folgenden Dienste an:

- Übergreifender und transparenter Zugriff im Informationsverbund auf radiologische Daten (Bilder, Befunde, Überweisungen, Aufträge) an allen Praxis- und Klinikstandorten.
- Radiologische Auftrags- und Befundkommunikation im Informationsverbund für radiologische Praxen und der Radiologie in Krankenhäusern. Überweisungen und Aufträge sind mit Aufklärungsinformationen verknüpft. Für die Beauftragung radiologischer Leistungen können individuell angepasste Online-Formulare eingesetzt werden.

e-health.solutions bietet Funktionen zur Befundschreibung, Diagnosekodierung und Arztbriefschreibung. Je nach Bedarf sind Funktionen zur Primär- oder Sekundärdiagnostik (Befundung bzw. Bildreview) wählbar. Dies ist sogar vom Home-Office aus mit einem MPG-zertifizierten Bildviewer (für Schnittbildverfahren) möglich. Dies alles steht im Webbrowser zur Verfügung.

Online-Buchung und -Verwaltung von Praxisterminen ist über einen sicheren Internetbereich für Radiologen, zuweisende Kollegen, Patienten und Verwaltungspersonal möglich. Die Terminbestätigung erfolgt elektronisch per Fax, Email oder SMS für Patienten und Zuweiser. Bilddaten und Befunde können auch automatisiert per Email übertragen werden. Ab 2001 ist die Health-Care Professional Card einsetzbar; kompatibel für digitale Signatur bei allen Befunden, Bildern und Aufträgen.

Befunde können auch als digitaler Vorbefund sofort nach Diktat zur Verfügung gestellt werden. Die Befunde und Arztbriefe können direkt diktiert und elektronisch im System abgelegt werden. Eine automatische Spracherkennung kann über das Office-Paket integriert werden.

Optional bietet *e-health.solutions* ein DICOM-Bildarchiv (PACS) oder ein XML-Dokumentenarchiv für die Langzeitarchivierung an.

2.5.3 Datensicherheit und Technik

Die Sicherheitsanforderungen genießen bei diesem Konzept höchste Priorität. Die rollenbasierte Zugangskontrolle gewährleistet, daß jeder Nutzer nur Zugang zu den jeweils für ihn relevanten Daten erhält. Für die externe Kommunikation werden alle Daten nach modernsten Standards verschlüsselt (SSL-Verschlüsselung). Das Radiologie-Datennetz ist über Firewall und das Rechenzentrum gesichert.

3 Modernste Web-Technologie sichert minimalen Administrationsaufwand

Die Installation von *e-health.solutions* kann durch GMD oder Partner vorgenommen werden. Der web-basierte Software-Ansatz erlaubt kostengünstige Fernwartung, u.a. auch Updates auf dem zentralen Server. Aufwendungen für Software-Installationen auf den Clients sind somit hinfällig („zero-client administration"). Web-Technologie garantiert zusätzlich die Skalierbarkeit des Systems.

Die Verwendung von HL7 und DICOM Standard-Schnittstellen führt zur leichten Integration der zu vernetzenden Systeme. Die Zuverlässigkeit von *e-health.solutions* ergibt sich auch aus der Verwendung bewährter Systeme, bspw. einer Oracle Standard Datenbank. Integrierter Datenschutz und Rollenmodelle gewährleisten höchste Sicherheit.

4 Fazit

e-health.solutions ist die adäquate Plattform zur Steigerung der Effizienz klinischer Arbeitsprozesse. Redundanzen werden vermieden und Ressourcen werden dort eingesetzt, wo sie am hilfreichsten sind.

Qualität von DICOM-Informationen in Bilddaten aus der klinischen Routine

Michael Kohnen, Henning Schubert, Berthold B. Wein, Rolf W. Günther, Jörg Bredno[a], Thomas M. Lehmann[a] und Jörg Dahmen[b]

Klinik für Radiologische Diagnostik
Email: {kohnen, schubert, wein, guenther}@rad.rwth-aachen.de

[a] Institut für Medizinische Informatik, RWTH Aachen
Email: {jbredno, tlehmann}@mi.rwth-aachen.de

[b] Lehrstuhl für Informatik VI, RWTH Aachen
Email: dahmen@informatik.rwth-aachen.de

Rheinisch-Westfälische Technische Hochschule (RWTH), 52057 Aachen

Zusammenfassung. In der medizinischen Diagnostik wird in zunehmendem Maße das DICOM-Format bei digitalen Modalitäten verwendet. Diese Arbeit untersucht, inwieweit der DICOM-Standard in der Version 3.0 von 1999 eingehalten wird und damit Informationen aus den DICOM-Headern über die aufgenommene Region des Körpers zu einer zuverlässigen automatischen Kategorisierung des Bildmaterials verwendet werden können. Dazu wurden Bilder aus der klinischen Routine von insgesamt 4 verschiedenen digitalen Modalitäten der Klinik für Radiologische Diagnostik der RWTH Aachen untersucht.
Bisher können DICOM-Informationen nicht für eine zuverlässige Kategorisierung des Bildmaterials verwendet werden. Dies hat zwei wesentliche Gründe: nur bei 1 von 4 untersuchten Geräten sind die benötigten Informationen in den Headern enthalten. Zusätzlich kommt es in der klinischen Routine durch das medizinische Personal mit einer Häufigkeit von 15,5% zu konfigurationsbedingten Fehlbelegungen der relevanten DICOM Einträge.

1 Einleitung

In der medizinischen Diagnostik wird bei digitalen Modalitäten zunehmend das DICOM-Format zur Speicherung der Bilddaten verwendet. DICOM-Daten enthalten neben der reinen Bildinformation zusätzliche Informationen über die aufgenommene Körperregion sowie Aufnahmeparameter, Patientenstammdaten und gerätespezifische Einstellungen, die in definierten DICOM-Tags abgelegt sind.

Die hier vorgestellte Untersuchung zur Korrektheit und Vollständigkeit von DICOM-Daten wurde im Rahmen des IRMA-Projektes [1, 2, 3] (Image Retrieval in Medical Applications) durchgeführt. Innerhalb dieses Vorhabens wird eine automatische Kategorisierung radiologischen Bildmaterials vorgenommen. Die hier vorgestellte Analyse soll zeigen, inwieweit DICOM-Informationen für diese Kategorisierung verwertbar sind. Weiterhin soll aufgezeigt werden, in welchem Rahmen der DICOM-Standard bei verschiedenen Aufnahmemodalitäten eingehalten wird.

2 Methoden

Für die Untersuchung standen verschiedene Aufnahmegeräte der Klinik für Radiologische Diagnostik der RWTH Aachen zur Verfügung. Tabelle 1 enthält die Art des Gerätes sowie Baujahr, Stand der installierten Softwareversion und Anzahl der untersuchten Bilder des Gerätes.

Gerät	Baujahr	Softwareversion	Anz. Bilder
Computertomograph (CT1)	1996	1999	462
Computertomograph (CT2)	1999	Aug. 2000	580
Magnetresonanztomograph (MR1)	1995	Dez. 1999	35
Magnetresonanztomograph (MR2)	1999	Jun. 2000	7
Summe			1084

Tabelle 1. Untersuchte Modalitäten

Insgesamt wurden die Inhalte von 1084 Bildern bezüglich ihrer Kompatibilität mit dem DICOM-Standard überprüft. Die Bilder wurden aus der klinischen Routine entnommen. Die Überprüfungen, die die aufgenommenen Körperregionen betreffen, wurden von Fachärzten mittels eines Vergleichs von Bildinhalt und den einzelnen DICOM-Tags durchgeführt.

Der Arbeit liegt der DICOM Standard in der aktuellen Version 3.0 von 1999 zugrunde [4]. Informationen über die dargestellten anatomischen Strukturen können im Tag *Body Part Examined* als Schlüsselwort aus einer festgelegten Liste von 25 verschiedenen Regionen "SKULL, CSPINE, TSPINE, LSPINE, SSPINE, COCCYX, CHEST, CLAVICLE, BREAST, ABDOMEN, PELVIS, HIP, SHOULDER, ELBOW, KNEE, ANKLE, HAND, FOOT, EXTREMITY, HEAD, HEART, NECK, LEG, ARM, JAW" oder im Tag *Anatomical Structure* abgelegt werden, wobei hier die SNOMED Codierung (internationaler Standard für medizinische Nomenklatur Version 3.5 von 1998) [5] als Inhalt empfohlen, aber nicht festgeschrieben wurde. Der DICOM-3 Standard schreibt jedoch eine Verwendung des letztgenannten Tags *Anatomical Structure* nicht zwingend vor. Verpflichtend ist zur Lokalisation von dargestellten Strukturen nur das Tag *Image Position*, welches Koordinatenangaben über die Positionierung des Bildes enthält.

3 Ergebnisse

Dieser Abschnitt enthält nach den Geräten in Tabelle 1 aufgeschlüsselt, inwiefern der DICOM-Standard von 1999 eingehalten wird. Weiterhin wird angegeben, ob bestimmte Tags wie *Body Part Examined* und *Anatomical Structure*, die für die Bestimmung der aufgenommenen Körperregion benötigt werden, gesetzt sind.

3.1 Computertomograph CT1

Bei allen 462 von diesem Gerät stammenden Bildern ist das Tag *Recognition Code* auf "ACR-NEMA 1.0" gesetzt. Dabei handelt es sich um einen veralteten Standard von 1985 [6], einem Vorgänger des DICOM-Standards, der ein Setzen des Tags *Body Part Examined* nicht vorsieht. Durch die Benutzung des ACR-NEMA Standards findet die SNOMED-Nomenklatur in Verbindung mit Tag *Anatomical Structure* ebenfalls keine Verwendung. Somit kann bei diesem Gerät anhand der DICOM-Information nicht festgestellt werden, welche Körperregion aufgenommen wurde.

Die Bilder dieses Gerätes enthalten darüber hinaus zusätzliche Tags wie *Repitition Time* und *Inversion Time*, wie sie eigentlich für Magnetresonanzaufnahmen benötigt werden. Das Setzen solcher Tags in CT-Bildern ist nach dem aktuellen DICOM-Standard nicht zulässig.

3.2 Computertomograph CT2

Bei den 580 Bildern von diesem Gerät war lediglich das Tag *Body Part Examined* gesetzt, das optionale Tag *Anatomical Structure* wurde nicht verwendet. Insgesamt ist bei diesem Gerät der DICOM-3 Standard eingehalten worden. Daher ist hier auch eine differenziertere Analyse der Einträge des Tags *Body Part Examined* möglich.

Für die jeweilige medizinische Fragestellung werden in der klinischen Routine Standarduntersuchungsschemata (Protokolle) verwendet, die eine bestimmte Parametrierung der Aufnahmemodalitäten einschließen. Diese Information wird hier für die Belegung des Tags *Body Part Examined* verwendet.

Tabelle 2 zeigt, daß bei 90 von 580 Bildern der Inhalt des Tags nicht mit der tatsächlich abgebildeten Körperregion übereinstimmt, was einer Fehlerrate von 15.5% entpricht. Die Tabelle enthält der Übersichtlichkeit halber nur die Schlüsselworte, die in den DICOM-Headern, der betrachteten Bilder, gefunden wurden.

3.3 Magnetresonanztomographen MR1 und MR2

Diese beiden Geräte stimmten bei der Belegung und dem Vorhandensein der relevanten DICOM-Tags überein, so daß sie hier zusammengefaßt werden können.

Beide Geräte enthalten weder das Tag *Anatomical Structure* noch wurde das Tag *Body Part Examined* gesetzt. Daher ist eine Bestimmung der aufgenommenen Körperregion anhand der DICOM-Information bei beiden Geräten nicht

Region	Anzahl	Falsche Einträge									
		ABDOMEN	BREAST	CHEST	EXTREMITY	HEAD	NECK	PELVIS	SHOULDER	SSPINE	Summe
ABDOMEN	231	×	0	0	15	0	0	0	0	0	15
BREAST	113	9	×	0	2	8	0	0	0	0	19
CHEST	169	30	1	×	0	20	0	0	0	0	51
EXTREMITY	4	0	0	0	×	0	0	0	0	0	0
HEAD	6	0	0	0	0	×	0	0	0	0	0
NECK	22	0	0	1	0	0	×	3	0	0	4
PELVIS	2	0	0	0	0	0	0	×	0	0	0
SHOULDER	4	0	0	0	0	0	0	0	×	0	0
SSPINE	29	1	0	0	0	0	0	0	0	×	1
Summe	580	40	1	1	17	28	0	3	0	0	90

Tabelle 2. Belegungen des Tags *Body Part Examined* bei Gerät CT2.

möglich. Weiterhin ist bei beiden Geräten das Tag *Recognition Code* ebenfalls nicht gesetzt, so daß hier nicht eindeutig festgestellt werden kann, welchen Standard das Gerät unterstützt.

4 Diskussion

Zusammenfassend kann festgestellt werden, daß die übermittelten DICOM-Informationen zur automatischen Kategorisierung des Bildmaterials hinsichtlich der untersuchten Körperregion nicht zuverlässig verwendet werden können. Nach unserer Analyse ist bei 3 von 4 Geräten kein auswertbares Tag vorhanden. Beim untersuchten Gerät CT2 weisen die gesetzten Tags in 15.5% der Fälle falsche Einträge auf. Aus der Auswahl eines Protokolls wird bei allen Geräten auf die dargestellten anatomischen Regionen geschlossen, da eine manuelle Eintragung in der klinischen Routine inakzeptabel zeitaufwendig ist und insbesondere der Standard selbst keine Vorgaben macht, welche Datenquellen einbezogen werden sollen. Dies führt dazu, daß Einträge entweder fehlen oder aus dem verwendeten Protokoll vorgegeben werden, so daß lediglich das nicht differenzierte Tag *Body Part Examined* verwendet werden kann. Verpflichtend ist lediglich das Tag *Image Position*, welches jedoch keine Information über die dargestellten anatomischen Strukturen enthält. Freitexteinträge, wie beim Tag *Study Description* können ebenfalls für eine Kategorisierung nicht verwendet werden, da hier keine einheitliche Nomenklatur vorgeschrieben ist.

Zur Untersuchung eines Patienten werden oft Protokolle verwendet, die für eine Fragestellung und Untersuchung die bestmögliche Information und Bildqualität liefern. In diesem Fall kann die zu einem Protokoll abgelegte Information über die Körperregion von der tatsächlich untersuchten Region abweichen. Dies kann beispielsweise dazu führen, daß eine Thoraxuntersuchung mit eingestelltem Abdomenprotokoll durchgeführt wird, so daß die Tags der Thoraxschichtbilder zur Körperregion fälschlicherweise "ABDOMEN" anstatt "CHEST" lauten. Daher sind im vorliegenden Format die DICOM-Informationen zur untersuchten Körperregion auch als Unterstützung für eine automatische Bildkategorisierung nicht verwertbar.

5 Resümee

Zur Verbesserung der Informationsqualität muß einerseits der DICOM-Standard konsequenter umgesetzt werden, andererseits ergeben sich Schwierigkeiten durch die Wahl der Aufnahmeparameter, die sich in der klinischen Routine auf die bestmögliche Einstellung der wählbaren Parameter konzentriert. Daher ist eine zuverlässige Kategorisierung des Bildmatierials anhand von DICOM-Informationen nicht möglich, so daß eine inhaltsbasierte Kategorisierung, wie im IRMA Projekt verwirklicht, notwendig ist.

Literatur

1. Lehmann T, Wein B, Dahmen J, Bredno J, Vogelsang F, Kohnen M: Ein strukturiertes Konzept zum inhaltsbasierten Zugriff auf medizinische Bildarchive. Proc. BVM 2000, S. 218-222.
2. Dahmen J, Keysers D, Motter M, Ney H, Lehmann T, Wein B: An Automatic Approach to Invariant Radiograph Classification, wird erscheinen in Proc. BVM 2001, Lübeck, Germany, March 2001.
3. Dahmen J, Lehmann T, Spitzer K, Ney H: Image Retrieval für klinische Bilddatenbanken. Proc. BVM 1998, S. 442-446.
4. Digital Communications in Medicine (DICOM). Final Draft, National Electrical Manufacturers Association (NEMA), USA 1999.
5. Wingert F: Snomed-Systematisierte Nomenklatur der Medizin. Springer Verlag, Berlin, 1984.
6. ACR-NEMA Standards Publication No. 300-1985, National Electrical Manufacturers Association (NEMA), USA 1985.

Konsequenzen des Medizinproduktegesetzes für die Erstellung von Bildverarbeitungssoftware
Qualitätssicherung gemäß ISO 9001 als Lösungsansatz

Cordula Söllig, Dr. Uwe Engelmann, Andre Schröter, Markus Schwab, Prof. Dr. Hans-Peter Meinzer

Deutsches Krebsforschungszentrum, Heidelberg, Abteilung Medizinische und Biologische Informatik
Steinbeis-Transferzentrum Medizinische Informatik, Heidelberg
Email: c.soellig@dkfz.de

Zusammenfassung. In der medizinischen Bildverarbeitung hat der Einsatz von Software einen hohen Stellenwert. Dabei stehen neue Methoden zur Bildanalyse im Vordergrund. Um den klinischen Einsatz in Routine zu gewährleisten, sind bei der Entwicklung solcher Programme einerseits die Schnittstellen zu anderen Informationssystemen (KIS, RIS, PACS) zu berücksichtigen, andererseits aber auch gesetzliche Vorgaben. Insbesondere haben sich seit dem Inkrafttreten des Medizinproduktegesetzes im Jahr 1995 für die Erstellung medizinischer Software viele Änderungen ergeben. Dieser Beitrag stellt vor, welche Vorschriften für die Softwareerstellung von Bedeutung sind, und erarbeitet eine Lösung, die im Umfeld der Medizininformatik besonders geeignet ist.

1 Einleitung

Seit geraumer Zeit gewinnt Qualitätssicherung im Gesundheitswesen zunehmend an Bedeutung. Aus Sicht der Patienten wird die bestmögliche Behandlung gewünscht. Um in diesem Zusammenhang zur Sicherheit der Patienten einen gewissen Mindeststandard zu gewährleisten, hat der Gesetzgeber verschiedene Maßnahmen getroffen.

Seit Inkrafttreten des Medizinproduktegesetzes im Jahr 1995 ist auch die Medizinische Bildverarbeitung stärker als vorher von gesetzlichen Regelungen betroffen, da Bildverarbeitungssoftware für den medizinischen Bereich in der Regel als Medizinprodukt im Sinn des Gesetzes gilt.

Soll diese Software nun auf den Markt gebracht oder anderweitig eingesetzt werden, muss der Hersteller, wie bei anderen Medizinprodukten ebenfalls, bestimmte Auflagen erfüllen, um die Sicherheit des Produkts zu gewährleisten. Dabei stehen verschiedene Möglichkeiten zur Auswahl, wobei einige die Einrichtung eines Qualitätsmanagementsystems (QM-Systems) nach ISO 9000ff. beinhalten.

Es gibt jedoch nur wenig Sekundärliteratur, die sich mit den speziellen Problemen des Qualitätsmanagements für Softwarefirmen beschäftigt. Dabei sind die Erfordernisse, die sich aus dem Medizinproduktegesetz ergeben, nicht einmal berücksichtigt. Auch die Gesetze sind so formuliert, dass sie sich besser auf medizinische Geräte anwenden lassen, als auf Software, die nun einmal ein immaterielles Produkt darstellt.

2 Gesetzliche Vorgaben

2.1 Entwicklung des MPG

Um für den europäischen Markt den Handel mit medizinischen Geräten zu vereinfachen, begann man mit der Erarbeitung entsprechender europäischer Richtlinien. Die heute gültigen Richtlinien [1] sind die Richtlinien 93/42/EWG, 90/385/EWG, 93/68/EWG und 98/79/EG.

In der Bundesrepublik Deutschland wurde zur Umsetzung der 93/42/EWG das Gesetz über Medizinprodukte (MPG) verabschiedet [1]. Hinzu kommen Medizinprodukte-Verordnung (MPV), Verschreibungspflicht für Medizinprodukte (MPVerschrV), Vertriebswege für Medizinprodukte (MPVertrV) und die Medizinprodukte-Betreiberverordnung (MPBetreibV).

Im Medizinproduktegesetz ist festgelegt, wodurch sich ein Medizinprodukt auszeichnet [1].

Medizinprodukte sind [...] zum Zwecke

- der Erkennung, Verhütung, Überwachung, Behandlung oder Linderung von Krankheiten,
- der Erkennung, Überwachung, Behandlung, Linderung oder Kompensation von Verletzungen oder Behinderungen,
- der Untersuchung, der Ersetzung oder der Veränderung des anatomischen Aufbaus oder eines physiologischen Vorgangs oder
- der Empfängnisregelung

zu dienen bestimmt ..."

Diese Aussagen sind allgemein genug, um einerseits die bisher erfassten Medizingeräte, andererseits aber auch zukünftige Entwicklungen abzudecken. Auch Software, die für medizinische Zwecke eingesetzt wird, fällt auf diese Weise unter das Gesetz.

Ist das Produkt nicht für medizinische Zwecke konzipiert, sondern für allgemeinen Gebrauch gedacht, gilt es üblicherweise nicht als Medizinprodukt.

Aus der Begriffsbestimmung geht ebenfalls hervor, dass nur Produkte betroffen sind, die auch zur Anwendung gedacht sind. Solange nur Forschung betrieben wird, ist das Gesetz nicht anzuwenden. Sobald ein Produkt aber am Menschen eingesetzt wird, sind die entsprechenden Richtlinien zu einzuhalten. Es ist im Allgemeinen empfehlenswert, die gesetzlichen Vorgaben bereits bei der Entwicklung zu beachten.

2.2 Vermarktung von Medizinprodukten

Ein Medizinprodukt, das nicht nur als Forschungsprototyp dient, sondern eingesetzt werden soll, muss die Auflagen einhalten, die im Medizinproduktegesetz gemacht werden.

In Anhang I der Richtlinie 93/42/EWG ist dargelegt, welche grundlegenden Voraussetzungen ein Medizinprodukt erfüllen muss. Im Rahmen des Konformitätsbewertungsverfahrens wird überprüft, ob diese *Grundlegenden Anforderungen* erfüllt sind.

Das *Konformitätsbewertungsverfahren* dient dazu, die Konformität des eigenen Produkts mit den gesetzlichen Anforderungen zu bewerten.

Der Nachweis geschieht, indem eine Produktdokumentation erstellt wird, anhand derer gezeigt werden kann, ob und wie die einzelnen Punkte der gesetzlichen Forderungen erfüllt sind. Das Ergebnis dieser Bewertung sollte positiv sein. Vorher darf das Produkt nicht auf den Markt kommen.

Es gibt verschiedene Möglichkeiten, die Konformitätsbewertung durchzuführen. In Abb. 1 wird ein Überblick über die Verfahren gegeben. Nicht jedes davon ist für jedes Produkt zugelassen. Die verschiedenen Wege hängen vor allem von den sogenannten *Risikoklassen* ab.

Es gibt vier Risikoklassen, die als I, IIa, IIb und III bezeichnet werden. Diese sollen einen Anhaltspunkt geben, wie hoch das Risiko vermutet wird, das von einem Produkt ausgeht. Je höher die Klasse, desto höher das vermutete Risiko für Patienten und Personal. Klasse-I-Produkte, die steril sind oder Messfunktion haben, werden häufig gesondert behandelt.

Nun muss das Produkt mit dem *CE-Zeichen* versehen werden. Die Aussage des Zeichens besteht darin, dass die oben genannten Anforderungen erfüllt sind.

Sonderanfertigungen (gemäß Definition in § 3 MPG, [1]) tragen kein CE-Zeichen. Auch die übrigen Vorschriften können sich für Sonderanfertigungen unterscheiden.

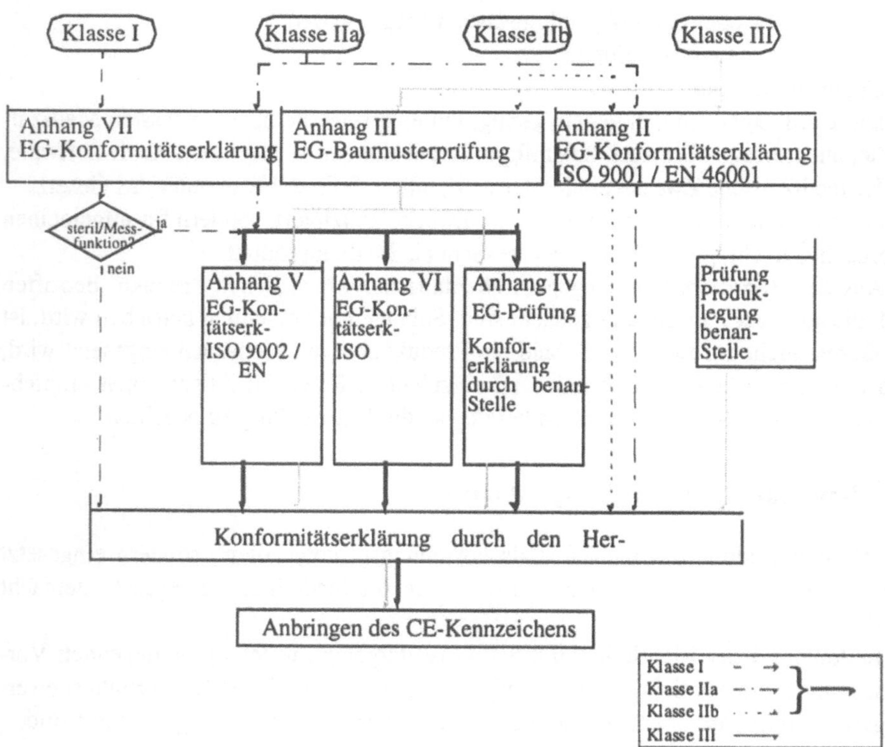

Abb. 1 Konformitätsbewertungsverfahren im Überblick

Wenn alle anderen Voraussetzungen erfüllt sind, muss die zuständige Behörde von der Vermarktung des Medizinproduktes in Kenntnis gesetzt werden

Weiterhin muss ein Beobachtungs- und Meldesystem eingerichtet werden, und es muss im Betrieb des Herstellers ein *Sicherheitsbeauftragter* benannt werden. Dieser hat die Aufgabe, an die Behörde eine Meldung zu machen, wenn Patienten oder Anwender des Medizinprodukts zu Schaden kommen, oder zu Schaden gekommen wären, wenn es nicht durch einen glücklichen Umstand verhindert worden wäre.

3 Entwicklung eines QM-Systems

3.1 Aufbau des QM-Systems

Grundlegend ist über ein QM-System nach ISO 9000ff. folgendes zu sagen:

- Die Normen machen Vorgaben bezüglich der Betriebsabläufe.
- Werden in der Norm verlangte Verfahren nicht oder nur unzureichend durchgeführt, müssen sie entsprechend eingeführt bzw. angepasst werden.
- Es müssen Unterlagen vorhanden sein, in denen festgeschrieben wird, wie die Betriebsabläufe entsprechend den Normvorgaben durchzuführen sind.
- Durch entsprechende Dokumentation muss nachweisbar sein, dass die festgeschriebenen Betriebsabläufe und Verfahren tatsächlich in der Form durchgeführt werden.

Die hier genannte Dokumentation beschreibt ein Qualitätsmanagementsystem.

3.2 Forderungen der ISO 9001 und EN 46001

Die Forderungen an ein Qualitätsmanagementsystem werden in der Norm ISO 9001 [2] in zwanzig Punkten dargelegt. Diese sind im Kapitel 4 der Norm zu finden.

Die Normenreihe ISO 9000ff. wurde im Laufe des Jahres 2000 einer umfassenden Überarbeitung unterzogen. Inzwischen liegt die neue Fassung vor. Sie unterscheidet sich von der alten Normenreihe im Wesentlichen in folgenden Punkten:

- Es wird ein prozessorientierter Ansatz verfolgt, was auch zu einer inhaltlichen Umstrukturierung der Norm führte.
- Es wird mehr Wert auf kontinuierliche Verbesserung gelegt.
- Die reduzierten Versionen ISO 9002 und ISO 9003 sind entfallen.

Die Verfahren zur Konformitätsbewertung, die auf ISO 9002 bzw. ISO 9003 basieren, werden daher bald angepasst werden müssen. Die Zertifizierung betreffend gibt es entsprechende Übergangsregeln.

Die Norm EN 46001 dient dazu, ISO 9001 auf Medizinprodukte anzuwenden. Die Forderungen dieser ergänzenden Norm lassen das resultierende Qualitätsmanagementsystem den Anforderungen des Medizinproduktegesetzes genügen.

4 Diskussion und Zusammenfassung

Für die medizinische Bildverarbeitung hat Qualitätssicherung inzwischen einen besonderen Stellenwert. Dies ist darauf zurückzuführen, dass in diesem Bereich vielfach Software erstellt wird, die als Medizinprodukt gilt. Da viele Forderungen an Medizinprodukte, die aus dem Medizinproduktegesetz resultieren, durch ein adäquates Qualitätsmanagementsystem abgedeckt werden können, ist die Anwendung eines solchen Systems sinnvoll.

Bei der Umsetzung des Qualitätsmanagements ist eine ganzheitliche Betrachtungsweise hilfreich, da die Anforderungen an Medizinprodukte ebenso integriert werden müssen wie die Prinzipien guter Softwareentwicklung. Für die Hersteller medizinischer Software bedeuten die gesetzlichen Auflagen zunächst zusätzliche Arbeit. Hauptsächlich ist eine ausführliche Dokumentation der Produkte und ihrer Entwicklung gefordert. Man kann dies jedoch auch als Chance betrachten, sowohl die Produkte als auch den Betrieb zu verbessern.

Durch den Einsatz eines Qualitätsmanagementsystems werden die Betriebsabläufe einer Firma festgeschrieben und dokumentiert. Dabei finden sich die Anforderungen, die das Qualitätsmanagement an die Produktdokumentation stellt, auch im Medizinproduktegesetz wieder.

Die Dokumentation soll die Betriebsabläufe transparent machen. Daraus ergeben sich verschiedene Vorteile. Es ist leichter möglich, die Ursachen bei auftretenden Qualitätsproblemen zu erkennen und zu beheben. Auch eine vorausschauende Verbesserung ist möglich und wird angestrebt, so dass Probleme gar nicht erst auftreten und der Qualitätsstandard sogar kontinuierlich erhöht werden kann.

Auch bei Personalwechsel hilft eine ausführliche Dokumentation, den Qualitätsstandard aufrechtzuerhalten. Die notwendigen Informationen, sei es über Verfahren oder über Softwareprodukte, bleiben im Betrieb erhalten und gehen nicht mit dem Ausscheiden eines Mitarbeiters verloren.

Im Ergebnis wird durch Qualitätsmanagement bessere Software produziert. Dadurch werden auch die Anwender, zum Beispiel Ärzte und Pflegepersonal, in die Lage versetzt, bessere Arbeit zu leisten. So sind also die getroffenen Maßnahmen nicht nur Selbstzweck, sondern kommen letzten Endes den Patienten zugute und schützen diese auch vor schlecht gemachter Software.

5 Literatur

1. Kindler, Menke: Medizinproduktegesetz – MPG. ecomed, Landsberg/Lech, 4. Auflage 1998.
2. Normenausschuss Qualitätsmanagement, Statistik und Zertifizierungsgrundlagen (NQSZ) im DIN Deutsches Institut für Normung e.V.: DIN EN ISO 9001. Qualitätssicherungssysteme – Modell zur Darlegung des Qualitätsmanagementsystems in Design/Entwicklung, Produktion, Montage und Wartung (ISO 9001:1994). Beuth, Berlin, 1994.

Kategorisierung der Beiträge

Modalität bzw. Datenmaterial

Dimension der Daten

Pixelwertigkeit

Untersuchte Körperregionen

Betrachtetes Organsystem

Primärfunktion des Verfahrens

Art des Algorithmus

Art des Projektes

Autorenverzeichnis

Stichwortverzeichnis